基础肌动学手册（第20版）

主编［美］R.T.弗洛伊德（R. T. Floyd）

教育博士，注册运动防护师，注册体能训练专家

运动防护与运动医学中心主任

体育教育与运动防护专业特聘教授

体育教育与运动防护系主任

西阿拉巴马大学，利文斯顿，阿拉巴马州

主 审 陈佩杰 陈 伟

主 译 陈炳霖 郭佳宝

河南科学技术出版社

· 郑州 ·

R. T. Floyd

MANUAL OF STRUCTURAL KINESIOLOGY, TWENTIETH EDITION

ISBN：978-1-259-87043-9

备案号：豫著许可备字 –2021–A–0031

图书在版编目(CIP)数据

基础肌动学手册：第20版 /（美）R. T. 弗洛伊德（R. T. Floyd）主编；陈炳霖，郭佳宝主译. --郑州：河南科学技术出版社，2025. 4.--ISBN 978-7-5725-1742-6

Ⅰ. R322. 7–62

中国国家版本馆CIP数据核字第20251HW977号

出版发行：河南科学技术出版社

地址：郑州市郑东新区祥盛街27号　邮编：450016

电话：（0371）65788629　65788613

网址：www.hnstp.cn

出 版 人：乔　辉

策划编辑：李　林

责任编辑：马晓薇

责任校对：董静云

封面设计：李小健

责任印制：徐海东

印　　刷：河南瑞之光印刷股份有限公司

经　　销：全国新华书店

开　　本：889 mm × 1 194 mm　1/16　印张：22.75　字数：612千字

版　　次：2025年4月第1版　2025年4月第1次印刷

定　　价：138.00元

感谢我的家人——*Lisa*、*Robert Thomas*、*Jeanna*、*Rebecca*和*Kate*，谢谢你们理解、支持并允许我追求我的事业。

感谢我的父母——*Ruby*和*George Franklin*，谢谢你们教会了我强烈的职业道德和高质量结果的重要性。

R. T. Floyd

翻译委员会名单

主　审　陈佩杰　陈　伟

主　译　陈炳霖　郭佳宝

副主译　周敬杰　高伟鹏　钟雨洋

译　者（按姓氏笔画排序）

王　颖（无锡市第九人民医院）
王文洋（徐州医科大学）
龙　志（澳大利亚 Canberra swift physio)
朱伟伟（徐州市中心医院）
刘功亮（上海市第六人民医院）
杨潇俊（上海嘉会国际医院）
宋　歌（上海交通大学医学院附属瑞金医院）
张詠霓（杜肯大学）
陈炳霖（徐州医科大学）
周继深（海军军医大学第一附属医院）
周敬杰（徐州市中心医院）
胡粉香（上海嘉会国际医院）
钟雨洋（北京松果沐心健康科技有限公司）
徐伟哲（澳大利亚 Canberra swift physio)
高　强（泰安市中心医院）
高伟鹏（泰安市中心医院）
郭佳宝（徐州医科大学）
董煜琳（上海市养志康复医院）
韩吉龙（无锡市第九人民医院）

前言

非常感谢教师、学生及专业人士多年来对运动学教育及实践工作的尽职尽责。通过与你们的交谈，我对本书产生了一些改进和优化的想法。在保留已故的 Clem Thompson 博士从 1961 年至 1989 年建立的成功的演示方法的基础上，我尝试把这些改进和优化的想法融入其中。我第一次使用这本书是在本科阶段，在后来的多年教学生涯中也一直使用它。我对本书和 Thompson 博士的风格非常尊重，所以打算继续保持这本历史悠久的书以往的风格，同时补充一些与当今流行的体育运动相关的专业知识。我在保持和提高这本书的语言准确性的同时，继续使用简洁和直接的表达方法。在编写过程中，临床医生和教育工作者的职业经验为我提供了巨大帮助，我真诚希望本书能为读者带来益处。

这本书距今已有 70 余年的历史，其间经过了多次修订。我的目标是让本书内容尽可能地适用于运动实践，让它更容易被学生和专业人士所接受和使用。在阅读本书时，我将向人体运动学的学生和专业人士提出要求，希望他们将所学内容应用到各自熟悉的体育活动中。我希望读者可以通过触诊自己的关节运动和肌肉收缩来更好地理解和应用。与此同时，我也鼓励读者触诊同事的关节和肌肉，以便更好地了解正常解剖学的广泛范围，并理解损伤及病理性肌骨解剖学与正常肌骨解剖学之间的差异。此外，随着从互联网或其他手段获得相关信息的技术的快速发展，我希望大家对网络资源的探索和接受是持续而谨慎的。这些资源或许是有用的，但是必须以批判的眼光来对待，所有的信息都应该这样。

受众

本书是为学习结构运动学课程的本科生设计的，这些本科生应该已经完成人体解剖学和生理学课程的学习。尽管结构运动学主要用于体育教育、运动表现、运动科学、运动防护、物理治疗和按摩治疗等专业，但它也可以作为临床医生和教育工作者的参考资料，以更好地处理身体运动中的肌骨问题。运动学专家、体能训练师、运动表现训练师、体育教练、体育教师、物理治疗师、作业治疗师、健身教练、力量和健身训练师、私人教练、按摩治疗师、医生，以及其他负责评估、改善和保持肌肉力量、耐力、灵活性及个人整体健康的工作者都会从本书中受益。

随着各年龄段参加体育活动的人数不断增长，医疗、健康、健身和教育专业人员向参加体育活动人士提供的指导和信息应保证准确性，并为所传授的知识负责。各种各样的运动器械、技术、力量和灵敏性项目，以及训练项目都在不断地扩展和变化，但是肌肉骨骼系统在其设计和架构上是不变的。无论运动活动的目的或运动的方式是什么，人体都是最基本因素，都需要我们全面了解人体，从而最大限度地提高运动能力，减少不良事件。更好地理解身体及其功能也会促进人体运动学和运动科学的持续进步。我相信在这个领域里，关于人体结构和功能的知识是学不完的，而实际应用是最佳的学习方法。那些负责人体运动能力检查、指导和咨询的人员会发现，在他们对人类运动的知识和理解的永无止境的探索中，本书将是极有益和宝贵的资源。

新版本

这一版中最明显的变化是将以前的第八章和第

十三章合并为新的第十二章，新的第十二章是对特定训练动作及其相关概念的肌肉分析。此更改旨在将主要与运动分析相关的内容集中在一个部分以更好地聚焦。第四章到第十一章每章都有表格，列出了大多数韧带的名称、起止点及其功能的详细信息，这些韧带为每个关节提供静态稳定性。此外，每一章都详细补充了肌肉的神经支配及其相关运动。为展示更多细节，本版对部分图片进行了调整。一些表格也经过了改进，我们对这些表格的内容进行了广泛的审查和编辑。此外，我们还增加了参考文献的数量，并对综述、实验类的练习及章节末尾的总结表进行了修订和补充。最后，词汇表中添加了一些新术语。

致谢

我非常感谢以下 8 位审稿人所提供的众多意见、想法和建议。这些意见和建议是本次再版中最有益的指导。

William R. Barfield：查尔斯顿学院

Jerry LeBron Bell：田纳西科技大学

Phillip E. Morgan：华盛顿州立大学

Wendy L. Pelto：罗得岛学院

Erin VanderBunt：南伊利诺伊大学艾德华兹维尔分校

Suzanne Walsh：芝加哥康考迪亚大学

Carl Wilson：林肯大学

Jennifer Zuberbier：威斯康星大学奥什科什分校

我要特别感谢西阿拉巴马大学运动机能学、运动科学和运动防护专业的学生和教师们，感谢他们在整个修订过程中提出的意见和建议。他们的帮助和建议非常有益。我特别感谢阿拉巴马州利文斯顿的 Britt Jones，感谢他出色的摄影。我还要感谢阿拉巴马州伯明翰市的 John Hood 和阿拉巴马州利文斯顿的 Lisa Floyd，感谢他们制作的精美图片。特别感谢来自阿拉巴马州伯明翰市的 Linda Kimbrough，感谢她出色的插图和洞察力。我非常感谢照片中出现的模特 Audrey Crawford、Fred Knighten、Darrell Locket、Amy Menzies、Matthew Phillips、Emma Powell、Jay Sears、Marcus Shapiro，以及 David Whitaker。我还要感谢 Poornima H、Erin Guendelsberger、Jamie Laferrera、Jasmine Staton，以及 McGraw-Hill 的工作人员，他们在出版方面提供了极大的帮助和建议。

R. T. Floyd

作者简介

R. T. Floyd 自 43 岁时开始为西阿拉巴马大学提供体育训练服务。现担任西阿拉巴马大学运动防护与运动医学中心主任，西阿拉巴马大学 CAATE 认证课程项目主任，体育教育与运动防护系特聘教授。自 1980 年以来，他承担了本科生和研究生体育教育、运动机能学、运动科学和运动防护课程。

Floyd 在其职业生涯中一直保持着积极的职业态度。自 2002 年以来他一直担任美国国家运动防护和运动医学会（NATA）主席，并在学会中担任多个职位。他曾代表美国东南运动防护师协会（SEATA）在 NATA 任职 8 年。1988~2002 年作为美国第九区的代表在 NATA 多媒体教育委员会工作；1986~2004 年担任第九区大会选址主席；1997 年起主持年度 SEATA 运动防护学生能力工作坊。他还担任 NATA BOC 的主考人超过 10 年，并多次担任体育训练网站教育项目联合评审委员。在地方、州、区域和国家各级进行了 100 多次专业演讲，并发表了一些体育训练实际应用方面的文章和视频。1992 年，在 Clem W. Thompson 博士去世后，他开始编写第 12 版《结构运动学手册》，Clem Thompson 编写了第 4~11 版。2010 年，在他与 Nancy Dail 和 Tim Agnew 合著的 *Kinesiology for Manual Therapies* 中，借鉴了很多本书的内容。

Floyd 是美国国家运动防护和运动医学会的认证会员，获得认证的体能专家，美国国家体能协会的注册私人教练。他还是美国运动器材管理协会认证的运动器材经理，以及美国运动医学会、美国骨科运动医学学会、美国整骨运动医学会、美国运动医学联谊会及美国健康和体育教育协会（SHAPE America）的成员。此外，他在阿拉巴马州获得了运动防护师和紧急医疗技术员的资格认证。

Floyd 于 1996 年被 NATA 授予运动防护师服务奖，2003 年被 NATA 授予最杰出的运动防护师奖，2007 年被授予 NATA Sayers "Bud" Miller 杰出教师奖。2013 年，入选了 NATA 名人堂。1990 年因对运动防护领域的杰出贡献而获 SEATA 授予的第九区奖，并于 2001 年获优异奖，之后于 2008 年入选该学会的名人堂。1997 年，西阿拉巴马大学的学院和校董事会授予他 Loraine Mcllwain Bell 董事会教授的职位，以表彰他在学术、教学和领导方面的杰出成就。2001 年，被选入 Phi Kappa Phi 荣誉学会和西阿拉巴马大学运动名人堂。2004 年 5 月，入选了阿拉巴马州运动防护师协会名人堂。2012 年，获得了西阿拉巴马大学 Phi Kappa Phi 荣誉学会颁发的杰出人才奖和西阿拉巴马大学颁发的 Nellie Rose McCrory 卓越服务奖。2014 年进入西阿拉巴马大学金钥匙国际荣誉协会，并被选为西阿拉巴马大学首位杰出教授。西阿拉巴马大学运动训练场地在 2014 年完成扩建后，被大学董事会命名为 R. T. Floyd 运动防护和运动医学中心。

目录

第一章　肌动学基础

本章要求

- 复习骨骼系统解剖学
- 参考位置和解剖学方位的术语，复习并描述身体部位的位置
- 复习与人体运动相关的运动平面及其各自的旋转轴
- 描述并理解人体中各种类型的骨和关节，以及其功能和特征
- 描述和演示关节运动

肌动学是对人类运动相关的解剖学（主动和被动结构）、生理学和力学原理的研究。本书的重点是研究运动科学领域中肌肉、骨骼和关节的作用，以及提出某些生理或机械原理，以加强对所讨论的结构的理解。

骨的大小和形状各不相同，因而影响关节的运动范围和运动形式。不同类型的关节的结构和功能不同。身体不同部位的肌肉在大小、形状和结构上也有很大差异。

解剖学专家、运动防护师、物理治疗师、作业治疗师、医生、护士、按摩治疗师、教练、体能训练专家、运动表现提升专家、私人教练、体育教育工作者，以及其他与健康相关领域的人员应对所有大型肌群具有丰富的知识和理解，才可以教别人如何保持、改善和加强人体的最佳功能。这些知识是保持和加强所有肌肉的锻炼计划的基础。在大多数情况下，涉及较大的主动肌群的训练也会有较小肌群的参与，然而，在某些情况下，需要更复杂的程序来处理特定的肌肉。

人体内有600多块肌肉。本书重点关注参与关节运动的主要肌肉，对与手、脚和脊柱相关的许多小肌肉的细节仅做简要描述。

本书重点描述了那些较大并且最重要的主动肌（不超过100块）。省略了人体中如多裂肌、跖肌、斜角肌和后锯肌等一些较小肌肉，因为它们在运动过程中仅作为较大的主动肌的辅助肌。另外，我们也没有特别关注手与脚周围的小肌肉。脊柱附近的小肌肉及面部肌肉也不属于本书重点讨论范围，因此并没有详细描述该部分。

研究运动学的学生常局限于对单块肌肉的学习，而没有看到肌肉系统的整体性。他们错过了一幅“大蓝图”——肌群在特定运动中活动关节，是身体动作和技能表现所必需的。尽管学习肌肉附属部分的小细节也是非常重要的，但是如何将这些信息应用到现实生活中更为关键。一旦能够以一种有效的方式应用，那么具体的细节通常更容易理解和欣赏。

参考位置

为了更好地理解肌肉骨骼系统及其运动平面、关节分类和关节运动术语，学习运动机能学

必须从参考位置开始。描述关节的基本运动可参考两个位置，即解剖学姿势和基本位置。目前应用最为广泛的是解剖学姿势，能够准确描述身体的各个方面。图1.1显示了这一参考位置，受试者直立站位，面向前方，双脚并拢，脚尖向前，手臂位于身体两侧，掌心向前。基本位置与解剖学姿势基本相同，但要求手掌朝向身体。

参考线

为了进一步帮助理解身体某部位相对于另一个部位的位置，可以使用某些假想的参考线。图1.2给出了部分示例。

腋中线：穿过身体表面从腋窝顶端（腋窝）垂直向下的线。

胸骨中线（前正中线）：沿身体表面，在胸骨正前方正中的一条垂直线。

腋前线：与腋中线平行并穿过腋前皮褶的线。

腋后线：与腋中线平行并穿过腋后皮褶的线。

锁骨中线：沿着身体表面垂直穿过锁骨中点的线。

腹股沟中点：髂前上棘和耻骨联合的中间点。

肩胛线：身体后表面垂直向下穿过肩胛骨下角的线。

后正中线：沿着脊柱棘突垂直向下的线。

解剖学方位术语 图 1.1、图 1.3、图 1.4

对身体进行定位是非常重要的。在某种程度上，我们将解剖学方位当作类似发出或接受如何从一个地理位置到另一个地理位置的指示。正如我们用“左”“右”“南”“西”“东北”等方位术语来描述地理方位一样，我们用“侧面”“中间”“下方”“前方”“内下方”等术语来描述解剖位置。在地理位置上，我们用“西”来表达街道的西端或国家的西部。我们使用解剖学方位术语也是如此。我们可以用“上

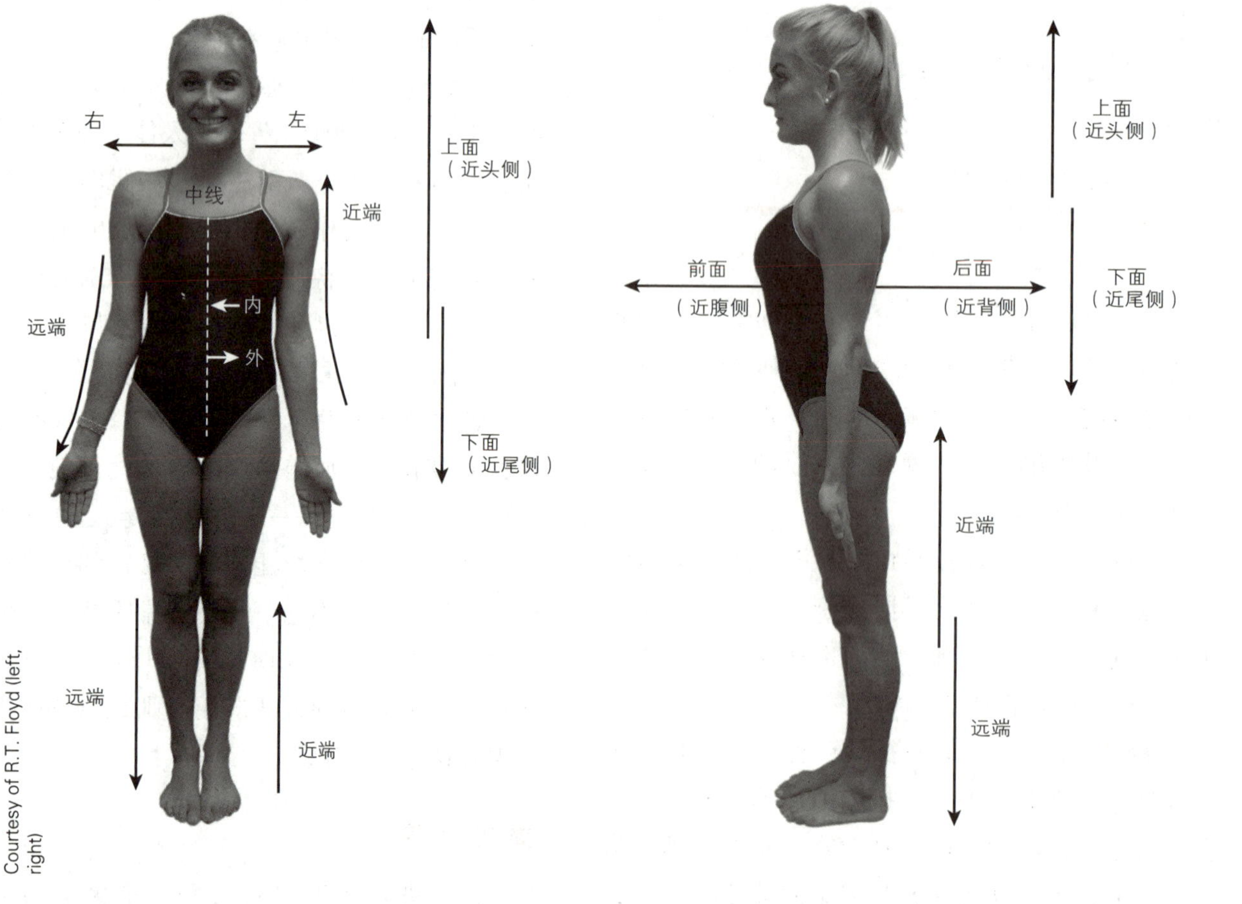

图1.1　解剖学姿势和解剖学方位。解剖学方位指的是身体某部位相对于另一个部位的位置

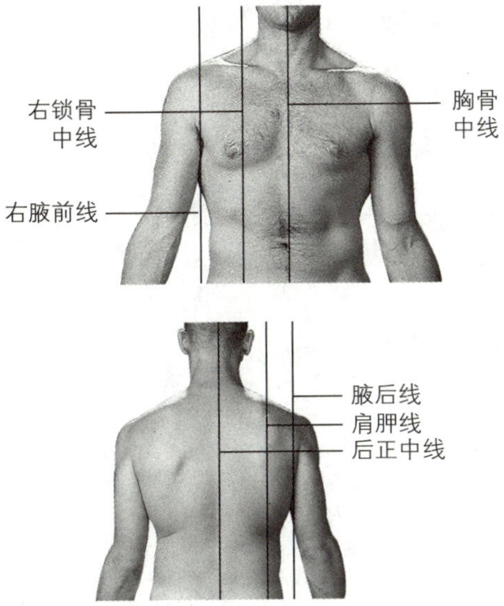

图1.2 参考线

方”（superior）来表示小腿中最靠近膝关节的骨的末端，也可以说是头骨的顶部，这完全取决于当时的语境。另外，就像我们将南方和东方之间的某个位置称为东南方向一样，我们也可以将“前”和“外”组合称为“前外侧”，以便于描述在前方和外侧的大致方向或位置。图1.3和图1.4提供了进一步的例子。

前方：前面或某一前部。

前下方：前方和下方。

前外侧：前方且朝向外侧。

前内侧：前方且朝向内侧或中线。

前后向：与前后方相关。

前上方：在前方和上方。

两侧：与躯体的左右侧，或诸如左右肢体的身体结构有关。

尾侧（下）：在另一相关结构的下部。

从尾向头侧：在身体长轴上从尾部到头部的方向。

颅侧（上）：在另一相关结构的上方；更高的，在上面的。

从头向尾侧：在身体长轴方向从头部到尾部。

对侧：属于或与某一位置的另一侧相关。

深层：相对远离表面的位置；用于描述肌肉或组织的相对深度或位置。

右侧：位于某参考物（位置）的右方。

远侧：远离身体的中心或中线，或远离某参考点。

背侧（背部）：与背部有关，位于或靠近或朝向背部、后部；也与足背有关。

腓侧：与膝关节、腿、踝或足的腓骨侧（外侧）有关。

下方（尾侧）：相对于另一个结构的下方；下部。

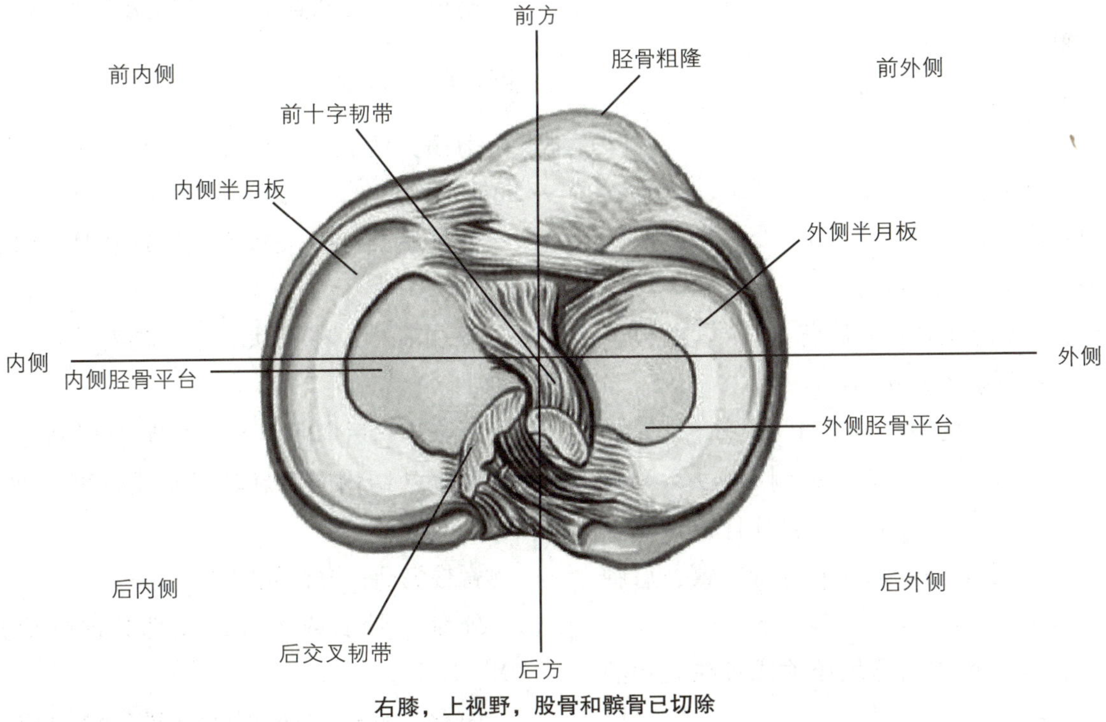

图1.3 右膝移除股骨和髌骨的俯面观（解剖学方位术语）

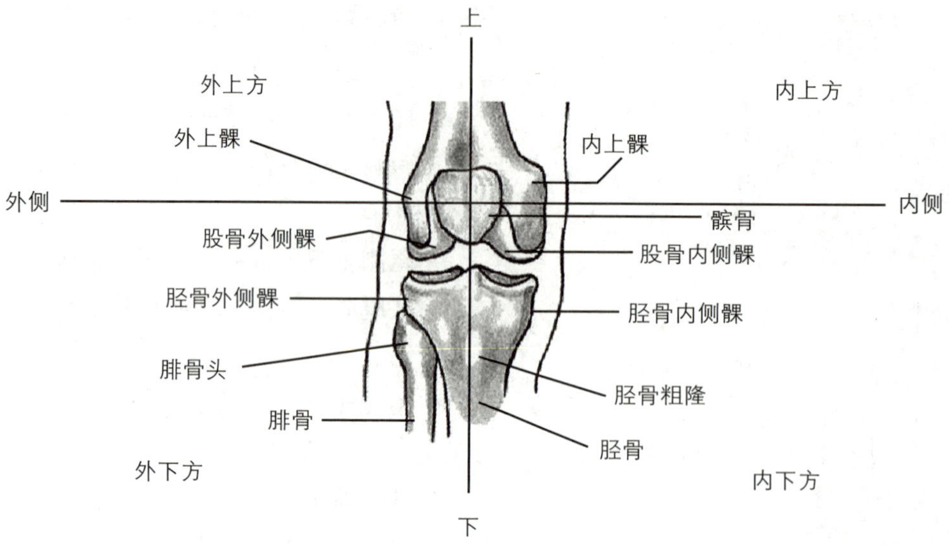

图1.4 右膝前面观（解剖学方位术语）

外下侧：同时朝向外方和下方。

中下部：向下并朝向中线或内侧。

同侧：位于同一侧。

外侧：在一边或侧面；远离正中或正中矢状面。

内侧：与中线或中心有关；接近正中或正中矢状面。

正中线：与中间有关，位于中间或向中间延伸；位于中间、内侧。

掌侧：与手掌或手掌面有关；与脚掌或脚掌面有关。

足底（跖侧）：与足底或足的底面有关。

后方：在后面，背部，或在后部。

后下方：在后面或在后面并向下。

后外侧：在后面并且朝向外侧。

后内侧：在后面并且朝向内侧。

后上方：在后面或背部并向上。

俯卧位：脸朝下的体位；趴着。

近端：最接近躯干或起始点。

近远向：从躯干的中心朝向四肢的远端。

桡侧：与前臂或手的桡侧（外侧）相关。

肩胛面：位于胸腔后部，与肩胛骨正常休息位置一致；肩胛平面的运动与肩胛骨一致，肩胛骨与冠状面成30°～45°角。

左侧：位于左侧或与左侧相关或者在某物的左边。

浅表的：接近表面的；用于描述肌肉或组织的相对深度或位置。

上方：相较于另一个结构之上；更高，头侧的。

外上方：在上方且朝向外部。

内上方：在上方且朝向中线或内部。

仰卧：面朝上的身体姿势；仰面而卧。

胫侧：与膝、腿部、踝关节、足的胫侧（内侧）相关。

尺侧：与前臂或手的尺侧（内侧）有关。

腹侧：与腹部有关，位于或朝向前部。

轴线变化术语

前倾：组织结构向前旋转异常或过度，如股骨前倾。

脊柱后凸：在矢状面上增加脊柱向外或向后的弯曲。

脊柱前凸：在矢状面上增加脊柱向内或向前的弯曲。

反张：向后弯曲，如膝关节过度伸展。

后倾：结构向后旋转异常或过度，如股骨后倾。

脊柱侧凸：脊柱侧向弯曲。

外翻：骨骼或关节远端部分向外成角，如"X"形腿。

内翻：骨骼或关节远端部分向内成角，如"O"形腿。

运动平面

当我们研究身体的各个关节并分析它们的运动时，根据特定的运动平面能帮助我们来描述它们（图1.5）。运动平面可以被定义为肢体或身体某部分通过其移动而假想的二维平面。

各种关节运动可以通过三个特定的或基本的运动平面进行分类。将身体精确分成两部分的特定平面通常称为基本平面，包括矢状面、冠状面和水平面。每部分里面有无数个平面与主平面平行。下面矢状面运动的例子可以帮助我们非常好地理解这一点。仰卧起坐涉及脊柱，因此，主要涉及矢状面运动，该平面也称为正中矢状面或中间平面。二头肌屈曲和膝关节伸展也在矢状平面中进行，即平行于正中矢状平面。即使后面这些例子不在基本平面内，它们也被认为是矢状平面中的运动。

虽然每个特定的关节运动都可以归类为三个运动平面之一，但是我们的运动通常不是完全在一个特定的平面内，而是表现为多个运动平面的组合。这些组合平面中的运动可以被认为发生在对角线或倾斜运动平面中，并且涉及的关节可能在两个或更多个平面中运动。

矢状面（前后方向或AP平面）

矢状面，也称为前后方向或AP平面，将身体从前到后分成左右两部分。通常，在该平面中发生诸如二头肌屈曲、伸膝及仰卧起坐的屈曲和伸展运动。

冠状面（额状面或侧面）

冠状面，也称为额状面或侧面，从一侧横切至另一侧将身体分成两部分，分别为前（腹侧）和后（背侧）。该平面中有外展和内收运动，例如，开合跳（肩和髋）和脊柱侧屈。

水平面（横断面或轴向面）

水平面，也称为横断面或轴向面，将身体分为上部（头部）和下部（尾部）。通常，在该平面中发生诸如前臂旋前与旋后和脊柱旋转的旋转运动。

对角线平面（斜面）　图 1.6

对角线平面是多个运动平面的结合。实际上在运动活动中，我们的大多数肢体运动都在平行于或垂直于刚刚描述过的平面之间的某个位置，并且发生在对角线平面上。更详细地说，所有在对角线平面上发生的运动都发生在一个高对角线平面上或者两个低对角线平面中的一个。高对角线平面适用于上肢高举过肩的运动，而两个低对角线平面是用于区分上肢低于肩部的运动与下肢对角线运动。

应该注意的是，对于在对角线平面中移动的关节，该关节必须涉及至少两个平面的运动。换句话说，对角线平面运动包括将一个平面中的运动与一个或多个其他平面的运动相结合。较少提及的是涉及双轴关节的对角线运动。例如，用示指指东西的时候，出现的运动是手腕屈曲伴尺偏或掌指伸直伴桡偏。

旋转轴

当在给定平面内发生运动时，关节绕与该平面成90°的轴运动或旋转。这些轴是以它们的方位命名的（图1.5）。表1.1列出了运动平面及其旋转轴。

冠状轴（额状轴、横轴或正中横轴）

如果矢状面方向的运动是从前向后的，那么它的运动轴就是左右方向的。由于该轴与冠状面运动具有相同的方向，故其命名类似。例如，当肱二头肌弯曲时，肘关节在矢状面上屈曲和伸展，前臂实际上是绕着一个横贯肘关节的冠状轴旋转。冠状轴也可称为左右轴。

矢状轴（前后向轴）

发生在冠状面的运动，其运动轴是矢状轴。矢状轴的方向与矢状面的运动方向一致，都是前后方向的。例如，开合跳时，髋关节需要外展和内收，此时股骨绕矢状轴运动，该轴从前向后穿过髋关节。

垂直轴（纵轴）

垂直轴也称为纵轴或长轴，直接向下穿过头顶部，与水平面成直角。例如，当表示不赞成时，头部左右摇摆（旋转），颅骨和颈椎围绕着垂直轴旋转，这个轴向下穿过脊柱。

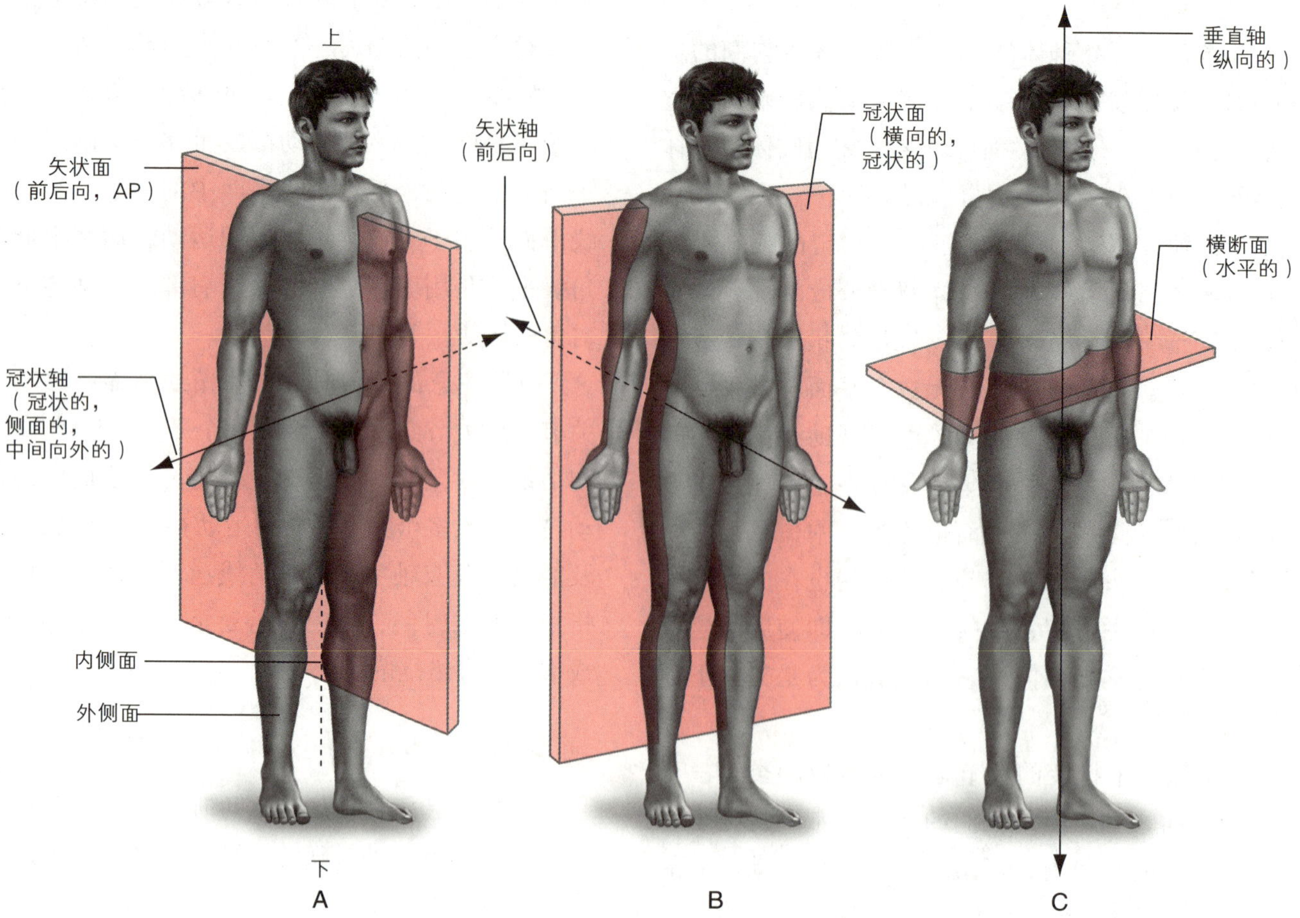

图1.5 运动平面和旋转轴。A. 矢状面和冠状轴；B. 冠状面和矢状轴；C. 水平面和垂直轴

表 1.1 运动平面及其旋转轴

平面	平面描述	旋转轴	轴的描述	常见运动
矢状面（前后向）	将身体分为左右两半	冠状轴（额状轴、横轴或正中横轴）	向内/外侧	屈曲，伸展
冠状面（额状面或横平面）	将身体分为前后两半	矢状轴（前后向轴或AP轴）	向前/后	外展，内收
水平面（轴向面或水平面）	将身体分为上下两半	垂直轴（纵轴或长轴）	向上/下	内旋，外旋

对角线（斜轴）　图1.6

对角线也称为斜轴，与对角线平面成直角。上手投掷时，当盂肱关节从对角外展向对角内运动时，其轴线穿过肱骨头垂直于该运动平面。

身体区域

如后文骨骼系统所述，身体可分为轴区和附属区。这些区域可以进一步划分为不同的亚区域，如头、颈、躯干、上肢和下肢。在每一个区域内都有更多的子区域和特定区域。表1.2详细列出了这些区域及其共同名称，如图1.7所示。

骨骼系统

图1.8显示了骨骼系统的前后面观。骨骼系统由大约206块骨头组成，它为身体的其他系统提供支持和保护，并且肌肉附着于骨骼，因此骨骼是运动的基础。此外骨骼具有存储矿物质和造血的功能，与红骨髓中红细胞的形成有关。骨骼可分为附肢骨和中轴骨骼。附肢骨包括上肢骨和下肢骨，以及上肢带骨和下肢带骨。中轴骨由颅骨、脊柱、肋骨和胸骨组成。大多数修过这门课的学生都学过人体解剖学，但在开始学习人体运动学

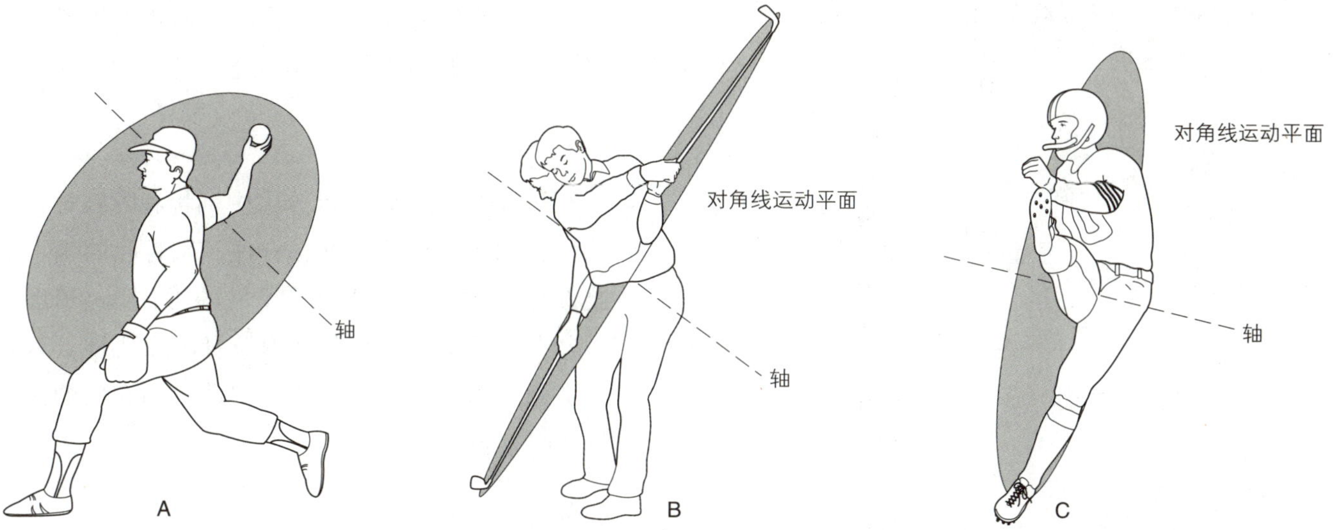

图1.6 对角线平面和旋转轴。A. 上肢高对角线运动平面和轴；B. 上肢低对角线运动平面和轴；C. 下肢低对角线运动平面和轴

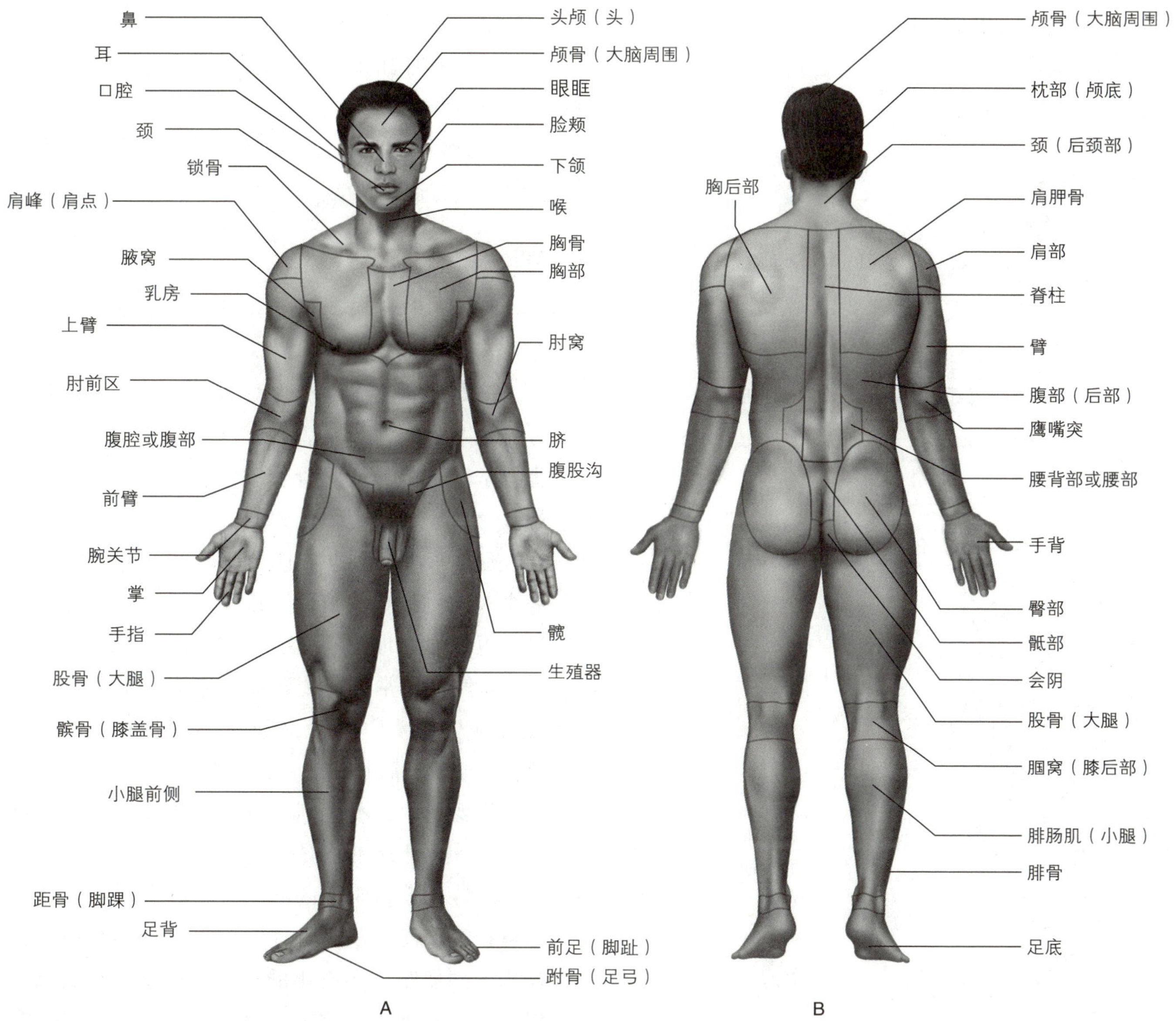

图1.7 身体区域。A. 前面观；B. 后面观

表 1.2 身体部位和区域

	部位	常用名	分区	详细部位名称
中轴骨	头	头面部	颅	额部
				枕骨
			面部	眼眶
				耳部
				鼻骨
				颊部
				口腔
				下巴
	颈部	脖颈		颈背部
				喉部
	躯干	胸部		锁骨
				胸部
				胸骨
				肋部
				乳房
		背部		肩胛骨
				椎骨
				腰部
		腹部		腹腔
				脐
		盆腔		腹股沟
				耻骨
				髋部
				骶骨
				臀部
				会阴
附件	上肢	肩部		肩峰
				三角肌
				腋
		手臂		上臂
				鹰嘴突
				肘部
				肘窝
				前臂
				腕部
		手		掌部
				背部
				手指
	下肢	腿		股骨
				髌骨
				腘窝
				腓肠肌
				小腿
		足	脚	距骨
				跟骨
				足背
				跗骨
				足底
				足趾

之前，最好先复习一下。后面的章节提供了更多的信息和更详细的插图。

骨学

成人骨约206块，可分为中轴骨和附肢骨。中轴骨有80块，包括颅骨、脊柱、胸骨和肋骨。附肢骨有126块，包括上肢和下肢的所有骨。考虑到骨盆在连接下肢中轴骨和附肢骨的重要性，其有时被归类为中轴骨。骨的确切数量和它们的具体特征因人而异。

骨骼功能

骨有五大主要功能：

1.保护心脏、肺和大脑等重要组织。

2.维持姿势。

3.作为肌肉的附着点和杠杆以支持运动。

4.储存矿物质，如钙和磷。

5.椎骨椎体、股骨、肱骨、肋骨和胸骨中的红骨髓，具有造血功能。

骨的类型

骨骼在形状和大小上有很大的差异，但可以分为五大类（图1.9）。

长骨：呈长圆柱状，两端相对较宽、突出；可作为杠杆。骨干包含髓腔。例如，趾骨、跖骨、掌骨、胫骨、腓骨、股骨、桡骨、尺骨和肱骨。

短骨：小且呈立方体形状的实心骨，通常有一个成比例的大关节面，以便与一个以上的骨连接。短骨可帮助减震，例如，腕骨和跗骨。

扁骨：通常有一个弯曲的表面，厚（肌腱附着的地方）薄不等。扁骨通常提供保护，例如，髂骨、肋骨、胸骨、锁骨和肩胛骨。

不规则骨：不规则骨有多种用途，例如，脊柱、坐骨、耻骨和上颌骨。

籽骨：嵌在肌腱内的小骨，具有保护功能，并可提高肌腱的机械性能。除了髌骨，在踇趾和拇指的屈肌腱内还有小的籽骨。籽骨有时被称为副骨，但目前尚不清楚副骨的功能，其往往起源于未被充分利用的骨化中心。不同个体的籽骨和

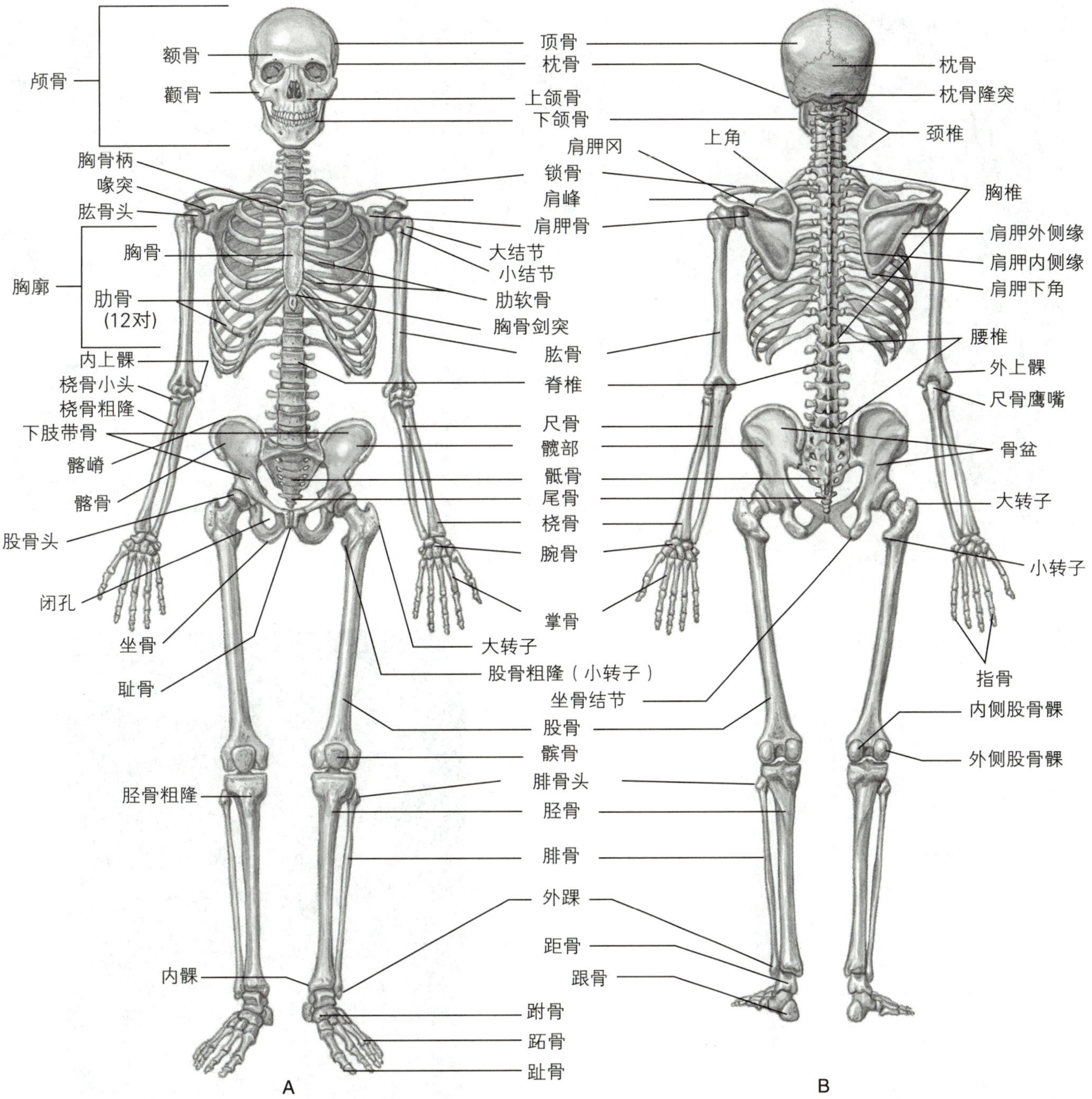

图1.8 骨骼。A. 前面观； B. 后面观

副骨的数量各异。最常见于足、踝和手的远端较小的关节，但在个体中并不总是对称的。

典型的骨特性

长骨具有一般骨骼所具有的特征，如图1.10所示。长骨有骨干，为长圆柱形。骨干壁是皮质，由坚硬、致密的密质骨组成。骨干的外表面覆盖着一层致密的纤维膜，称为骨膜。一个类似的纤维膜覆盖骨的内部，称为骨内膜。在骨干壁之间有髓腔，其中含有黄色或脂肪性骨髓。在长骨的每一端都有骨骺，骨骺通常被扩大并形成特定的形状，以便与相邻骨的骨骺在关节处连接。骨骺由海绵状松质骨和小梁状骨形成。在骨生长过程中，骨干和骨骺被一块软骨薄片所分隔，称为骨骺板或生长板（图1.11）。当骨骼发育成熟时，骨板被骨取代并闭合。表1.3为不同骨骼的闭合时间表。为了促进关节平稳、轻松运动，骨骺被关节软骨或透明软骨覆盖，这提供了缓冲效果并减少摩擦。

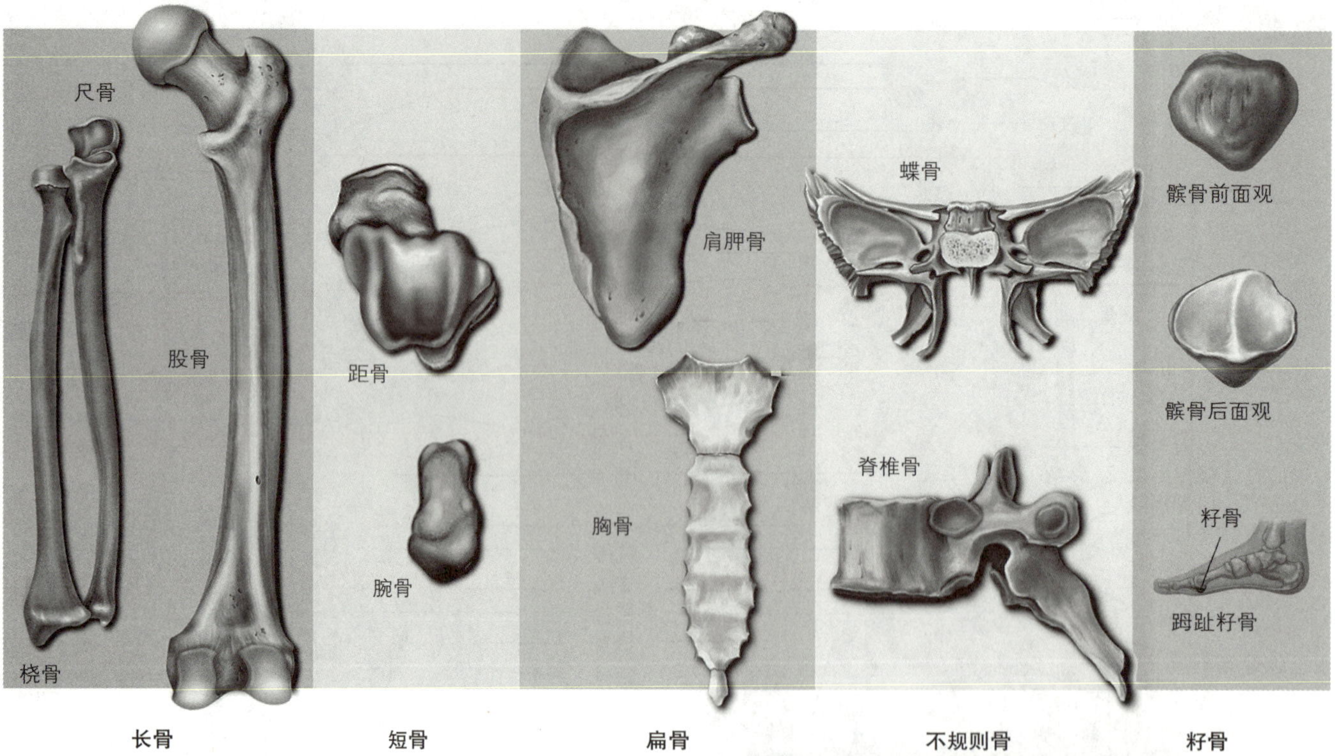

图1.9 按照骨的外形分类

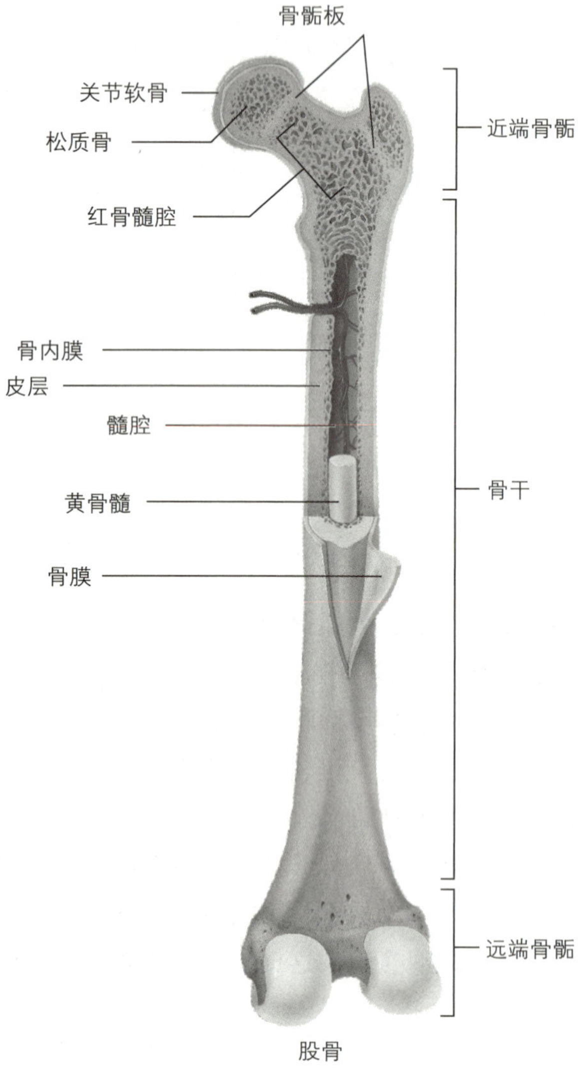

图1.10 长骨的主要部分

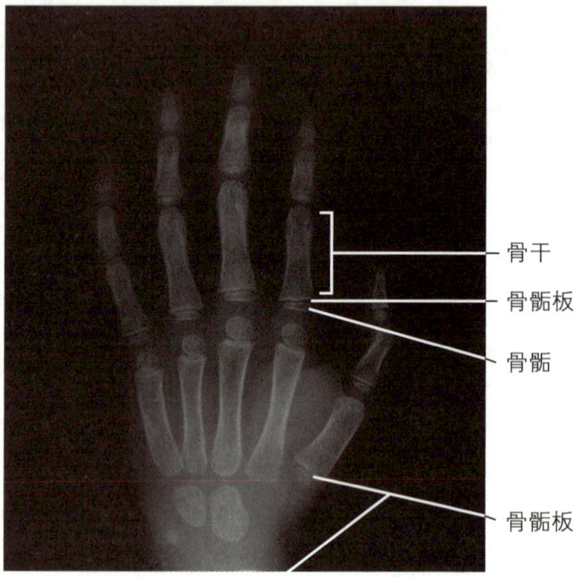

图1.11 如儿童手的X线片所示，骨骺板的存在表明骨骼仍在生长

表 1.3　骨骺闭合时间表

骨骼年龄	骨骺闭合的骨骼
7~8岁	耻骨和坐骨下支（几乎完成）
15~17岁	肩胛骨、肱骨外上髁、尺骨鹰嘴突
18~19岁	肱骨内上髁、桡骨头和桡骨骨干
20岁	肱骨头、桡骨和尺骨末端、股骨和腓骨末端、胫骨近端
20~25岁	骨盆、髋臼
25岁	脊椎、骶骨、锁骨、腓骨，胸骨和肋骨的近端

引自：Goss CM:Gray’s anatomy of the human body，ed 29，Philade lphia，1973，Lea & Febiger.

骨的生长发育

在结构运动学中，我们所关注的骨骼大多是由透明软骨发育而来的软骨内成骨。我们从胚胎发育时，这些透明软骨会迅速生长成形状类似于最终骨的结构，最终将成为骨骼。如图1.12所示，这种生长持续进行，软骨逐渐经历变化后，发育为长骨。

只要骨骺板打开，骨头就会继续纵向生长。这些骨板在青春期前后开始闭合并消失。大多数人在18岁之前就闭合了，但有些可能会开到25岁。直径的增长贯穿人的一生。这是通过骨膜的内层在旧层的基础上构建新的同心层来完成的。同时，骨周围的髓腔被吸收，使直径不断增加。新骨是由成骨细胞形成的，而吸收旧骨的细胞是破骨细胞。如图1.13所示，骨重塑对骨的持续生长、骨形态的改变、骨对应力的调节及骨的修复都是必要的。

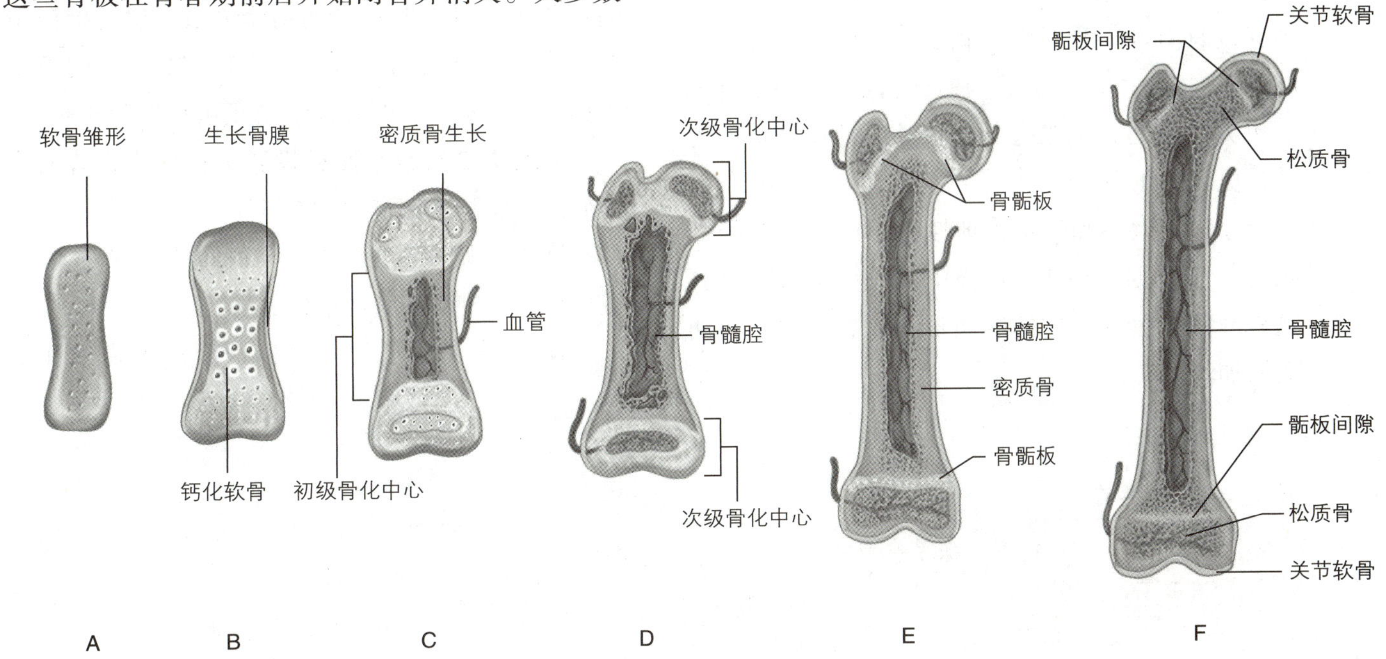

图1.12　软骨内成骨发育的主要阶段A~F（相对骨骼尺寸未按比例绘图）

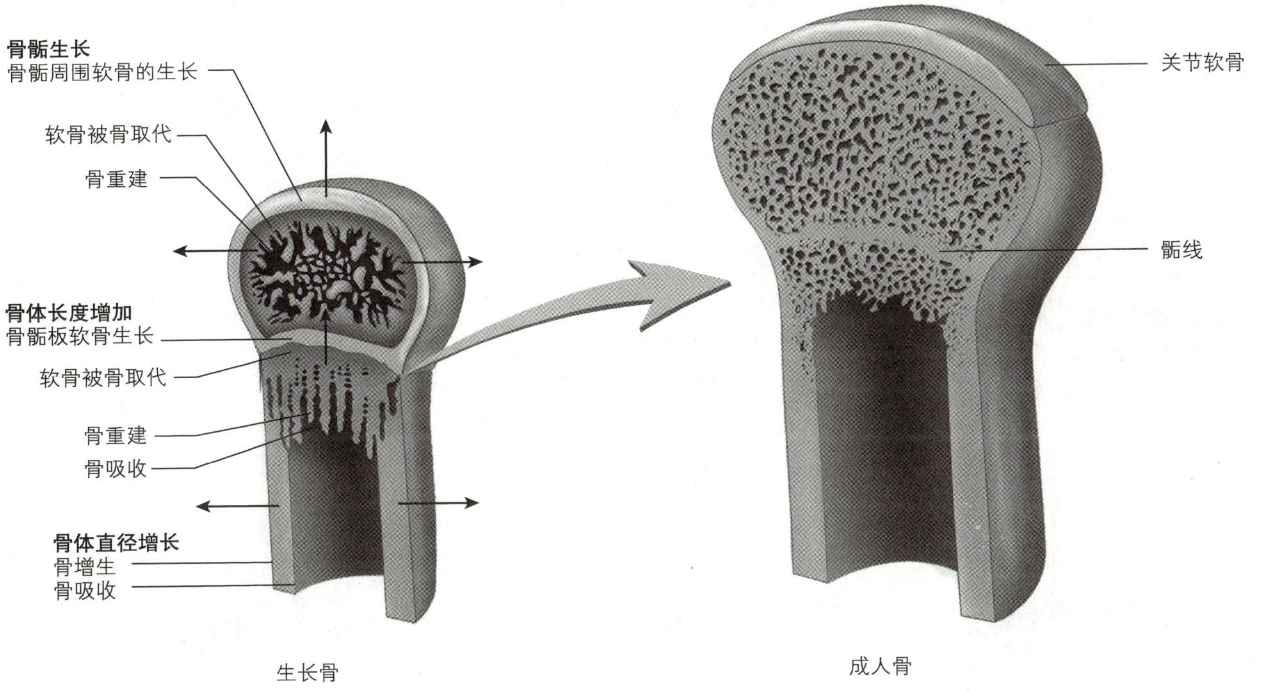

图1.13　长骨的重塑

骨成分

碳酸钙、磷酸钙、胶原蛋白和水是骨骼组成的基础。骨骼重量的60%~70%由碳酸钙和磷酸钙组成，水占骨骼重量的25%~30%。胶原蛋白具有一定的柔韧性和抗张力。老化会导致胶原蛋白逐渐丧失，并增加骨的脆性，从而增加骨折的可能性。

多数骨外层为皮质骨，内层为松质骨。皮质骨更坚硬，更紧凑，只有5%~30%的体积表面为多孔，具有非矿化组织。相反，松质骨是海绵状的，30%~90%呈多孔状。皮质骨硬，比松质骨承受更大的压力，但张力更小。松质骨在骨折前可承受更大的张力。

骨骼的大小和形状受惯性力方向和大小的影响。骨骼根据施加在它们身上的压力重塑自身，随着时间的推移，它们的质量会随着压力的增加而增加。

这种骨骼适应压力的概念称为沃尔夫定律（Wolff Law），指健康个体的骨骼将适应它所承受的负荷。当该骨骼受到的负荷增加时，骨骼将随着时间的推移重塑自身，变得更强以抵抗特定类型的负荷。最终，骨的外部皮质部分变得更厚。当骨骼上的负荷减少时，骨骼会变弱。

骨标记

骨骼上有特定的标记，增强其与关节、肌肉、肌腱、神经和血管的功能关系。这些标记中有许多是决定肌肉位置、附着和关节功能的重要骨标记。基本上，所有骨标记可分为以下两种。

突起（包括水平面和投影）：形成关节或作为肌肉、肌腱或韧带的附着点。

腔（凹陷）：包括开口和凹槽，其包含肌腱、血管、神经和其他结构的空间。

表1.4中提供了许多骨标记的详细描述和示例。

表 1.4　不动关节

	标志	描述	例子
形成关节的过程	髁	大而圆的凸出物，通常与另一块骨头相连	股骨内侧或外侧髁
	面	小而平坦或近乎平坦的表面	椎骨关节面
	头	近端的圆形凸出，通常为关节头	股骨头、肱骨头
肌肉、肌腱或韧带附着的过程	角	弯曲或凸起	肩胛骨的上下角
	边界或边缘	骨骼的边缘或边界线	肩胛骨的外缘和内缘
	嵴	突出的、狭窄的、脊状的凸起	骨盆的髂嵴
	上髁	位于髁突上方的凸起	肱骨内或外上髁
	线	骨的脊线，不如嵴突出	股骨粗线
	突	任何凸起	肩胛骨肩峰、肱骨鹰嘴突
	分支	不规则形状骨的一部分，其比凸起厚，并且与主体形成角度	耻骨的上下支
	脊（棘突）	锐利、细长的凸起	椎骨的棘突
	缝	骨头之间的联合线	在头骨的顶骨之间的矢状缝
	转子	非常大的凸起	股骨大、小转子
	结节	小而圆的凸起	肱骨大、小结节
	粗隆	大而圆或粗糙的凸起	桡骨粗隆、胫骨粗隆

续表

	标志	描述	例子
腔（凹陷）	面	扁平或浅的铰接表面	颈椎、胸椎和腰椎的椎间关节面
	孔	圆形孔或骨头开口	骨盆闭孔
	窝	空心、凹陷或扁平的表面	冈上窝、髂窝
	小窝	非常小的坑或凹陷	股骨头凹
	管	骨内的管状通道	颞骨外耳道
	缺口	骨头边缘的凹陷	尺骨滑车、桡骨切迹
	窦	骨内的空腔或空洞	额窦
	沟（凹槽）	骨头上的沟槽或槽状凹陷	肱骨的结节间沟（二头肌）

关节类型

两块或两块以上骨骼组成的关节允许不同类型的运动。运动的范围和类型决定了该关节的名称。骨结构限制了每个关节的运动类型和范围。一些关节不能运动，另一些只能轻微移动，其他可自由移动，具有各种运动范围。所有人的运动类型和范围都相似；但是动作的范围、幅度和力度受相关骨骼结构及韧带、肌肉的限制。

关节可以根据结构或功能来分类。按结构分类能将关节分为三类：纤维关节、软骨关节和滑膜关节。按功能也分为三类：不动关节、微动关节和活动关节。每个分类中都有子分类。由于结构和功能之间存在较强的相关性，分类之间存在明显的重叠。也就是说，在以下每对关节中，即纤维关节和不动关节，软骨关节和微动关节，滑膜关节和动关节，两种关节的相似性大于差异性。然而，并不是所有的关节都能很好地适应这两种系统。表1.5根据这两种分类提供了所有关节类型的细节。由于本文主要关注的是运动，在简要解释结构分类之后，将一直使用功能分类（不动关节、微动关节和活动关节）。

纤维关节通过结缔组织纤维连接在一起，通常是不可移动的。子分类是不可移动的缝和嵌合，以及允许轻微移动的韧带联合。软骨关节由透明软骨或纤维软骨连接在一起，这允许非常轻微的运动。子分类包括透明软骨联合和纤维软骨联合。滑膜关节可自由移动，一般为活动关节。其结构和分类在后文详细讨论。

表 1.5　按结构和功能进行关节分类

		结构分类		
		纤维性	软骨性	滑液性
功能分类	不动关节	钉状关节	—	—
	微动关节	韧带连接	纤维软骨连接	透明软骨连接
	活动关节	—	—	滑动关节 髁状关节 杵臼（球窝）关节 屈戌关节 鞍状关节 滑车关节

这些关节根据运动量主要分为三类，并考虑它们的结构。

不动关节　图1.14

在结构上，这些关节被分为两类。

缝：位于颅骨。在婴儿期以后是固定不动的。

钉状关节：位于牙槽中。牙齿的牙槽通常被称为钉状关节(一种用锥形钉固定在牙槽内的关节)。正常情况下，牙齿基本不会移动。

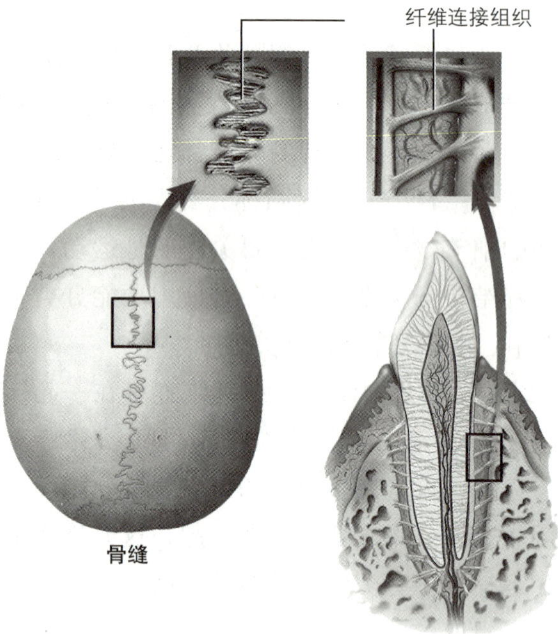

图1.14 不动关节

微动关节

微动关节如图1.15所示，这些关节分为三种类型。

韧带连接：一种关节类型，由坚固的韧带结构连接在一起，使骨头之间的运动最小。例如，喙锁关节和下胫腓骨关节。

纤维软骨连接：一种关节类型，由纤维软骨隔开，允许骨头之间非常轻微的运动。例如，耻骨联合和椎间盘。

透明软骨连接：关节由透明软骨分隔，允许骨头之间轻微的运动。例如，肋骨和胸骨的肋软骨关节。

活动关节　图1.16

活动关节，也称为滑膜关节，是一种可以自由运动的关节。关节囊是一种袖状韧带组织，覆盖于形成关节的骨端。这种韧带性的囊内衬有薄的血管滑膜囊，该囊分泌滑液以润滑关节囊内部的区域，即关节腔。在某些区域，囊壁加厚形成坚韧的非弹性韧带，为关节提供更多的支持，防止异常运动和关节撕裂。这些韧带的位置、大小和强度取决于特定的关节。

韧带是连接骨和骨间的组织，可增强关节的静态稳定性。在许多情况下，有些韧带并未与关节囊相连，但也提供额外的支持，这些韧带可能完全在关节囊内，如膝关节前交叉韧带；或位于关节囊外，如膝关节腓侧副韧带。

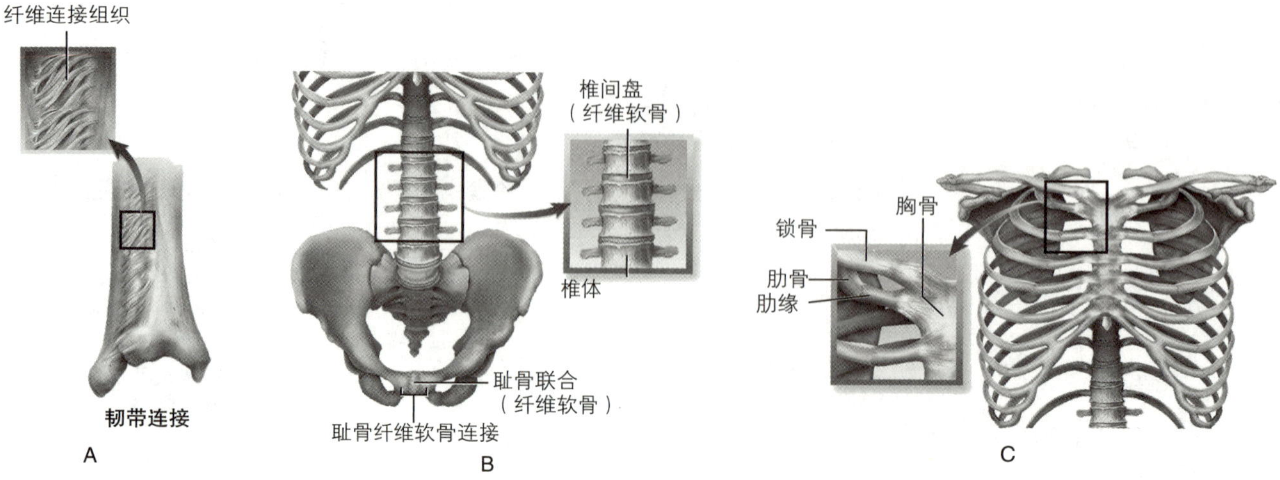

图1.15 微动关节。A. 韧带连接关节；B. 纤维软骨连接关节；C. 透明软骨连接关节

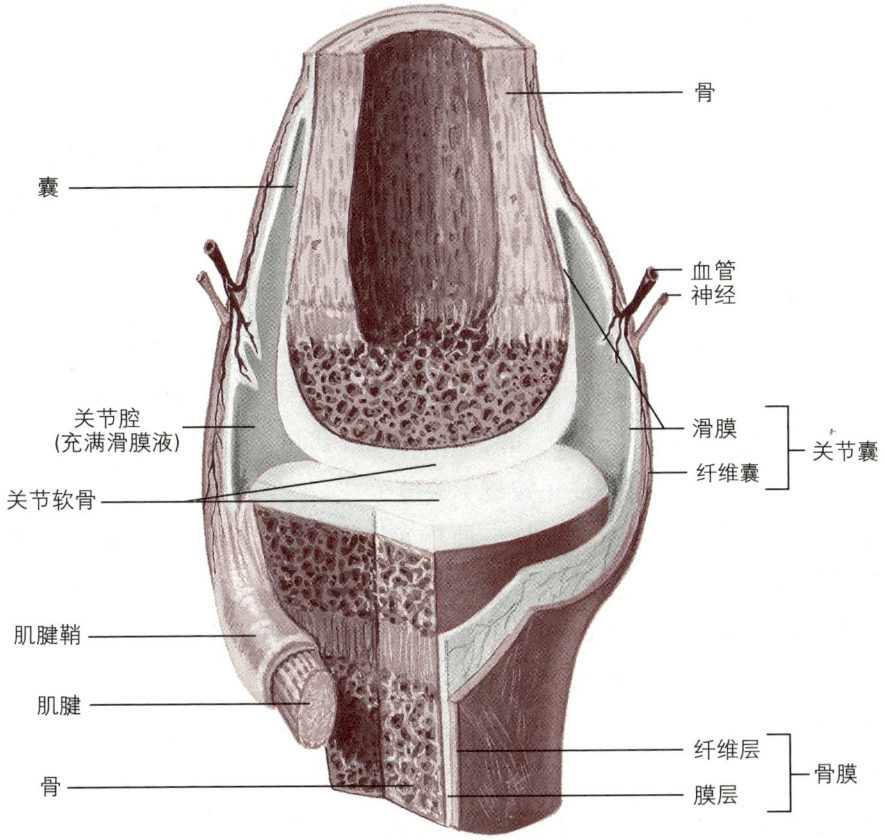

图1.16　活动滑膜关节的结构

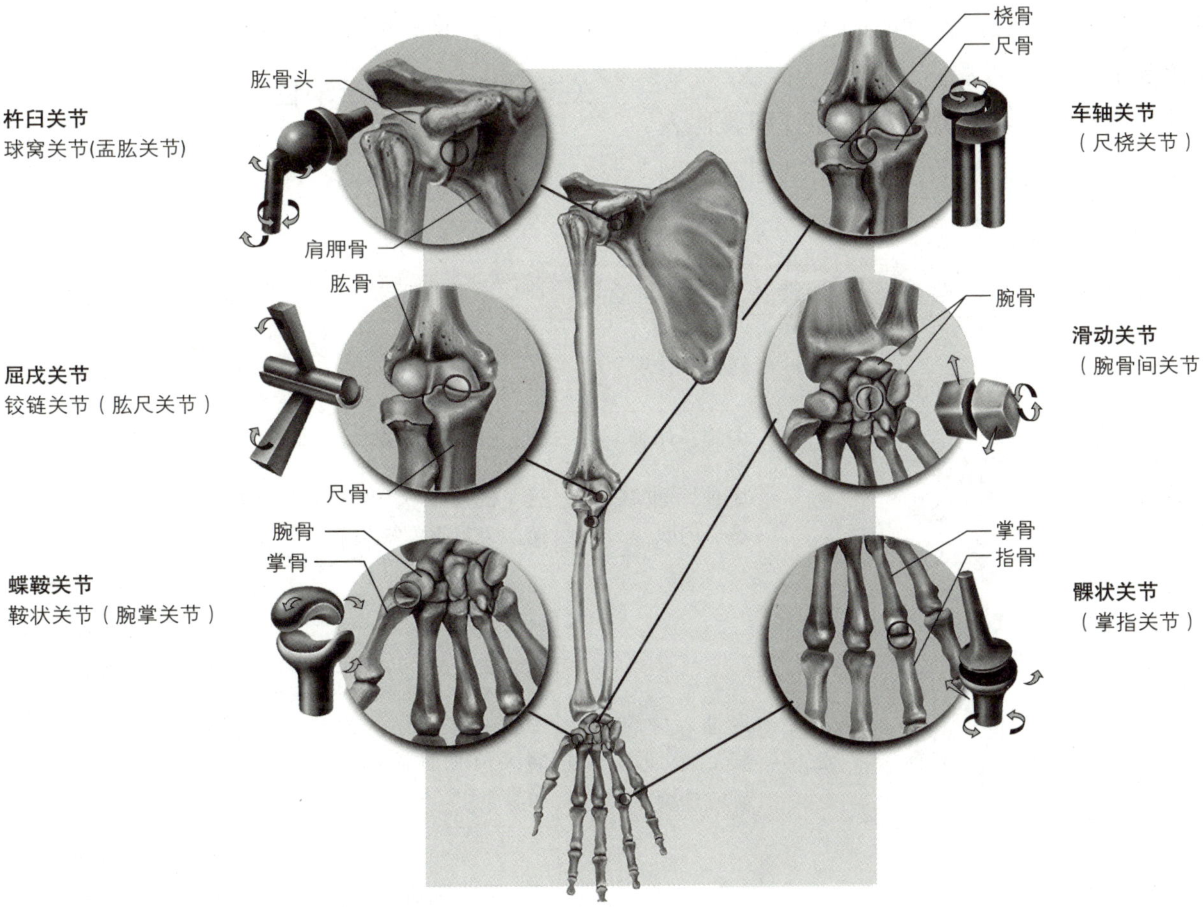

图1.17　活动关节或滑膜关节的类型

关节腔内骨端关节表面覆盖有关节软骨，称为透明软骨层，有助于保护骨端免受磨损和损伤。这种软骨很有弹性，因为它具有轻微的可压缩性和弹性，这使得它能够吸收压缩力和剪切力。关节表面不易磨损，其部分原因在于滑膜液的润滑。当关节表面未负重时，关节软骨可缓慢地吸收少量关节滑液，并在随后的负重和压缩过程中缓慢地分泌出来。关节软骨的血液供应非常有限，需要依靠关节运动使滑液流动来提供营养。因此，在正常运动范围内使用关节，对维持关节的健康和功能非常重要。

此外，也有一些活动关节的关节表面覆盖有纤维软骨盘，提供额外的减震和承重作用，并进一步增强关节的稳定性。例如，膝关节内侧半月板和外侧半月板，髋臼唇和肩关节盂唇。从结构上看，这种关节可分为六组，如图1.17所示。

活动关节可以在一个或多个平面上运动。若关节只可在一个平面中运动，则该关节具有一个运动自由度，而可在两个或三个平面中运动的关节，则分别具有两个或三个运动自由度。不同类别活动关节特征的比较，请参阅表1.6。

滑动（平面）关节

这种关节类型的特点是两个平面，即骨性表面相互对接。这种关节允许有限的滑动运动。例如，腕骨和足跗跖关节。

髁状(椭球、卵球形、双轴球窝)关节

这是一种骨可以在两个平面上运动而不需要旋转的关节类型。例如，位于桡骨和近侧列腕骨之间的腕关节（桡腕关节），或第二、第三、第四和第五掌指关节之间。

杵臼（球形、多轴球窝）关节

这种类型的关节最像一个真正的球窝关节，因为它允许在所有的平面运动。例如，肩（盂肱关节）和髋（股骨–髋臼间的关节）。

屈戌（铰链）关节

这是一种只允许在一个平面大范围运动的关节类型。例如，肘关节（肱尺关节）、踝关节（距小腿关节）和膝关节（胫股关节）。

蝶鞍（鞍状）关节

这是一种关节面相互迎合的关节，如拇指腕掌关节，除了轻微的旋转外，允许球窝运动。一些解剖学家还将胸锁关节列为鞍状关节。

车轴关节（枢轴关节）

这是一种绕长轴旋转的关节。如近端和远端桡尺关节，桡骨可绕尺骨旋转。

关节的稳定性和活动性

通常，关节活动性越强，稳定性越差，反之

表 1.6　活动关节分类

分类名称	轴数	自由度	典型运动	关节举例	平面举例	轴举例
屈戌（铰链）关节	单轴	一	屈曲、伸展	肘关节 踝关节	矢状面	冠状轴
车轴（枢轴）关节			内旋、外旋	近、远端桡尺关节	水平面	垂直轴
髁状（椭球、球窝、卵球形）关节	双轴	二	屈曲、伸展、外展、内收	腕（桡腕关节） 第二、第五掌指关节	矢状面 冠状面	冠状轴 矢状轴
滑动（平面）关节	多轴	三	屈曲、伸展、外展、内收、内旋、外旋	跗骨间关节 椎关节 腕骨间关节	可变的 冠状面 可变的	可变的 矢状轴 可变的
杵臼（球窝、球形）关节				盂肱关节 髋关节（股骨–髋臼间关节）	矢状面 冠状面 水平面	冠状轴 矢状轴 垂直轴
蝶鞍（鞍状）关节				第一腕掌关节	矢状面 冠状面 水平面	冠状轴 矢状轴 垂直轴

亦然。这一理论适用于不同个体的相同关节间比较，也适用于同一个体的不同关节比较。遗传和发育因素（Wolff骨骼定律和Davis软组织定律）都会导致这些差异。正如前面在沃尔夫定律中所讨论的那样，软组织遵循戴维斯定律（Davis Law），该定律指出，当处于适当的张力下时，韧带、肌肉和其他软组织会逐渐拉长，相反，在一段时间内保持低张力，它们会逐渐缩短。五个主要因素影响关节的总稳定性，从而影响活动性（图1.18）。

骨骼：虽然骨骼在个体内的双侧比较中通常非常相似，但是关节表面的深浅及实际解剖构型可能存在显著个体差异。

软骨：透明软骨和特定的软骨结构，如膝半月板、关节盂唇和髋臼唇，有助于关节一致性和稳定性。与骨骼一样，这些结构在个体内的双侧比较中通常是相同的，但在不同个体间，其大小和构型可能不同。

韧带和结缔组织：韧带和结缔组织为关节提供静态稳定性。与骨骼和软骨一样，韧带的紧张程度也存在个体差异。个体的松弛度主要是由关节结构中弹性蛋白与胶原蛋白的比例决定的。简而言之，弹性蛋白与胶原蛋白比例高的个体，其韧带和结缔组织是松弛的，而比例较低的个体则更紧密。

肌肉：肌肉在主动收缩时为关节提供动态稳定性。在没有主动收缩时，肌肉提供较小的静态稳定性。因此，力量和耐力是稳定关节的重要因素，而肌肉柔韧性可能影响关节活动度。

本体感觉和运动控制：本体感觉是一种潜意识机制，通过这种机制，身体能够通过对源自关节、肌腱、肌肉和内耳中的本体感受器的刺激做出反应来调节姿势和运动。运动控制是组织和执行身体运动和动作的过程。为了确定所需的肌肉力量和关节激活量，必须整合来自环境和身体的感觉信息，然后在中枢神经系统和肌肉骨骼系统之间以合作的方式进行协调。肌肉力量和耐力在提供关节稳定性方面作用较轻微，除非它们可以在需要时被精确激活。

任何这些结构的完整性可能受到急性或慢性损伤的影响。这些结构随着时间的推移，对它们所受的特定生物力学刺激给出正向的或负向的适应。当任何上述因素受到损害时，会对剩余结构提出额外要求以提供稳定性，反过来可能损害其完整性，导致异常运动。异常的运动，无论是过度运动还是运动不足，都可能导致进一步的病理状况，如肌腱炎、滑囊炎、关节炎、关节内部紊乱和关节半脱位。

关节的运动

在许多关节中，可能有几种不同的运动。有些关节只允许屈曲和伸展；其他一些关节允许大范围的运动，主要取决于关节结构。关节可以自由和无痛地移动的范围称为关节活动度（ROM）。可以通过使用量角器来测量关节活动度，以比较关节角度的变化。量角器具有移动臂、固定臂和轴心。测量关节活动度或关节产生的角度称为角度测量法。量角器的轴心与关节

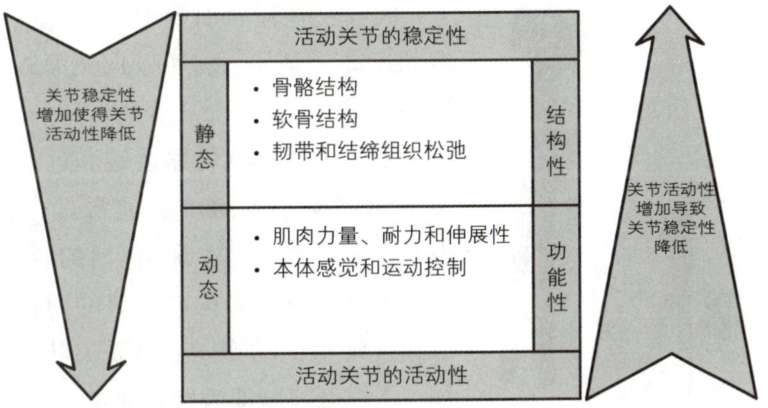

图1.18 影响肢体关节稳定性的因素

的旋转轴平行放置。固定臂沿着或平行于固定骨（通常是更近端的骨骼）的长轴保持固定，移动臂沿着或平行于活动骨的长轴放置（通常是远端的骨骼），然后从量角器读取关节角度。

如图1.19所示，我们可以在解剖位置测量股骨和躯干之间的角度（通常为0°），然后让受试者尽可能屈髋。若在髋完全屈曲时再次测量角度，我们会发现量角器读数大约为130°。

根据关节的大小及其运动潜力，我们会选用不同的量角器。图1.20介绍了可用于确定特定关节运动范围的各种量角器。坡度仪也可用于测量运动范围，特别是在脊柱测量中。请注意，特定关节的正常运动范围在某种程度上因人而异。附录1提供了所有关节的平均正常运动范围。使用运动术语时，重要的是要理解这些术语用于描述骨骼相对于彼此的实际位置变化。在描述膝运动时，“在膝关节处屈小腿”，这种运动导致小腿靠近大腿。有些人将此描述为膝关节发生的腿部屈曲，可能会说“屈膝”，这意味着屈曲膝部。另外，运动术语用于描述在整个运动范围内或非常小的范围发生的运动。再次使用膝关节屈曲的示例，我们可以从膝关节完全伸展开始（膝关节屈曲度为0°），至膝关节完全屈曲，使足跟与臀部接触；大约为屈曲140°。我们也可以从屈膝90°开始，然后再屈曲30°，这个动作导致膝关节屈曲角度为120°，即使膝关节仅弯曲30°。在上述两个示例中，膝处于不同的屈曲度。我们也可以从90°屈曲的膝关节开始伸展40°，这时屈曲角度为50°。即使我们在伸膝，但膝关节仍然是屈曲状态，只是比之前更少。

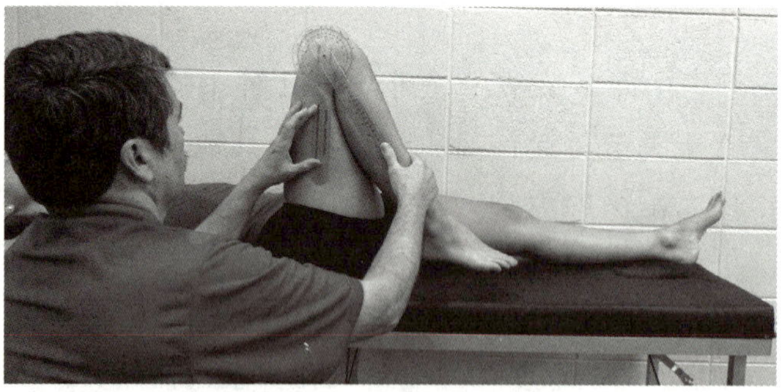

Courtesy of R.T. Floyd

图1.19 测量膝关节屈曲的角度（活动度）

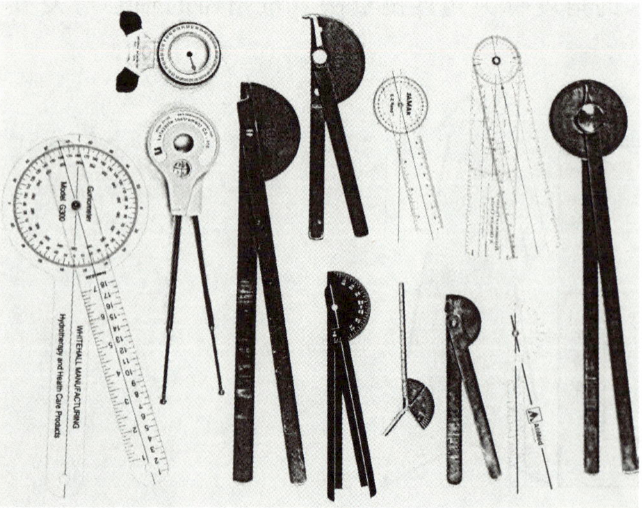

Courtesy of R.T. Floyd

图1.20 用于测量关节活动范围的各种量角器

在本例中，我们移动远端末端接近近端，近端是固定的。然而，在每个关节中都存在远端部分固定，需要移动近端部分去接近远端的情况。例如，膝关节从站立位置下蹲。当蹲下时，大腿向小腿移动，仍然发生膝关节屈曲，可以描述为在膝关节处屈曲大腿。

一些运动术语可用于描述身体多个关节的运动，而其他术语相对特定（如图1.21）。我们不是按字母顺序列出术语，而是选择根据身体区域对它们进行分组，并在适用的情况下将它们与相反的术语配对。另外，前缀“hyper-”和“hypo-”可以与这些术语组合，以分别强调超出和低于正常的运动。在这些组合术语中，过伸（hyperextension）是最常用的。

描述一般运动的术语

外展：在冠状面上远离躯干中线的侧向运动。例如，将手臂或大腿抬高到远离解剖位置的一侧。

内收：在冠状面内朝向和（或）穿过躯干中线的运动。例如，将手臂向侧面或大腿下降回到解剖位置。

屈曲：通过将骨骼近端和远端相向运动，使关节角度减小的运动。通常是在矢状面中的折叠。例如，当前臂靠近肩膀时的肘关节。

伸展：通过将构成关节的两骨骼远离，使关节角度增加的动作。通常是矢状平面中伸展。例如，手离开肩膀即为伸肘动作。

环转：肢体的圆周运动，是弧形或锥形。它

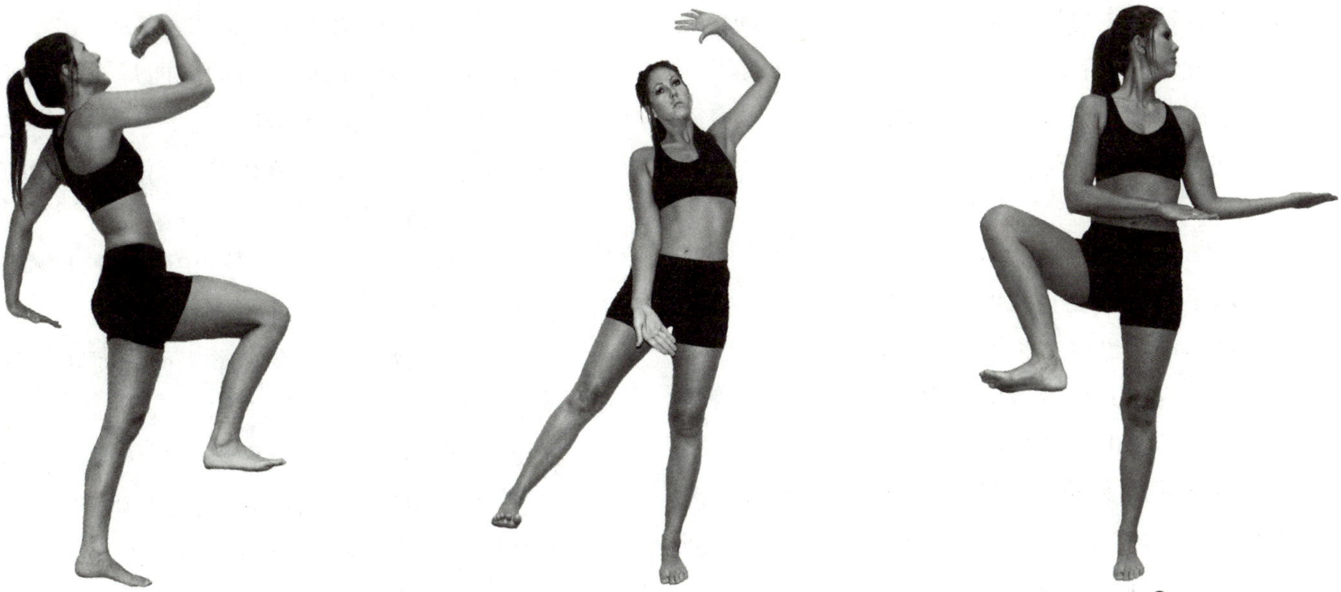

图1.21 关节运动。A.矢状面运动的例子：左脚趾、脚踝跖屈，膝盖、臀部、肩部、肘部、腕部、手指、腰椎和颈椎伸展，右脚脚趾、脚踝背屈，膝盖、臀部、肩、肘部、手腕和手指屈曲。B.冠状面运动的例子：左侧跗骨/距下关节外翻，肩、腕、手和上肢带骨上旋，腰椎右侧屈曲，颈椎右侧屈曲，右髋外展；右侧跗骨/距下关节内翻，肩、腕、手指内收和上肢带骨下旋。C.水平面运动的例子：右肩内旋，右桡尺关节旋前；右膝、右髋、左肩外旋，左桡尺关节旋后，腰椎左旋和颈椎左旋

是屈曲、伸展、外展和内收的组合，有时也称为画圆。例如，当肩关节或髋关节以圆形方式围绕固定点（顺时针或逆时针）移动时。

对角外展：由肢体通过远离身体中线的对角线平面运动，例如，髋关节或盂肱关节。

对角内收：由肢体通过对角线平面朝向并穿过身体中线运动，例如，臀部或盂肱关节。

外旋：围绕骨的纵轴朝向远离身体中线旋转。在水平面中发生称为侧向旋转或向外旋转。

内旋：围绕骨的纵轴朝向身体的中线旋转。在水平面中发生称为内侧旋或向内旋转。

描述踝和足部运动的术语

外翻：距下关节和跗横关节在冠状面内向外或侧向转动，特征是足底向外转。例如，将体重放在脚的内缘上。

内翻：距下关节和跗横关节在冠状面内向内侧转动，特征是足底向内转。例如，将体重放在脚的外缘上。

背伸（背屈）：踝关节的屈曲运动，即脚趾在矢状面上向胫骨前部移动。

跖屈：踝关节的伸展运动，表现为脚趾在矢状面上远离胫骨前部。

旋前：由踝关节背伸，距下关节外翻和前足外展（脚趾向外）组合而产生的足和踝的位置。

旋后：由踝关节跖屈，距下关节内翻和内收（脚趾向内）组合而产生的足和踝的位置。

描述尺桡关节运动的术语

旋前：在水平面上向内旋转桡骨，斜跨尺骨，使前臂的掌心向下。

旋后：在横向平面内向外旋转桡骨，使其平行于尺骨，使前臂的掌心向上。

描述肩带（肩胛骨）运动的术语

下沉：上肢带骨在冠状面内的向下运动。例如，从耸肩回到正常位置。

上提：上肢带骨在冠状面内的向上运动。例如，耸肩。

前伸（外展）：上肢带骨在水平面内向远离脊柱的方向移动。例如，肩胛骨外展。

回缩（内收）：上肢带骨在水平面内向靠近脊柱的方向移动。例如，肩胛骨内收。

下旋：肩胛骨在冠状面中的旋转运动，肩胛下

角向下移动。主要是上旋的返回动作。当肩胛骨继续向下旋转时，下角实际上可能略微向上移动。

上旋：肩胛骨在冠状面中的旋转运动，肩胛下角向上和横向移动。

描述肩关节（盂肱关节）运动的术语

水平外展：肱骨或股骨在水平面上远离身体中线的运动。也称为水平伸展或横向外展。

水平内收：肱骨或股骨在水平面上朝向身体中线的运动。也称为水平屈曲或横向内收。

肩胛平面外展：肱骨在肩胛骨平面内远离身体的运动。盂肱关节在矢状面和冠状面之间30°~45°平面的外展。

描述脊柱运动的术语

侧屈（侧向弯曲）：头部和（或）躯干在冠状面远离中线的运动。例如，外展脊柱。

复位：脊柱在冠状面从侧屈返回到解剖位置。例如，内收脊柱。

描述手腕和手部运动的术语

背屈（背屈）：腕部在矢状面中的伸展运动，手的背侧或后侧朝向前臂的后侧移动。

掌屈：腕部在矢状平面内的屈曲运动，手的掌侧或前侧向前臂的前侧移动。

桡屈（桡偏）：腕关节在冠状面内的拇指侧朝向前臂外侧的外展运动。

尺屈（尺偏）：腕关节在冠状面的小指侧朝向前臂内侧的内收运动。

拇指对指运动：拇指在手掌表面的对角线移动，与手指接触。

拇指的对指复位：当拇指从手和（或）手指相对位置回到解剖位置时拇指的对角移动。

这些运动在后面的章节中详细讨论，因为它们适用于各个关节，可以发生运动的组合。如屈曲或伸展可以分别与外展、内收或旋转同时出现。

运动图标（教学特点）

在本书中，将使用一系列运动图标来表示不同的关节运动。这些图片将显示在页面侧边，以显示该页面上肌肉与关节动作。表1.7提供了完整的图片列表。阅读第四至十一章时，请根据需要参考。

表 1.7　运动图标表示的关节运动

上肢带骨					
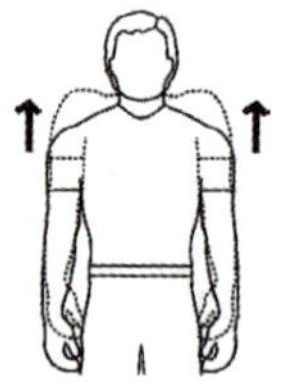	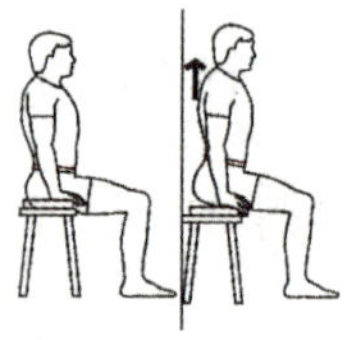	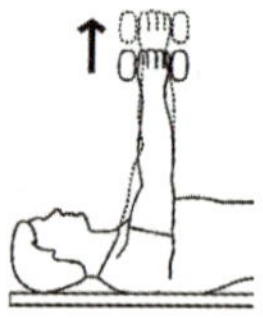	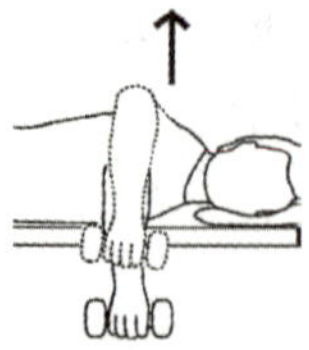	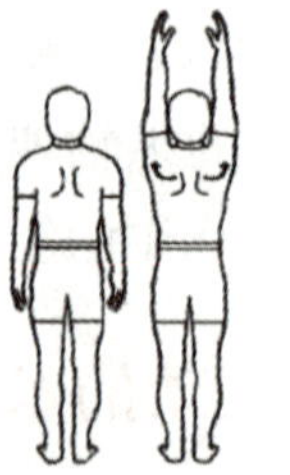	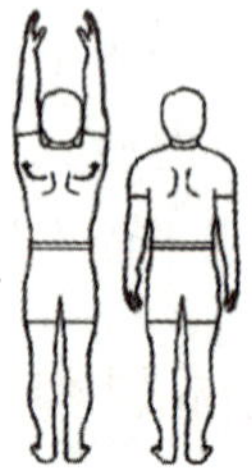
肩胛上抬	肩胛下沉	肩胛外展	肩胛内收	肩胛上旋	肩胛下旋

盂肱关节							
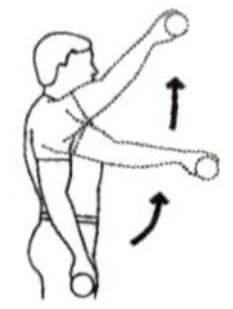	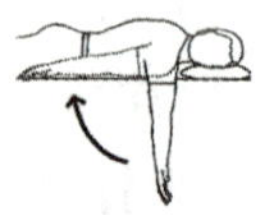	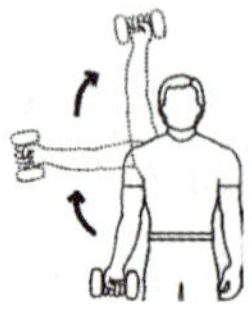	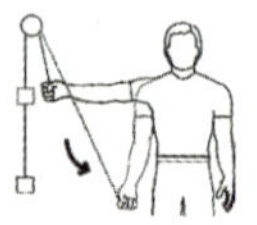	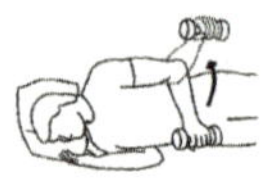	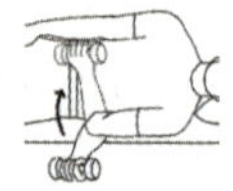	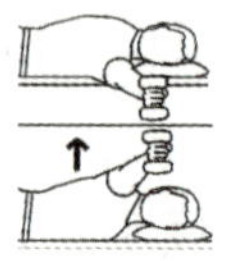	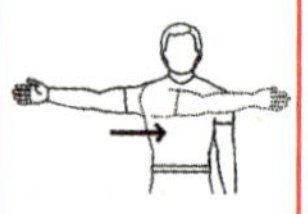
肩关节屈曲	肩关节伸展	肩关节外展	肩关节内收	肩关节外旋	肩关节内旋	肩关节水平外展	肩关节水平内收

肘关节		桡尺关节	
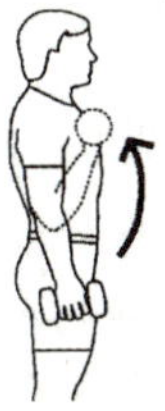 肘关节屈曲	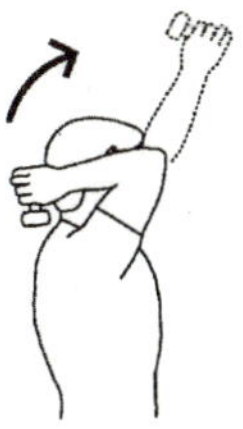 肘关节伸展	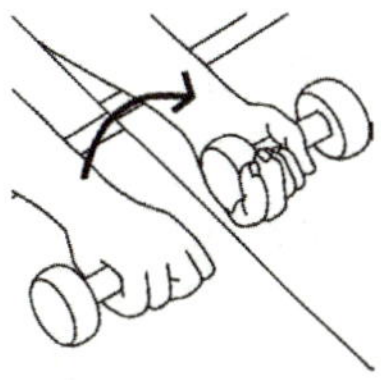 桡尺关节旋后	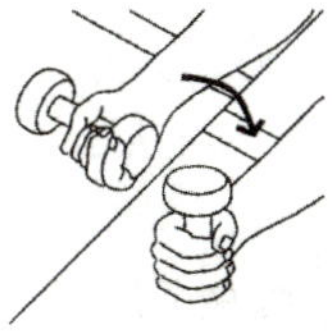 桡尺关节旋前
腕关节			
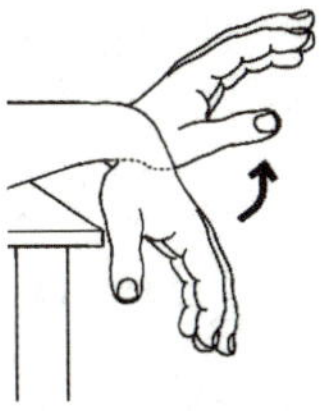 腕伸展	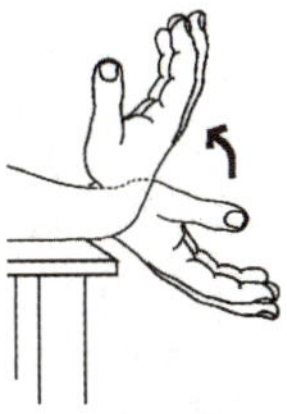 腕屈曲	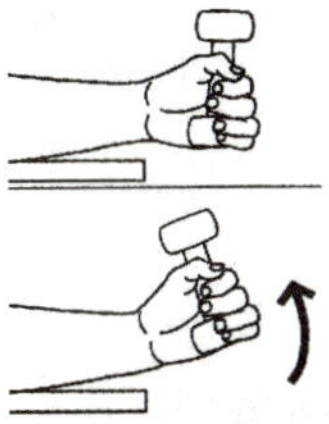 腕外展	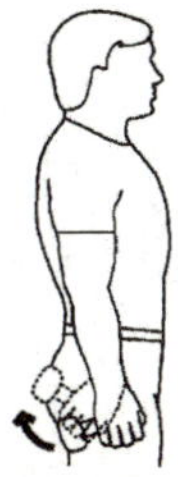 腕内收

拇指腕掌关节			拇指掌指关节		拇指指间关节	
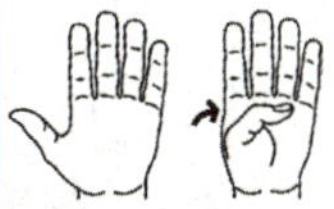 拇指腕掌关节屈曲	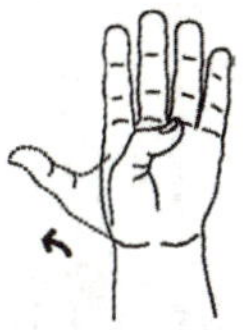 拇指腕掌关节伸展	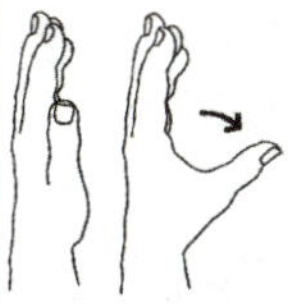 拇指腕掌关节外展	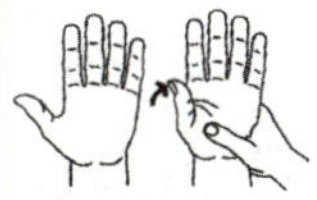 拇指掌指关节屈曲	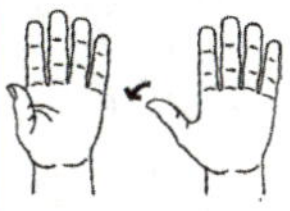 拇指掌指关节伸展	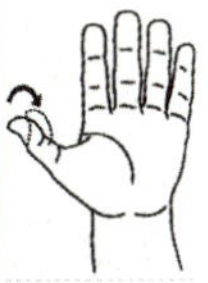 拇指指间关节屈曲	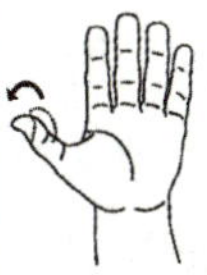 拇指指间关节伸展
第二、三、四和五掌指关节，近端指间关节和远端指间关节		第二、三、四和五掌指关节和近端指间关节	第二、三、四和五掌指关节		第二、三、四和五近端指间关节	第二、三、四和五远端指间关节
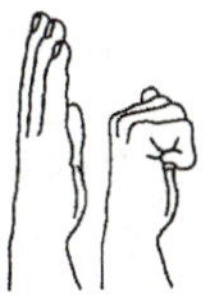 第二、三、四和五掌指关节，近端指间关节和远端指间关节屈曲	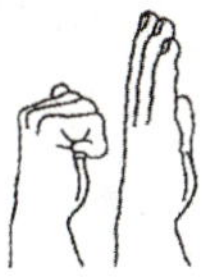 第二、三、四和五掌指关节，近端指间关节和远端指间关节伸展	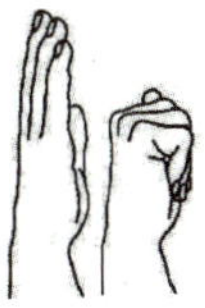 第二、三、四和五掌指关节和近端指间关节屈曲	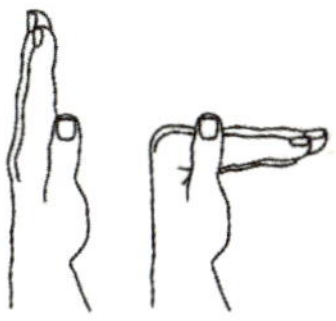 第二、三、四和五掌指关节屈曲	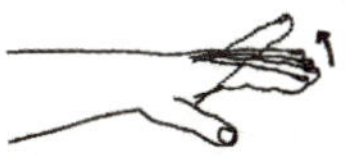 第二、三、四和五掌指关节伸展	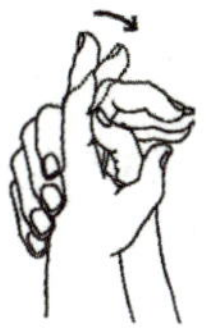 第二、三、四和五近端指间关节屈曲	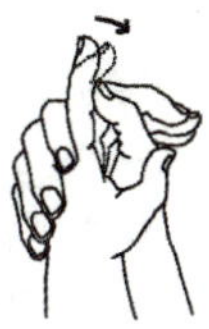 第二、三、四和五远端指间关节屈曲

髋关节					
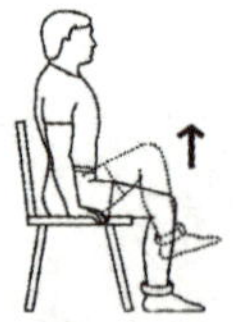 髋关节屈曲	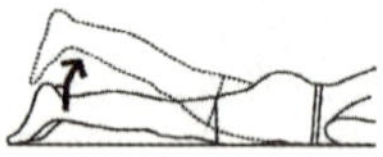 髋关节伸展	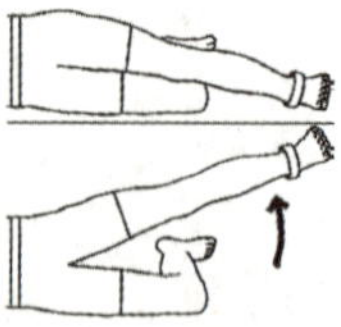 髋关节外展	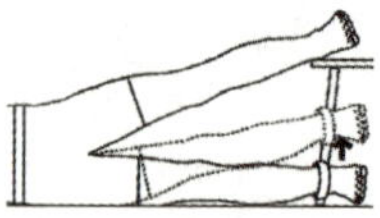 髋关节内收	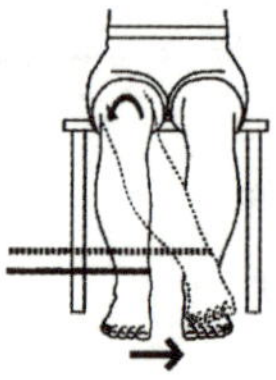 髋关节外旋	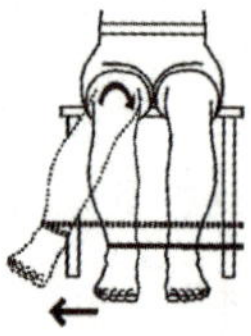 髋关节内旋

膝关节			
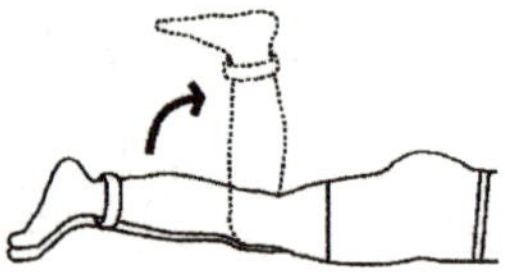 膝关节屈曲	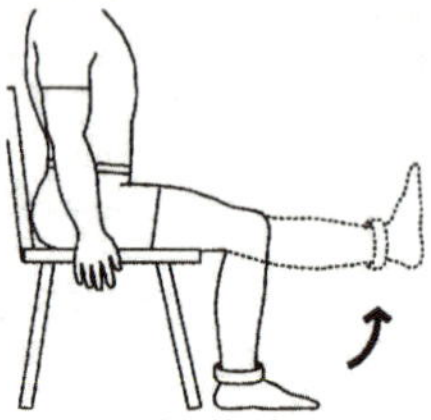 膝关节伸展	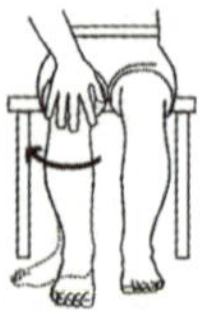 膝关节外旋	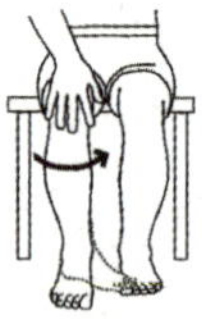 膝关节内旋

踝关节		跗跖关节和距下关节	
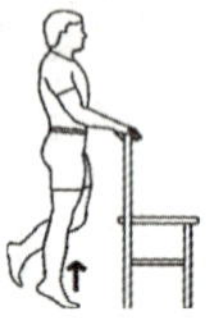 踝关节趾屈	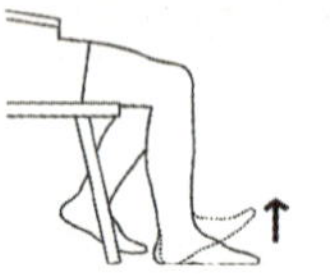 踝关节背屈	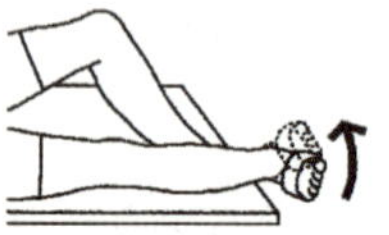 跗跖关节和距下关节内翻	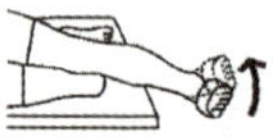 跗跖关节和距下关节外翻

踇趾跖趾关节和趾间关节		第二至第五趾跖趾关节、近端趾间关节和远端趾间关节	
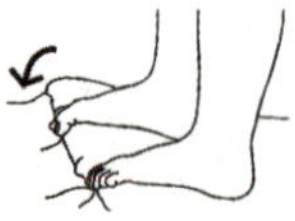 踇趾跖趾关节和趾间关节屈曲	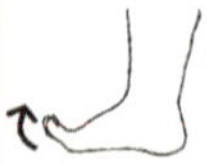 踇趾跖趾关节和趾间关节伸展	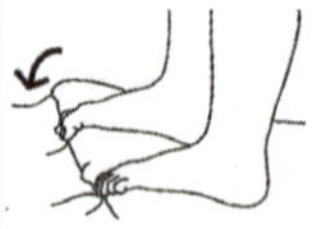 第二至第五趾跖趾关节、近端趾间关节和远端趾间关节屈曲	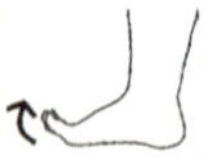 第二至第五趾跖趾关节、近端趾间关节和远端趾间关节伸展

颈椎			
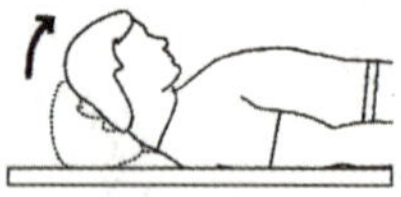 颈椎屈曲	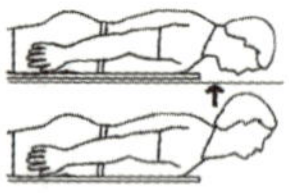 颈椎伸展	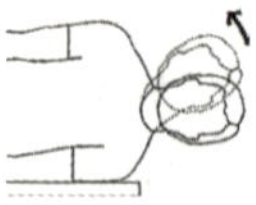 颈椎侧屈	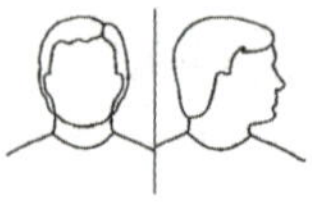 颈椎侧旋

腰椎			
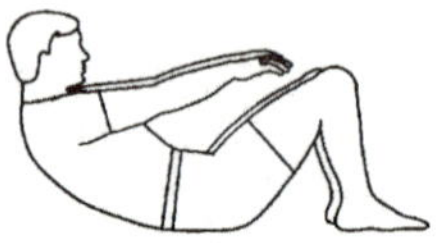 腰椎屈曲	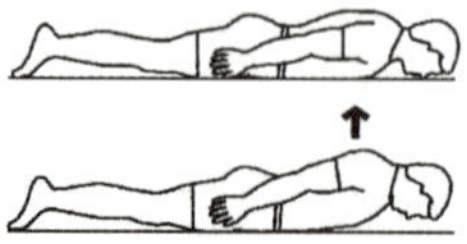 腰椎伸展	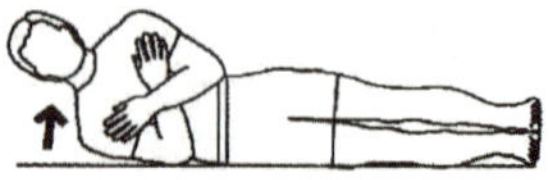 腰椎侧屈	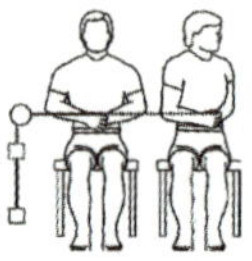 腰椎侧旋

生理运动与附属运动

如屈曲、伸展、外展、内收和旋转等运动是骨在关节处绕着旋转轴在运动平面移动产生的。这些运动可以称为生理运动。由这些生理运动引起的骨骼相对于三个基本平面的运动称为骨运动学运动。为了使这些骨运动学运动发生，关节的实际关节面之间必须有运动。这种关节表面之间的运动称为关节运动学，它包括三种特定的附属运动。这些附属运动包括旋转、滚动和滑动，专门用来描述一块骨头相对于另一块骨头关系的实际变化（图1.22）。

滚动也称为摇动，滑动也称为平移。如果关节附属运动被限制，那么生理运动就不能发生，只能通过关节挤压或牵拉来实现。机体的大多数关节由凹面和凸面组合而成，因此在一定程度上必然同时发生滚动和滑动。如图1.23所示，当人从蹲位到站立时，为了使膝伸展，股骨必须在向前滚动的同时在胫骨上向后滑动。如果没有滑动，股骨会从胫骨的前部滚出，如果没有滚动，股骨将从胫骨的后部滑落。旋转可单独发生，也可和滚动滑动一起发生，这取决于关节结构。在某种程度上来说，旋转发生在膝关节屈曲和伸展的时候。从蹲到站的例子中，当膝关节完全伸展时，股骨会发生内旋。表1.8提供了被动运动的例子。

滚动：一个关节面上的一系列点与另一个关节面上相对应的点相接触。

滑动：在一个关节面上的特定点分别与另一个关节面的一系列点接触。

转动：一个关节表面上的单个点绕另一个关节表面上的单个点旋转。在顺时针或逆时针方向上围绕某个静止的纵轴发生运动。

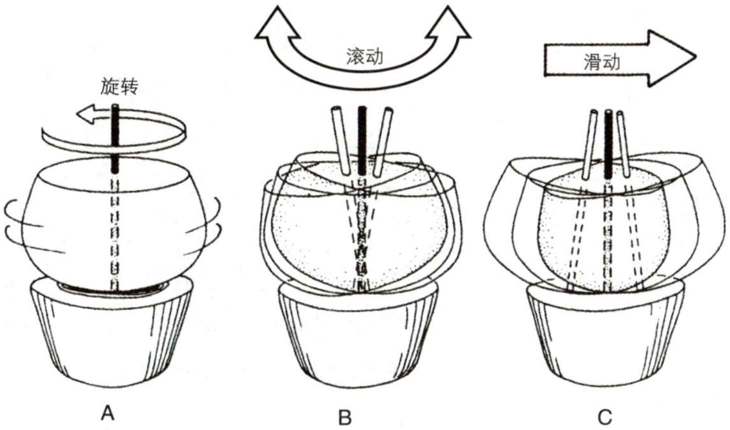

图1.22　关节运动学。A.旋转；B.滚动；C.滑动

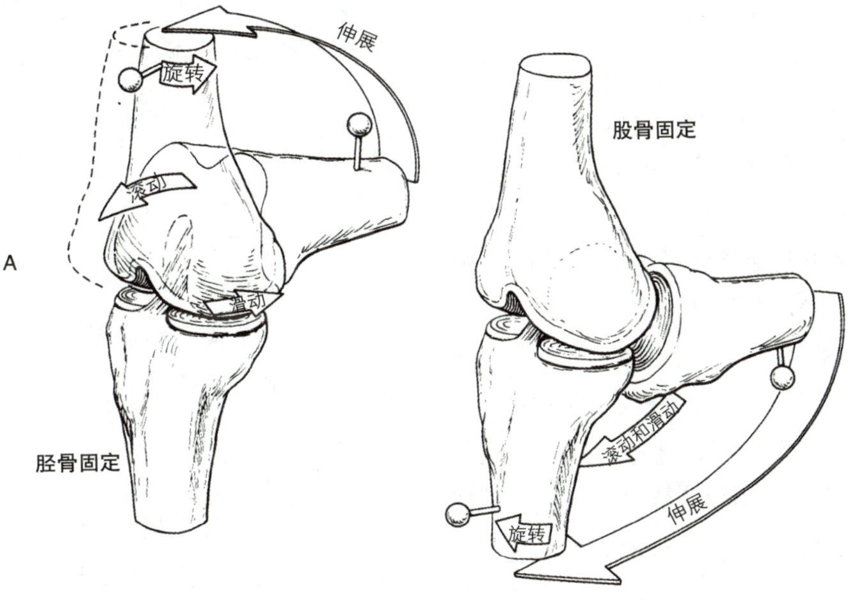

图1.23　膝关节关节运动学。A.从蹲到站；B.无负重屈曲

表 1.8　附属运动

附属运动	举例	类似	
滚动	见于人从站到蹲的膝关节伸展动作，此时股骨在胫骨平台上向前滚动	轮胎在路面上滚动，当在正常行驶时具有良好的摩擦力	滚动和滑动组合：轮胎在光滑的冰面上打滑（也就是摩擦力较差），但仍使车辆在路面上移动
滑动	见于人从蹲到站的膝关节伸展动作，此时股骨在胫骨平台上向后滑动	轮胎在光滑的路面上打滑，刹车被卡住了	
转动	桡尺骨旋前/旋后发生于桡骨头对肱骨小头的旋转	玩具陀螺在地板上的一个点上旋转	

复习题

1.下列表中的每个词仅能使用一次填入以下段落空白处，标记有两个星号**的单词，可使用两次。

a.前侧（的）**	s.内侧（的）
b.前下方（的）	t.掌侧（的）
c.前外侧（的）	u.足底（的）
d.前内侧（的）	v.后侧（的）**
e.前后（的）	w.后下方（的）
f.前上方（的）	x.后外侧（的）
g.双侧（的）	y.后内侧（的）
h.尾部（的）	z.后上方（的）
i.头上（的）	aa.俯卧（的）
j.对侧（的）	bb.近端（的）
k.深（的）	cc.表面（的）
l.远端（的）	dd.上方（的）
m.背部（的）	ee.上外侧（的）**
n.下部（的）	ff.上内侧（的）
o.下外侧（的）	gg.仰卧（的）
p.下内侧（的）	hh.腹侧（的）
q.同侧（的）	ii.手掌（的）
r.外侧（的）	

当雅各布在海滩上与斯蒂芬妮打招呼时，他通过伸出手的_____表面，抓住她手的_____表面来握手。当他们身体的________面对面时，雅各布注意到斯蒂芬妮头上最________部分的头发似乎与他记忆中的颜色不同。他让她转过身，这样他就可以从_____视角看到它。当她这样做的时候，他发现她金发的条纹从她的_______区域沿着_______方向一直延伸到她的______区域。

然后斯蒂芬妮问雅各布，他肩膀上________晒黑了是否是由于他穿背心造成的。他回答说是，但它只是一处_______晒黑，没有太_______。然后他说：“我希望我能把背心脱掉，这样我的肩膀到脖子的______部分就可以接受更多的阳光。”

斯蒂芬妮说她最近_____躺在沙滩上导致背部被晒黑了。然后，她将她的头发绕着脖子的_____侧，朝向躯干的______部分，以露出______区域。雅各布说：“哇，你今天没有穿比基尼，肩带的痕迹从你的______胸部到你的______肩膀，你肯定一直穿着交叉肩带的衣服，因为我看到你肩带的痕迹沿______最低位置到________肩膀的侧面。你应该花更多时间以_______位置躺在沙滩上。”她回答说：“嗯，我确实有一段时间是平躺在沙滩上晒我的背部和右侧，看我右大腿的_________部分和我左大腿的_______部分的色度晒得刚刚好，但不幸的是，右大腿________和左大腿________暴露得相对比较少。”雅各布评论说：“是的，当你大部分时间躺在一边的时候，你_______侧获得大量照射，而_________侧则缺少。看来你肯定用毛巾遮住了你的脚和脚踝，因为你________下肢肤色不及你_________下肢肤色。”斯蒂芬妮回答：“你说得对。当我躺着时，我的小腿底部几乎一直都被覆盖着，这样我_________和_________侧的敏感的皮肤就不会被灼伤。我的_________躯干确实晒成了不错的棕褐色，除了我在休息时的右肘__________面。”当雅各布穿上凉鞋以保护脚的_________免受热沙侵袭后，他说：“好，很高兴见到你。我必须去医生诊所拍一下_________的胸部X线片，以确保肺部炎症得到了清除。”

2.关节运动术语表

不同身体区域的运动学术语描述均源自三个特定平面的基本运动——矢状面的屈曲/伸展，冠状面的外展/内收，以及水平面的旋转。考虑到这一点，在右栏空格使用屈曲、伸展、外展、内收、内旋和外旋等基本运动术语，根据描述完成左栏所述的特定运动。	
特定运动	基本运动
外翻	
内翻	
足背屈	
足跖屈	
内旋（桡尺关节）	
外旋（桡尺关节）	
侧屈	
下沉	
桡偏	
尺偏	

3.骨骼归类表

根据图1.8和其他资料，在适当的列中画“×”来表示其分类。

骨	长骨	短骨	扁骨	不规则骨	籽骨
额骨					
颧骨					
顶骨					
颞骨					
枕骨					
上颌骨					
下颌骨					
颈椎骨					
锁骨					
肩胛骨					
肱骨					
尺骨					
桡骨					
腕骨					
掌骨					
指骨					
肋骨					
胸骨					
腰椎骨					
髂骨					
坐骨					
耻骨					
股骨					
髌骨					

续表

骨	长骨	短骨	扁骨	不规则骨	籽骨
腓肠豆骨					
胫骨					
腓骨					
距骨					
跟骨					
舟状骨					
楔状骨					
跖骨					

4.骨的五大功能是什么？

5.列出上肢骨。

6.列出下肢骨。

7.列出上肢带骨。

8.列出下肢带骨。

9.描述并解释尺骨和桡骨的异同点。

10.描述并解释肱骨和股骨的异同点。

11.根据体表标志，你会如何测量下肢长度，以进行双侧比较，并确定某人是否存在下肢长度差？

12.解释为什么腓骨比胫骨更容易发生骨折。

13.为什么解剖学位置对理解解剖学和关节运动学如此重要？

14.标记下图中股骨的各个部分。

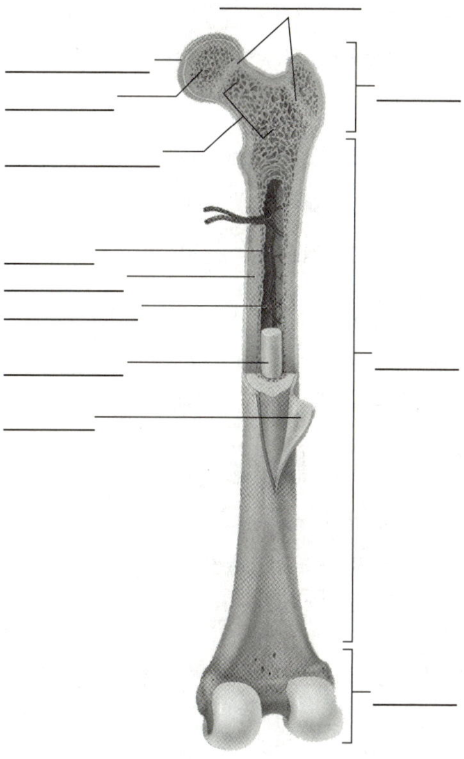

股骨

15.运动和运动平面表——关节类型

列出关节的类型，然后列出关节在其运动平面下的运动。

关节	类型	运动平面		
		矢状面	冠状面	水平面
肩胛胸廓关节				
胸锁关节				
肩锁关节				
盂肱关节				
肘关节				
桡尺关节				
腕关节				
第一腕掌关节				
第一掌指关节				
拇指指间关节				
第二、第三、第四和第五掌指关节				
第二、第三、第四和第五近端指间关节				
第二、第三、第四和第五远端指间关节				
颈椎C1~C2				
颈椎C2~C7				
腰椎				
髋关节（胫股关节）				
膝关节（髌股关节）				
踝关节				
跗跖关节和距下关节				
跖趾关节				
踇趾趾骨间关节				
第二、第三、第四和第五近端趾间关节				
第二、第三、第四和第五远端趾间关节				

16.关节位置表

使用适当的术语，通过列出每个关节的名称及其完成多关节运动后的位置来完成此表。所有运动均从直立坐姿开始。

多关节运动	关节和各自的位置
将手伸向头顶上方，触摸对侧耳朵	
脚趾放在对侧小腿的后部	
把手伸到背后，用拇指触摸棘突	
将膝尽可能地上抬至肩部	
双脚足底相对放置	

17.运动平面和旋转轴表

根据表中的关节运动，列出运动发生的平面及其旋转轴。

运动	运动的平面	旋转轴
颈椎旋转		
上肢带骨抬高		
肩关节水平内收		
肘关节屈曲		
桡尺关节内旋		
腕关节桡偏		
掌指关节外展		
腰侧屈		
髋关节内旋		
膝关节伸展		
踝关节内翻		
跖趾伸展		

18.列出两项从侧面能更清楚观察到的运动。列出踝关节、膝关节、髋关节、脊柱、肩关节、肘关节和腕关节的主要运动。这些运动主要发生在哪个平面上？主要涉及什么旋转轴？

19.列出两项从前部或后部能更清楚观察到的运动。列出跗跖关节、距下关节、髋关节、脊柱、盂肱关节和腕关节的主要运动。这些运动主要发生在哪个平面上？主要涉及什么旋转轴？

20.列出踝、足、足趾与腕、手、指，在骨骼、关节结构和运动之间的相似性和区别。

21.比较肩关节和髋关节。哪一个更容易发生脱位？为什么？

22.比较肘关节和膝关节。它们在骨、关节结构及功能方面，有什么相同点和不同点？

实践练习

1.随机选择身上几个不同的部位标记1、2、3等。然后使用正确的解剖学术语来描述你将示指在体表的一个部位移动到另一个部位的路径。

2.确定哪些关节在以下平面中可能发生移动。

a.矢状面

b.冠状面

c.水平面

3.列出能够进行以下相对运动的所有关节。

a.屈曲/伸展

b.外展/内收

c.旋转（左和右）

d.旋转（内和外）

4.确定以下活动发生的平面，并用铅笔标出以下活动的运动轴。

a.上楼梯

b.转动门把以开门

c.点头同意

d.摇头不同意

e.左右移动身体（侧身）

f.从你的肩上方看你的后背

5.在自己或与其他人身上练习各种关节动作。

6.在人体骨骼上找到各种类型的关节，并在模特身上感受其运动。

7.面向关着的门，以解剖学姿势站立。伸出右手握住门把手，转动它使门向你打开。确定此活动中涉及的所有关节，并列出每个关节的运动。

8.使用测角仪测量班级中几名学生的运动范围，以便进行以下每项活动。将结果与附录1中提供的平均范围进行比较。

a.仰卧位肩外展90° 时，内旋和外旋肩关节

b.在仰卧位屈曲肘关节

c.手腕伸展，前臂保持中立，肘关节屈曲90°

d.坐姿时髋关节内外旋转，髋关节和膝关节各弯曲90°

e.在俯卧位屈曲膝关节

f.踝关节背屈，膝关节屈曲90° ，膝关节完全伸展

9.请同学们讨论以下关节，并将其从矢状面内最小到最大的运动范围排序，并与其他同学讨论。

a.踝关节

b.肘关节

c.肩关节

d.髋关节

e.膝关节

f.腕关节

10.跗跖关节和距下关节可能有更多的内翻或外翻吗？根据解剖学解释这一现象。

11.腕关节可能有更多的外展或内收吗？根据解剖学解释这一现象。

参考文献

Anthony C, Thibodeau G: *Textbook of anatomy and physiology*, ed 10, St. Louis, 1979, Mosby.

Booher JM, Thibodeau GA: *Athletic injury assessment*, ed 4, New York, 2000, McGraw-Hill.

Goss CM: *Gray's anatomy of the human body*, ed 29, Philadelphia, 1973, Lea & Febiger.

Hamilton N, Weimar W, Luttgens K: *Kinesiology: scientific basis of human motion*, ed 12, New York, 2012, McGraw-Hill.

Lindsay DT: *Functional human anatomy*, St. Louis, 1996, Mosby.

Logan GA, McKinney WC: *Anatomic kinesiology*, ed 3, Dubuque, IA, 1982, Brown.

National Strength and Conditioning Association; Baechle TR, Earle RW: *Essentials of strength training and conditioning*, ed 2, Champaign, IL, 2000, Human Kinetics.

Neumann, DA: *Kinesiology of the musculoskeletal system: foundations for physical rehabilitation*, ed 2, St. Louis, 2010, Mosby.

Northrip JW, Logan GA, McKinney WC: *Analysis of sport motion: anatomic and biomechanic perspectives*, ed 3, Dubuque, IA, 1983, Brown.

Nwanka ON, Hayashi D, et al. Sesamoids and accessory ossicles of the foot: anatomical variability and related pathology. *Insights Imaging*. 4(5): 581–593, 2013.

Prentice WE: *Principles of athletic training: a competency based approach*, ed 15, New York, 2014, McGraw-Hill.

Prentice WE: *Rehabilitation techniques in sports medicine*, ed 5, New York, 2011, McGraw-Hill.

Seeley RR, Stephens TD, Tate P: *Anatomy & physiology*, ed 8, New York, 2008, McGraw-Hill.

Shier D, Butler J, Lewis R: *Hole's essentials of human anatomy and physiology*, ed 10, New York, 2009, McGraw-Hill.

Stedman TL: *Stedman's medical dictionary*, ed 28, Baltimore, 2005, Lippincott Williams & Wilkins.

Steindler A: *Kinesiology of the human body*, Springfield, IL, 1970, Thomas.

Van De Graaff KM: *Human anatomy*, ed 6, New York, 2002, McGraw-Hill.

Van De Graaff KM, Fox SI, LaFleur KM: *Synopsis of human anatomy & physiology*, Dubuque, IA, 1997, Brown.

实践练习表

可用于课堂作业、课外作业和测试，请撕下并使用这张表。

练习表1

在骨骼（前面观）空白处，标出骨骼及其突出特征。

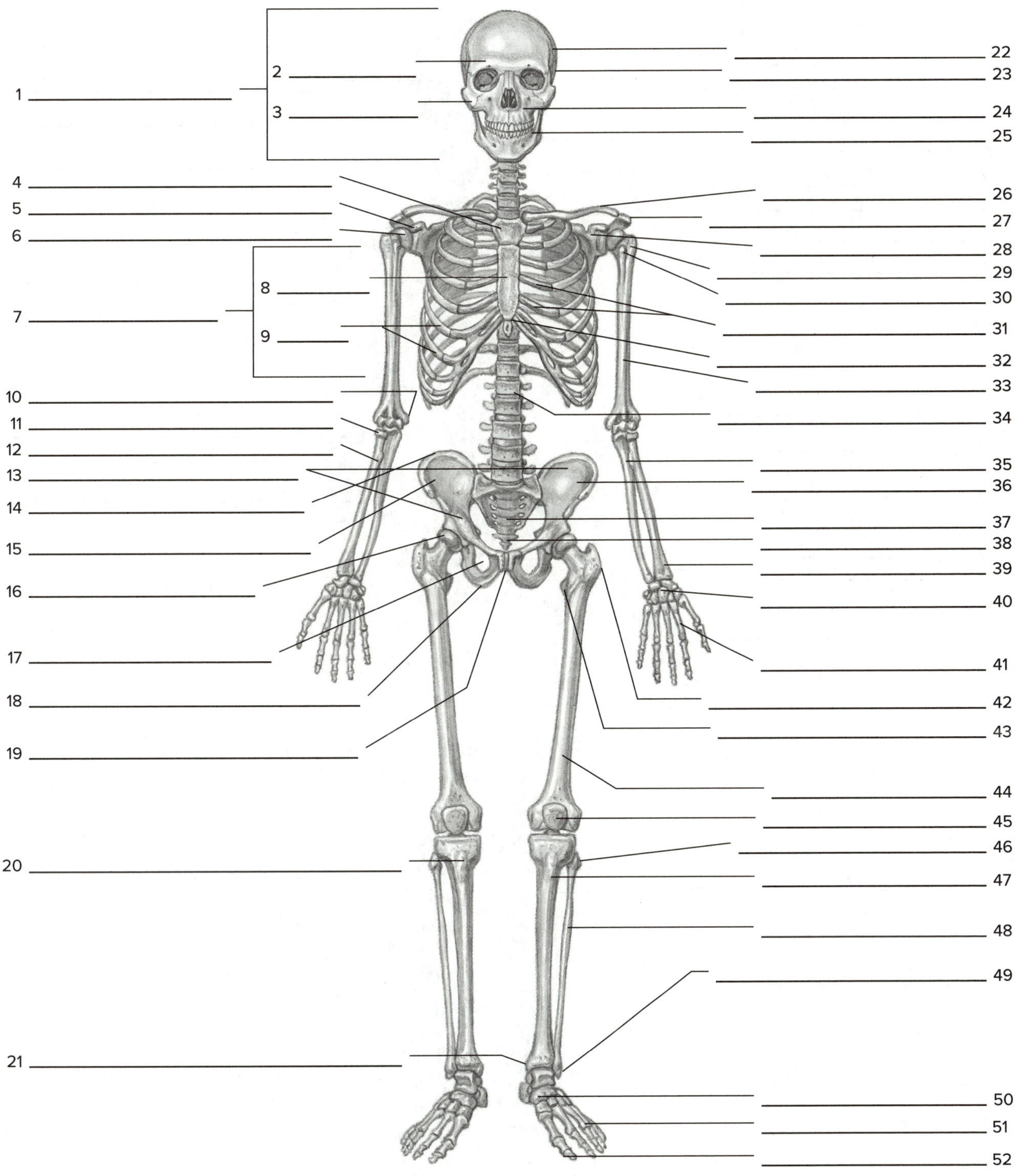

实践练习表

可用于课堂作业、课外作业和测试，请撕下并使用这张表。

练习表2

在骨骼（后面观）空白处，标出骨骼及其突出特征。

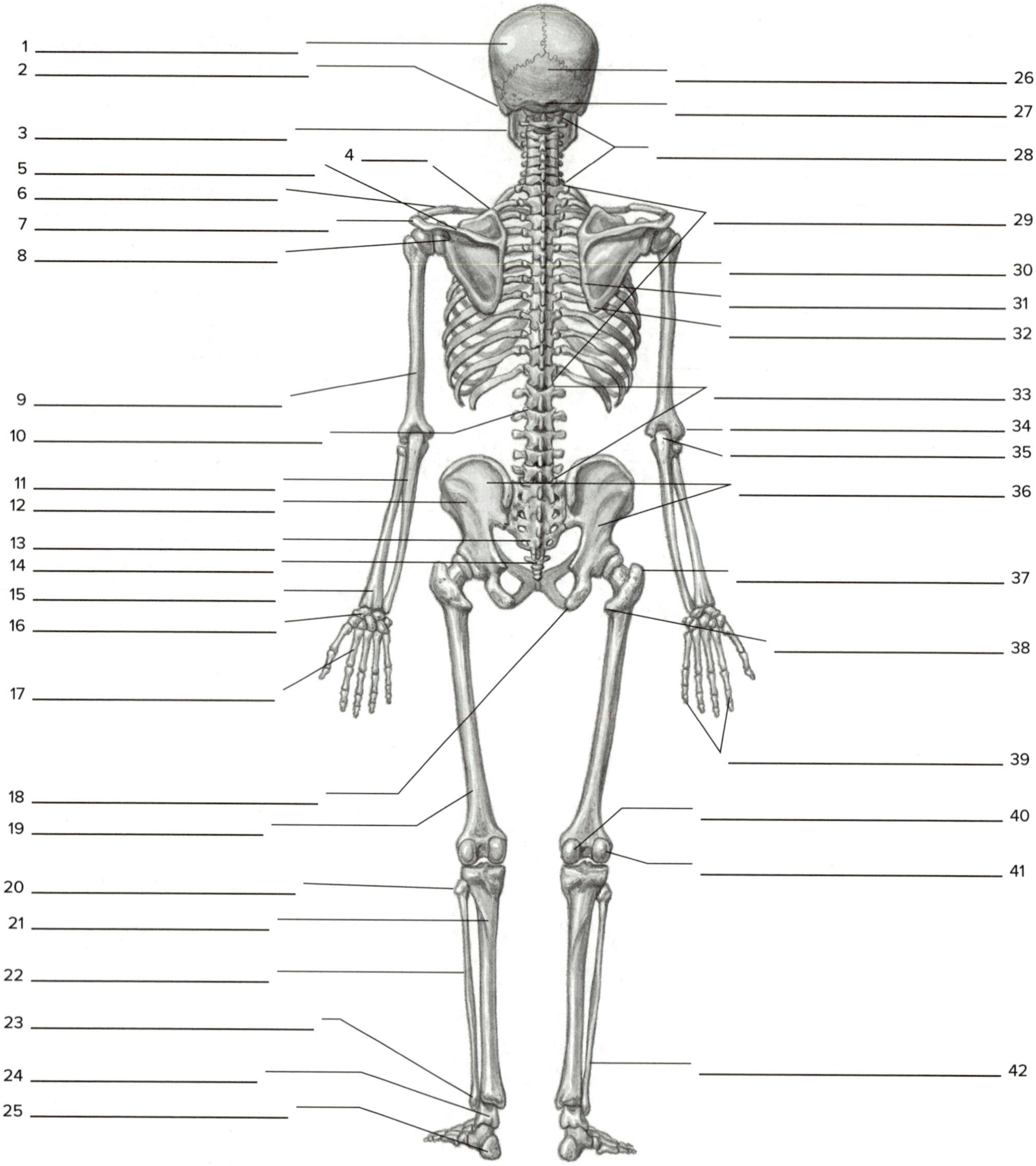

第二章 神经肌肉基础

本章要求

- 回顾神经肌肉系统的基本解剖结构和功能
- 复习和理解肌肉位置的基本术语，排列、特征、角色及神经肌肉功能
- 了解不同类型的肌肉收缩及相关因素
- 学习和理解基本的神经肌肉概念，包括肌肉在关节运动中的作用，以及二者对运动的共同影响
- 理解运动的神经控制机制

骨骼肌负责身体及其所有关节的运动。肌肉收缩产生的力量引起人体关节运动。除了运动功能外，肌肉还维持关节的动态稳定性并起着保护作用，有助于保持姿势和支撑，是产生身体总热量的主要部分。人体有600多块骨骼肌，占体重的40%~50%。其中215对骨骼肌通常相互配合，交叉于关节处做相反的动作。在大多数情况下若要实现关节活动，肌肉是成组工作的，而不是独立工作的，这被称为肌肉聚合动作。

肌肉命名

通过学习肌肉骨骼系统，能更好地理解肌肉名称的由来。肌肉的命名通常立足于某一个特性，如外观、解剖位置或功能。例如：

形状——三角肌、菱形肌

大小——臀大肌、小圆肌

肌束数量——肱三头肌

肌纤维方向——腹外斜肌

位置——股直肌、掌长肌

附着点——喙肱肌、伸肌、拇长屈肌、趾长屈肌

动作——竖脊肌、旋肌、伸肌

动作和形状——旋前方肌

动作和大小——大收肌

形状和位置——前锯肌

位置和附着点——肱桡肌

位置和数目——股二头肌

我们为了更加简明扼要地理解肌肉，经常将肌群放在一起进行讨论，肌群的命名也遵循类似的模式。以下是根据不同命名原理命名的一些肌群:

形状——腘绳肌

肌束数量——股四头肌、股三头肌

定位——腓侧的、腹部的、上肢带骨的

动作——屈髋肌、肩袖肌

图2.1和图2.2从表面和深层两个角度描述了肌肉系统。这些图中所示的肌肉，以及许多其他肌肉，将在后面的章节中通过关节进行详细阐述。

肌肉和纤维排列的形状

不同的肌肉有不同的形状，它们彼此的肌肉纤维之间与肌腱之间，以不同的排列方式连接至骨骼。肌肉的形状和纤维的排列对肌肉的施力和对骨骼施力的有效范围起着至关重要的作用。影响肌力的一个最重要因素是肌肉横截面积的大小。在保持所有其他因素不变的情况下，横截面积的大小与肌肉产生的力量成正比。肌肉强大的收缩能力能使关节大范围地移动，一般来说，较长的肌肉可以在较大范围内进行收缩，因此通过大范围的活动能更有效地移动关节。本质上，所有的骨骼肌可以分为两大类：平行肌和三角肌。每一个都可以根据形状进一步细分。平行肌肉的纤维与肌肉的长度平行。一般来说，平行肌相较于三角肌肌肉能产生更大的运动范围。平行肌分为以下几种形状。

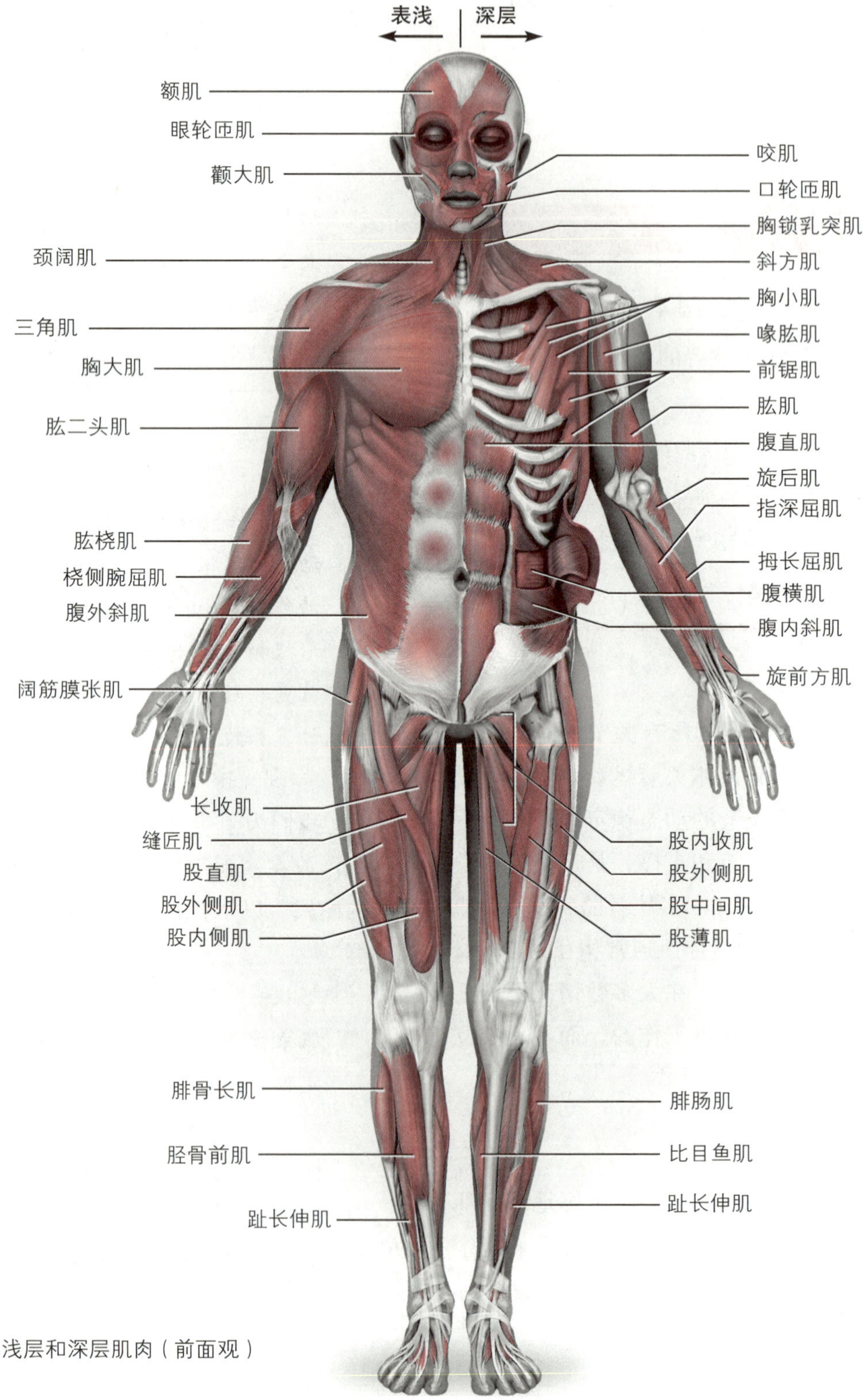

图2.1 人体浅层和深层肌肉（前面观）

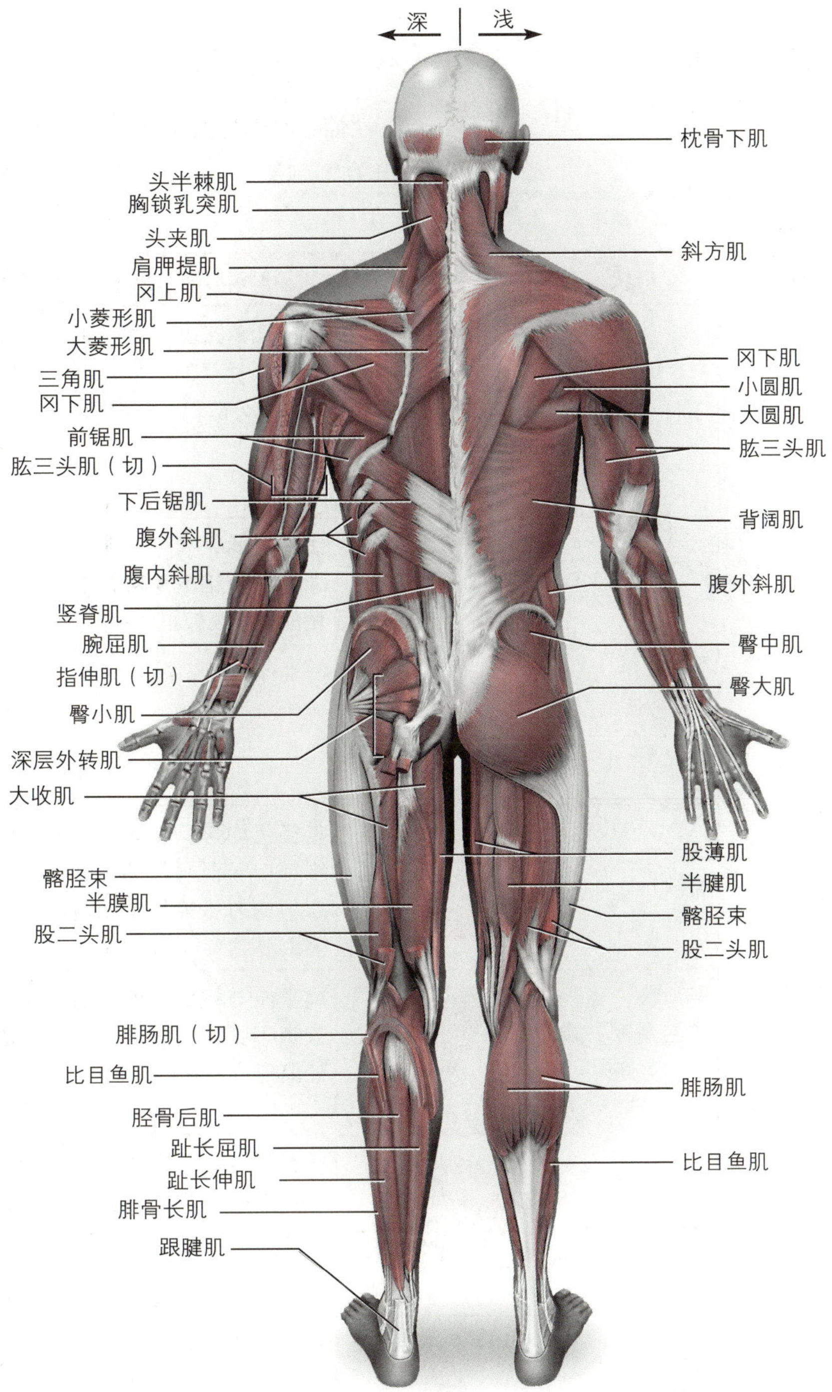

图2.2 人体浅层和深层肌肉（后面观）

又薄又宽的扁平肌通常起源于宽大的、纤维状的、片状的腱膜，这些腱膜能够将力量分散到较宽的区域，例如：腹直肌和腹外斜肌。梭状肌呈纺锤形，由中心向两边逐渐变细并在终末处形成肌腱。这类肌肉的力量主要集中于较小的骨骼上，例如：肱肌和肱桡肌。带状肌在直径上比较均匀，它们的肌纤维都是平行排列的形式，这类肌肉的力量也集中于较小的骨骼上，例如：缝匠肌。放射状肌肉有时也被描述为三角形、扇形或收敛形。这类肌肉起源于宽阔的表面或腱膜，并汇聚在肌腱上，因此也会和扁平肌或者梭状肌结合，例如：胸大肌和斜方肌。括约肌或圆形肌肉是环绕开口的带状肌肉，在收缩时起关闭开口的作用，例如：口腔周围的口轮匝肌。羽状肌纤维较短，斜排在肌腱上，整体结构类似于羽毛。这种形状可以增加肌肉的横截面面积，从而产生更大的力量。

三角肌是根据纤维和肌腱之间的确切排列进行分类的。单羽状肌纤维仅从一侧的肌腱斜向延伸，如股二头肌、指长伸肌、胫骨后肌。双羽状肌从两侧的中央肌腱斜行，如股直肌和拇长屈肌。多羽肌有多根肌腱，可产生最强的收缩。肌肉形态和纤维排列参见表2.1。

肌肉组织的属性

骨骼肌组织的四个特性与关节的运动能力息息相关。刺激性或兴奋性是肌肉对化学、电或机

表 2.1　肌肉形态和纤维排列

纤维排列	优势	形状	外观	特征/描述	实例
平行（平行于肌肉长度排列的纤维）	相较于类似大小的羽状肌可产生更大的运动范围	平行	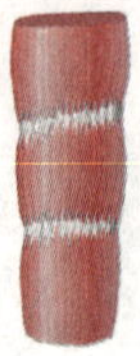	通常又薄又宽，由宽的、纤维状的、片状的腱膜形成，它们能把力分散到一个较宽的区域	腹直肌、腹外斜肌
		梭状	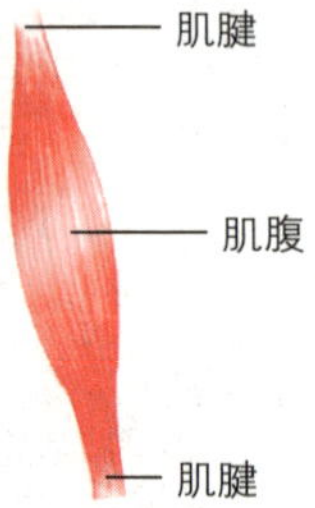	纺锤形的，有中央腹部，在两端逐渐变细成肌腱；它们的力量能集中在较小的骨骼上	肱二头肌、肱肌
		带状	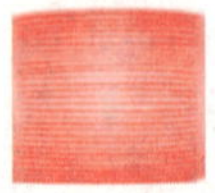	直径更均匀，基本上所有的纤维都以长而平行的方式排列；它们的力量能集中在较小的骨骼上	缝匠肌
		辐射状（三角形、扇形、收敛形）	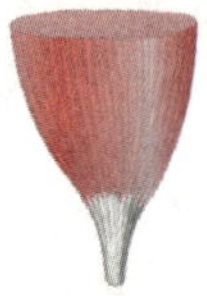	扁平肌与梭状肌的组合排列；起源于宽广的腱膜，通过肌腱汇聚到一个单一的附着点	胸大肌、斜方肌
		括约肌（圆形）	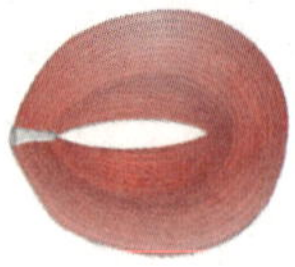	纤维集中在开口周围，带状肌肉环绕着开口，并在收缩时关闭开口	口轮匝肌、眼轮匝肌
羽状(较短的纤维，斜行排列于肌腱)	由于横截面面积的增加，可产生比同等大小的平行肌肉更大的力量	单羽状	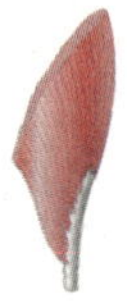	只从一侧肌腱斜行	股二头肌、指长伸肌、胫骨后肌
		双羽状	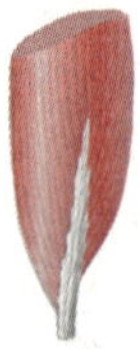	从两侧的中心肌腱斜行	股直肌、拇长屈肌
		多羽状	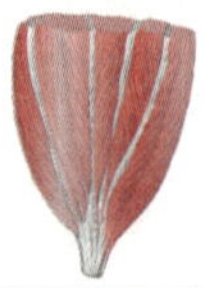	多个肌腱，纤维在它们之间呈对角排列	三角肌

引自：Moch fied from soolaolin，KS:Anatomy & Physiology:the unity of form and function，ed 4，New York，2007，McGraw-Hill；Seeley RR，Stephens TD，Tate P: Anatomy & Physiology，ed 7，New York，2008，McGraw-Hill.

械刺激的反应特性。当提供适当的刺激时，肌肉会产生张力。收缩力是肌肉在受到刺激时收缩并产生张力或抵抗力的能力。肌肉组织产生张力或收缩的能力是独一无二的，其他的身体组织没有这类特征。伸展性是指肌肉被动拉伸到超出其正常静息长度的能力。以肱三头肌为例，当肱二头肌和其他肘关节屈肌收缩使肱三头肌超出正常静息长度时，肱三头肌表现出可伸展性，从而实现肘关节的完全屈曲。

弹性是肌肉在拉伸后恢复到原来静息长度的能力。依然以肘部为例，当肘关节屈肌停止收缩并放松时，肱三头肌恢复到静息长度，肱三头肌显示出弹性。

肌肉的术语

肌肉的定位，近端和远端的附着点及它们与关节的关系，肌肉的交叉位置等因素，对于确定肌肉对关节的影响至关重要。

内在

通常用于修饰或说明肌肉在其活动的身体部位内或仅属于该部位的肌肉。例如，手的内在肌。

外在

通常用于修饰或说明在其活动的身体部位之外起源的肌肉。例如：前臂肌肉近端附着于肱骨远端并延展到手指部分的肌肉。

运动

运动是由交叉于关节的肌肉向心收缩引起的关节特定运动。如肱二头肌，它具有使肘部屈曲的作用。在大多数情况下，一个特定的动作是由一组肌肉共同作用引起的，而不是单个肌肉引起的。尽管通常引起关节活动是整个肌群作用的结果，但肌群中的任何一块肌肉都可以是引起动作的因素。特定肌肉可在同一关节或不同关节处引起多个动作，取决于肌肉交叉于关节的特点、肌肉的确切位置和在关节上的附着点。

神经支配

神经支配发生在神经系统的某个部分，负责刺激特定肌肉或肌肉某一部分的肌纤维。特定肌肉可以由多个神经支配，而一个特定的神经可以支配多个肌肉或肌肉的一部分。

振幅

振幅是肌纤维长度在最大和最小伸长之间的范围。

肌腹

肌腹是肌肉的中心部分。当肌肉收缩时，肌腹部分的直径通常会增加。

当特定的肌肉收缩时，它倾向于将两端拉向腹侧或腹中部。因此，如果肌肉所依附的两块骨都不稳定，就会在收缩时互相靠近。然而更常见的情况是，一块不稳定的骨在收缩时会向更稳定的骨移动。

肌腱

肌腱是坚韧而灵活的纤维结缔组织带，通常呈线状，连接肌肉和骨骼及其他结构。通过这种连接，肌腱将收缩肌肉产生的力量传递到骨骼。在某些情况下，两块肌肉可能共用一个肌腱，比如腓肠肌和比目鱼肌的跟腱。在其他情况下，肌肉可能有多个肌腱连接到一个或多个骨头，例如，肱三头肌的三个近端附着体。

腱膜

腱膜是致密纤维结缔组织的延展，外观呈片状或带状，类似扁平肌的肌腱。腱膜作为筋膜将肌肉捆绑在一起，或作为连接肌肉和骨骼的一种方式，如掌长腱膜。

筋膜

筋膜是一种包裹、分离或结合身体各部分的纤维结缔组织，包括肌肉、器官和其他软组织结构。在身体的某些部位，如腕和踝等关节周围，筋膜组织形成一个支持带，以保持肌腱紧贴身体。

起点

从结构上看，肌肉的近端附着点，或最靠近身体中线或中心的部分通常被认为是起点。从功能的角度来看，肌肉活动最少的部分或附着的部分通常被认为是起点。

止点

从结构上讲，肌肉的远端附着点，或离身体中线或中心最远的部分，被认为是止点。从功能上和历史上看，最容易移动的部分通常被认为是止点。

举个例子，在肱二头肌的屈曲运动中，手臂上肱二头肌的起点在肩胛骨上（不易移动的骨），止点在桡骨上（易移动的骨）。在某些运动中，这个过程可以相反。在引体向上的过程中可以看到这种相反的例子，桡骨相对稳定，肩胛骨向上移动。在这个例子中，最易移动的骨头是相反的，但肱二头肌的近端附着始终在肩胛骨上，仍然被认为是起点，止点仍然在桡骨。肱二头肌是肘部的外在肌，而肱肌是肘部的内在肌肉。为了研究每一块肌肉，它们的起止点都被标出。

肌肉收缩类型（肌肉运动）

当肌肉因受到刺激而产生紧张时，被称为收缩。"肌肉收缩"一词可能令人困惑，因为在某些类型的收缩中，肌肉的长度并不像收缩这个词所表示的那样缩短。因此，越来越多的人将各种类型的肌肉收缩称为肌肉运动。肌肉收缩可用于引起、控制或阻止关节运动。更详细地说，肌肉收缩可以用来启动或加速身体部分的运动，减缓或减速身体部分的运动，或保护身体部分在外力作用下的运动。所有肌肉收缩或运动可分为等长或等张。当肌肉内部产生张力，但关节角度保持不变时，就会发生等长收缩。等长收缩可以被认为是静态收缩，因为在肌肉中可以产生大量的主动张力，使关节角度保持在相对静止或稳定的位置。等长收缩可以用来稳定身体的一个部分，以防止它被外力移动。

等张收缩包括肌肉产生张力，引起或控制关节运动。它们被认为是动态收缩，因为肌肉中不同程度的主动张力会导致关节角度的变化，或控制由外力引起的关节角度的变化。根据肌肉收缩是缩短还是延长，等张收缩进一步分为向心收缩和离心收缩。向心收缩指肌肉在收缩时产生主动张力，而离心收缩则指肌肉在主动张力下伸长。图2.3中，A、B、E、F为等张收缩，C、D为等长收缩。

同样要注意的是，运动可能发生在任何关节而没有任何肌肉收缩。这种运动被称为被动运动，完全是由外力引起的，如另一个人、物体或阻力所施加的外力，或肌肉放松时的重力。

向心收缩

向心收缩指肌肉在收缩过程中产生主动张力，当肌肉产生足够的力量来克服施加的阻力时就会收缩。向心收缩可被认为是抗重力或阻力的运动，并被描述为正向收缩。肌肉收缩所产生的力大于阻力。这导致关节角度在肌肉力量的方向上发生改变，并导致身体部位逆着重力或外力移动。向心收缩提供身体各部分从低速向高速移动的加速度。

离心收缩（肌肉运动）

离心收缩指肌肉在阻力下逐渐被拉长，向肌肉拉力相反的方向运动的收缩方式。重力或阻力可以在一定程度上抵抗肌肉收缩，但还未到肌肉不能控制运动的地步。离心运动与重力或阻力方向一致，称为负向收缩。当肌肉所产生的力小于阻力，将导致关节角度向着阻力或外力的方向发生变化，并允许身体部分随着重力或外力（阻力）移动。离心收缩用于将身体部分的运动从较快的速度减速到较慢的速度，或停止已在运动中的关节，因为肌肉是在变长而不是变短。相对而言，最近从肌肉收缩到肌肉运动的术语变化越来越被普遍接受。

运动分化

对于身体运动及其影响因素存在一些混淆。关节运动可能发生在关节两侧的肌群主动收缩或者甚至在没有任何肌肉收缩的情况下。同样的，当没有运动发生时，取决于作用在关节上的外力，可能存在或不存在肌肉收缩。不同的官方机构使用不同的术语和描述性短语来描述这些现象加深了混淆。表2.2试图详尽解释各种类型的收缩和由此引起的关节运动。不同的术语被用来定义和描述这些臂状运动，用于确定肌肉或肌肉组是

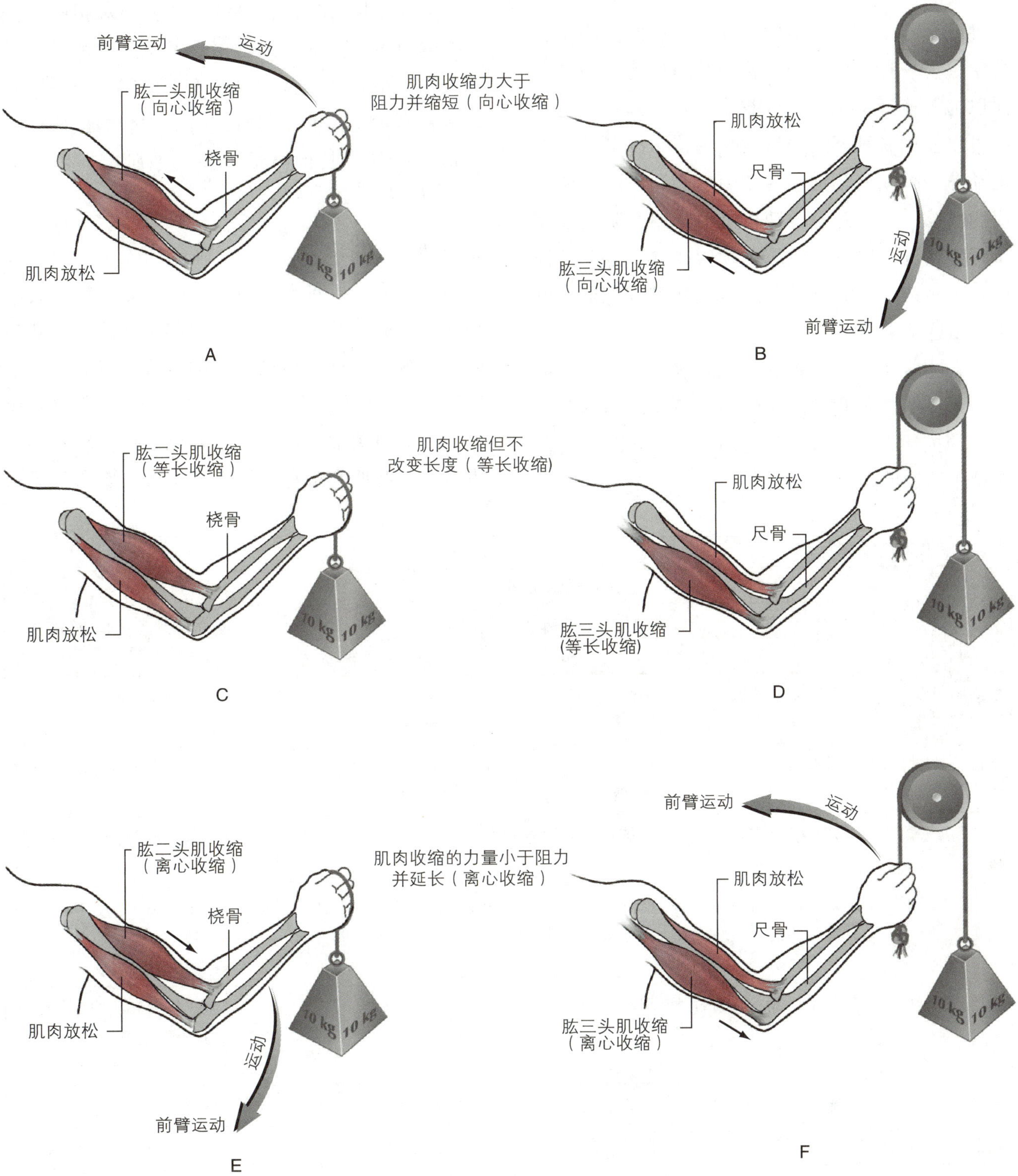

图2.3　等张收缩和等长收缩的主动肌–拮抗肌关系。A.肱二头肌是屈肘向心收缩的主动肌，肱三头肌是拮抗肌；B.肱三头肌在伸展肘关节时呈向心收缩为主动肌，肱二头肌为拮抗肌；C.肱二头肌等长收缩保持肘部屈曲位置，肱三头肌为拮抗肌；D.肱三头肌等长收缩保持肘部弯曲位置，肱二头肌为拮抗肌；E.肱二头肌通过离心收缩来控制肘部的伸展，肱三头肌是拮抗肌；F.肱三头肌通过离心收缩控制肘关节屈曲，肱二头肌为拮抗肌

否收缩，如果收缩，继而确定收缩类型。

各种运动都可以使用这些收缩类型中的任何一种或全部来促进肌肉的活动。运动器械的发展衍生了另一种肌肉运动，称为等速运动。一些人误以为等速运动是另一种收缩形式。其实它是一种可以使用各种不同类型收缩的特殊技术。等速运动是一种动态运动，通常为向心和（或）离心肌肉收缩，其中运动的速度是恒定的，肌肉收缩（理想情况下的最大收缩）发生在整个运动过程中。Biodex、Cybex和其他类型的等速训练器械可以产生这类运动。

受过良好运动机能学教育的学生应该有资格指导人体肌力强化训练。他们应该能够理解对于运动的描述，或通过观察运动，可以立即知道正在使用的最重要的肌肉。

肌肉的作用

当肌肉收缩时，它只是试图将两端相连的骨骼拉向对方。然而，通常不会发生这种情况，因为其中一根骨头通常比另一根更稳定。当一块能够执行多种运动的肌肉收缩时，它会尝试执行所有运动，除了其他力量（如其他肌肉提供的力量）阻止的运动。

主动肌　图2.3

主动肌指当向心收缩时，可以通过指定的运动平面引起关节运动。任何引起相同关节运动的向心收缩肌肉都是运动的主动肌群。然而由于某些肌肉的相对位置、大小、长度或产生力的能力，它们对关节运动的贡献要比其他主动肌群大得多。这些肌肉被称为原动肌，或主要参与肌。

表 2.2　肌肉收缩和运动

决定性和描述性因素	收缩类型（肌肉运动）			无肌肉主动收缩的运动
	等张			
	等长	向心	离心	
主动肌长度	没有明显变长	变短 ➡⬅	变长 ⬅➡	完全由重力和（或）外力决定
拮抗肌长度	没有明显变长	变长 ⬅➡	变短 ➡⬅	完全由重力和（或）外力决定
关节角度变化	没有明显变化	向施加的肌力量的方向	向施加外力（阻力）的方向	完全由重力和（或）外力决定
身体部位方向	对抗不可移动的物体或与肌力匹配的外力（阻力）	抗重力及（或）其他外力（阻力）的方向	朝向重力和（或）其他外力（阻力）的方向	与重力和（或）其他外力一致
运动	防止运动；施加压力（力），但没有产生运动	引起运动	控制运动	由于重力和（或）其他外力导致没有运动或被动运动
描述	静态的、固定的	动态缩短、主动运动	动态伸长、被动运动	被动、放松
施加的肌力与阻力	肌力=阻力	肌力＞阻力	肌力＜阻力	没有肌力，只有阻力
相对于重力或阻力（包括惯性力）的速度	等于施加阻力的速度	比重力或阻力施加的惯量的速度快	比重力或阻力施加惯量的速度慢	与施加的外力的惯量或重力的速度一致
加速/减速	加速度为0	加速度 ↗	减速度 ↘	0或加速度与施加的外力一致
描述性的标志	（=）	（+）	（-）	（0）
实际应用	阻止外力引起运动	开始移动或加快移动速度	减慢运动速度或停止运动，即“制动动作”	由重力和（或）其他外力引起的被动运动

对关节运动影响较小的主动肌称为辅助肌。目前并没有一个权威的官方确认哪些肌肉是原动肌，哪些是辅助肌。本文主要说明的是主动肌，剩下的被列出的肌肉基本是辅助性的肌群。例如，腘绳肌（半腱肌、半膜肌、股二头肌）、缝匠肌、股薄肌、腘肌和腓肠肌都是膝关节屈曲的主动肌，但大多数运动学家只把腘绳肌看作是原动肌。

拮抗肌　图2.3

拮抗肌具有与主动肌相反的作用。拮抗肌与主动肌位于关节的相对一侧，也称为对侧肌肉，通过放松和运动与主动肌协同工作；当向心收缩时，它们的运动与主动肌相反。在先前的例子中，股四头肌是屈膝时腘绳肌的拮抗肌。

固定肌

固定肌包绕关节或身体部分，通过收缩以固定或稳定该区域，使其他肢体或身体部分能够发力和移动。它们被称为固定肌，在为更多的远端关节建立相对坚实的基础，并在运动时发挥作用，是必不可少的。在肱二头肌使肘关节屈曲的例子中，肩胛骨和肩胛盂肱关节周围的肌肉必须收缩，以保持肩胛骨和肱骨处于相对静止的位置，这样肱二头肌才能更有效地收缩、屈曲肘关节。拮抗肌通过对每一运动的近端关节共同收缩或相互对抗收缩来防止运动。这是一个近端稳定以增强远端关节运动有效性的例子，通常发生在上肢。

协同肌

协同肌指辅助主动肌完成运动的肌肉，但不一定是运动的原动力，可以协同主动肌开展精细的动作并排除不需要的运动。协作肌可以是辅助也可以是真正的协同运动。辅助作用时既有共同作用，又有相互拮抗的作用。它们帮助另一块肌肉以期望的方式移动关节，同时防止不必要的运动，例如，三角肌前束和三角肌后束。三角肌前束在盂肱关节屈曲中起主动肌的作用，而三角肌后束起拮抗拉伸的作用。真正的协同收缩，是在不影响主动肌运动的情况下，预防不必要的联合收缩。

当一个人抓住一个物体时，手指屈肌通过手腕伸肌发生真正的协同作用。起源于前臂和肱骨的屈肌是腕屈曲和指屈曲的主动肌。腕伸肌收缩，可以防止指屈肌的收缩导致腕屈曲。这使得指屈肌能够保持更长的长度，从而在屈曲时发挥更大的力量。

中和肌

中和肌抵消或中和其他肌肉的运动，防止不必要的运动，如不适当的肌肉代偿。它们收缩以抵抗其他肌肉的特定运动。例如，当只需要肱二头肌的旋外运动时，肱三头肌收缩以抵消肱二头肌的屈曲运动。另一个例子，肱二头肌收缩以屈曲肘关节时，肱二头肌收缩通常会导致肘关节屈曲并伴随前臂旋后。在这种情况下，旋前肌收缩来中和肱二头肌的旋后部分。

力偶

当两个或两个以上的力向一个物体的不同方向拉动，使物体绕其轴旋转时，就会产生力偶，如图2.4 A所示，方向盘两侧各有一只手组成力偶。一只手把轮子向上拉到右边，另一只手把轮子向下拉到左边。身体中肌肉力量的耦合可以产生更有效的运动。图2.4 B所示为斜方肌中束、斜方肌下束和前锯肌在肩胛骨上不同位置的力偶。每块肌肉从不同的方向拉动肩胛骨，产生向上旋转的效果。另一个力偶的例子是站立时，当屈髋肌（髂腰肌和股直肌）下拉骨盆前部与竖脊肌上拉骨盆后部形成力偶，导致骨盆前部旋转。

肌肉之间的协同作用

有的肌肉具有多种主动肌作用，收缩时，它会尝试执行所有的动作。肌肉无法决定哪些动作适合当前的需要。实际上执行生成的动作取决于几个因素，如运动单位的激活、收缩时的关节位置、关节允许的运动平面、关节中可能的旋转轴、肌肉长度和其他肌肉作用于关节上的相对收

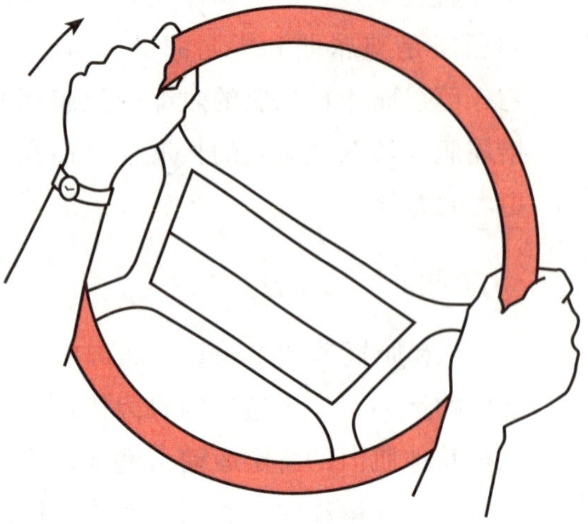

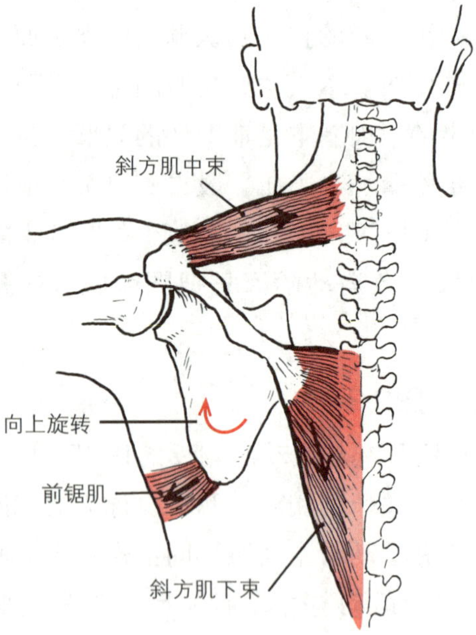

图2.4 力偶。A.当一个人用两只手驾驶时，两只手就像一对力偶；B.两个力偶作用于肩胛骨使它向上旋转。斜方肌中束和前锯肌是很好的例子。斜方肌中束和斜方肌下束的拉力没有在一个相对的方向，但是也是一对力偶

缩或伸展。在某些情况下，两块肌肉可能协同工作，通过相互抵消它们的对立动作来完成一个共同的动作。

如前所述，主动肌主要负责特定的运动，如踢球时髋关节的屈曲和膝关节的伸展。在这个例子中，腘绳肌是拮抗的，通过放松做出踢腿的动作。这并不意味着髋部的其他肌肉都不参与，踢腿的准确性取决于许多其他肌肉的参与。当下肢向前摆动时，它的运动路线和随后接触点的角度取决于髋外展肌、内收肌、内旋肌和外旋肌的相对收缩或放松程度。这些肌肉协同作用，以精确的方式引导下肢。所以它们并不主要负责膝关节的伸展和髋部的屈曲，但它们有助于整个运动的准确性。这些引导肌肉有助于改善踢腿动作和防止不必要的运动。此外，对侧髋关节和骨盆区域的肌肉必须处于相对紧张的状态，以帮助固定或稳定该侧的骨盆，从而为相关侧的髋屈肌提供相对稳定的骨盆，使其收缩。在踢球时，除了屈肌外，耻骨肌和阔筋膜张肌分别是内收肌和外展肌。内收肌和外展肌的作用相互抵消，导致髋部屈曲。

从实际来看，个人并不一定要知道引体向上过程中肘屈肌、二头肌、肱肌和肱桡肌施加了多精确的力。重要的是要了解这个肌群是负责肘关节屈曲的主动肌或原动肌。同样重要的是还要明白，当下巴被拉到杠铃上时，这些肌肉向心收缩；当身体缓慢下降时，这些肌肉离心收缩。拮抗肌产生与主动肌相反的作用。重要的是要了解每个拮抗肌群的特定训练方式。引体向上训练，后期当肘关节回到悬吊位置时为肘关节的伸展动作，但肱三头肌和肘肌没有得到加强。整个过程是肘关节屈肌先发生向心收缩，然后相同的肌肉再发生离心收缩。

肌肉功能逆转

被描述为执行给定功能的肌群中，可以通过收缩以控制完全相反的运动。图2.3 A展示了肱二头肌是如何作为原动肌，通过向心收缩来屈曲肘部的，肱三头肌是肘关节屈曲的拮抗肌，在本例中旋前肌被认为是肱二头肌的协同肌。如果肱二头肌像图2.3 E所示那样缓慢伸长并控制肘关节的伸展，它仍然是主动肌，但它进行的是离心收缩。图2.3 B显示了肱三头肌是如何作为原动肌通

过向心收缩来伸展肘部的。在这个例子中肱二头肌是肘关节伸展的拮抗肌。如果肱三头肌像图2.3 F所示那样缓慢伸长并控制肘关节屈曲，它仍然是主动肌，但它是做离心收缩。在这两个例子中，三角肌、斜方肌和其他各种肌肉都是肩部区域的固定肌。

肌肉动作测定

肌肉的具体动作可以通过多种方法来确定。这些包括考虑肌拉力线、解剖、触诊、模型、肌电图和电刺激。

通过对肌肉相对于关节的拉力线的理解，我们可以确定肌肉在关节处的动作（参见下面的肌拉力线）。

虽然不是所有的学生都能做到，但对肌肉和关节的尸体解剖是进一步了解肌肉运动的好方法。

对于大多数骨骼肌来说，触诊是确定肌肉活动的一种非常有用的方法。它是通过使用触觉来感觉或检查肌肉收缩。触诊仅限于浅表肌肉，但有助于加深对关节力学的理解。

模型（如长橡皮筋）可用于帮助理解拉力线，并模拟关节在不同运动范围内移动时肌肉的伸长或缩短。

肌电图（EMG）利用放置在肌肉上的表面电极或放置在肌肉上的细线/针电极收集肌电信号。当受试者移动关节并收缩肌肉时，肌电图仪检测肌肉的动作电位，并提供收缩强度和持续时间的电子读数。肌电图是检测肌肉活动状态和程度最准确的方法。

肌肉电刺激在某种程度上与肌电图相反。它不是用来检测肌肉活动的电流，而是用来引起肌肉活动。表面电极被放置在肌肉上，电刺激引起肌肉收缩，然后观察关节的动作，随后观察肌肉收缩对关节的影响。

拉力线　图2.5

结合某一特定关节的功能和分类，帮助了解肌肉和关节的具体位置，也有助于理解肌肉对关节的作用。例如，股直肌起源于髂前下棘，并通过髌骨附着于胫骨结节，因此可以确定肌肉一定与膝关节和臀部的前方有关系。将这一知识和两个关节都能做矢状面运动的知识（比如屈/伸）相结合，就能确定当股直肌向心收缩时，应该引起膝关节伸展和髋关节弯曲。

此外，半腱肌、半膜肌和股二头肌起源于坐骨结节，半腱肌和半膜肌从后内侧穿过膝关节附着于胫骨，股二头肌从后外侧穿过膝关节附着于腓骨头上。由此可以确定这三块肌肉与髋关节和膝关节的后方关系，在向心收缩时成为髋伸肌和膝屈肌。当了解半腱肌和半膜肌的远端附着点和膝屈曲时旋转相关的具体知识，就能确定它们屈曲时会引起内旋，而股二头肌屈曲会引起外旋。当你知道膝关节的转动轴只在冠状轴和垂直轴，而没有矢状轴时，就可以确定即使半腱肌和半膜肌有后内侧的肌拉力线，以及股二头肌有后外侧的肌拉力线，它们也不能导致膝关节内收和外展。

反之亦然。例如，如果已知肱肌等肌肉的唯一动作是肘部屈曲，那么就能够确定其拉力线必然位于关节前方，同时可确定肱肌的起点一定在肱骨前的某个地方，止点一定在尺骨前的某个地方。

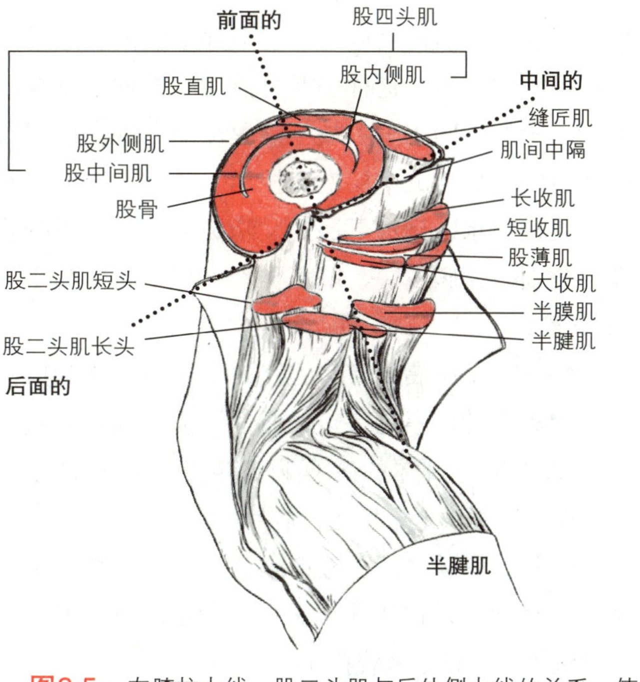

图2.5　左膝拉力线。股二头肌与后外侧力线的关系，使其能够外旋膝关节；半腱肌和半膜肌与后内侧力线的关系，使它们能够内旋膝关节；腘绳肌（股二头肌、半腱肌和半膜肌）与后侧力线的关系，使它们能够弯曲膝关节；股四头肌与前侧力线的关系，使它们能够伸展膝关节

当研究身体运动时，考虑以下所有因素及其关系能够帮助我们理解得更透彻。

1.近端和远端肌肉附着骨性标志的确切位置，它们与关节之间的关系。

2.关节运动时能通过的运动平面。

3.关节转动轴与拉力线的关系或肌肉间的关系。

4.当一个关节在一个特定的运动范围内运动时，某一特定肌肉的拉力线会发生变化，甚至会导致肌肉的运动与原来的位置不同或相反。

5.其他肌肉相对收缩或放松对特定肌肉运动能力的潜在影响。

6.肌肉相对长度对肌力的影响。

7.其他关节位置对双关节或多关节肌产生力或伸展性的影响。

自主运动的神经控制

当我们讨论肌肉活动时，应该把它表述为神经肌肉活动，因为没有神经支配的肌肉就不能活动。所有的自主运动都是肌肉和神经系统共同作用的结果。所有的肌肉收缩都是神经系统刺激的结果。每根肌纤维都由一个躯体运动神经元支配，当提供适当的刺激时，它会导致肌肉收缩。根据不同的因素，这种刺激可能在中枢神经系统（CNS）的不同水平上被不同程度地处理。中枢神经系统可分为五个层次的控制。从最上层的、一般的控制水平到最下层的、精细的控制水平排列，分别是大脑皮层、基底神经节、小脑、脑干和脊髓。

大脑皮层是最高层次的控制系统，它作为肌肉的聚集活动而不是特定的肌肉活动来提供自主运动的产生。身体的感官刺激也是一种反馈系统，在一定程度上来确定所需的反应。

在下一个层次，基底神经节控制着姿势、平衡和运动学习，比如开车。平衡和运动节奏的感觉系统也是由以上系统控制。

小脑是感觉冲动的主要组成部分，并提供与运动相关的反馈。它控制肌肉活动的时间和强度，以协助运动的细化。

脑干通过兴奋和抑制所需的神经肌肉活动和功能来整合所有中枢神经系统的活动，使其处于觉醒或保持清醒状态。

脊髓是中枢神经系统和周围神经系统（PNS）之间的共同通路，周围神经系统包含全身所有剩下的神经。它具有最特异的控制性，融合了各种简单和复杂的脊髓反射，以及皮层和基底神经节的活动。

从功能上讲，周围神经系统可分为感觉和运动两部分。感觉神经或传入神经把来自皮肤、关节、肌肉和身体其他外围部位的感受器的冲动传递到中枢神经系统，而运动神经或传出神经把冲动传递到身体的外围区域。

如图2.6所示脊神经为各自的身体部位提供运动和感觉功能，并以它们离开椎体中央的位置命名。脊柱两侧各有8对颈神经、12对胸神经、5对腰神经、5对骶神经和1对尾骨神经。颈1~颈4神经形成颈丛，一般负责从肩部上部到头部后部和颈部前部的感觉。颈丛为颈部的几块肌肉提供运动神经支配。颈5~颈8神经与胸1神经共同构成臂丛，为上肢和大部分肩胛骨提供运动和感觉功能。胸2~胸12神经直接连接到胸腔的特定解剖位置。所有的腰椎、骶神经和尾骨神经构成腰骶神经丛，为躯干下部、整个下肢和会阴提供感觉和运动功能。

脊神经感觉功能的一个方面是向中枢神经系统提供有关皮肤感觉的反馈。由特定脊神经供应的特定皮肤区域称为皮节（图2.7）。关于脊神经的运动功能，肌节被定义为由特定脊神经供应的肌肉或一组肌肉。某些脊髓神经也负责反射。表2.3总结了具体的脊髓神经功能。

神经系统中负责产生和传导冲动的基本功能单位称为神经元的神经细胞。神经元由神经元细胞体组成；一个或多个分支投射，称为树突，向神经元和细胞体传递脉冲，轴突是一种细长的突起，它将冲动从神经元胞体传送出去。如图2.8所示，根据神经元传递冲动的方向分为三类。感觉神经元把冲动从身体的各个部位传递到脊髓和大脑；而运动神经元把冲动从大脑和脊髓传递到肌肉和腺组织；中间神经元是中枢神经元或连接神经元，负责将感觉神经元的冲动传导到运动神经元。

本体感觉和运动

各种活动的表现在很大程度上依赖于来自身体的神经反馈。很简单，我们用不同的感官来决定对环境的反应，就像我们用视觉来知道什么时候举起手去接飞球一样。我们熟悉嗅觉、触觉、视觉、听觉和味觉。我们也意识到其他的感觉，如疼痛、压力、热和冷，但我们通常认为神经肌肉活动期间本体感受器提供的感觉反馈是理所当然的。本体感受器是位于皮肤、关节、肌肉和肌腱中的内部感受器，它提供关于肌肉张力、长度和收缩状态、身体和四肢的位置，以及关节运动相关的反馈。这些本体感受器与身体其他感觉器官结合在一起，对于身体在空间中的位置，以及运动意识是至关重要的。例如，如果你单腿站立，另一条腿弯曲，你不需要看你的非承重腿来知道你可能弯曲的程度。膝关节内部和周围的本体感受器提供了信息，这样你就能感知你的膝关节位置。肌梭和高尔基腱器（GTO）是肌肉特有的本体感受器，而梅斯纳氏小体、鲁菲尼氏小体、帕西尼氏小体和克劳泽氏终球是关节和皮肤特有的本体感受器。

虽然运动觉与身体位置的意识有关，但本体感觉是一种潜意识机制，通过这种机制，身体能够通过对源自关节、肌腱、肌肉和内耳的本体感受器的刺激做出反应来调节姿势和运动。当我们意外地踩到一个不平整或不稳定的表面时，如果

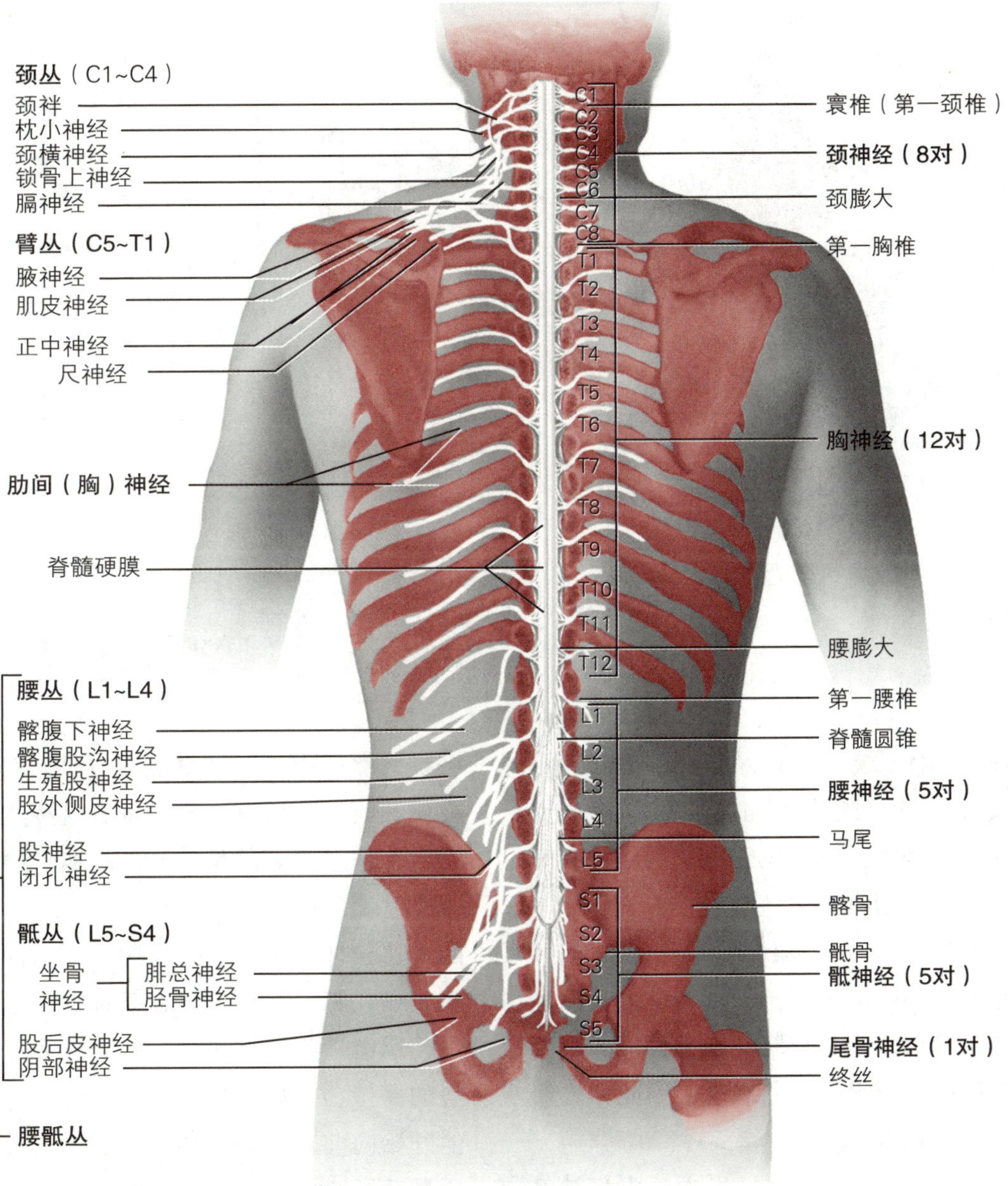

图2.6 脊髓神经根和丛

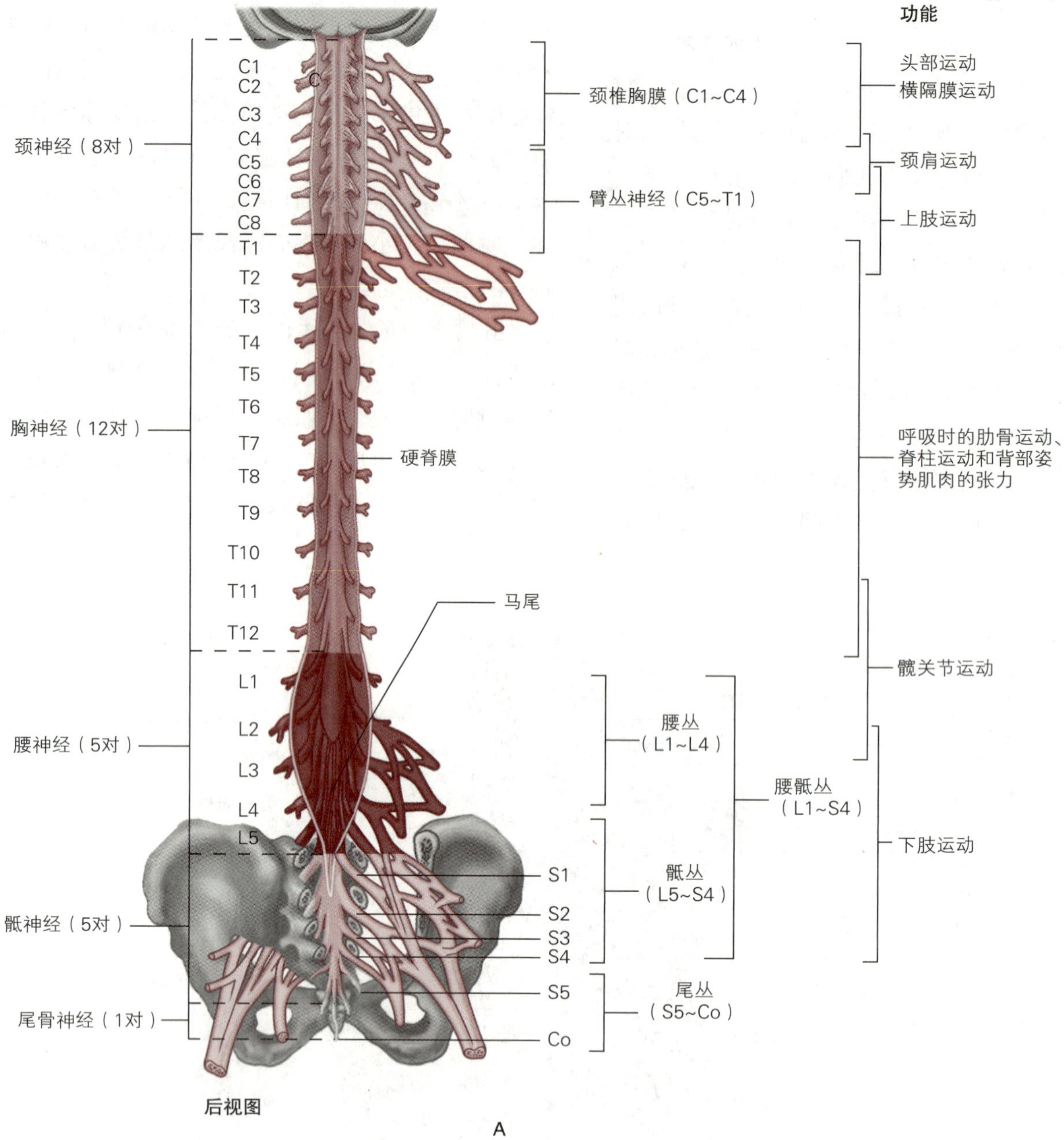

图2.7　脊神经、神经丛和皮节。A.神经和功能（区域用颜色编码）。区域名称和脊神经的数量显示在左边。由脊髓神经形成的神经丛及其功能显示在右边

我们有良好的本体感觉，下肢及其周围的肌肉可能会迅速做出反应，适当收缩，防止跌倒或受伤。身体的这种保护性反应发生在我们还没有时间有意识地决定如何反应的时候。

肌梭（图2.9）是主要集中在肌腹之间的纤维，对拉伸和拉伸速度敏感。具体来说，它们插入肌肉中的结缔组织，并与肌纤维平行。肌梭的密度取决于该区域所需的控制水平。因此手部肌梭的密度比大腿大得多。

当快速拉伸发生时，信号被发送到中枢神经系统。然后中枢神经系统激活肌肉的运动神经元并使其收缩。所有的肌肉都有这种肌牵张或伸长反射，但最显著的是四肢的伸肌。膝跳反射或髌腱反射就是一个例子，如图2.10所示。股四头肌腱的快速拉伸会引起髌腱反射。作为回应，股四头肌收缩，膝关节伸展。在某种程度上，锤击越突然，反射性收缩越明显。一个更实际的例子是姿势的保持，例如，一个学生在课堂上打瞌睡，当他开始向前点头的时候，颈部伸肌会突然拉伸，这激活了肌梭，最终导致突然把头回拉到原来位

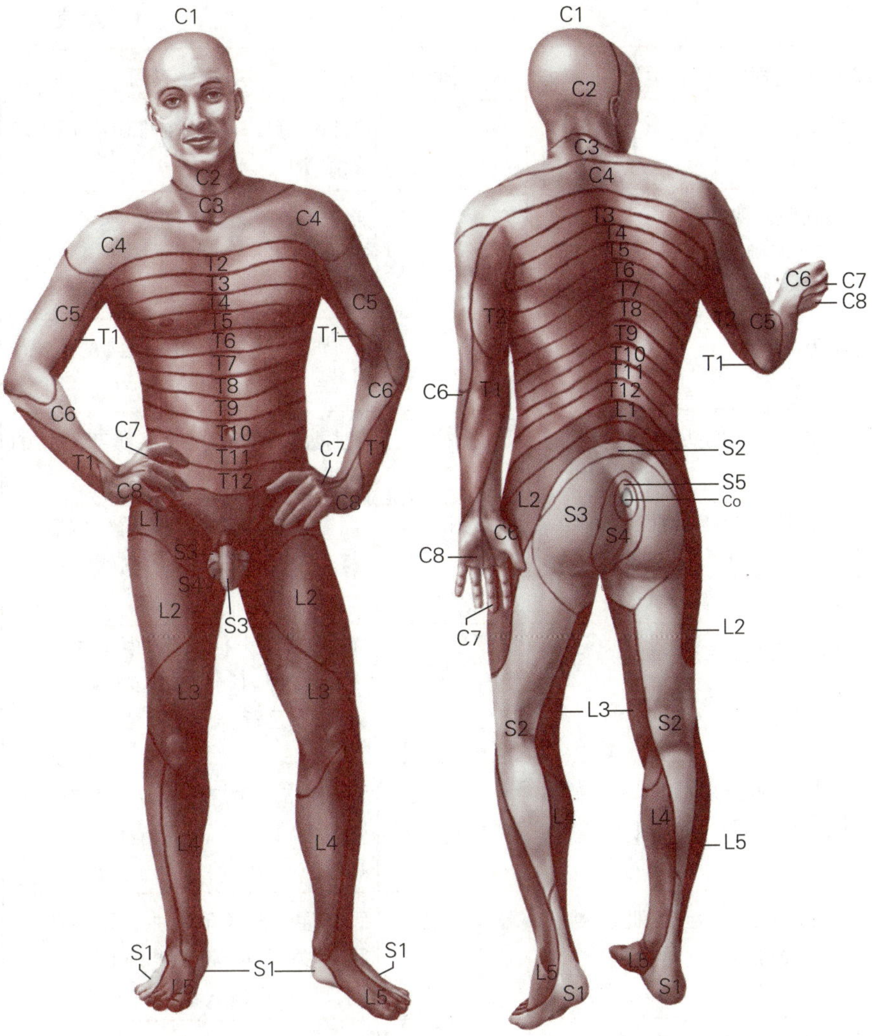

B

图2.7 （续）B.字母和数字表示支配某一特定区域的脊神经

表 2.3 脊柱神经根皮节、肌节、反射和功能应用

	神经根	皮节传入(感觉)	肌节传出(运动)	反射动作	功能性应用
颈丛	C1	头骨的顶点	上颈部肌肉	无	主要的屈曲和伸展
	C2	太阳穴、前额、后枕骨	下颈部肌肉	无	耳后和后颅感觉，上颈椎运动
	C3	整个颈部、后颊、颞区、下颌骨	斜方肌、头颈夹肌	无	肩胛骨回缩、颈部伸展、脸颊和颈侧感觉
	C4	肩区、锁骨区、肩胛上区	斜方肌、肩胛提肌	无	肩胛骨回缩和抬高，锁骨和上肩胛骨感觉
臂丛	C5	三角肌区、整个手臂的前部到拇指底部	冈上肌、冈下肌、三角肌、肱二头肌、肱三头肌	肱二头肌	肩外展、手臂外侧到肘部的感觉
	C6	前臂和前臂侧面到示指、中指和无名指	肱二头肌、旋后肌、腕伸肌	肱桡肌、肱二头肌	肘关节屈曲、手腕伸展、前臂外侧感觉（包括拇指和示指）
	C7	手臂和前臂侧面到示指、中指和无名指	肱三头肌、腕屈肌	肱三头肌	伸肘、屈腕、前臂中段和中指感觉
	C8	前臂内侧至无名指及小指	尺偏肌、拇伸肌、拇内收肌（少部分肱三头肌）	无	肘后部和前臂内侧到小指的感觉
	T1	手臂内侧和前臂至手腕	手内在肌（除了对掌和拇短展肌）	无	指外展、内收，手臂和肘部内部感觉

续表

	神经根	皮节传入(感觉)	肌节传出(运动)	反射动作	功能性应用
上胸	T2	上臂内侧至肘部内侧、胸部、肩胛中部	肋间肌	无	上臂内侧、上臂胸部和肩胛中部的感觉
	T3~T12	T3~T6：上胸部；T5~T7：上腹壁；T8~T12：腹部和腰部	肋间肌、腹肌	无	胸部、腹部和下背部的感觉
腰骶神经丛	L1	下腹、腹股沟、T2~T4，臀部上外侧	腰方肌	无	下背部、大转子和腹股沟的感觉
	L2	下腰部、上臀部、大腿前部	髂腰肌、股四头肌	无	髋屈曲，背部、大腿前部到膝的感觉
	L3	大腿内侧到膝关节，大腿下1/3前侧至髌骨正下方	腰大肌、股四头肌	髌反射	屈髋伸膝，背部、上臀、大腿和膝关节前部、小腿内侧的感觉
	L4	小腿和足的内侧，足内缘，踇趾	胫骨前肌、踇长伸肌、腓骨肌群	髌反射	踝背屈，跗横关节/距下关节内翻，臀部内侧、大腿外侧、大腿内侧、足背、踇趾的感觉
	L5	小腿外侧缘、小腿前表面、足背至第2~4趾	踇长伸肌、腓骨肌群、臀大肌、臀中肌、背阔肌	无	踇趾伸展，跗横关节/距下关节外翻，外侧腿、小腿前表面、第2~4趾感觉
	S1	下肢1/4的后部、足后部（包括足跟、足外缘和足底）	腓肠肌、比目鱼肌、臀大肌、腘绳肌、腓骨肌群	跟腱反射	踝跖屈、膝关节屈曲、跗横关节/距下关节外翻，腿外侧、足外侧、外侧两趾、足底的感觉
	S2	从臀褶下方到下3/4处的腿部后中央部分	腓肠肌、臀大肌、比目鱼肌、腘绳肌	无	踝跖屈和趾屈曲，大腿后部和小腿上部的感觉
	S3	腹股沟、内侧大腿到膝关节	足部内在肌	无	腹股沟和内收肌区域的感觉
	S4	会阴、生殖器、下骶骨	膀胱、直肠	无	控制排便，鞍区、生殖器、肛门的感觉
尾丛	S5	肛门周围	尾骨肌肉	无	盆底肌、膀胱括约肌和外生殖器
	Co	尾骨后面的皮肤	无	无	尾骨上皮肤的感觉

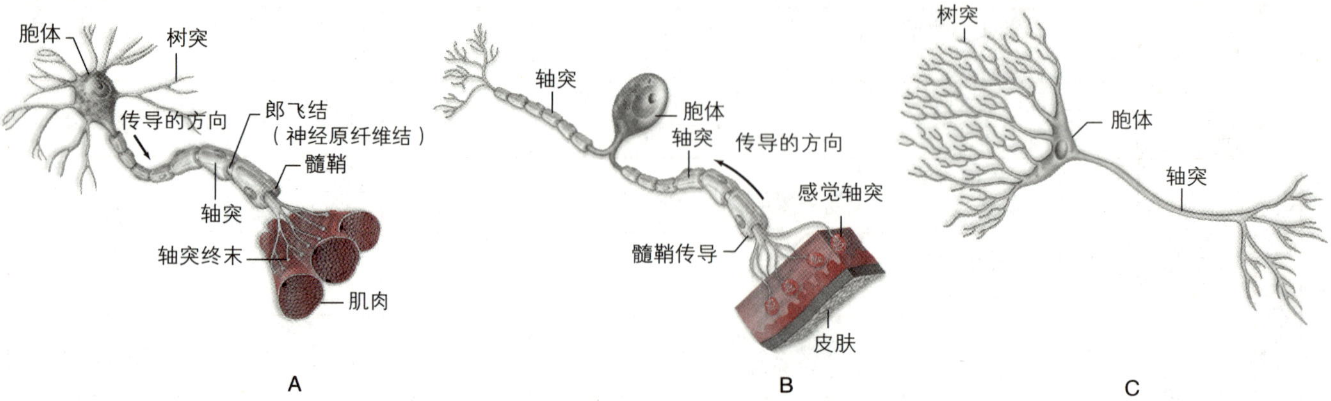

图2.8 神经元解剖图。A.运动神经元，注意分枝的树突和单个长轴突，它们只在顶端附近分枝；B.感觉神经元，具有树状结构，从轴突外周端突出；C.中间神经元（来自小脑皮质），具有高度分枝的树突

置。

由肌梭提供的伸展反射，可用于促进产生更大的收缩反应，如在尝试跳跃前做一个快速的蹲起。下蹲时快速拉伸肌肉可以使同样的肌肉在随后的起跳中产生更大的力量。

高尔基体（图2.11），排列在靠近肌肉–肌腱连接处，对肌肉紧张和主动收缩持续敏感。高尔基体对伸展的敏感度远低于肌梭，需要更大的伸展才能被激活。当肌肉收缩时，肌腱和高尔基体的张力增加，进而激活高尔基体。当达到高尔基体的伸展阈值时，发送信号到中枢神经系统，从而使肌肉放松，并促进拮抗肌激活，以此作为一种保护机制。也就是说，高尔基体通过这种反向拉伸反射，使肌肉放松来避免过度收缩。举个例子，当一个举重运动员试图使肱二头肌收缩时遇到一个非常大的阻力，并达到极限时，高尔基体被激活，此时肱二头肌会突然放松，肱三头肌收缩。这就是为什么举重运动员看起来好像在把重物往下扔。

帕西尼氏小体集中在关节囊、韧带和肌腱鞘周围，在皮肤下方，通过关节角度的快速变化和影响关节囊的压力变化而被激活。这种激活只持续很短的时间，无法检测持续的压力。在快速运动（如跑步或跳跃）后，帕西尼氏小体有助于提供有关身体部位在空间中的位置反馈。

鲁菲尼氏小体位于皮肤和关节囊的深层，由较强和突然的关节运动压力变化激活。与帕西尼氏小体相比，它们对压力变化的反应较慢，但只要保持压力，它们就会持续激活。它们在检测微小的关节位置变化和提供精确关节角度的信息方

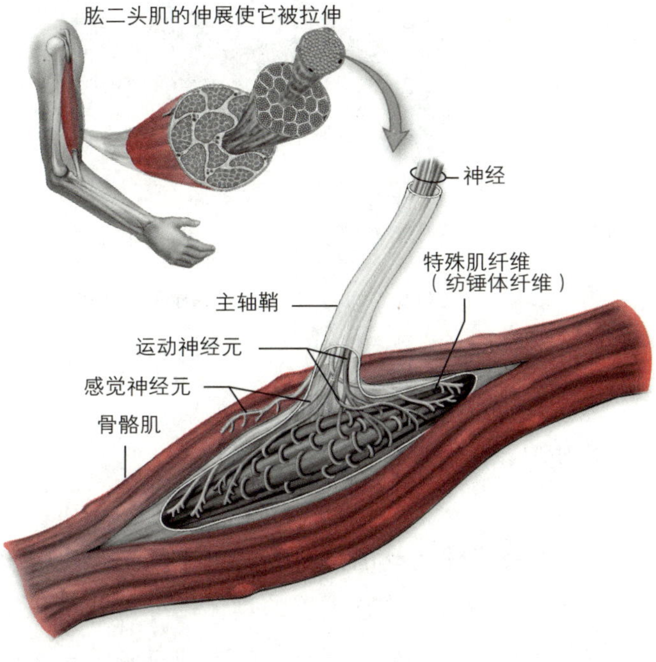

图2.9　肌梭

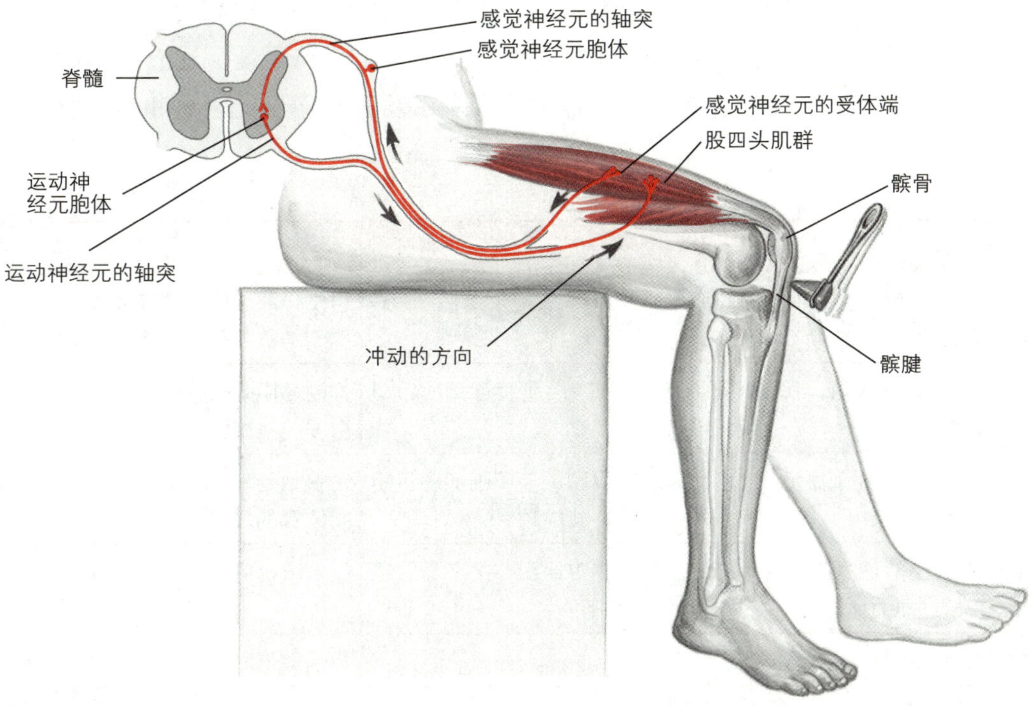

图2.10　膝跳反射（髌腱反射）。突然敲击髌腱会导致股四头肌快速伸展，从而激活肌梭。有关伸展的信号通过感觉神经元的轴突传递到脊髓，然后运动神经元又通过轴突传递运动反应到股四头肌使其收缩

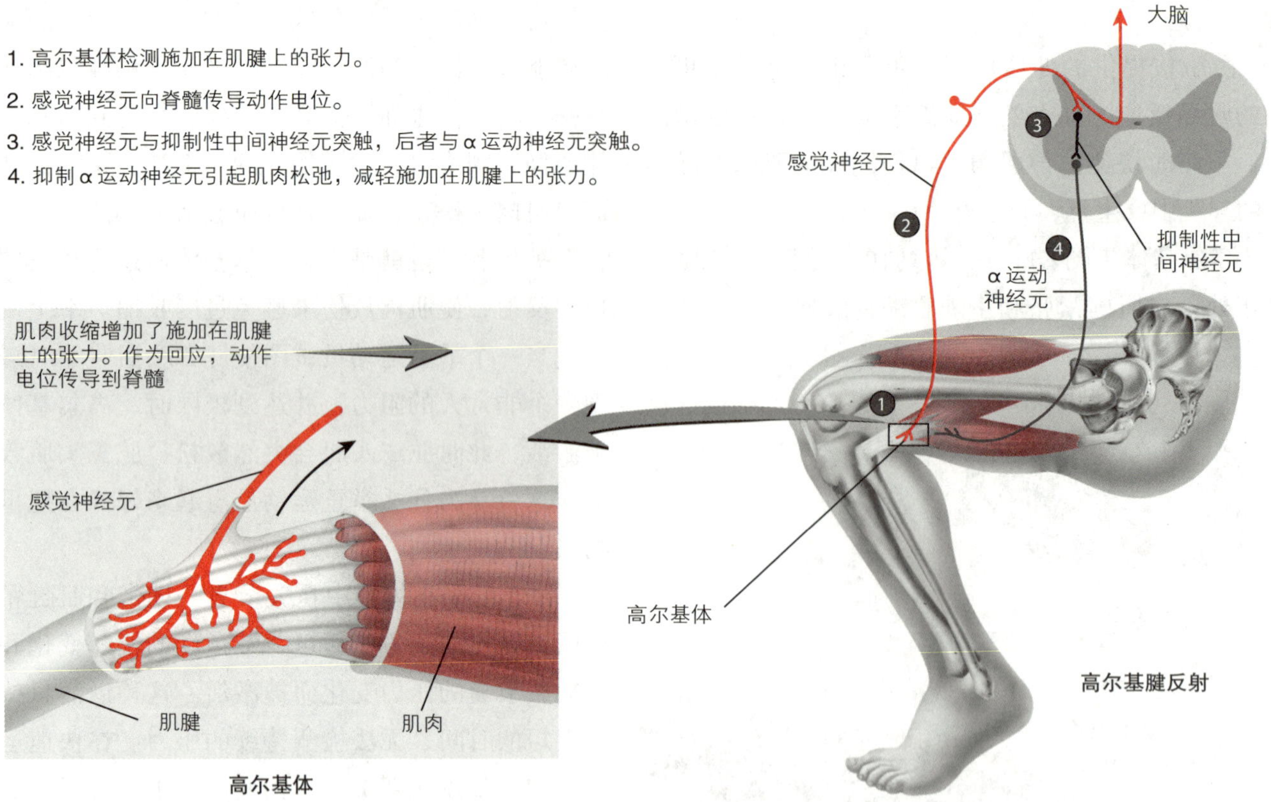

图2.11 高尔基体。高尔基体与肌肉串联，充当"张力监测器"，对肌肉起保护作用

面是必不可少的。

梅斯纳氏小体和克劳泽氏终球位于皮肤和皮下组织中。它们用于从触摸中接受刺激，但它们与运动觉没有多大关系。感受器的进一步比较见表2.4。

运动的质量和我们对位置变化的反应很大程度上取决于来自肌肉和关节的本体感受反馈。与其他涉及身体运动的因素一样，本体感觉也可以通过高度利用本体感受器的具体训练得到增强，如平衡和功能活动。在水平面上睁着眼睛用一条腿保持平衡，是一种低级别的本体感受活动，最终可能发展到更高的水平，比如闭着眼睛在不水平、不稳定的表面上保持平衡。还有许多附加的本体感受训练活动，它们仅受想象和本体感受水

表2.4 感受器

接收器	敏感性	位置	反应
肌梭	潜意识的肌肉感觉，肌肉长度变化	骨骼肌中，与肌纤维平行	引发伸展肌肉的快速收缩 抑制拮抗肌张力的增加
高尔基体	潜意识的肌肉感觉，肌肉张力变化	肌腱中，靠近肌肉–肌腱连接处，与肌纤维串联	抑制伸肌张力的增加 引发拮抗肌张力的增加
帕西尼氏小体	关节角度、压力和振动的快速变化	皮下、黏膜下层和关节周围的皮下组织、外生殖器、乳腺	在快速运动后提供身体部位在空间位置的反馈
鲁菲尼氏小体	强烈的、突然的关节运动、接触和压力	手指的皮肤和皮下组织、关节囊胶原纤维	提供准确的关节角度反馈
梅斯纳氏小体	精细触觉、振动	在皮肤上	提供关于触摸的反馈，两点辨别
克劳泽氏终球	触觉、温度变化	皮肤、皮下组织、嘴唇和眼睑黏膜、外生殖器	提供关于触摸的反馈

平的限制。

神经肌肉的概念

运动单位和全或无原则

每一个肌肉细胞都与神经肌肉交界处的运动神经元相连。一个运动单位，如图2.12所示，由一个运动神经元和它所支配的所有肌纤维组成。运动单位作为一个单独的单位运行。当特定的肌肉收缩时，特定运动单位的肌纤维将会产生收缩。在典型的肌肉收缩中，激活的运动单位数量及肌肉内收缩时肌肉纤维的数量可能会有很大不同，从相对较少到较多的肌纤维单位，取决于每个激活的运动单位中的肌肉纤维的数量及激活的运动单位的数量（图2.13）。无论涉及多少，在一个特定的运动单元内的单个肌纤维将最大限度或完全不被激活和收缩。这就是所谓的全或无原则。

肌纤维类型

大多数人都认同人类有三种类型的肌肉纤维——两种类型的快缩型纤维，称为Ⅱa型和Ⅱb型（最近称为Ⅱx型），以及一种慢缩型纤维，即Ⅰ型。快速纤维缩短速度更快，可以产生更大的力，但更容易疲劳。慢速肌纤维具有较高的抗疲劳能力，但通常比快速肌纤维产生的力小。

影响肌肉张力发展的因素

特定肌肉收缩以产生最小阻力（或）最大阻力的区别在于所募集的肌纤维的数量。增加招募的肌纤维数量可通过激活包含更多肌纤维的运动单位、激活更多运动单位或通过增加运动单位激活的频率来完成。每一运动单元的肌纤维数有显著差异，例如：需要精细复杂运动的部位，如眼睛的肌肉少于10个，而在大肌群中，比如股四头肌中多达几千个，用来执行不太复杂的活动。

此外，募集含有快速肌纤维的运动单元有助于产生更大的张力。最后，募集处于最佳长度的肌纤维可以帮助产生更大的肌肉张力。当肌纤维被缩短到其静息长度的60%左右时，产生的张力是最小的，而当肌纤维被拉伸到超过其静息长度的130%时，其张力受到显著影响。

为了使某一特定运动单位中的肌纤维收缩，运动单元必须首先通过轴突从大脑和脊髓通过轴突传递的动作电位。如果刺激的强度不足以引起大脑和脊髓的产生动作电位，则被称为阈下刺激，肌肉不会收缩。当刺激变得足够强时，在单个运动单元轴突中产生动作电位，称为阈值刺激，运动单元中的所有肌肉纤维都会收缩。在附加运动单位中产生动作电位的强刺激称为次最大

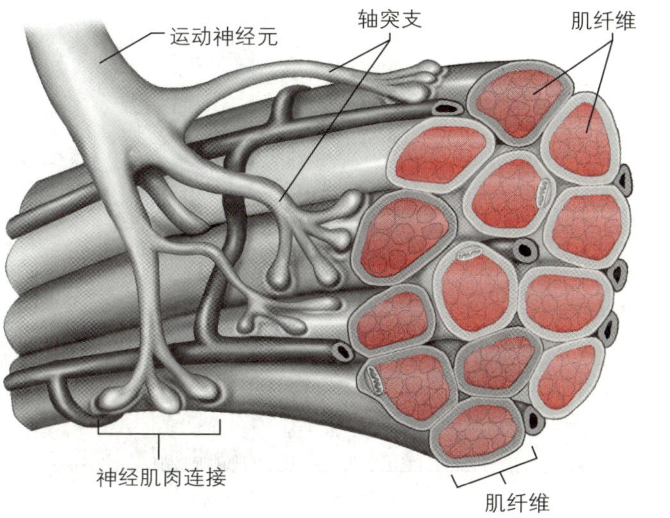

图2.12　运动单位。一个运动单位包括一个运动神经元和它所支配的所有肌纤维

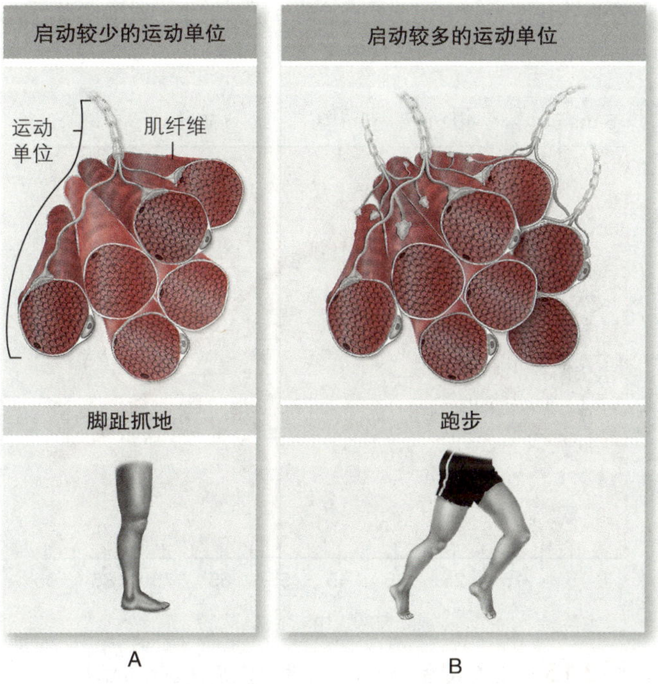

图2.13　运动单位的数量和大小。精确的肌肉收缩需要更小的运动单元，大肌肉运动需要更大的运动单位

刺激。要使某一特定肌肉的所有运动单元都产生动作电位，就需要最大的刺激。随着刺激强度从阈值增加到最大值，更多的运动单元被募集，肌肉收缩的整体力量以分级的方式增加。当刺激超过最大阈值后，不会有任何额外效果。图2.14详细说明了增加运动单位的效果。

通过增加运动单位的激活频率可以产生更大的收缩力。单个肌纤维收缩或痉挛的过程如下。提供一个刺激，先是几毫秒（ms）的短暂潜伏期。然后收缩阶段开始，肌纤维开始缩短。收缩阶段大约持续40 ms，随后是放松阶段，大约持续50 ms。如图2.15所示，当在第一次收缩的放松阶段完成之前提供连续刺激时，随后的痉挛与第一次结合产生持续收缩。这种收缩的总张力比单次收缩产生的张力大。随着刺激频率的增加，结果的总和相应增加，产生的总肌肉张力越来越大。如果刺激的频率足够高，持续的肌肉收缩就会发生肌肉强直。图2.16显示了增加刺激频率以增加肌肉张力的效果。

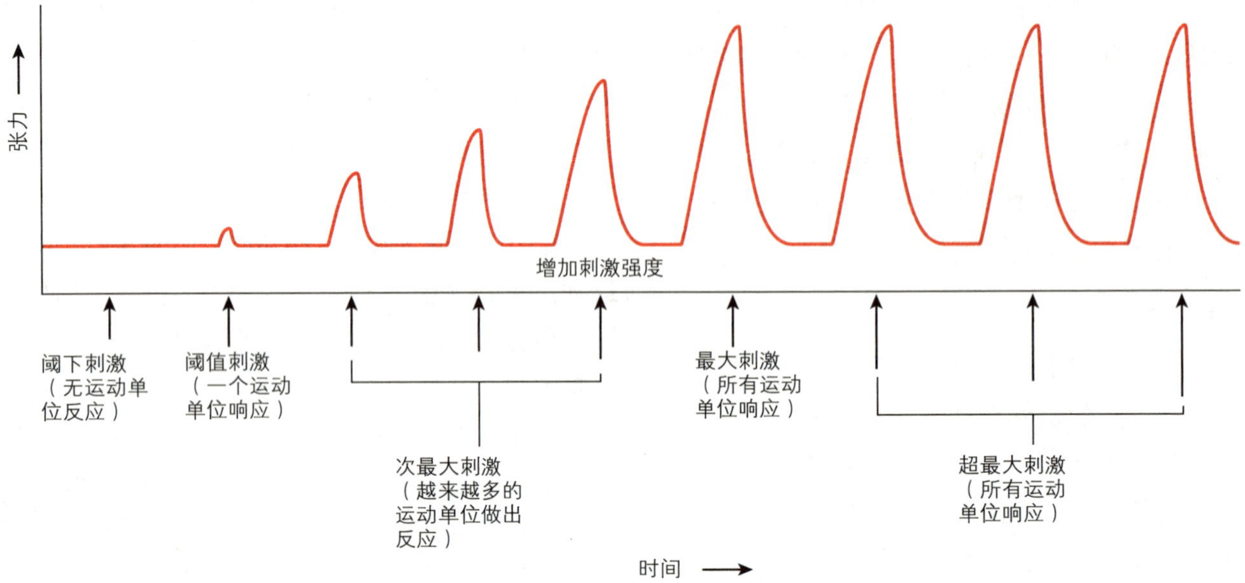

图2.14 达到阈值刺激，对募集更多运动单位增加张力的影响。如果刺激没有达到阈值，就没有运动单位响应。随着刺激强度的增加，更多的运动单位被募集，直到所有的运动单位被募集时肌肉产生最大张力。刺激强度超过这一点后再增加强度将没有任何效果

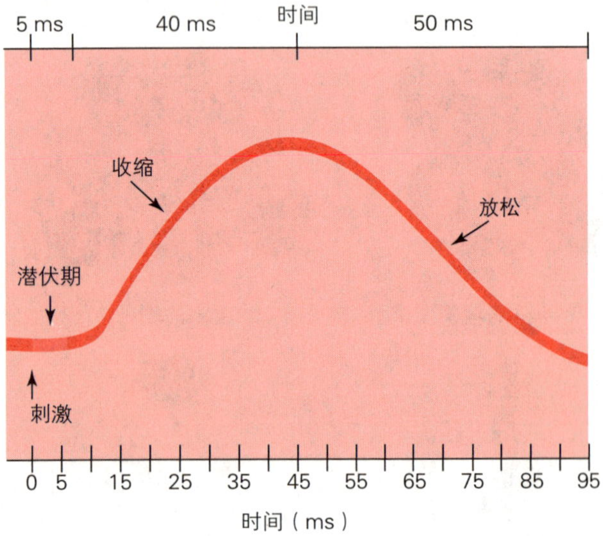

图2.15 简单收缩的记录。注意刺激后的三个时间段（潜伏期、收缩期和放松期）

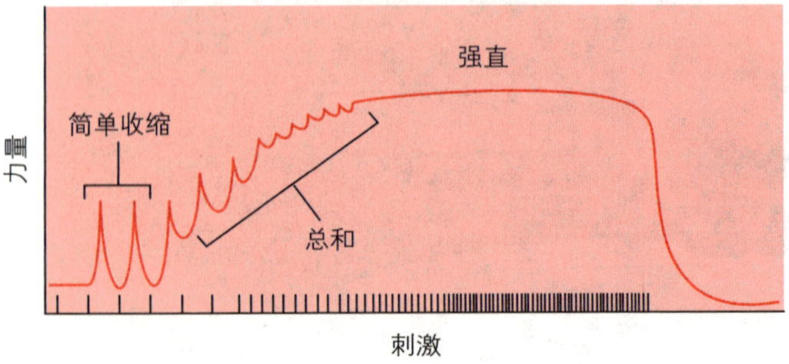

图2.16 记录从简单的收缩到总和，最后到强直的变化。左边的峰值表示简单的收缩，增加刺激频率的结果是收缩总和与肌肉强直

阶梯效应是肌肉收缩的另一种现象，当以足够低的频率向静息的肌肉提供多个最大刺激时，会使肌肉在两次收缩之间实现完全放松。第二个刺激比第一个刺激产生的张力稍大，第三个刺激比第二个刺激产生的张力更大。如图2.17所示，这种阶梯效应仅在最初的几次刺激，之后刺激产生的张力相同。

肌肉长度–张力关系

肌肉的张力可以被看作是拉力。张力可能是外部施加的力产生的被动张力或肌肉收缩产生的主动张力。当肌肉被拉伸到超出其正常静息长度时，就会产生被动张力。当它被进一步拉伸时，它的被动张力增加，就和被拉伸的橡皮筋一样。主动张力取决于运动单位的数量和在收缩中募集的肌纤维数量。然而在收缩过程中，肌肉的长度是肌肉可能产生主动张力的一个影响因素。

一般来说，根据所涉及的特定肌肉，当肌肉拉伸到其静息长度的100%~130%时，可以产生最大的主动张力。当肌肉被拉伸到超过这一点时，它产生的主动张力就会显著减少。同样，随着肌肉的缩短，产生张力的能力也会相应降低。当肌肉被缩短到其静息长度的50%~60%时，它产生收缩张力的能力基本为零。

在大多数体育活动的准备阶段，为了后续动作更好地发挥，我们通常会安排一套拉伸运动。在第十二章中，我们将更详细地讨论动作技能的各个阶段。在跳跃之前，微微下蹲以拉伸小腿、股后肌群和股四头肌的原理就是如此。如果我们不先稍微蹲下来伸展这些肌肉，它们就不能产生足够的收缩力来让我们跳得很高。如果我们蹲得太深，过度拉长了肌肉，同样的，我们就会失去产生力量的能力，也不能跳得那么高。

我们可以利用这一原则，通过将一组肌肉置于缩短状态，有效地减少它们的消耗，这样我们就可以将要做功的肌肉以延长的状态隔离开来。例如，在髋部伸展过程中，我们可以将作为伸髋肌的臀大肌隔离开，通过弯曲膝关节最大限度地缩短腘绳肌来减少它们作为伸髋肌的功能。见图2.18和图2.19。

肌肉力量–速度的关系

当肌肉向心或者离心收缩时，长度变化的速率与力的大小显著相关。当向心收缩阻力较小时，肌肉能够高速收缩。随着阻力的增加，肌肉的收缩速度减小。最终，随着负荷的增加，速度降低到0，出现等长收缩。

随着负荷的进一步增加，超过了肌肉可以保持的等长收缩，肌肉开始变长，产生离心收缩或动作。较低程度的负荷增加将导致肌肉相对较低的伸展速度。随着负荷的进一步增加，拉伸速度也会增大。最终负荷可能会增加到肌肉再也无法抵抗的程度。这将导致无法控制的延长，或者负荷下降。

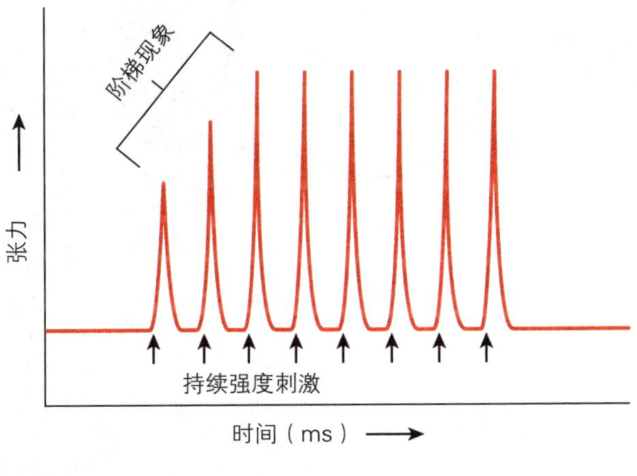

图2.17 阶梯现象。当肌肉处于完全放松的频率时，第二次收缩产生的张力略大于第一次收缩，第三次收缩产生的张力大于第二次收缩。收缩几次后，所有收缩产生的张力是相等的

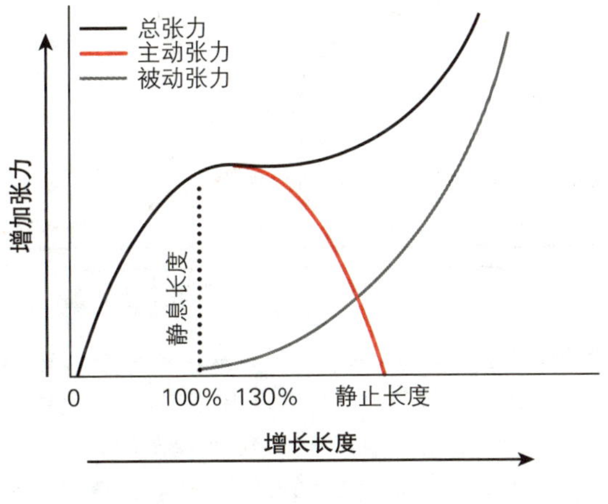

图2.18 肌肉长度–张力关系。随着长度的增加，可以产生的主动张力增加，直到达到肌肉静息长度的130%左右。在这一点之后，长度的进一步增加导致产生主动张力下降。肌肉长度超过静息长度时，被动张力开始增加

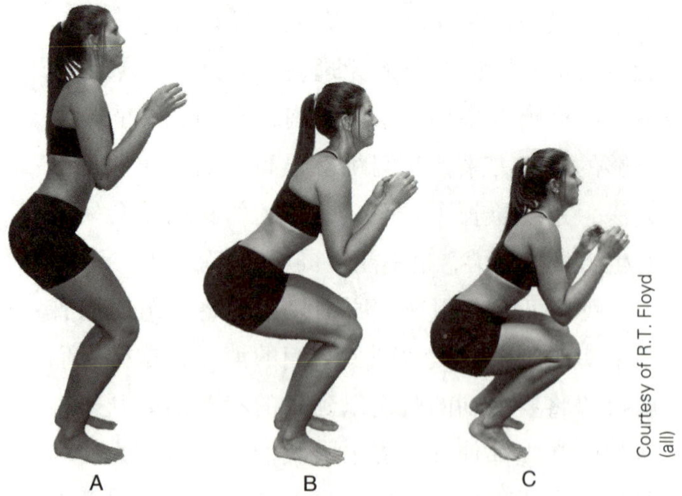

图2.19 跳跃时涉及小腿、腘绳肌和股四头肌群的肌肉长度–张力关系的实际应用。A.肌肉处于相对较短的位置，因此收缩时无法产生很大的张力；B.肌肉处于较理想的延长位置，以产生显著的张力，从而跳高；C.肌肉过长，无法产生和B中一样大的力

从这个解释中，你可以看到向心收缩的速度和外力之间存在着相反的关系。当引起物体运动需要的力增大时，向心收缩的速度减小。此外，还有一个离心收缩速度与外力的潜在关系。当控制物体运动需要的力增加时，离心收缩的速度增加，直到失去控制为止。如图2.20所示。

牵拉–缩短周期

除了之前讨论的影响肌力产生的因素之外，肌肉的收缩顺序和收缩时间也能提高肌肉产生的总力量。当肌肉突然被牵拉，离心收缩之后产生向心收缩，此刻向心收缩产生的力量要大于单纯向心收缩的力量。这通常被称为牵拉–缩短周期，通过整合高尔基体和肌梭发挥功能。弹性势能在离心收缩阶段储备，过渡后在向心收缩阶段利用。牵伸反射在运动的离心阶段被激发，随后增加被拉伸肌肉的活性，从而产生更有力的向心收缩。为了使其有效，过渡阶段必须是迅速的，否则在离心过程中获得的势能将作为热量损失。过渡阶段越短，产生效率越高。这是增强式训练的基础。例如，当一个跳高运动员在跳高之前迅速下蹲，会跳得更高。

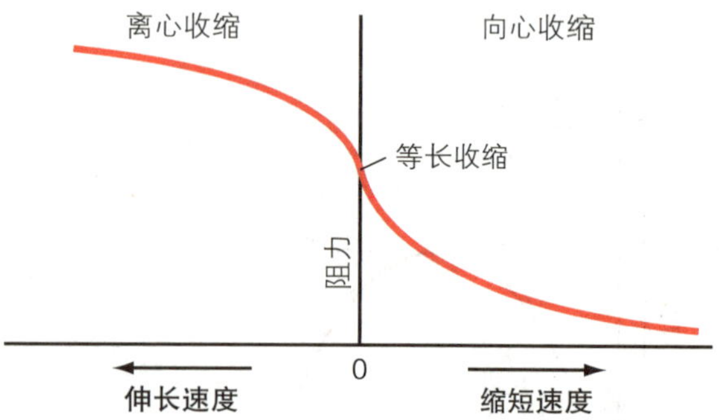

图2.20 肌肉力量–速度关系。从右到左:当以较小的力移动相对较轻的负荷时，肌肉以相对较高的速度进行向心收缩。当所需的力随着负荷的增加而增加时，向心收缩的速度也成比例地增加。随着负荷的增加，所需的力不断增加，直到力无法移动负荷，导致速度为零，产生等长收缩。当肌肉不再能产生维持静止状态所需的力时，肌肉开始离心收缩来控制速度，以相对较慢的速度收缩。随着控制更大负荷所需的力的增加，速度也成比例地增加

交互抑制或交互支配

如前所述，当主动肌收缩时，拮抗肌群必须放松和延长，这种效应称为交互抑制。主动肌运动单位的激活引起拮抗肌运动单位的交互抑制。这种拮抗肌神经活性的降低使它们在较低张力下延长，这可以通过比较股四头肌在收缩和不收缩的情况下拉伸腘绳肌的难度来证明。见图2.21。

拉力角

使用杠杆系统的另一个相当重要的因素是肌肉在骨骼上的拉力角。拉力角可以定义为肌拉力线和其所附着的骨骼之间的角度。为了清晰和一致，我们需要指定的实际角度是朝向关节的角

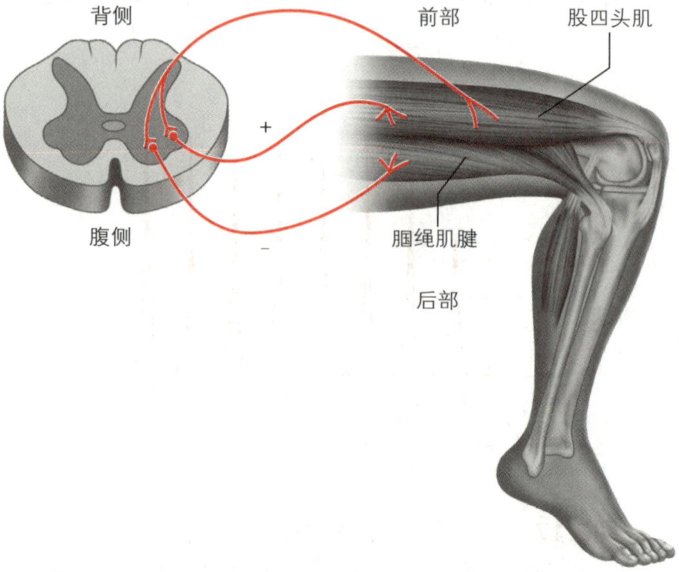

图2.21 交互抑制。主动肌（股四头肌）收缩会使拮抗肌（腘绳肌腱）松弛

度。随着关节的每一次运动，拉力的角度都会发生变化。关节运动和附着的角度大多与小角度的牵引力相关。当骨骼通过局部肌群的牵引力从解剖位置移开时，拉力角度就会减小。这种活动范围取决于关节类型和骨骼结构。

大多数肌肉的拉力角都很小，一般不超过50°。引起关节运动所需要的肌肉力量的大小受拉力角的影响。肌肉力量包括三部分，旋转部分，也称为垂直部分，垂直于骨的长轴（杠杆）。当肌力线与附着的骨成90°角时，所有的肌拉力都是旋转力，因此100%的力对运动有贡献。也就是说，所有的力都被用来使其围绕旋转轴旋转。拉力角越接近90°，旋转力越大。在拉力的所有其他角度上，除旋转分量之外，力的别外两个分量之一也在起旋转作用。尽管力较小，旋转部分也会同样绕着旋转轴继续旋转。水平或非旋转部分既是稳定部分也是位移部分，主要取决于拉力的角度是小于还是大于90°。如果夹角小于90°，这个力就是一个稳定力，它的拉力将骨头拉向关节轴，会增加关节内的压力和关节整体的稳定性。如果夹角大于90°，则力会发生位移，它的拉力将骨骼拉离关节轴（图2.22）。大于90°的拉力会降低关节的压力，增加牵张力，从而对关节韧带结构施加更大的应力。

在一些活动中，最好当拉力角为90°时开始做动作。许多人不能做引体向上，除非他们从肘部的位置开始，使肘部屈肌群与前臂成90°角，才可以完成该动作。

这个角度使引体向上更容易，因为拉力角更有优势。应用这一实际情况可以弥补力量的不足。在运动范围内，肌肉通过自身特征范围拉动杠杆，在接近和超过90°时最有效。当拉力角处于不利的状态时，需要更大的力量去有效地完成动作，增加肌力可以解决该问题。

单关节肌、双关节肌和多关节肌

单关节肌是指那些交叉并仅直接作用于它们所交叉的关节的肌肉。肘部的肱肌就是一个例子，它只能在向心收缩时把肱骨和尺骨拉得更近。当肱骨相对稳定时，如肘屈曲，肱肌收缩屈肘并将尺骨向肱骨拉近。然而当尺骨相对固定时，如在做引体向上时，肱肌即使没有穿过肩膀，也会间接地引起肩部的运动。在这个例子中，肱肌收缩作为屈肘肌将肱骨拉向尺骨。相应地，肩部必须从屈曲运动到伸展，才能完成引体

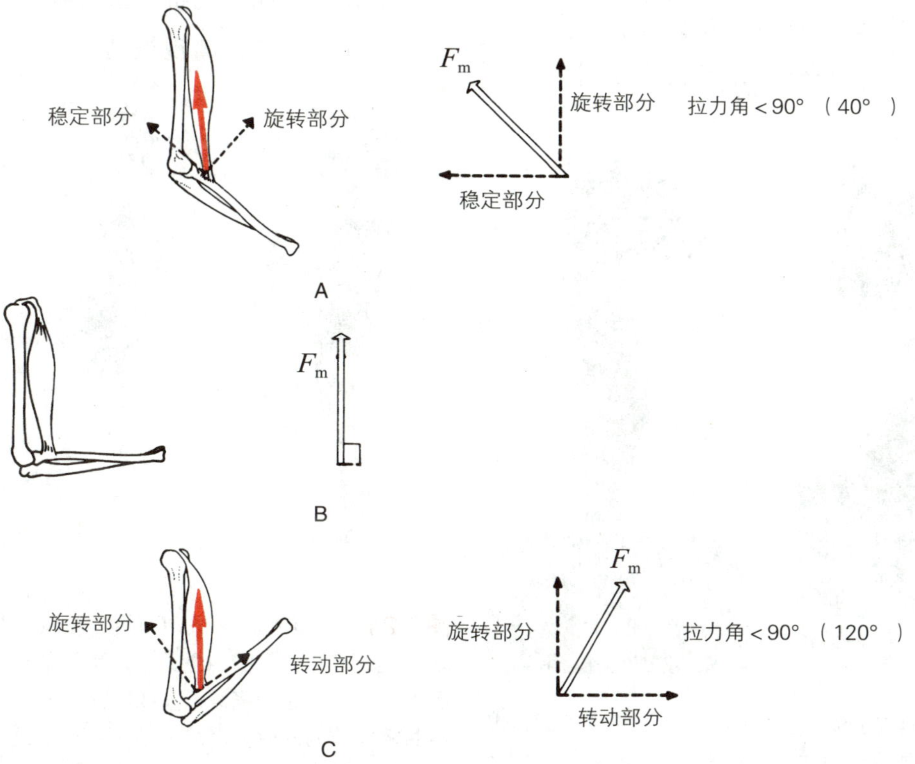

图2.22 拉力角。A到C，由于拉力的角度所产生的力的分量

向上。

双关节肌是那些交叉并直接作用于两个不同关节的肌肉。由于多种因素，双关节肌肉可能会通过收缩来引起、控制或阻止其中一个或两个关节的运动。与单关节肌相比，双关节肌有两个优点。它们可以引起、控制和（或）阻止多个关节的运动，并且由于一个关节的“缩短”和另一个关节的“延长”，它们可以保持肌肉相对恒定的长度。实际上，肌肉并不会在一个关节处变短而在另一个关节处变长；相反，肌肉的向心缩短使一个关节运动，而另一个关节的运动则抵消了这一点，使肌肉附着端的骨移得更远。肌肉这种维持相对恒定长度的特点可以使其继续发力。在引体向上的例子中，肱二头肌在肘部起屈肌的作用。在引体向上的初始阶段，肱二头肌由于肘部伸展姿势而处于相对伸长的状态，由于肩部屈曲姿势而处于相对缩短的状态。为了完成引体向上，肱二头肌向心收缩来屈曲肘部，从而有效地“缩短”肱二头肌。同时在引体向上的过程中，肩部伸展有效地“拉长”了肱二头肌。

髋关节和膝关节的双关节肌提供了两种不同动作模式的例子。双关节同时运动的模式中，因为两个关节有相同的动作（伸展），参与的肌肉保持相对一致的长度。以股直肌（及腘绳肌）内出现的例子为例，如图2.23所示，当从蹲姿到站立时，膝关节和髋部同时伸展，如果只伸展膝关节，股直肌和与其类似的股四头肌都会缩短，它们产生力的能力都会降低，但由于在伸直过程中髋关节的相对伸长，使得股直肌的相对长度得以保持，产生力的能力得以保持。

由于双关节肌的两个关节同时发生相反的动作，相反的运动模式导致双关节主动肌大量缩短，其双关节拮抗肌也大量延长。在踢球时，股直肌会发生这种情况。在下肢向前运动的过程中，股直肌向心收缩，使髋关节屈曲，膝关节伸展。当这两种动作结合在一起时，会导致股直肌产生力的能力下降，在踢腿动作接近完成时，会增加膝关节和臀部腘绳肌的被动张力或拉伸。相反的运动模式会导致收缩的主动肌主动不足和拮抗肌被动不足。见图2.24 B。

多关节肌作用于三个或三个以上的关节，由于它们之间的拉力线跨越多个关节。讨论的有关双关节肌的原理也适用于多关节肌。

主动不足和被动不足

正如前面所讨论的，随着肌肉的收缩，其张力不断减弱。当肌肉缩短到不能产生或维持主动张力的程度时，就会产生主动不足，因此肌肉无法进一步收缩。如果拮抗肌被拉伸到不能再伸展和运动的程度，就会出现被动不足。当在肌肉引

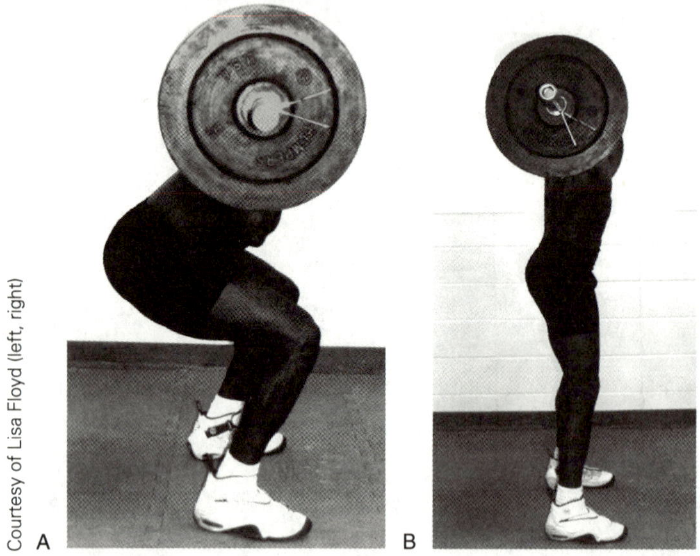

图2.23 同时运动的模式示例。当从蹲位移动到站立位时，髋关节和膝关节同时伸展的运动模式允许双关节的主动肌（分别为腘绳肌和股直肌）保持相对一致的长度

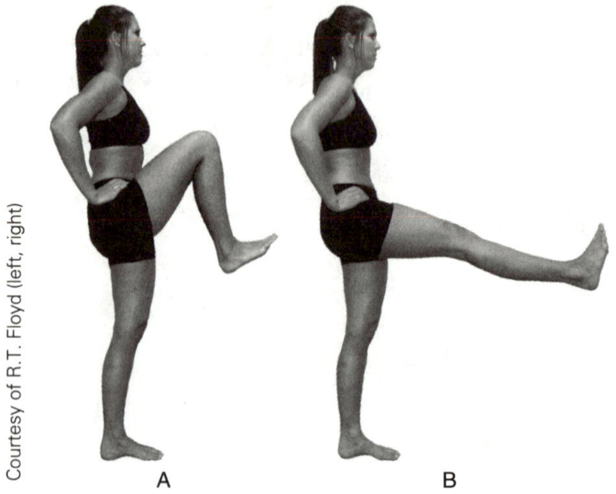

图2.24 主动不足和被动不足。A.股直肌可以很容易地在全关节活动范围内主动屈曲髋关节或伸展膝关节，而不需要完全拉伸腘绳肌；B.然而当一个人试图在主动屈曲髋关节的同时伸展膝关节（相反的运动模式），股直肌主动不足，腘绳肌被动不足，导致两个关节都无法达到全关节活动范围

导的所有关节尝试全范围运动时，以上规律最容易在双关节或多关节肌上观察到。

举个例子，股直肌向心收缩，同时屈曲髋关节和伸展膝关节。它可以一次完成一个动作，如图2.24 A所示，但不足以同时在两个关节获得全范围的活动。如图2.24 B所示，同样腘绳肌通常不能拉伸到可以完成最大髋关节屈曲和膝关节伸展的程度，因此它们表现为被动不足。当髋关节完全屈曲时，几乎不可能主动完全伸膝，反之亦然。

复习题

1.肌肉命名表

通过写下每一块肌肉的不同特征来完成下表，例如，形状、大小、划分的数量、纤维的方向、位置和（或）动作。有些肌肉不止一块。如果需要，请参阅第四、五、六、七、八、九、十和十一章。

肌肉名称	以其命名的独特特征
大收肌	
肱二头肌	
股二头肌	
肱肌	
肱桡肌	
喙肱肌	
三角肌	
桡侧腕短伸肌	
尺侧腕伸肌	
小指伸肌	
指伸肌	
拇长伸肌	
指伸肌	
拇短伸肌	
腹外斜肌	
腓骨短肌	
桡侧腕屈肌	
指长屈肌	
指深屈肌	
指浅屈肌	
拇长屈肌	
腓肠肌	

续表

肌肉名称	以其命名的独特特征
臀大肌	
臀中肌	
髂肌	
胸髂肋肌	
冈下肌	
背阔肌	
肩胛提肌	
最长肌	
闭孔外肌	
掌长肌	
胸小肌	
第三腓骨肌	
跖肌	
旋前方肌	
旋前圆肌	
腰大肌	
腹直肌	
股直肌	
菱形肌	
半膜肌	
半腱肌	
前锯肌	
颈棘肌	
胸锁乳突肌	
锁骨下肌	
肩胛下肌	
旋后肌	
冈上肌	
阔筋膜张肌	
大圆肌	
胫骨后肌	
腹横肌	
斜方肌	
肱三头肌	
股中间肌	
股外侧肌	
股内侧肌	

2.肌肉形态和纤维排列表

对于列出的每一块肌肉，首先确定它应该是被归类为平行的还是羽状的。用扁平的、梭状的、带状的、放射状的或括约肌来完成下表。对于那些归类为羽状肌的，可以用单羽状、双羽状或多羽状来表示。

肌肉	平行的	羽状的
长收肌		
大收肌		
肱桡肌		
指伸肌		
尺侧腕屈肌		
指长屈肌		
腓肠肌		
臀大肌		
髂腰肌		
冈下肌		
背阔肌		
肩胛提肌		
掌长肌		
旋前方肌		
旋前圆肌		
菱形肌		
前锯肌		
肩胛下肌		
肱三头肌		
股中间肌		
股内侧肌		

3.选择一项特定的运动技能，并确定在该技能的不同阶段，全身各主要肌群发生的肌肉收缩类型。

4.肌肉收缩分型表

对于下面的每一项练习，在正在收缩的肌肉中写下收缩的类型（等长、向心或离心）。如果没有发生收缩，在方框中画一条横线。提示：在某些情况下，可能会有不止一种类型的收缩发生在同一肌群的不同部位。如果是，按发生的顺序列出。

续表

运动	股四头肌	股后肌群
a.俯卧在桌子上，膝伸直		
保持膝关节完全伸展		
慢慢地最大限度地屈曲膝关节		
保持膝关节完全弯曲		
从完全屈曲的姿势开始，尽可能快地伸展膝关节，但在达到最大伸展之前立即停止		
从完全屈曲的姿势开始，慢慢地完全伸展膝关节		
b. 开始坐在桌边，膝关节完全伸展		
保持膝关节完全伸展		
慢慢地最大限度地屈曲膝关节		
保持膝关节完全屈曲		
保持膝关节大约90° 屈曲		
从完全屈曲的位置，慢慢地完全伸展膝关节		
c. 单腿站立，按照指示运动另一边的膝关节		
保持膝关节完全伸展		
慢慢地最大限度地屈曲膝关节		
从完全屈曲的姿势，慢慢地完全伸展膝关节		
从完全屈曲的姿势到尽可能充分伸展膝关节		

5.当手腕处于中立状态时，最大限度地伸展手指，试图保持这个位置，然后最大限度地伸展手腕关节。手指会发生什么？为什么？

6.最大限度地用手指绕着铅笔，腕保持中立。保持手指最大限度的屈曲，这时让你的伙伴用一只手抓住你的前臂，用他或她的另一只手把你的手腕推到最大限度的屈曲。你能保持对铅笔的控制吗？请解释其原因。

7.当你在街上走直线时，一个陌生人撞到了你。你被绊到，但保持了平衡。使用本章和其他信息，解释发生了什么。

8.喝水是一种正常的日常活动，在这种活动中，大脑和身体都参与到受控的任务中。解释一下当你决定喝水时，你的动作是如何发生的，从神经根、肌肉收缩和拉力的角度来解释。

实践练习

1.观察一个同学的肌肉，如图2.1和图2.2所示。

2.与同伴一起，在身体上选择一个活动关节，进行以下每一项练习。

a.熟悉所有关节的各种运动，并把它们列出来。

b.确定你在2a中列出的每一个动作是由哪些肌肉或肌群负责的。

c.对于2b中列出的每个动作的肌肉或肌群，确定收缩的类型。

d.确定如何改变重力和（或）阻力的参数，使相反的肌肉收缩，以控制2c中相同的运动。说出收缩发生的类型。

e.确定如何改变重力和（或）阻力的参数，以便对侧肌肉收缩以控制2c中提到的相同运动。命名发生肌肉收缩的类型。

3.利用中指近端指间关节（PIP）的反射锤或屈曲，比较几个受试者的髌骨反射。

4.要求同伴闭着眼睛站立，同时你将他或她的手臂放在肩、肘和腕的特定位置，让其描述每个关节的确切位置。然后让同伴从解剖位置开始，闭上眼睛，将其手臂放置在相同的位置。解释一下你的同伴能够感觉到你把他的手臂放在哪个位置，然后重新放置回相同位置的神经机制。

5.一只腿站直，另一只腿膝微微弯曲，不要接触任何东西。直视前方，保持身体平衡5分钟。你注意到小腿的肌肉发生了什么变化？再试一次，使站立腿的膝稍微弯曲。你注意到了什么不同？然后站在一块厚厚的泡沫上再试一次。闭上眼睛，试着保持原来的姿势。阐述各种尝试的不同之处。

6.手拿一本厚书，前臂旋后，肘部屈曲约90°。让一个同伴突然把另一本厚书放在你拿着的那本书上面。肘部屈曲的角度有变化吗？解释其原因。

7.在桌子上坐直，膝屈曲90°，双脚自然下垂。保持这个姿势，同时屈曲右髋关节，尝试交叉双腿，将右腿放在左膝上。这会很困难吗？下背部和躯干会发生什么？如何调整动作以使其更简单？

8.确定肱二头肌规范屈曲一次的最大阻力，从完全伸展开始到完全屈曲，重复一次。进行下列每项训练，并在此期间有足够的休息时间：

a.肘部屈曲45°，然后让另一个同伴给你一个比你的单次最大重复重量稍重的重物（大约2.27 kg）。这时你能够完全屈曲肘部吗？解释一下。

b.从肘部屈曲90°开始。让你的同伴给你一个比8a稍重的重量。试着保持肘部在这个位置10秒钟。你能做到吗？解释一下。

c.从肘部完全屈曲开始。让你的同伴给你一个比8b更重的重量。试着慢慢降低你所控制的重量，直到你完全伸展。你能做到吗？解释一下。

参考文献

Bernier MR: Perturbation and agility training in the rehabilitation for soccer athletes, *Athletic Therapy Today* 8(3):20–22, 2003.

Blackburn T, Guskiewicz KM, Petschauer MA, Prentice WE: Balance and joint stability: the relative contributions of proprioception and muscular strength, *Journal of Sport Rehabilitation* 9(4):315–328, 2000.

Carter AM, Kinzey SJ, Chitwood LF, Cole JL: Proprioceptive neuromuscular facilitation decreases muscle activity during the stretch reflex in selected posterior thigh muscles, *Journal of Sport Rehabilitation* 9(4):269–278, 2000.

Chimera N, Swanik K, Swanik C: Effects of plyometric training on muscle activation strategies and performance in female athletes, *Journal of Athletic Training* 39(1):24, 2004.

Dover G, Powers ME: Reliability of joint position sense and force reproduction measures during internal and external rotation of the shoulder, *Journal of Athletic Training* 38(4):304–310, 2003.

Hall SJ: *Basic biomechanics,* ed 7, New York, 2015, McGraw-Hill.

Hamill J, Knutzen KM: *Biomechanical basis of human movement,* ed 3, Baltimore, 2008, Lippincott Williams & Wilkins.

Hamilton N, Weimar W, Luttgens K: *Kinesiology: scientific basis of human motion,* ed 12, New York, 2012, McGraw-Hill.

Knight KL, Ingersoll CD, Bartholomew J: Isotonic contractions might be more effective than isokinetic contractions in developing muscle strength, *Journal of Sport Rehabilitation* 10(2):124–131, 2001.

Kreighbaum E, Barthels KM: *Biomechanics: a qualitative approach for studying human movement,* ed 4, Boston, 1996, Allyn & Bacon.
Lindsay DT: *Functional human anatomy,* St. Louis, 1996, Mosby.
Logan GA, McKinney WC: *Anatomic kinesiology,* ed 3, Dubuque, IA, 1982, Brown.
Mader SS: *Biology,* ed 9, New York, 2007, McGraw-Hill.
McArdle WD, Katch FI, Katch VI: *Exercise physiology: nutrition, energy, and human performance,* ed 7, Baltimore, 2009, Lippincott Williams & Wilkins.
McCrady BJ, Amato HK: Functional strength and proprioception testing of the lower extremity, *Athletic Therapy Today* 9(5):60–61, 2005.
Myers JB, Guskiewicz KM, Schneider, RA, Prentice WE: Proprioception and neuromuscular control of the shoulder after muscle fatigue, *Journal of Athletic Training* 34(4):362–367, 1999.
National Strength and Conditioning Association; Baechle TR, Earle RW: *Essentials of strength training and conditioning,* ed 2, Champaign, IL, 2000, Human Kinetics.
Neumann DA: *Kinesiology of the musculoskeletal system: foundations for physical rehabilitation,* ed 2, St. Louis, 2010, Mosby.
Norkin CC, Levangie PK: *Joint structure and function—a comprehensive analysis,* ed 5, Philadelphia, 2011, Davis.
Northrip JW, Logan GA, McKinney WC: *Analysis of sport motion,* ed 3, Dubuque, IA, 1983, Brown.
Olmsted-Kramer LC, Hertel J: Preventing recurrent lateral ankle sprains: an evidence-based approach, *Athletic Therapy Today* 9(2):19–22, 2004.
Powers ME, Buckley BD, Kaminski TW, Hubbard TJ, Ortiz C: Six weeks of strength and proprioception training does not affect muscle fatigue and static balance in functional ankle stability, *Journal of Sport Rehabilitation* 13(3):201–227, 2004.
Powers SK, Howley ET: *Exercise physiology: theory, ed 9, 2015, and application of fitness and performance,* ed 8, New York, 2012, McGraw-Hill.
Rasch PJ: *Kinesiology and applied anatomy,* ed 7, Philadelphia, 1989, Lea & Febiger.
Raven PH, Johnson GB, Losos JB, Mason KA, Singer SR: *Biology,* ed 8, New York, 2008, McGraw-Hill.
Riemann BL, Lephart SM: The sensorimotor system, part I: the physiological basis of functional joint stability, *Journal of Athletic Training* 37(1):71–79, 2002.
Riemann BL, Lephart SM: The sensorimotor system, part II: the role of proprioception in motor control and functional joint stability, *Journal of Athletic Training* 37(1):80–84, 2002.
Riemann BL, Myers JB, Lephart SM: Sensorimotor system measurement techniques, *Journal of Athletic Training* 37(1): 85–98, 2002.
Riemann BL, Tray NC, Lephart SM: Unilateral multiaxial coordination training and ankle kinesthesia, muscle strength, and postural control, *Journal of Sport Rehabilitation* 12(1):13–30, 2003.
Ross S, Guskiewicz K, Prentice W, Schneider R, Yu B: Comparison of biomechanical factors between the kicking and stance limbs, *Journal of Sport Rehabilitation* 13(2):135–150, 2004.
Saladin, KS: *Anatomy & physiology: the unity of form and function,* ed 5, New York, 2010, McGraw-Hill.
Sandrey MA: Using eccentric exercise in the treatment of lower extremity tendinopathies, *Athletic Therapy Today* 9(1):58–59, 2004.
Seeley RR, Stephens TD, Tate P: *Anatomy & physiology,* ed 7, New York, 2006, McGraw-Hill.
Seeley RR, VanPutte CL, Regan JL, Russo AF: *Seeley's Anatomy & Physiology,* ed 9, New York, 2011, McGraw-Hill.
Shier D, Butler J, Lewis R: *Hole's essentials of human anatomy and physiology,* ed 10, New York, 2009, McGraw-Hill.
Shier D, Butler J, Lewis R: *Hole's human anatomy and physiology,* ed 12, New York, 2010, McGraw-Hill.
Van De Graaff KM: *Human anatomy,* ed 6, New York, 2002, McGraw-Hill.
Van De Graaf KM, Fox SI, LaFleur KM: *Synopsis of human anatomy & physiology,* Dubuque, IA, 1997, Brown.
Yaggie J, Armstrong WJ: Effects on lower extremity fatigue on indices of balance, *Journal of Sport Rehabilitation* 10(2):124–131, 2004.

实践练习表

可用于课堂作业、课外作业和测试，请撕下并使用这张表。

练习表1

在前侧肌肉系统工作表（前面观）上，标出右侧的主要浅表肌肉和左侧的深层肌肉。

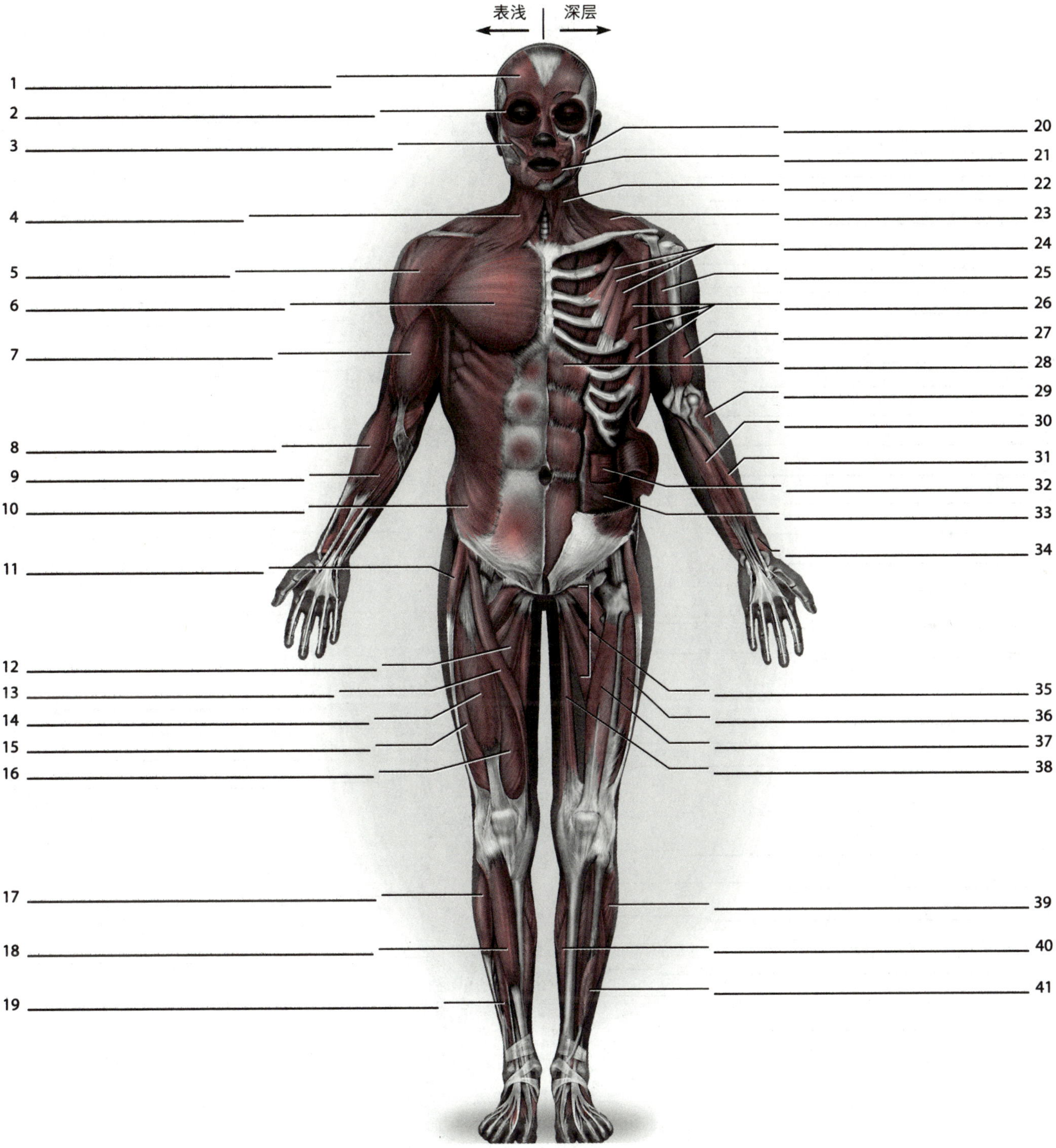

实践练习表

可用于课堂作业、课外作业和测试，请撕下并使用这张表。

练习表2

在后侧肌肉系统工作表（后面观）上，标出左侧的主要浅表肌肉和右侧的深层肌肉。

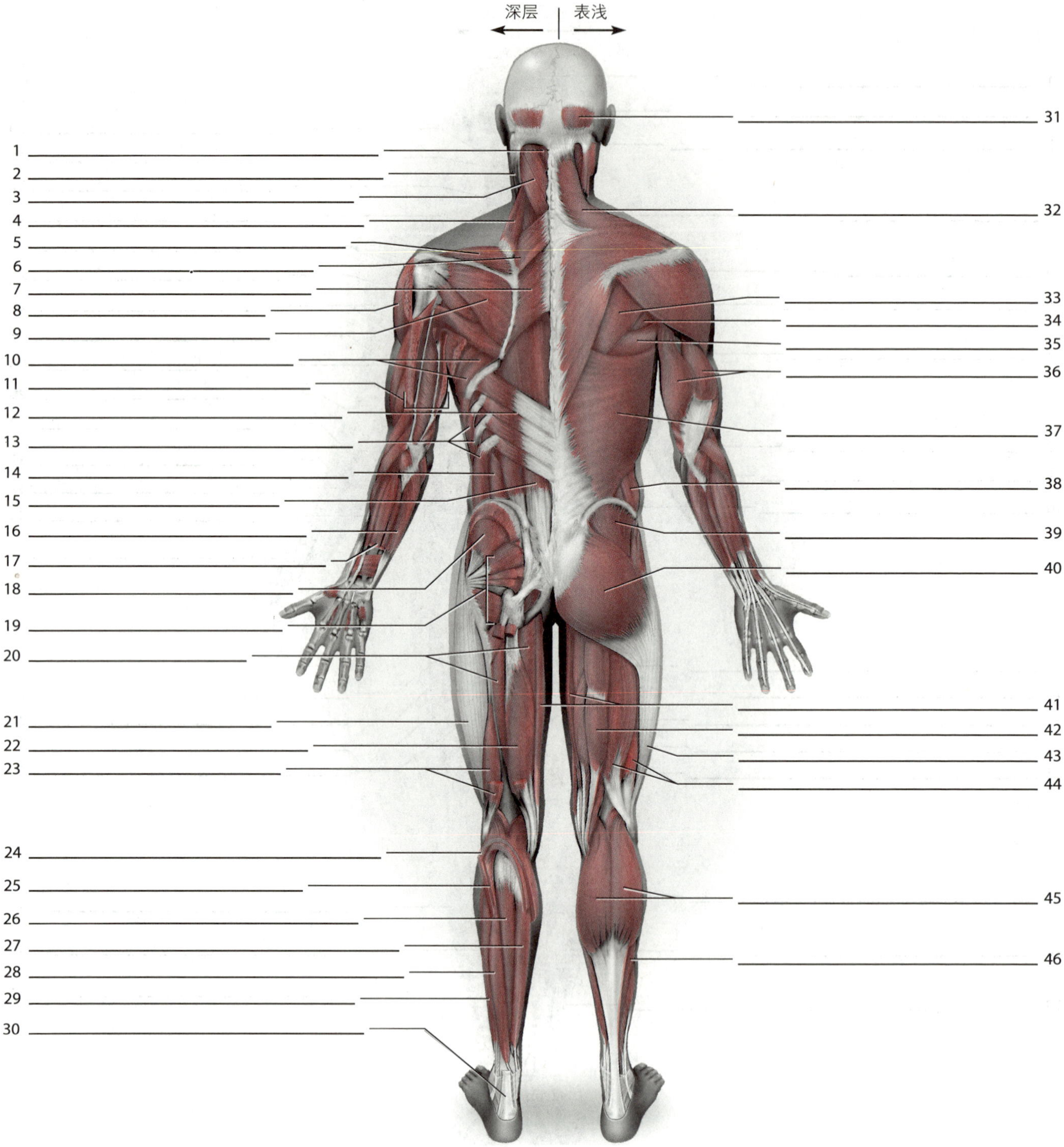

第三章　基础生物力学

本章要求

- 了解并理解如何恰当应用杠杆原理以改善身体机能
- 了解并理解肌肉骨骼系统作为一系列简单机械如何发挥作用
- 了解并理解如何利用扭矩和杠杆臂的知识提高身体性能
- 了解并理解如何恰当应用牛顿运动定律提高身体机能
- 了解并理解如何应用平衡和稳定性知识改善身体机能
- 了解并理解关于力和动量的知识
- 了解和理解机械负荷对身体组织的基本影响

在第一章中，我们将运动人体科学简单地定义为肌肉、骨骼和关节的研究，因为它们均涉及运动科学。基于该一般定义，我们可以从解剖学、生理学和力学方面更深入地探索身体运动的科学。为了真正理解运动，需要在以上三个领域补充大量知识。本文的重点是结构和功能解剖学。由于在运动生理学课程中已有大量与运动相关的优秀研究文献与结论，故而前两章中我们很少涉及生理学知识，同样的，生物力学因为与生物系统的功能和解剖学分析联系密切，生物力学也应该设计为单独的课程以进行更深层次的研究。人体运动相当复杂，为了提出指导性的改进建议，我们需要从生物力学的角度定性和定量地研究运动。考虑到许多读者随后将在专门的课程中利用更全面的资源更深入地进行研究，本章将介绍一些基本的生物力学知识。

许多来自运动人体科学类专业的学生在大学或高中物理课程中学习过相关的影响运动的规律。本章将会简要讨论这些原则，越理解这些原则和概念，就越能将其融入实际应用中。

力学是对力的物理作用的研究，可分为静力学和动力学。静力学主要涉及物体在恒定运动状态下的系统研究，包括无运动的静止状态或是无加速度情况下的匀速运动。在静力学中，作用于身体的所有力使身体处于平衡状态。动力学涉及加速运动系统的研究。由于作用在身体的力不相等，加速系统是不平衡的。生物力学研究的其他组成部分包括运动学和动力学。运动学涉及对运动的系统描述，包括考虑系统运动的时间、位移、速度、加速度和空间因素。动力学是研究与身体运动相关的力。

人体内的机械作用类型

正如第二章所讨论的那样，我们利用肌肉对其所附着的骨骼施加力，从而引起、控制或阻止与它们相关的关节产生运动。通常情况下，我们利用一些骨骼（如臂）来固定、推动或拉动物体。同时，使用贯穿全身的一系列骨骼和关节，经由肌肉施加力来影响作用对象的位置。在此过程中，我们会使用一系列简单的机械作用来完成任务。机械作用在执行任务时增加或倍增所施加的力，或用于提供机械优势。机械作用提供的机械优势使我们能够施加相对较小的力移动更大的阻力，或将某对象的一点移动相对小的距离，以引起该对象另一点相对较大的移动。我们可以通过将负荷除以作用力来确定机械优势。每个部位的机械性能应该被考虑。

另一种思考机械作用的方法是，它们将在较长距离上施加的较小的力转换为在较短距离上施加的较大的力。反之，可使在较短距离上施加的较大的力转换为在较长距离上较小的力。机械有四种功能：

1.平衡多种力。

2.增强力以减少克服阻力所需力的总和。

3.增大运动范围和运动速度，使阻力可以比作用力更远或更快地移动。

4.改变作用力的最终方向。

简单的机械有杠杆、轮轴、滑轮、斜面、螺丝和楔块。肌肉骨骼系统的排列提供了三种产生运动的机械：杠杆、轮轴和滑轮。每一种类型均涉及绕轴旋转的力的平衡。杠杆是人体中最常见的简单机械形式。

杠杆

一个人可能很难将自己的身体想象成一个杠杆系统，但事实就是这样。人体运动是经由有组织地使用杠杆系统来实现的。虽然身体的解剖杠杆无法被改变，但当这一系统被正确使用时，也可以使身体的肌肉作用力最大化。

杠杆是指围绕旋转轴或支点转动的刚性杆。轴是杠杆移动的旋转点。在力（有时称动力，*E*）的作用下，杠杆绕轴旋转，以引起其运动，对抗阻力（有时称负荷或重力）。在身体中，骨骼代表杠杆，关节是轴，肌肉收缩以施加力。阻力的量可以从最大到最小。事实上，骨骼本身或人体关节的重量可能是唯一的阻力。人体所有杠杆系统类型都包含在以下三类杠杆中。

三个点的相对排布或位置决定了杠杆的类型及其最适合的应用。这三个点分别是轴心点、作用力点（通常是肌肉附着点）和阻力作用点（有时是杠杆的重心，有时是外部阻力的位置）。当轴心（*A*）位于力（*F*）和阻力（*R*）之间的任何位置，为第一类杠杆（图3.1）。在第二类杠杆中，阻力位于轴心和力之间（图3.2）。当力被放置在轴心和阻力之间的某个位置时，为第三类杠杆（图3.3）。表3.1提供了三类杠杆的概述和每种杠杆的特征。

杠杆的机械优势可以使用以下等式确定：

机械优势 = 阻力/力

或

机械优势 = 力臂长/阻力臂长

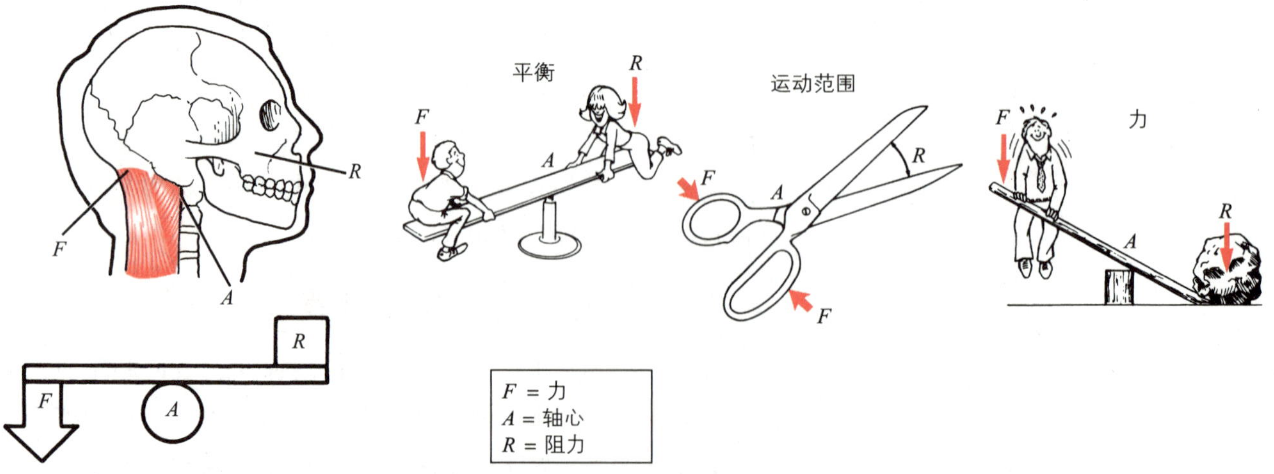

图3.1 第一类杠杆

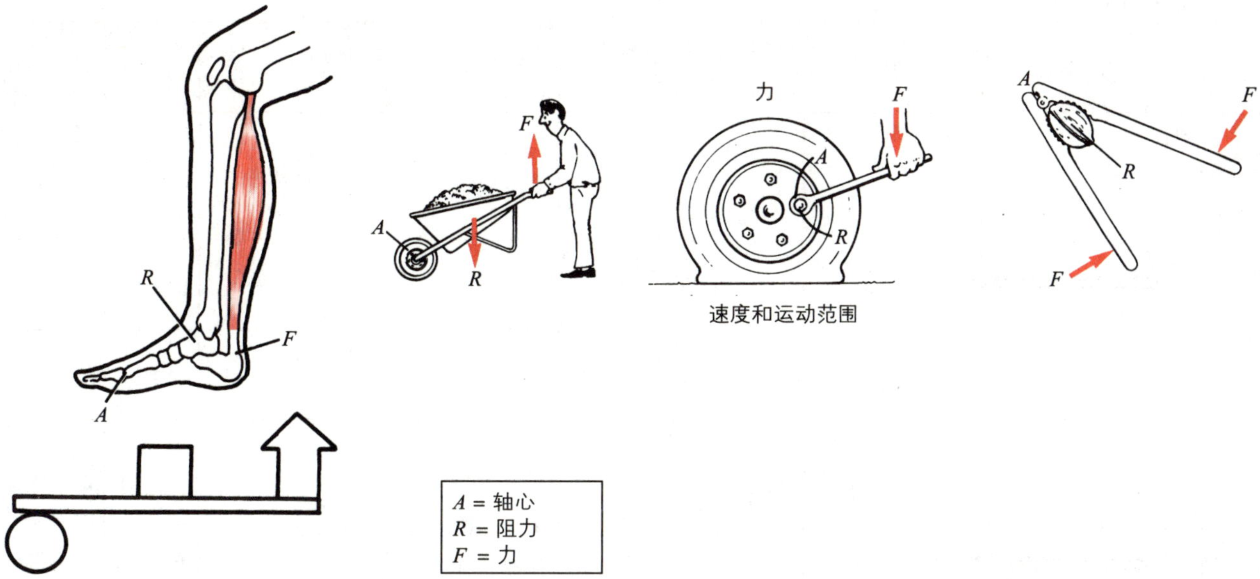

图3.2 第二类杠杆

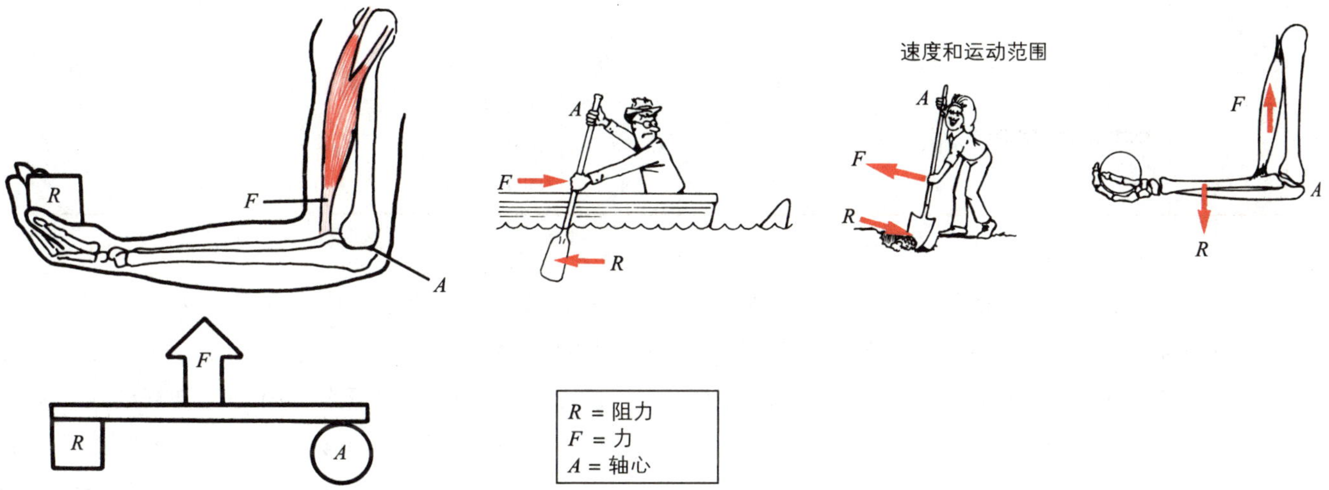

图3.3 第三类杠杆。只有当最上面的手不施力，而是作为一个固定的旋转轴时，桨叶和电铲（划桨）才起到第三类杠杆的作用。如果上面的手施力，下面的手作为轴，那么上图则将代表第一类杠杆

第一类杠杆

典型的第一类杠杆包括撬棍、跷跷板、钳子、桨和肘关节伸展时的肱三头肌。身体中的一个例子是当在肘部（*A*）伸展不受支撑的前臂（*R*）时，肱三头肌向尺骨鹰嘴施加力（*F*）。其他例子是主动肌和拮抗肌肌群在关节轴的一侧同时收缩，主动肌产生力，而拮抗肌提供阻力。第一类杠杆（图3.1）基本上是当轴心在力和阻力间的中心时（例如，跷跷板），用于产生平衡运动。当轴心接近力作用点时，杠杆提供速度和运动范围（例如，肘部伸展的肱三头肌）。当轴心接近阻力作用点时，杠杆提供力（例如，撬棍）。

在将杠杆原理应用于身体时，重要的是，肌肉产生的力量作用于骨骼，而不是肌腹。例如，当在肩部完全屈曲，上臂置于耳侧时做肘部伸展，肱三头肌将力施加到肘关节轴线后面的尺骨鹰嘴。当施加的力超过前臂阻力时，肘部伸展。

对于指定关节和肌肉，人体关节是否与地板或墙壁等表面接触可能引起杠杆类型发生改变。例如，我们已经证明当手在空间中自由活动，并且手臂被推离身体时，肘部伸展的肱三头肌是第

表3.1 杠杆的分类及各类杠杆的特征

类别	图解	排列	力臂运动	力与阻力的方向	功能设计	与轴心的关系	机械优势	示例	人体示例
第一类	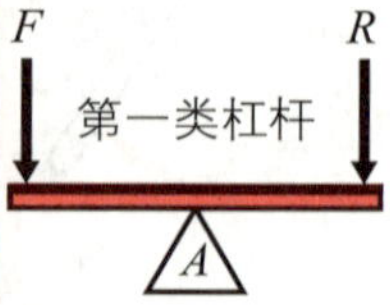	*F*-*A*-*R* 轴心在力与阻力之间	阻力臂和力臂向相反方向移动	阻力和力沿同一方向施加	平衡运动	轴心在中间	等于 1	跷跷板	头部伸展时颈椎上的竖脊肌
					速度和运动范围	轴心靠近力	小于 1	剪刀	伸肘时的肱三头肌
					力的运动	轴心靠近阻力	大于 1	撬棍	
第二类	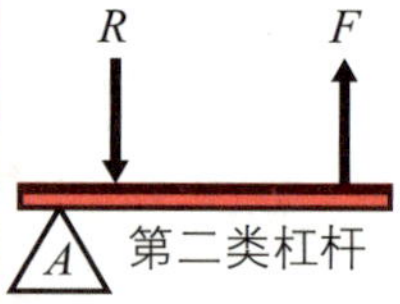	*F*-*A*-*R* 阻力在轴心与力之间	阻力臂和力臂向同一方向移动	阻力和力以相反的方向施加	力的运动（较大的阻力可以用较小的力移动）	轴心靠近阻力	通常大于1	手推车、坚果钳	足部屈曲，依靠脚趾抬高身体时，足底的腓肠肌和比目鱼肌
第三类	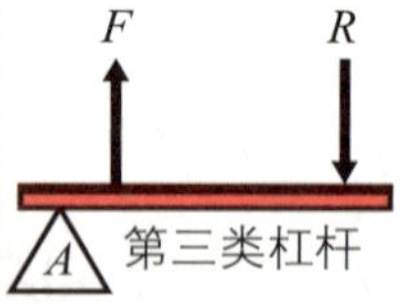	*F*-*A*-*R* 力在轴心和阻力之间	阻力臂和力臂向同一方向移动	阻力和力以相反的方向施加	速度和运动范围（需要较大的力来移动相对较小的阻力）	轴心靠近力	通常小于1	铲土、弹弓	屈肘时的肱二头肌和肱肌

一类杠杆。如果将手与地板接触，像进行俯卧撑般将身体推离地板，肘关节同样的肌肉活动改变为第二类杠杆，这是因为轴心位于手部并且阻力是肘关节负荷的体重。

第二类杠杆

因为用相对较小的力可以移动较大的阻力，所以第二类杠杆（图3.2）设计用于产生力的运动。第二类杠杆的示例包括开瓶器、手推车和坚果钳。我们刚刚提到在俯卧撑中肱三头肌伸展肘部的例子。身体中的第二类杠杆的类似示例是踝关节跖屈，依靠脚趾抬高身体。足踝部（*A*）作为旋转轴心，踝足底屈肌对跟骨（*F*）施加力以对抗身体在胫腓关节（*R*）与距骨处的阻力，提升身体。抗阻张口提供了另一个二级杠杆的例子。相对而言，身体中很少有其他二级杠杆的例子。

第三类杠杆

第三类杠杆（图3.3），是在轴心和阻力之间施加力，设计用于产生速度和运动范围。人体中的大多数杠杆都属于这种类型，需要很大的力去移动一个很小的阻力。第三类杠杆的示例有弹弓、用短弹簧操作的纱门，以及用握住铲子手柄的手作为旋转轴，用下方的手向铲子手柄施加力时。肱二头肌是人体中典型的第三类杠杆的例子。把肘关节（*A*）作为轴心，肱二头肌作用力在桡骨粗隆处牵引前臂抬起，其重心（*R*）用作阻力作用点。

肱肌是第三类杠杆作用的另一个例子。它牵拉位于肘关节下方的尺骨。由于尺骨不能旋转，这种牵拉是直接而实际的。另一方面，肱二头肌在前臂屈曲的同时旋转前臂（将第一类杠杆的旋转力施加到桡骨上），因此第三类杠杆仅适用于屈曲。

其他例子包括站立时腘绳肌收缩，在膝关节处使大腿屈曲，以及髂腰肌作用于髋关节屈曲大腿。

解剖学杠杆使用的因素

我们的解剖学杠杆系统可用于获得机械优势，从而改善简单或复杂的身体运动。某些人可能无意识地养成了正确使用杠杆的习惯，但事实并非如此。

扭矩和杠杆臂长度

要理解杠杆系统，必须理解扭矩的概念。扭矩或力矩是离心力的转动效应。离心力是用于偏离中心的力，或沿具有固定轴的物体的旋转中心不一致的方向施加的力。在没有固定轴的物体中，施加的力与物体的重心不一致；为了进行旋转，必须施加离心力。在人体中，收缩的肌肉将离心力（不要与离心收缩相混淆）施加到其附着的骨骼上，并使骨骼绕关节处的轴线旋转。扭矩量可以通过力（力的大小）乘以力臂来确定。施力位置与轴之间的垂直距离称为力臂、力矩臂或扭矩臂。力臂可以被理解为从旋转轴到力的作用线的最短距离。力臂的距离越大，力产生的扭矩越大，从而使我们更容易地移动相对大的阻力。这通常被称为增加杠杆的作用。

阻力臂也很值得注意。阻力臂可以定义为轴到阻力点之间的距离。在讨论杠杆的应用时，有必要了解两个杠杆臂之间的长度关系。力和力臂，阻力和阻力臂之间存在反比关系。如图3.4所示，如果阻力和阻力臂保持不变，力臂越长，移动杠杆所需的力就越小。另外，如果力臂和力臂保持恒定，则可以通过缩短阻力臂来移动更大的阻力。因为肌肉力量是内部施加的，故在肌肉骨骼讨论中，力臂也可称为内力矩臂；而因为负荷是在外部施加的，所以阻力臂可以称为外力矩臂。

此外，力分量和阻力分量之间存在比例关系。也就是说，为了产生运动，当任何一个阻力分量增加时，就必须增加一个或两个力分量。见图3.5、图3.6和图3.7，以了解这些关系如何适用于第一类、第二类和第三类杠杆。在确定机械优势（MA）和肌肉的有效力量时，即使是力和阻力位置上的轻微变化也很重要。这一点可以用图3.8中所示的简单公式来说明，每个例子都使用肱二头肌说明。

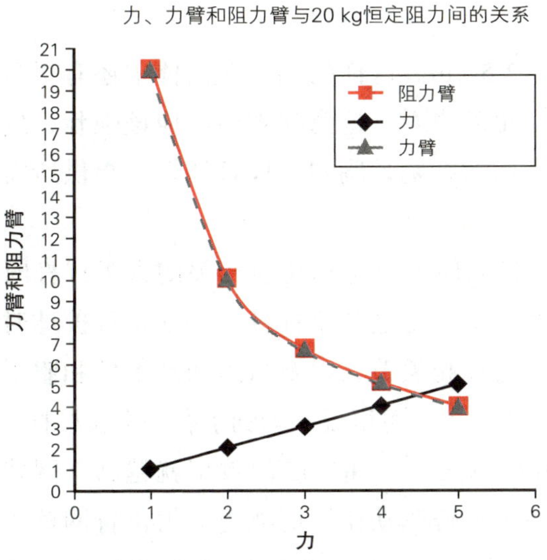

图3.4 力臂和阻力臂间的关系（该图假定了20 kg的恒定阻力，将阻力臂和力臂直接置于一张图上表示）。在阻力恒定为20 kg且阻力臂为1米的情况下，力x力臂的结果必须等于20牛顿。因此，力和力臂之间存在反比关系。随着力的增长，力臂长度减小，反之亦然

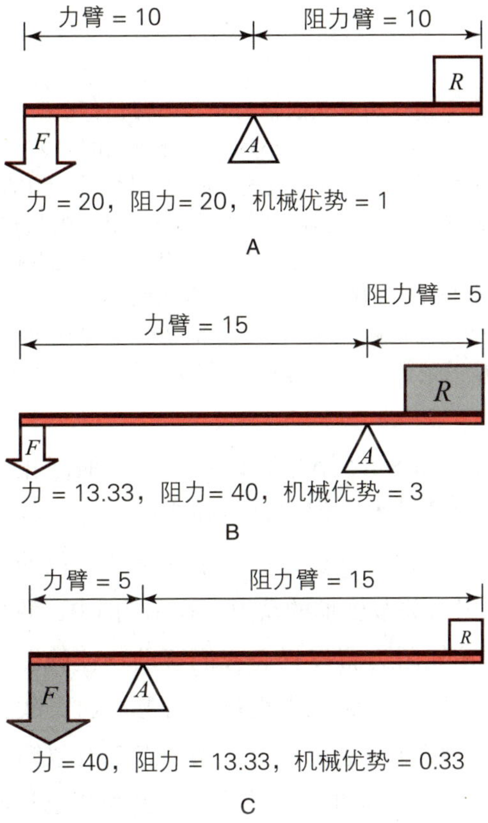

图3.5 第一类杠杆。A.如果力臂和阻力臂长度相等,为了维持平衡，力和阻力相等；B.随着力臂长度增加，为了移动相对增大的阻力，力减小；C.随着力臂长度变短，需要增加力以移动相对小的阻力，但是阻力的速度和运动范围增加。计算力(力矩）来平衡杠杆系统。力和阻力总和为0。如果任何一个部分相对于其他部分发生移动，就需要更大的力或更大的阻力

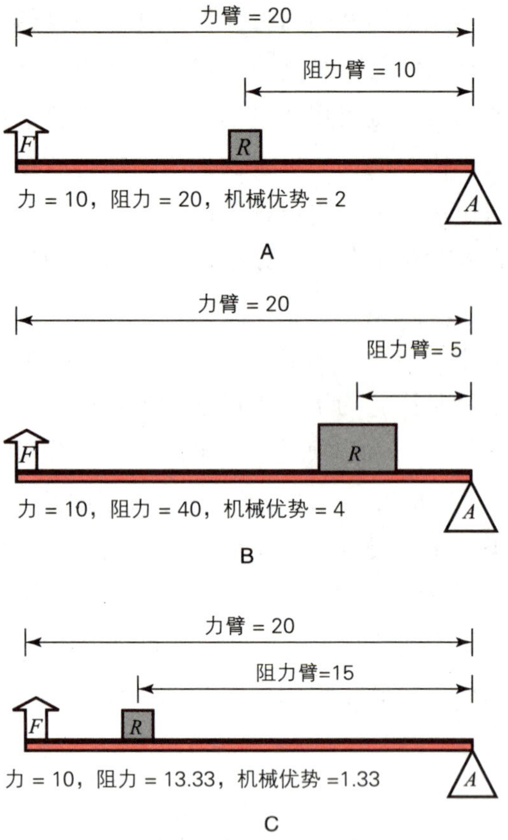

图3.6 由于力臂长通常大于阻力臂长，第二类杠杆有正机械优势，适合用较小的力移动较大的阻力。A.在轴心和力作用点一半的位置放置阻力，提供等于2的机械优势；B.移动阻力靠近轴心增加了机械优势，但是减少了阻力被移动的距离；C.阻力被放置得离力作用点越近，机械优势越小，但阻力被移动距离越大。计算力（力矩）来平衡杠杆系统。力和阻力总和为0。如果任何一个部分相对于其他部分发生移动，就需要更大的力或更大的阻力

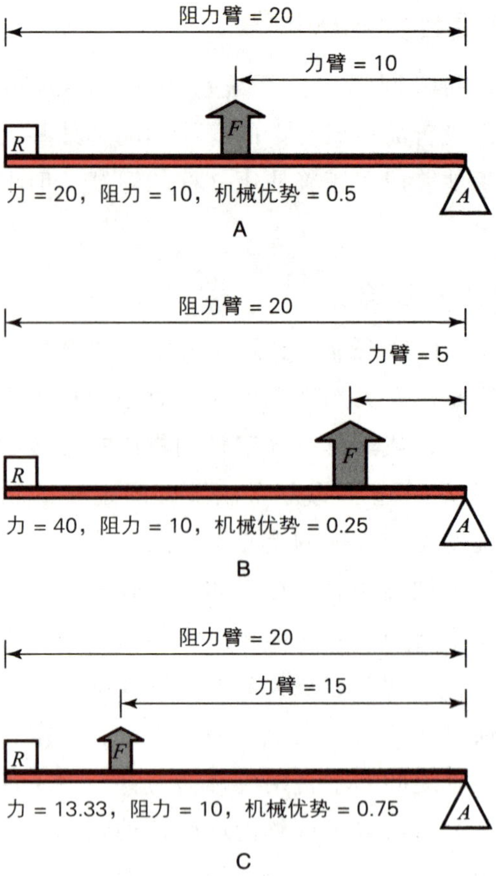

图3.7 第三类杠杆。A.由于阻力臂始终长于力臂，因此不管力作用点在什么位置，都需要力大于阻力；B.移动力作用点靠近轴心，增加了运动范围和速度，但是需要更大的力；C.移动力作用点靠近阻力，减少了所需要的力，但也减小了速度和运动范围。计算力（力矩）来平衡杠杆系统。力和阻力总和为0。如果任何一个部分相对于其他部分发生移动，就需要更大的力或更大的阻力

在图3.8示例A中，改变肱二头肌起止点的唯一方法是手术，但这是不现实的。在一些骨科条件下，肌腱附着点是通过手术重新定位的，以改变肌肉对关节施加的动力。在示例B中，我们可以通过缩短阻力臂以提高我们移动物体的能力。当尝试在肱二头肌最大重量进行弯举时，我们可以屈曲手腕以使重量稍微移动一点，有效缩短阻力臂。示例C很简单，因为我们显然可以通过减少阻力来减少所需的力。

人体的杠杆系统是以力为代价建立起更快的速度和更大的运动范围。短力臂和长阻力臂需要很大的肌肉力量才能产生运动。在前臂中，肱二头肌和肱三头肌的起止点清楚地说明了这一点。因为肱二头肌的力臂为2.5~5cm，而肱三头肌的力臂小于2.5 cm。这样的例子在人体中还有很多。从实际角度来看，这意味着肌肉应该强壮，进而为身体运动特别是剧烈的体育活动，提供所需的力。

当我们谈到与运动技能相关的人类杠杆时，我们通常指的是这几个杠杆。例如，投掷球时涉及肩、肘和腕关节，以及从地面到下肢和躯干的杠杆。事实上，可以说从脚到手有一个长杠杆。

杠杆越长，传递速度的效率就越高。网球运动员使用直臂驱动比屈肘能更有力击打网球（向其施加更大的力），因为运动的杠杆（包括球拍）变得更长且移动得更快。

图3.9显示，当角度相同时，长杠杆（Z1）比短杠杆（S1）移动得更快。同样的原则也适用于

二头肌屈曲的杠杆方程

杠杆方程

力	x	阻力	=	*R*	x	*RA*
(力臂)	x	(阻力臂)	=	(电阻)	x	(阻力臂)

初始示例

$F \times 0.1$ = 45牛顿 x 0.25米

$F \times 0.1$ = 11.25牛顿・米

F = 112.5牛顿

示例 A——增长力臂

通过将位置点向远端移动0.05米增加力臂：

$F \times 0.15$ = 45牛顿 x 0.25米

$F \times 0.15$ = 11.25牛顿・米

F = 75牛顿

位置点到轴心的距离增加0.05米，
会导致移动阻力所需的力大幅度减小。

示例B——缩短阻力臂

通过移动阻力作用点0.05米减少阻力臂：

$F \times 0.1$ = 45牛顿 x 0.2米

$F \times 0.1$ = 9牛顿・米

F = 90牛顿

阻力作用点到轴心的距离减少0.05米，
会导致移动阻力所需的力大幅度减少。

示例C——减少阻力

减少1牛顿阻力：

$F \times 0.1$ = 44牛顿 x 0.25米

$F \times 0.1$ = 11牛顿・米

F = 110牛顿

减少阻力可以降低移动杠杆所需的力。

图3.8　分别修改力臂、阻力臂和阻力的扭矩计算的示例

体育活动中，用球拍或球棒增加杠杆长度，实现球的快速移动。

在棒球、冰球、高尔夫球、曲棍球和其他运动中，长杠杆产生更大的线性力，从而具有更好的表现。然而，为了能够在尽可能短的时间内完成运动，有时需要具有短的杠杆臂。例如，棒球接球手在二垒试图把跑垒员投掷出局时，就不必把球全速掷出去，以防跑垒员像投手试图投出全垒打时那样快速移动。作为接球手，与尽可能多地给球提供速度相比，尽早开始和完成投球更为重要。作为投手，在试图以约145 km/h的速度投球时，会将自己的身体看作一个更长的杠杆系统，通过更大的运动范围，为球提供更大的速度。

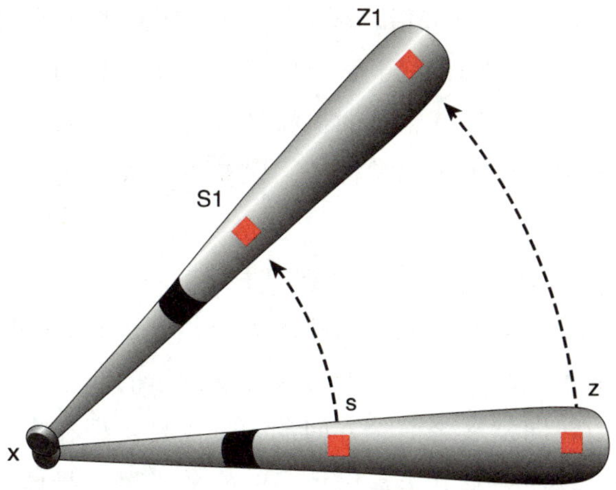

图3.9　杠杆长度。在相同时间内移动相同角度时，长杠杆（Z1）末端的运动速度快于短杠杆（S1）——阻力离轴心越远，移动得距离越大，向它施加的力也越大，使阻力以更快的速度移动。同样的原理也适用于可以用球拍或球棒增加杠杆长度的运动

轮轴

轮轴转动时，另一个轮轴也必须转动。此时，两者相互配合共同完成一个转动。轮轴的中心都对应支点。轮和轴的半径都对应力臂。如果轮的半径大于轴的半径，那么轮就因为长力臂而具有机械优势。此时，只需施加一个相对较小的力到轮上，就可以移动一个施加到轴上的相对较大的阻力。简而言之，如图3.10所示，如果轮的

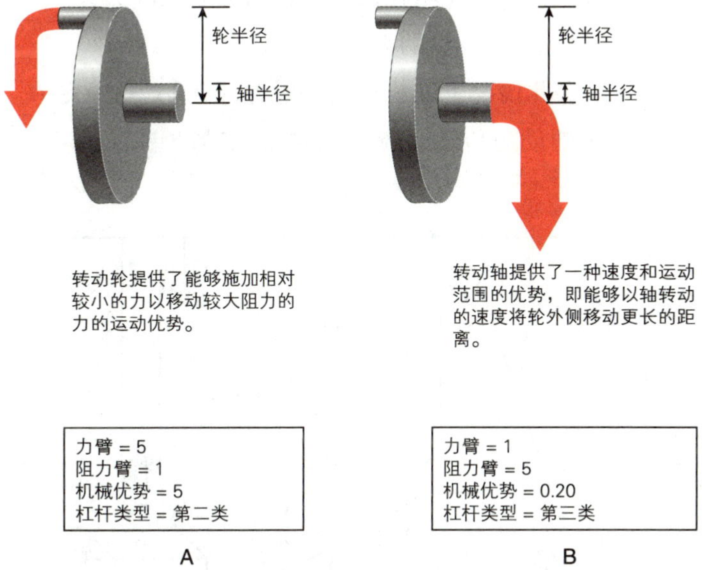

图3.10　轮轴。A.机械优势的获得是通过对轮外侧施力以更容易移动较大阻力；B.向轴施力的机械优势总是小于1且需要一个相对大的力，但是其优点是能够以相对大于轴的速度将较大的轮移动相对较大的距离

半径是轴半径的5倍，那么轮对轴的机械优势则是5：1。在这种情况下，可以考虑用轮半径与轴半径的比值来计算轮轴的机械杠杆优势。此时，轮和轴则是作为第二类杠杆，以获得更大的力的运动。

机械优势=轮的半径/轴的半径

以下情况，机械杠杆优势总是大于1。例如：施加于汽车方向盘的外力来转动汽车的轮轴。在动力转向发展之前，方向盘的直径要比现在大得多，以便为驾驶员提供更多的机械优势。身体中向轮用力的示例有我们试图用手强迫一个人的肩向内旋转，对方以等距的力向外旋方向抵抗。当肘部屈曲约90° 时，肱骨起旋转轴的作用，此人的手和手腕位于轮外侧附近。如果我们未能通过将前臂中部向内推成功地打破外旋的收缩力，我们可以在手和手腕附近施力以增加杠杆或机械优势，从而增加成功的可能性。

如果力反过来作用于轴上，所表现出的机械杠杆优势则是轮以更快的速度转动更大的距离。用同一个例子来说明，如果轮半径是轴半径的5倍，则轮外侧的转动速度是轴的5倍。此外，轮外侧的转动距离也将是轴外侧转动距离的5倍。这种应用使轮和轴起到第三类杠杆的作用，以获得速度和运动范围的优势。这种情况下，可以通过考虑轴半径除以轮半径来计算轮和轴的机械优势。

机械优势=轴的半径/轮的半径

在此情况下，机械优势总是小于1。这也是在汽车的动力传动系统中轮轴得以转动带动汽车行驶的原理，车轴每转动一圈，轮胎转动一圈。我们利用强大的汽车发动机提供力量，以提高轮胎转动的速度，进而带我们走更远的距离。

肌肉的一个例子是，将力作用于轴获取更大的运动范围和速度，可在内旋肌群附着于肱骨的情况下再一次从上肢中发现。此时，以肱骨为轴，手和手腕位于轮外侧（当肘部屈曲约90° 时），内旋肌群对肱骨施力。内旋肌群向心内旋肱骨的幅度相对较小，手和手腕的移动距离却很大。以这种方式使用轮和轴可以显著提高投掷物体的速度。

滑轮

单滑轮具有固定轴和改变力作用的有效方向的功能。如图3.11 A所示，单滑轮具有第一类杠杆的机械优势。许多大重量机器利用滑轮改变阻力的方向。当然，滑轮可以移动，可以多个组合以形成复合滑轮，从而进一步增加机械优势。如图3.11 B所示，每根连接到动滑轮的绳索都可以提高其机械效益。

在人体中，外踝就是一个很好的例子（图3.12），它充当了腓骨长肌肌腱运行的滑轮。当腓骨长肌收缩时，它会向肌腹方向，即向膝拉动。因为它使用外踝作为滑轮，力被传递到足底，引起足部的背屈和外翻。人体中的其他例子：趾骨的掌侧上的滑轮可以改变屈肌腱的力的作用方向。

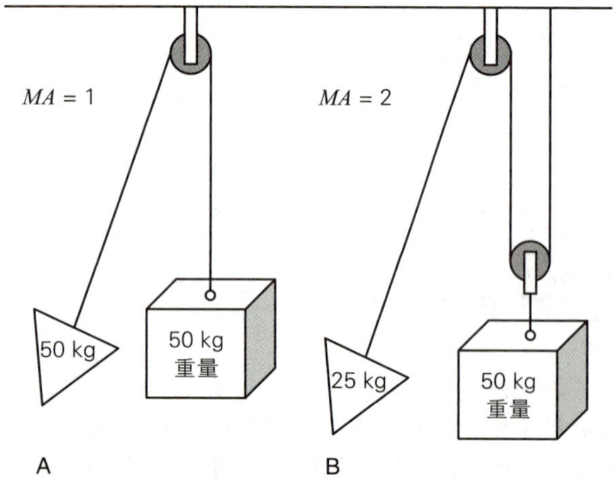

图3.11 滑轮。A.单滑轮；B.复合活动滑轮

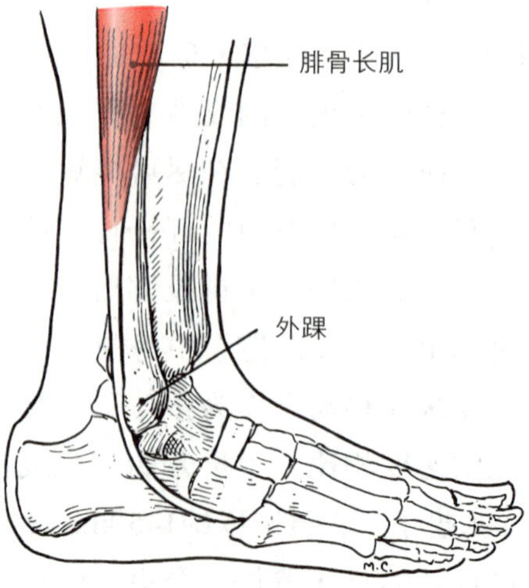

图3.12 外踝作为腓骨长肌腱的滑轮发挥作用

运动规律和体育活动

运动是体育教育和体育活动的基础。身体运动通常是由肌肉系统的某些动作产生的，或者至少是由肌肉系统的某些动作开始的。没有力就没有运动，肌肉系统是人体内力的源泉。因此，肌肉系统的良好发展对于运动是必不可少的条件。

运动的类型大致分为两种：线性运动和成角运动。线性运动，也称为平移运动，是沿着线的运动。如果运动沿直线运动，则它是直线运动，而沿曲线的运动称为曲线运动。成角运动，也称为旋转运动，围绕轴完成旋转。在人体运动中，旋转轴由各关节提供。在某种意义上，这两种类型的运动具有一定的相关性，因为关节的成角运动可以产生一定的直线运动。在许多体育活动中，投掷物体（球、铅球）是身体关节的角运动或用器械（球棒、球拍）击打物体则是直线运动。旋转中心，是身体中所有其他点绕其转动的中心。在门的铰链里，旋转轴是固定的，门的所有点围绕铰链中心转动的旋转弧是相等的。但是在身体的关节中，轴通常是不固定的，它们的运动形式在第一章讨论。此时，旋转中心的位置随着关节角度的变化而变化。所以我们考虑运动过程中特定时刻的旋转中心，也就是瞬时旋转中心（图3.13）。

测量值——标量与矢量

为了讨论运动的测量，我们给它们分配了一定的测量值。这些用来描述运动的数学变量可以分为标量或矢量。标量仅用一个量值（或数值）来描述，如速度(km/h或m/s)、长度、面积、体积、质量、时间、密度、温度、压力、能量、功和功率。可以用大小和方向来描述，称为矢量，比如1 km/h向东的速度、加速度、方向、位移、力、阻力、动量、升力、重力和推力。

位移是物体从其原始参考点的位置对终点产生的变化长度，而距离或运动路径是测量其走过的实际总长度。因此，物体可以沿着线性路径在两个或更多个方向上行进10米的距离移动，但距离其原始参考点仅6米位移。如图3.14，角位移是旋转体位置的变化距离。直线位移是某物体沿直线移动的距离。

有时我们会考虑位移发生时所用的时间，是物体移动的速度，或物体在特定时间内移动的距离，物体改变位置的速率，包括方向和对位移速率的描述。

简要回顾牛顿运动定律，就会发现这些定律在体育活动和运动中有许多应用。它解释了运动的所有特征，是理解人类运动理论的基础。

惯性定律

运动中的物体倾向于在直线上以相同的速度运动，除非受到外力的作用；静止的物体趋向于保持静止，除非受到力的作用。

惯性，从某种程度上可以描述对运动行动或变化的阻力。就人体运动而言，惯性通常是指对加速度或减速度的阻力。无论身体部分是以特定的速度运动还是静止不动，惯性都是保持当前运动状态的趋势。

肌肉收缩产生、停止、加速或减速运动或改变运动方向所需的力。换而言之，惯性就是不愿意改变状态；只有力才能做到。物体质量越大，惯性越大。因此，质量越大，改变物体惯性所需的力就越大。体育活动中有许多这样的例子。例如：在起跑区的短跑运动员必须施加相当大的力才能克服静止的惯性。室内跑道上的跑步者必须施加相当大的力才能克服移动的惯性并在撞到墙壁之前停下来。图3.15提供了一个在运动中的滑雪者即使从山上滑下来后仍在空中运动的例子。如

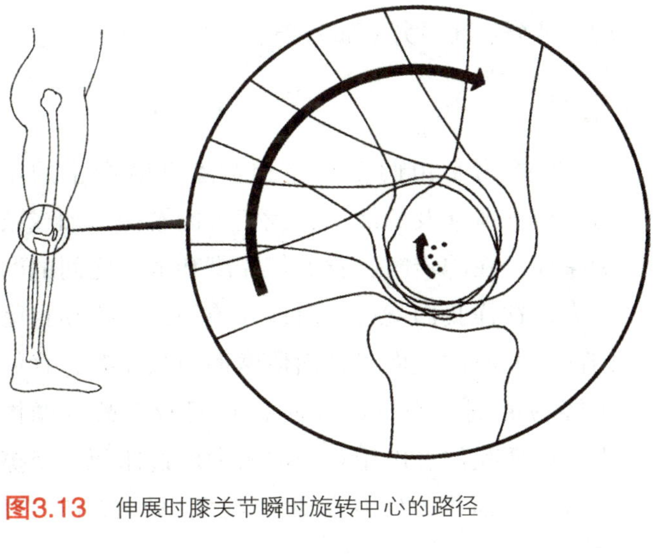

图3.13　伸展时膝关节瞬时旋转中心的路径

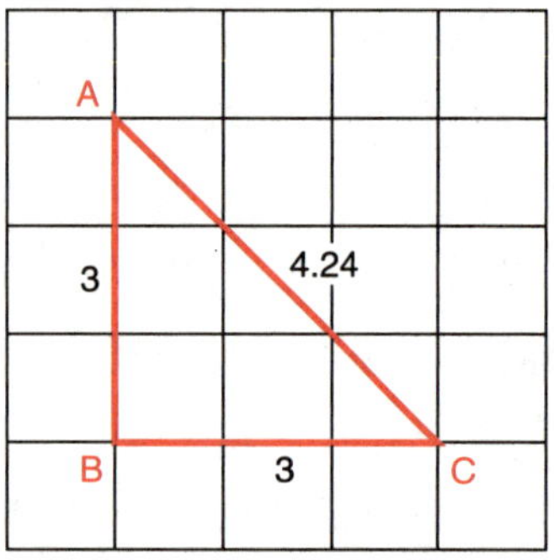

图3.14 位移。如果移动路径是从A到B，然后从B到C，覆盖的距离是AB+BC，但位移是从A到C，或AC的距离。如果每个单元格是1m²，那么AB是3m，BC是3m，所以覆盖的距离是6m。利用勾股定理（在直角三角形中，斜边长的平方等于两个直角边长的平方和，即$a^2+b^2=c^2$），我们可以确定位移（AC）为4.24m（$AB^2+BC^2=AC^2$）

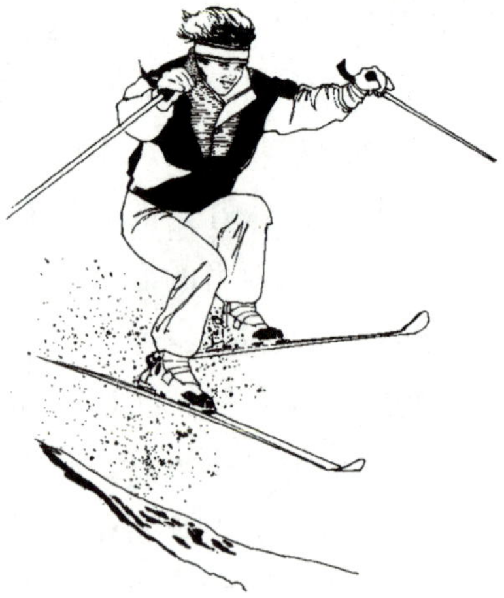

图3.15 牛顿第一运动定律的一个例子，由于先前的惯性，滑雪者继续在空中飞行

果我们在驾驶汽车时，突然不得不减速，我们的上半身往往会向前移动，这就是我们经常遇到的惯性之一。投掷或击打的球和其他物体需要用力才能阻止它们。启动、停止和改变方向是很多体育活动的一部分，提供了许多适用于物体运动的惯性定律的例子。

因为力是改变惯性所必要的条件，所以很明显，任何在相同的方向上以恒定的速度进行的活动都会节省能量，任何不规则的速度或方向都将打破惯性运动消耗能量。这在一定程度上解释了为什么像手球和篮球比慢跑和跳舞这样的运动更容易令人疲劳。

加速度定律

身体加速度的变化情况与引起它的力的方向相同。加速度的变化与引起它的力成正比，与身体质量成反比。

加速度可以定义为速度的变化率。为了获得更大的身体移动速度，通常需要强大的肌肉力量。质量影响身体运动的速度和加速度。跑到同样的速度，一个80 kg的人要比一个58 kg的需要产生更大的肌肉力量。同样，由于质量的差异，棒球的加速度也有可能超过铅球。以半速跑步所需的力小于以最高速度跑步所需的力。为了赋予球或物体速度，必须快速地加速接触物体的身体部分。足球、篮球、田径和曲棍球是一些需要速度和加速度的运动。

反作用力定律

每一个作用力都有一个方向相反、大小相等的反作用力。

当我们的脚在支撑表面上行走时，将力施加在支撑表面的同时，该表面提供与鞋底方向相反、大小相等的反支撑力。我们的脚向下向后蹬地，地面的作用力向上向前。地面对我们施加在其上的力的反作用力称为地面反作用力。我们提供作用力，而地面提供反作用力。因为两个表面的地面反作用力不同，在硬跑道上跑步比在沙滩上容易。跑道抵抗跑步者的推进力，而反作用力会推动跑步者前进。沙子分散了跑步者的力，相应也减小了反作用力，前进力和速度明显下降（图3.16）。短跑运动员在起跑器上施加的力超过1335牛顿，受到相等量的阻力。当身体腾空，如跳跃时，因为没有支撑面来提供反作用力，身体的一部分运动在另一部分产生反应。

摩擦

摩擦力是由两个物体相互运动时产生的阻力。根据所涉及的活动，我们可能希望增加或减少摩擦。在跑步时，我们依靠脚和地面之间的摩擦力，这样我们就可以对地面施加力，推动自己向前。光滑的地面或鞋面使摩擦力减少时，我们更容易滑倒。而在滑冰时，我们希望减少摩擦力，以便我们可以用更小的阻力滑过冰面。摩擦可进一步描述为静力或动力摩擦，见图3.17。静

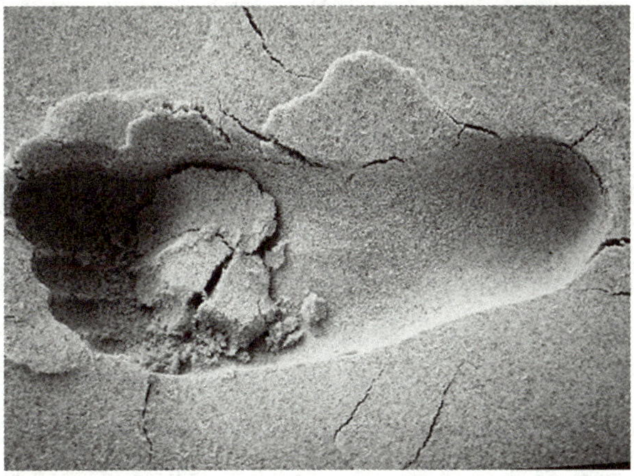

图3.16 牛顿第三运动定律的一个例子，要向前加速，步行者必须向后蹬，请注意，沙中足迹的前部比后部凹陷得更深

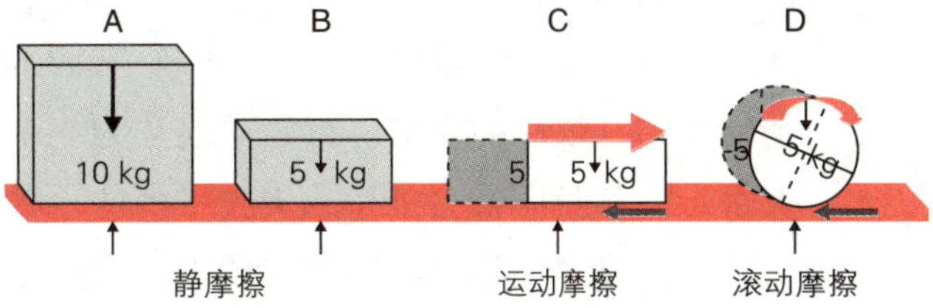

图3.17 摩擦。A.静摩擦；B.也是静摩擦，但由于质量（重量）较小，所以比A中的静摩擦小；C.动摩擦总是小于静摩擦；D.滚动摩擦总是小于动摩擦

摩擦力是指两个尚未开始移动的物体之间的摩擦力，而动摩擦力是两个彼此滑动的物体之间的摩擦力。静摩擦力总是大于动摩擦力。因此，在表面上开始拖动对象总是比继续拖动它更困难。可以通过增加将两个物体压在一起的重量或垂直力来增加静摩擦力，如增加作用在另一个物体上的物体的重量。为了确定摩擦力的大小，我们必须考虑两个物体的力和摩擦系数，这取决于表面纹理的硬度和粗糙度。摩擦系数是克服摩擦力所需的力与使表面结合在一起的力的比值。滚动摩擦（图3.17 D）是对物体在表面滚过的阻力，例如，球在球场滚动或轮胎滚过地面。滚动摩擦远小于静摩擦或动摩擦。

平衡与稳定

平衡能力是控制静态或是动态平衡的能力。就人体运动而言，平衡指的是零加速状态，即身体的速度或方向没有变化。这可以是静态的也可以是动态的。如果身体处于静止状态或完全不动，那么身体就处于静止平衡状态。当作用在移动体上的力和惯性力处于平衡状态时，就会产生动态平衡，从而使运动的速度或方向不变。为了控制并实现平衡，我们需要最大限度地保持稳定。稳定性是对身体加速度变化的抵抗力，或者更恰当地说，是抵抗身体平衡受到干扰的能力。

通过确定身体的重心并适当地改变它，可以增强稳定性。重心是指所有物体的质量和重量在各个方向都以相等的量平衡或均匀分布的点。通常，人的重心位于脐部附近。

平衡对于身体的静止和运动是重要的。一般情况下，人体需要平衡，但在某些情况下，运动能改善身体趋向不平衡的状态。以下是一些适用于增强平衡，最大化稳定性及实现最终平衡的一般因素。

1.当重心落在支撑面内时，人体会保持平衡（图3.18）。

2.人体平衡与支撑面的大小成正比。支撑面面积越大，平衡性越好。

3.人体平衡取决于人体的质量。质量越大，平衡性越好。

4.人体平衡取决于重心的高度。重心越低，平衡性越好。

5.人体平衡取决于重心相对于支撑面的位置关系。如果重心靠近支撑面边缘，则平衡性较小。然而，当预测迎面而来的力时，通过将重心靠近在预期接收力的支撑面一侧可以提高稳定性。

6.在预测迎面而来的力的情况下，可以通过提高在预期力的方向上支撑面的大小来增加稳定性。

7.通过增加物体与其接触的表面之间的摩擦来增加平衡性。

8.绕轴旋转有助于平衡。移动中的自行车比固定的自行车更容易保持平衡。

9.运动生理功能有助于保持平衡。内耳半规管、视觉、触觉（压力）和动觉都为运动者提供平衡的信息。平衡及平衡和稳定的组成部分在所有运动中都是必不可少的。它们都受到重力和惯性的影响。行走被描述为一个人每走一步身体就会维持或失去平衡的一种活动。在高惯性的快速跑步运动中，当停止运动或改变方向时，运动员必须降低重心以保持平衡。相反，在跳跃活动中，个体往往需要将重心尽可能地抬高。

力

肌肉是产生或改变一个身体局部或整体或物体运动的主要力量来源。如前所述，多种因素影响肌力的大小。我们显然需要了解这些不同的因素，并且必须利用这一知识，正确管理各种影响因素，使我们的肌肉处于适当的状态，从而达到应对内力和外力时的预期效果。因此，我们通常希望肌肉更强壮，以便能够为最大和持续的运动产生更多的力。

力推动或拉动物体以影响物体的运动或形状。没有作用在物体上的力，就没有运动。力是质量乘以加速度的乘积。身体某环节或整个身体的质量乘以加速度决定了力的大小。显然，这在足球运动中是非常重要的，在仅使用人体的一部分的其他活动中也同样重要。在投球时，施加在球上的力等于手臂的质量乘以手臂的加速度。此外，如前所述，杠杆作用很重要。

力＝质量 × 加速度（$F=m\times a$）

运动的质量，或更科学地说，动量等于质量乘以速度，在技能活动中很重要。动量越大，改变惯性或运动状态的阻力就越大。换句话说，质量更大的人和更小的人以相同的速度移动时，质量较大的人将会有更大的动量。另一方面，质量较小的人以较高的速度移动时可能比质量较大的人以较低的速度移动时的动量更大。冲量是力和时间的乘积，可以改变动量。

在任何情况下，都不需要施加最大的力来增加被击中的球或物体的动量。在熟练的表现中，调节力的大小是必要的。在给定距离内投出垒球，击打高尔夫球200码，或者将网球打过网，这些情景中，判断所需的力的大小是很重要的。

在涉及各种关节运动的活动中，如投球或射门，身体下段的运动开始，到躯干的扭转，再到肩部、肘部和腕关节的运动，都有力的总和。高尔夫球杆击球的速度是由下肢、躯干、肩膀、手臂和腕的力的总和决定的。铅球、铁饼和标枪投掷都是很好的例子，表明了力量的总和在关节运动中是必不可少的。

机械负荷基础知识

当我们利用肌肉骨骼系统对身体施加力产生运动和与地面或其他物体或人相互作用时，身体组织会产生并吸收大量的机械负荷。引起这些负荷的力可以是内部的或外部的。只有肌肉才能主动产生内力，但紧张的肌腱、结缔组织、韧带和关节囊可以被动地产生内力。外力来自身体外部，源于重力、惯性或直接接触。所有组织都能在不同程度上抵抗其形状的变化。显然，组织变形可能是由外力造成的，但我们也有能力产生足够大的内力来引起骨折、关节脱臼，以及肌肉和结缔组织的破坏。为了防止组织变形造成伤害，

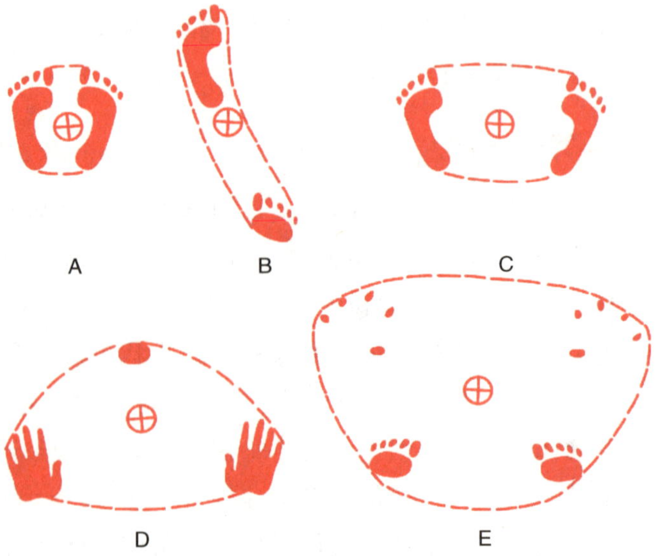

图3.18 支撑基底，所述支撑面包括与支撑面和中间区域接触的身体部分。A、B和C.重量由脚支撑；D.在倒立时，重量由前额和手支撑；E.重量由手和脚支撑，身体处于蹲下位置。带圆圈的十字表示重力线与支撑面的交点

我们必须使用身体吸收来自内部和外部的力量。按照这条思路思考，我们的优势是将这种力量吸收到我们身体更大的部分，而不是较小的部分，并在更长的时间内分散吸收速度。此外，我们越强壮、越健康，我们就越有可能承受过度的机械负荷，以及由此导致的过度组织变形。如图3.19所示，张力（拉伸或应变）、压缩、剪切、弯曲和扭转（扭曲）都是单独或联合作用的力，它们提供的机械负荷可能导致组织的过度变形。

功能性应用

在各种运动技能的表现中，可以找到许多杠杆运动和平衡定律的应用。投掷是许多常见活动的技能。投掷的物体可以是某种类型的球，也可以是另一种尺寸或形状的物体，例如，岩石、豆袋、飞盘、铁饼或标枪。简要分析投掷技巧中涉及的一些基本的力学原理，将有助于理解应用这些原理的重要性。许多活动涉及这些和其他力学原理。当球被释放时，身体杠杆（骨骼）（躯干、肩膀、肘部和手腕）的角运动（图2.21）给予球以线性运动时，运动是投掷的基础。

牛顿的运动定律适用于投掷，因为必须通过施加力来克服个体的惯性和球的惯性。身体肌肉

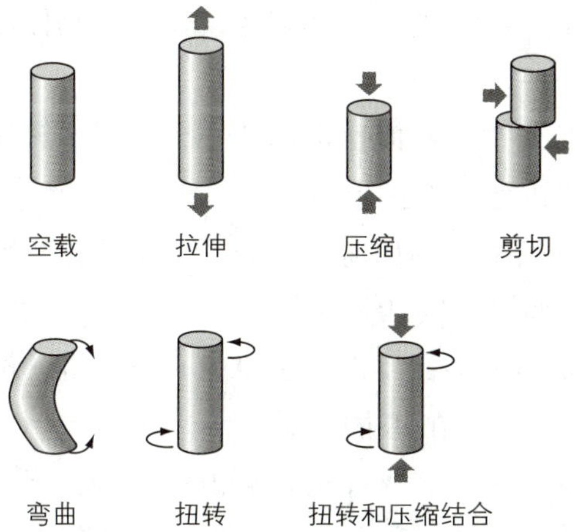

图3.19 机械负荷

提供移动身体部位和将球握在手中的力。人可以产生的力（质量乘以加速度）越大，手臂移动得越快，传递给球的速度越大。

投球或物体时，杠杆因素非常重要。出于运动实际的目的，从脚到手指的身体被认为是一个长杠杆。杠杆越长，无论是从自然体长还是从身体的运动到向后延伸的位置（如投掷垒球时肩部和肘关节的延伸），它加速的弧度越大，抛出物体的速度越大。

在某些情况下，当球只被投掷一小段距离时，例如，捕手将棒球投掷到基地时，短距离杠杆是有利的，因为它需要较少的总时间来传递球。

当身体旋转到后方开始投掷动作的一个影响因素是平衡。这种动作几乎使身体失去平衡，随着身体向前转动，身体的平衡再次发生了变化。当双脚伸展，通过屈曲膝部和躯干以降低重心，再次建立平衡。

总结

前面的讨论概述了影响运动的一些因素。根据力学定律分析人体运动存在一个问题：分析需要多全面？分析可能非常复杂，尤其是当身体运动与手持物体的操作相结合时，包括投掷、踢、打或抓。

当我们尝试分析我们的运动课程（足球、棒球、篮球、田径、曲棍球和游泳等）时，这些因素就会产生影响。然而，要想全面了解控制人类运动的因素，我们必须对运动生理学和生物力学原理有一定的了解。

需要说明的是，其他活动的详细分析不在本书的讨论范围。参考文献中列出了一些详细分析这些问题的资料。

复习题和实践练习

1.杠杆组件识别表

确定并列出各类杠杆的两个实例（身体结构或日常生活中），但不要使用本章已经讨论过的例子。每个实例，分别确定其力点/支点和阻力点。同时还要解释使用每一个杠杆的优势，换言之，该类杠杆是为了达到平衡、力量、速度还是增大运动范围。					
杠杆类型	举例	力点	支点	阻力点	优势
一类杠杆-1					
一类杠杆-2					
二类杠杆-1					
二类杠杆-2					
三类杠杆-1					
三类杠杆-2					

2.身体的解剖杠杆可以改善身体表现。使用你在投掷方面学到的知识解释这是如何发生的。

3.如果你的肱二头肌止点在你的肘部下方5 cm，从肘部到手掌的距离是46 cm，那么举起一个9 kg的重量，你的肌肉需要多大的力才能达到肘部屈曲？

4.如果一个物体的重量是50 kg，而你的机械优势是4，那么用杠杆系统提升物体需要多大的力？

5.对于杠杆系统组件计算表，请按照每个任务（a~j）列出的杠杆组件进行排列。确定杠杆等级并计算力臂（*FA*）、阻力臂（*RA*）、力和机械优势（*MA*）的值。你可能希望使用下面的组件在单独的纸张上绘制所有组件的各种排列。

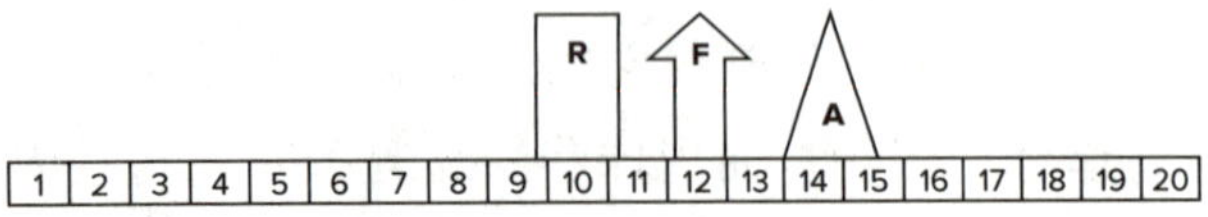

杠杆上的每条垂线表示要排列组件的点，左端点表示0，右端点表示20。

杠杆系统组成的计算表

杠杆组成				变量				
	力作用于	支点位于	25牛顿的阻力作用于	杠杆类型	FA	RA	力	MA
a	0	2	20					
b	0	9	15					
c	3	17	13					
d	8	4	19					
e	12	0	18					
f	19	9	3					
g	16	2	7					
h	13	20	4					
i	8	17	1					
j	20	4	11					

6.汽车方向盘是什么类型的杠杆？

7.列出施力于车轮的两种不同的车轮和车轴。根据你的观察，估计两者中哪一个具有更大的机械优势。

8.列出两个不同轮轴的例子，且力必须施加在轴上。根据你的观察，估计两者中哪一个具有更大的机械优势。

9.当试图拆下螺丝时，使用手柄上有较大把手的螺丝刀会更容易吗？为什么？

10.如果滑轮设置有5根支撑绳索，那么设置的*MA*是多少？

11.如果被提升物体的重量是200 kg而支撑绳索的数量是4个，那么在滑轮系统中提升物体需要多大的力？

12.列举牛顿惯性定律的一个实例。解释牛顿定律是如何在其中应用的。

13.列举牛顿加速定律的一个实例。解释牛顿定律是如何在其中应用的。

14.确定牛顿反作用定律的一个实例。解释牛顿定律是如何在其中应用的。

15.如果一名棒球运动员击中三垒，绕着垒跑到三垒，他的位移是多少？提示：从每个基地到下一个基地的距离是27 m。

16.选择一个体育活动，并解释过多摩擦如何成为该活动中的问题。

17.选择体育活动，并解释摩擦力过小如何成为活动中的问题。

18.使用压缩、扭转和剪切等机械负荷基本力，列举足球或排球的示例来描述每个力。

19.运动定律任务对比表

在这个表中，假设你拥有完成每一个配对任务的技能、力量等。根据牛顿运动定律，选出更容易完成的任务，并解释原因。

	一组任务	原因
a	以每小时97 km的速度投出棒球或以每小时97 km的速度投出铅球	
b	将保龄球踢40 m远或将足球踢出40 m远	
c	击打空心球越过320 m障碍或击打棒球越过320 m障碍	
d	接住以97 km/h的速度投出的铅球或接住以97 km/h的速度投出的垒球	
e	应付一个全速向你冲刺过来的体重109 kg的跑位（橄榄球运动）或应付一个全速向你冲刺过来的体重91 kg的跑位	
f	4.5 s内在湿地上完成40 m的短跑或4.5 s内在干燥地面上完成40 m的短跑	

20.以个人或小组为单位，完成以下列举的活动或机能的生物力学分析报告。

a.篮球
b.棒球
c.跳舞
d.潜水
e.足球
f.曲棍球
g.高尔夫
h.体操
i.英式足球
j.游泳
k.网球
l.摔跤

21.以个人或小组为单位，就下列运动相关因素进行分析报告。

a.加速
b.空气动力学
c.角位移
d.平衡
e.支撑面
f.浮力
g.重心
h.拖曳
i.平衡
j.力
k.摩擦
l.重力
m.流体力学
n.冲量
o.惯性
p.瞬时转动中心
q.杠杆作用
r.举起
s.线性位移
t.质量
u.动量
v.运动
w.抛物
x.反弹角
y.恢复
z.速度
aa.高速旋转
bb.稳定性
cc.冲刺
dd.扭矩
ee.速度
ff.矢量合成
gg.矢量分解
hh.重量
ii.工作

22.以个人或小组为单位，完成下列要求的活动演示，并进行分析报告。

a.举起
b.投掷
c.站立
d.行走
e.跑步
f.跳跃
g.坠落
h.坐
i.推拉
j.撞击

参考文献

Adrian MJ, Cooper JM: *The biomechanics of human movement,* Indianapolis, IN, 1989, Benchmark.

American Academy of Orthopaedic Surgeons; Schenck RC, ed.: *Athletic training and sports medicine,* ed 3, Rosemont, IL, 1999, American Academy of Orthopaedic Surgeons.

Barham JN: *Mechanical kinesiology,* St. Louis, 1978, Mosby.

Broer MR: *An introduction to kinesiology,* Englewood Cliffs, NJ, 1968, Prentice-Hall.

Broer MR, Zernicke RF: *Efficiency of human movement,* ed 3, Philadelphia, 1979, Saunders.

Bunn JW: *Scientific principles of coaching,* ed 2, Englewood Cliffs, NJ, 1972, Prentice-Hall.

Cooper JM, Adrian M, Glassow RB: *Kinesiology,* ed 5, St. Louis, 1982, Mosby.

Donatelli R, Wolf SL: *The biomechanics of the foot and ankle,* Philadelphia, 1990, Davis.

Hall SJ: *Basic biomechanics,* ed 7, New York, 2015, McGraw-Hill.

Hamill J, Knutzen KM: *Biomechanical basis of human movement,* ed 3, Baltimore, 2008, Lippincott Williams & Wilkins.

Hamilton N, Weimar W, Luttgens K: *Kinesiology: scientific basis of human motion,* ed 12, New York, 2012, McGraw-Hill.

Hinson M: *Kinesiology,* ed 4, New York, 1981, McGraw-Hill.

Kegerreis S, Jenkins WL, Malone TR: Throwing injuries, *Sports Injury Management* 2:4, 1989.

Kelley DL: *Kinesiology: fundamentals of motion description,* Englewood Cliffs, NJ, 1971, Prentice-Hall.

Kreighbaum E, Barthels KM: *Biomechanics: a qualitative approach for studying human movement,* ed 4, New York, 1996, Allyn & Bacon.

Logan GA, McKinney WC: *Anatomic kinesiology,* ed 3, New York, 1982, McGraw-Hill.

McCreary EK, Kendall FP, Rodgers MM, Provance PG, Romani WA: *Muscles: testing and function with posture and pain,* ed 5, Philadelphia, 2005, Lippincott Williams & Wilkins.

McGinnis PM: *Biomechanics of sport and exercise,* ed 2, Champaign, IL, 2005, Human Kinetics.

Neumann, DA: *Kinesiology of the musculoskeletal system: foundations for physical rehabilitation,* ed 2, St. Louis, 2010, Mosby.

Nordin M, Frankel VH: *Basic biomechanics of the musculoskeletal system,* ed 3, Philadelphia, 2001, Lippincott Williams & Wilkins.

Norkin CC, Levangie PK: *Joint structure and function—a comprehensive analysis,* ed 5, Philadelphia, 2011, Davis.

Northrip JW, Logan GA, McKinney WC: *Analysis of sport motion: anatomic and biomechanic perspectives,* ed 3, New York, 1983, McGraw-Hill.

Piscopo J, Baley J: *Kinesiology: the science of movement,* New York, 1981, Wiley.

Prentice WE: *Principles of athletic training: a competency based approach,* ed 15, New York, 2014, McGraw-Hill.

Rasch PJ: *Kinesiology and applied anatomy,* ed 7, Philadelphia, 1989, Lea & Febiger.

Scott MG: *Analysis of human motion,* ed 2, New York, 1963, Appleton-Century-Crofts.

Segedy A: Braces' joint effects spur research surge, *Biomechanics,* February 2005.

Weineck J: *Functional anatomy in sports,* ed 2, St. Louis, 1990, Mosby.

Whiting WC, Zermicke R: *Biomechanics of musculoskeletal injury,* ed 2, Champaign, IL, 2008, Human Kinetics.

Wirhed R: *Athletic ability and the anatomy of motion,* ed 3, St. Louis, 2006, Mosby Elsevier.

第四章　上肢带骨

本章要求

- 识别上肢带骨重要的骨性结构特征
- 在骨骼图上标注上肢带骨重要的骨性结构特征
- 在骨骼图上绘制上肢带骨的肌肉，并使用箭头示意上肢带骨运动
- 利用人体模特演示上肢带骨的所有运动，并列出运动平面和旋转轴
- 在人体模特身上触诊上肢带骨的肌群并列出其拮抗肌
- 在人体模特上肢带骨全范围运动的过程中，触诊上肢带骨的关节，并感受韧带在稳定性方面的作用
- 学习和了解上肢带骨肌肉的神经支配
- 通过分析，确定特定动作中上肢带骨的运动和肌肉

上肢整体功能都需要上肢带骨的功能作为基础。上肢和躯干骨骼连接的唯一方式是肩胛骨通过锁骨关节和胸锁关节的连接。为了加深关于肩关节和上肢其他组织如何与上肢带骨相连接的理解，本书将上肢带骨与其他结构分开讨论。

关于肩部区域最重要的骨骼结构的简要描述将帮助你了解上肢带骨的结构及其与肌肉系统的关系。

骨骼

参与上肢带骨运动的主要是2块骨骼，分别为肩胛骨和锁骨，它们通常作为一个整体进行运动。它们与躯干骨唯一的连接是锁骨和胸骨。研究上肢带骨的关键骨性标志是胸骨柄、锁骨、喙突、肩峰、肩胛窝，以及肩胛骨的外侧缘、下角、内侧缘、上角和肩胛冈（图4.1、图4.2、图4.3和图4.4）。

关节

对于上肢带骨（肩胛胸壁关节）的运动分析，重要的是认识到肩胛骨在胸廓上的运动，实际上是发生在胸锁关节和肩锁关节的小幅度运动整合而成。

胸锁关节（SC）

它被归类于平面（多轴）关节，虽然按照解剖分类应该是鞍状关节。相对于胸骨柄，锁骨的近端向前伸15°，远端向后缩15°。上肢带骨在各种运动时出现的锁骨旋转运动，会导致锁骨在胸锁关节处出现轻微的旋转和滑动。它的前方有胸锁前韧带支撑，后方有胸锁后韧带支撑。肋锁韧带同样提供了稳定性，以抵抗过度运动。

肩锁关节（AC）

它通常被归类于平面关节。它具有20°~30°的滑动和旋转，并伴随上肢带骨其余部分和肩关节一起运动。喙锁韧带（圆锥韧带和梯形韧带）

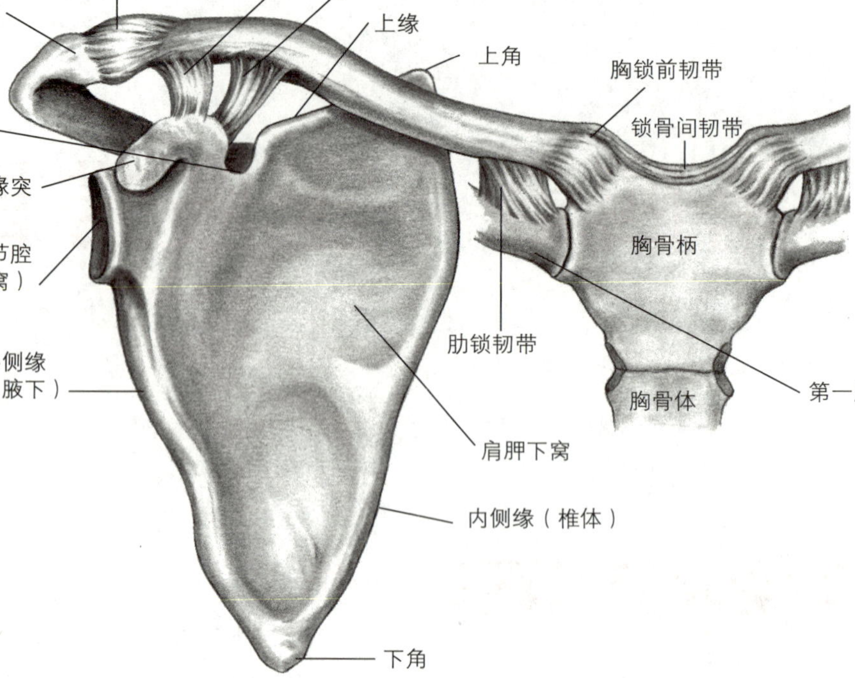

图4.1 右侧上肢带骨，前面观

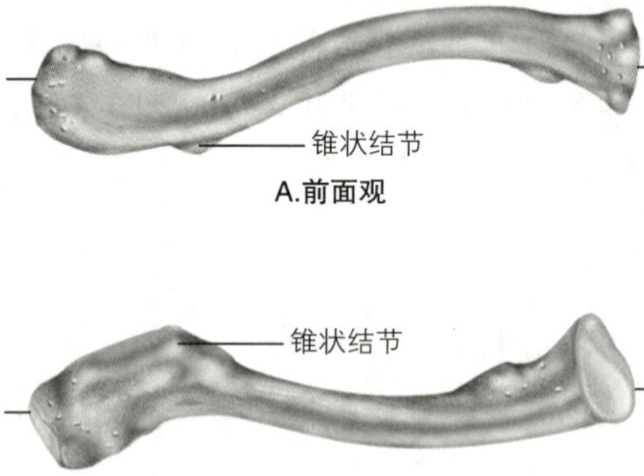

图4.2 右侧锁骨。A.前面观；B.后面观

给予强烈的支撑稳定性，此外锁骨上韧带和锁骨下韧带为受损的肩锁关节也给予稳定支撑。喙锁关节通常被认为是由韧带加强稳定型关节，通过韧带的作用，大大加强了肩锁关节的稳定性。有关支撑上肢带骨韧带的更多详细信息，见表4.1。

肩胛胸壁关节

肩胛胸壁关节不是真正的滑膜关节，是因为它没有标准的滑膜特征，而且它的运动完全依赖于胸锁关节和肩锁关节。即使由于SC和AC关节的运动而发生肩胛骨运动，肩胛骨本身也具有25°的外展–内收运动，60° 的上回旋–下回旋和55°的上提–下沉。正是因为肩胛胸壁关节没有滑膜结构，而且缺少韧带支撑，所以肩胛胸壁关节是由肌肉来维持动态稳定的。

肩胛骨的前方和胸廓的后方之间并不存在典型的关节结构。在这两个骨性结构之间的是前锯肌，横向起源于上九肋，沿着肋骨向肩胛骨走行，并止于肩胛骨的内侧边缘。紧靠前锯肌后部的是肩胛骨前方的肩胛下肌（见第五章）。

运动 图 4.5、图 4.6

分析上肢带骨运动时，关注特殊的肩胛骨骨性标志物通常会有帮助，例如，肩胛下角（后侧）、关节盂窝（侧向）或肩峰（前方）。所有的这些运动都是以胸骨和锁骨相连的胸锁关节为轴点。

上肢带骨的运动可以用肩胛骨的运动来描述，但很重要的是要记住无论肩胛骨如何运动，锁骨都会伴随着运动。

外展（前伸）：肩胛骨横向远离脊柱的运动，例如，向前伸向身前的某个物体。

内收（后缩）：肩胛骨向内侧向脊柱移动，例如，将肩胛骨夹在一起。

表4.1 上肢带骨的主要韧带

关节	韧带		近端止点	远端止点	功能应用和关节稳定性
肩锁关节（AC）	肩锁韧带	肩锁前韧带	锁骨远端上方	肩胛骨肩峰上方	围绕肩锁关节囊的韧带，功能是提供肩锁关节水平稳定性
		肩锁后韧带	锁骨远端下方	肩胛骨肩峰下方	
喙锁关节（CC）	喙锁韧带	锥状韧带	喙突基底部前方	锁骨远端下方的锥形结节	喙锁韧带的后内侧，锥状，AC关节的主要稳定装置，防止肩胛骨相对于锁骨向前移位
		梯形韧带	喙突前方	锁骨远端下方的柱状结节	喙锁韧带的前外侧，梯形，AC关节的主要稳定装置，防止肩胛骨相对于锁骨向后移位
胸锁关节（SC）	肋锁韧带		第一肋软骨的前方	锁骨近端的下方，靠近SC关节处	防止锁骨近段向前过度移位，并限制上肢带骨的过度抬高
	胸锁前韧带		胸骨柄的前侧方	锁骨近端的前方和上方	增强胸锁关节前方稳定，防止锁骨近端向前脱位或半脱位
	胸锁后韧带		胸骨柄的后侧方	锁骨近端的后方和上方	增强胸锁关节后方稳定，防止锁骨近端向后脱位或半脱位
	锁骨间韧带		锁骨近端上缘通过胸骨柄连接到对侧锁骨近端上缘	锁骨近端上缘通过胸骨柄连接到对侧锁骨近端上缘	防止锁骨向下滑动和上肢带骨过多下沉

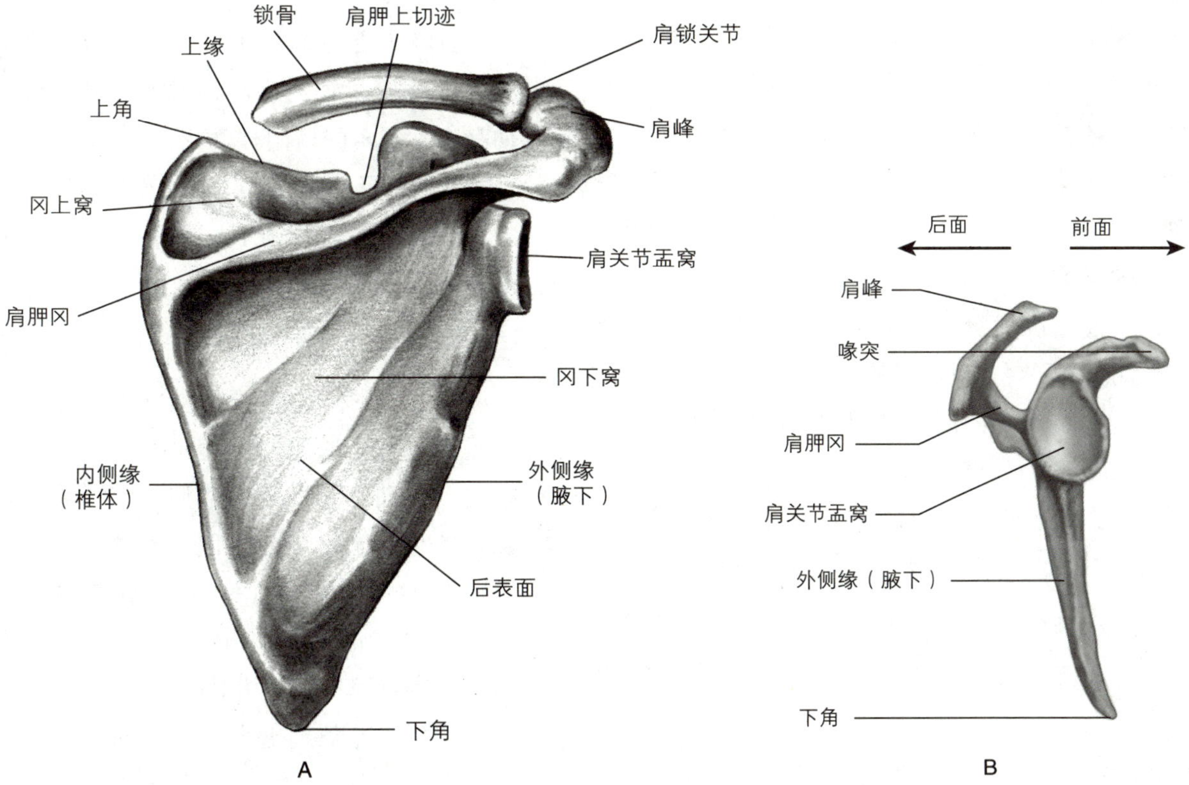

图4.3 右侧肩胛骨。A.后面观；B.侧面观

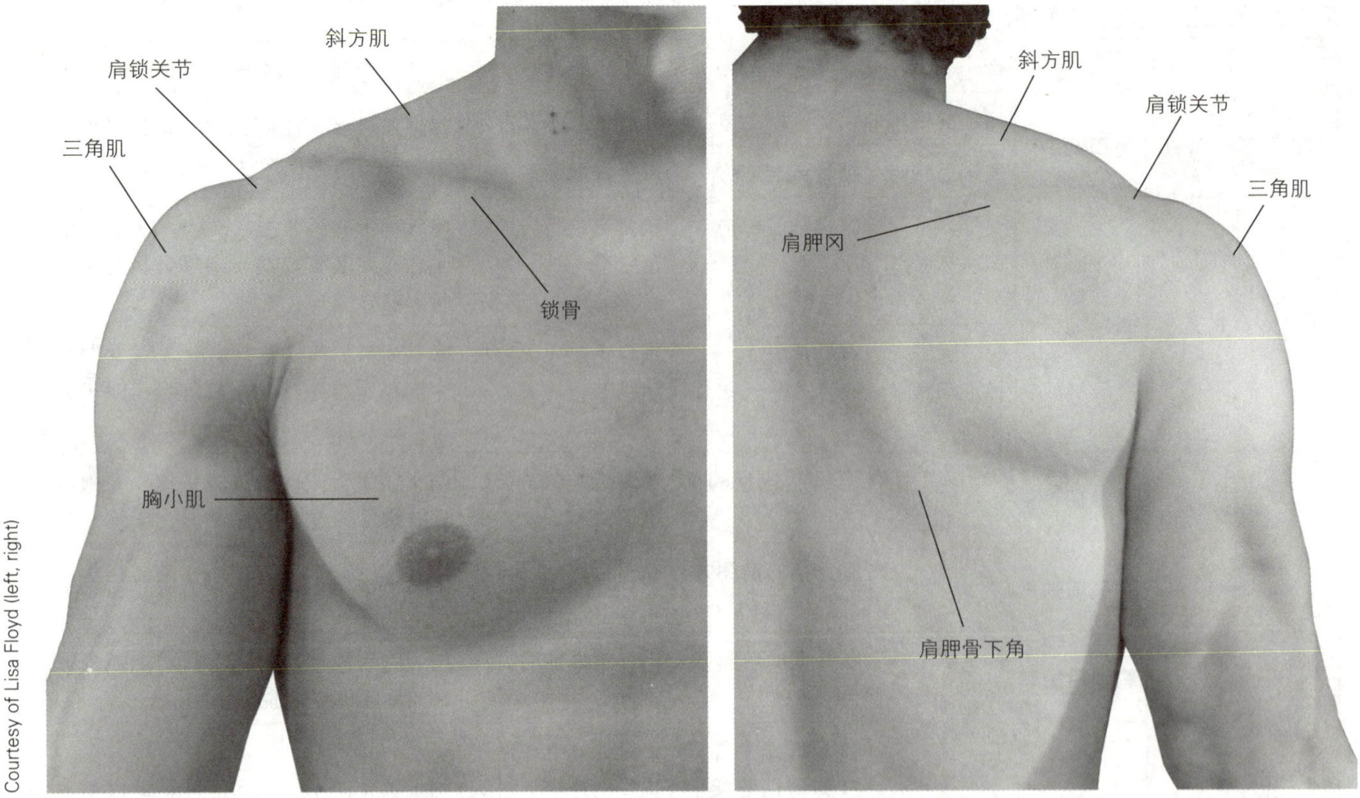

图4.4 右侧上肢带骨表面解剖。前面观（左图）和后面观（右图）

上提：肩胛骨向上向前的运动，例如，耸肩。

下沉：肩胛骨向后向下的运动，例如，耸肩后回到正常位置。

上回旋：肩胛盂窝向上移动，并使肩胛下角向上向外移动，远离脊柱，以帮助上肢侧方抬高。

下回旋：肩胛下角向下向内移动，靠近脊柱，并使肩胛盂窝回到正常位置，例如，把上肢从侧方放下来（一旦肩胛骨回到正常的解剖位置，进一步的下回旋则会引起肩胛上角的向上运动）。

为了完成此前列出的上肢带骨运动，肩胛骨必须在其轴线上旋转或倾斜。虽然这些不是上肢带骨的主要运动，但在上肢带骨运动的过程中，肩胛骨在整个运动范围内的这些运动还是很有必要的。

外侧倾斜（外向倾斜）：外展运动的伴随运动，肩胛骨围绕垂直轴的旋转，导致内侧缘的后向移动和外侧缘的前向移动。

内侧倾斜（内向倾斜）：从外侧倾斜返回的运动；肩胛骨围绕垂直轴的旋转是极度内收运动的伴随运动，导致内侧缘的前向移动和外侧缘的后向移动。

前倾（上方倾斜）：盂肱关节过度伸展时肩胛骨围绕冠状轴的旋转运动，导致上缘的前向移动和肩胛下角的后向移动。

后倾（下方倾斜）：盂肱关节过度屈曲时肩胛骨围绕冠状轴的旋转运动，导致上缘的后向移动和肩胛下角的前向移动。

盂肱关节的肌肉协同作用

肩关节和上肢带骨共同完成上肢运动，重点是需要了解上肢带骨的运动并不依赖肩关节及其肌肉。然而，上肢带骨的肌肉对于维持肩胛骨的稳定性是必不可少的，因此肩关节的肌肉对于涉及肱骨的运动提供了稳定的基础和强有力的力量。在许多肩关节运动中，上肢带骨肌群收缩是为了维持肩胛骨处于相对静止的位置。

肩关节运动到更大的范围时，上肢带骨肌收缩以移动上肢带骨，从而使肩关节盂窝处于更合适的位置，使得肱骨可以移动。如果没有肩胛骨的附属运动，肩关节外展和屈曲的过程中肱骨仅抬高到90°~120°。这需要通过两个关节肌肉之间适当的协同作用来实现整个上肢所需的动作。例如，如果想要尽可能高地向侧面做上举的动作，冈上肌和三角肌使盂肱关节外展的同时需要前锯肌和斜方肌（中下纤维束）上回旋肩胛骨。肩胛骨和肩关节肌肉之间的这种协同作用强化了整体上肢的运动。第五章将进一步讨论这些关节之间的互动和协作，表5.1列举了伴随肩关节运动的上肢带骨运动。关于肩肱节律的补充讨论见第五章。

肌肉

主要有五块肌肉参与上肢带骨运动，如图4.7所示：胸小肌、前锯肌、斜方肌，菱形肌和肩胛提肌。为避免混淆，将上肢带骨肌群与肩关节肌群分列成组是有帮助的。锁骨下肌也包括在上肢带骨组中，但上肢带骨的任何动作它都不是主要动力来源。上肢带骨的五块肌肉都起自中轴骨，并止于肩胛骨和（或）锁骨。上肢带骨肌群不附着在肱骨上，也不会引起肩关节的动作。胸小肌

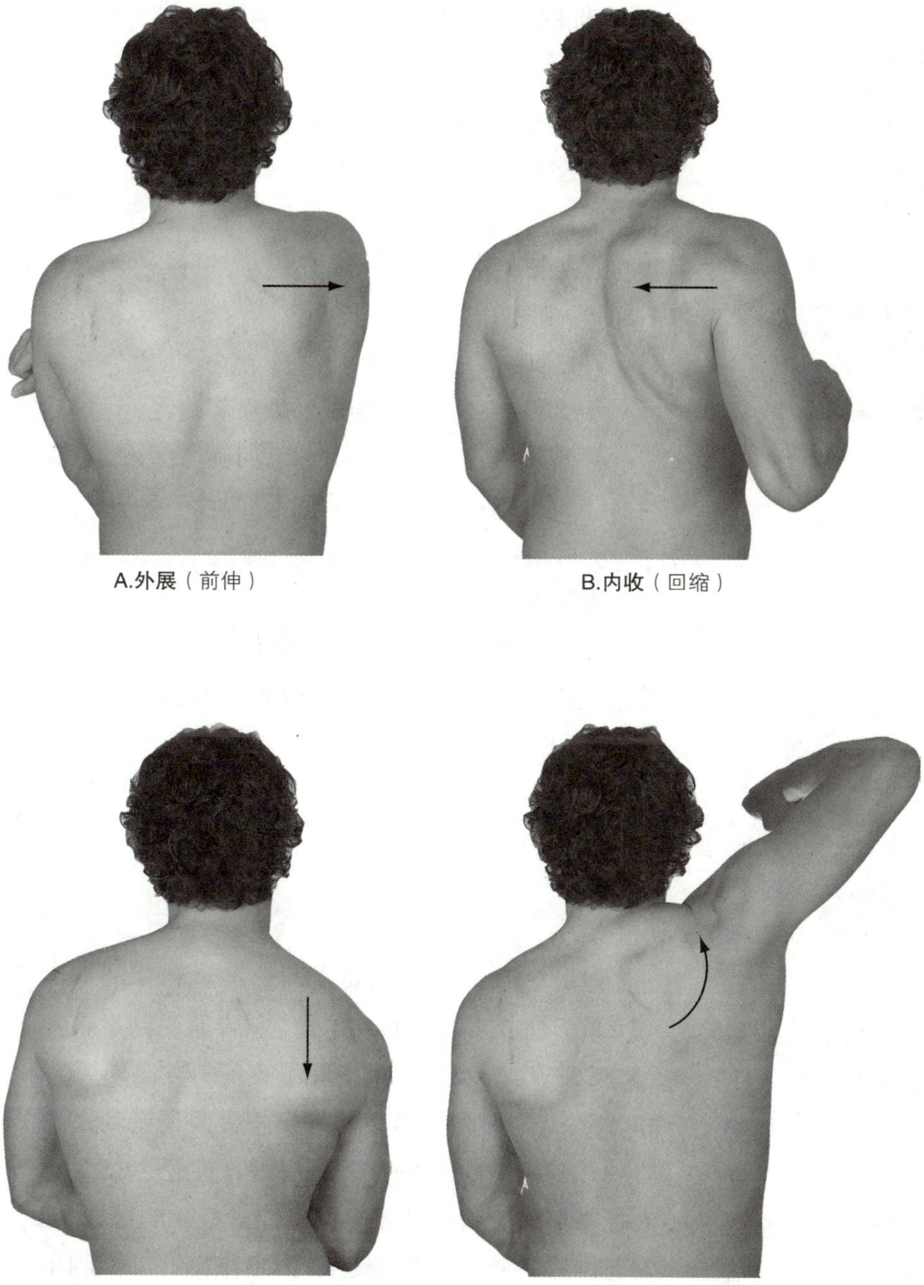

图4.5　上肢带骨的运动

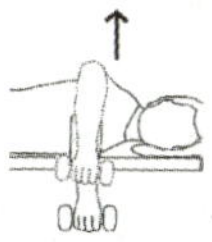
肩胛内收

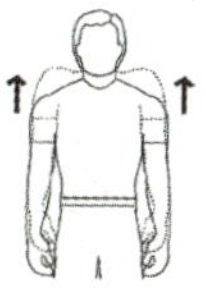
肩胛上提

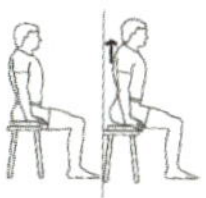
肩胛下沉

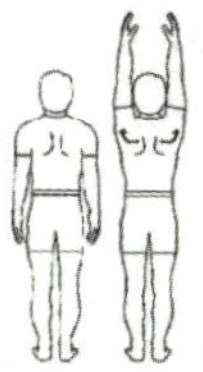
肩胛上回旋

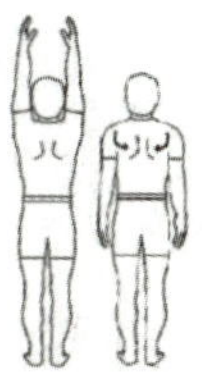
肩胛下回旋

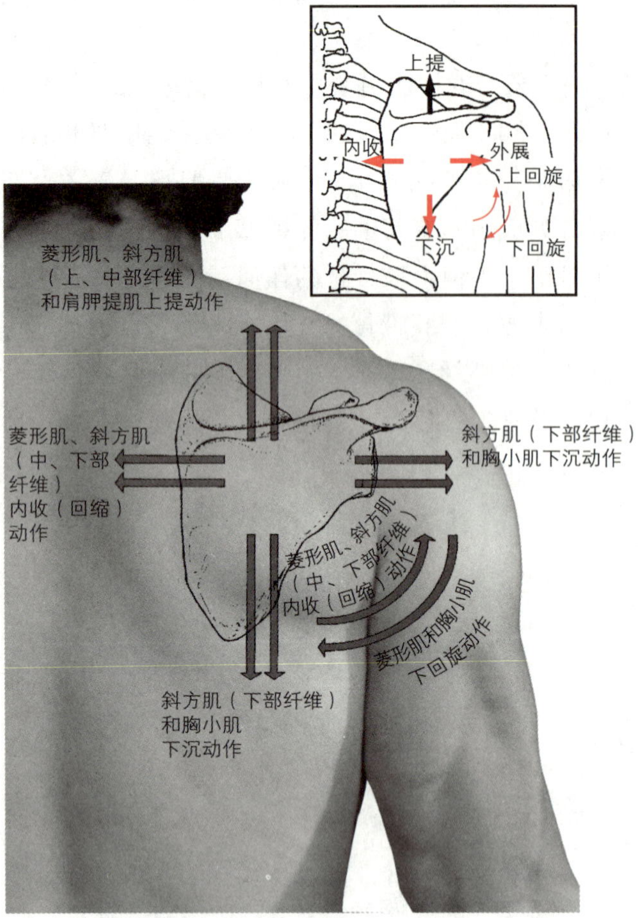

图4.6　上肢带骨肌群的主动运动。后面观

和锁骨下肌位于躯干前方，前锯肌位于肩胛骨的前方和躯干的后侧方，位于躯干和颈椎后方的是斜方肌、菱形肌和肩胛提肌。

上肢带骨肌群对于肩胛骨的动态稳定性是必不可少的，因为它可以作为一些肩关节活动支撑的基础，例如，投掷、击球和拦网等。

上肢带骨肌群对于脊柱姿势也起到关键作用。通常情况下，由于姿势不良及日常生活中使用肌肉的方式，肩关节逐渐形成前倾姿势，导致肩胛骨向前、向外的肌肉变得更强、更紧，而后缩肩胛骨的肌肉变弱。这将导致肩胛骨前伸和下沉进一步加重肩前移姿势加重，也进一步增加脊柱后凸（增加胸椎的后部凸度）和颈部前凸（增加颈椎的后部凹度），参见第十二章。反过来，脊柱后部的肌群承担了更大的负荷，并且还使盂肱关节处于功能减弱而代偿增强的位置。为了避免这种情况，应经常练习以维持良好的姿势，即保持适当的腰椎前凸曲线，并将肩胛骨自然置于骨盆正上方而不是前方，这样可以更容易将头部和颈部保持在正确位置。良好姿势的另一个好处是减轻肋骨和胸腔的压力，使呼吸更轻松。

翼状肩胛虽然不常见，但会影响正常的上肢功能。最常见的形成因素是前锯肌无力，当手臂前推或者抬起手臂的时候会导致内侧翼状肩胛，前锯肌的无力或瘫痪通常是由于各种原因引起的胸长神经损伤导致。斜方肌和（或）菱形肌损伤虽然并不常见，也会导致外侧翼状肩胛。

肩带肌群——定位和动作

前面：

　胸小肌：外展、下回旋和下沉。

　锁骨下肌：下沉和外展。

后侧面：

　前锯肌：外展、上回旋。

后面：

　斜方肌：

　　上部纤维：上提、伸展和颈项部旋转。

　　中部纤维：上提、内收和上回旋。

　　下部纤维：下沉、内收和上回旋。

　菱形肌：内收、上提和下回旋。

　肩胛提肌：上提。

理解肌群在整个运动范围过程中不是一直都处于活跃状态是很重要的，因为肌群起到的是激活的作用。

表4.2列举了负责上肢带骨主要运动肌的详细分类。

神经

上肢带骨的肌肉主要受颈丛神经和臂丛神经的支配，如图4.8和图4.9所示。斜方肌受到脊副神经和C3、C4分支的支配。除了支配斜方肌外，C3和C4还支配肩胛提肌，此外肩胛提肌还受到来自肩胛背神经（C5）的支配，肩胛背神经（C5）还支配菱形肌。胸长神经起源于C5、C6和C7，并支配前锯肌。胸内侧神经起源于C8和T1并支配胸小肌。有关上肢带骨神经支配的完整列表，请参见图4.10。

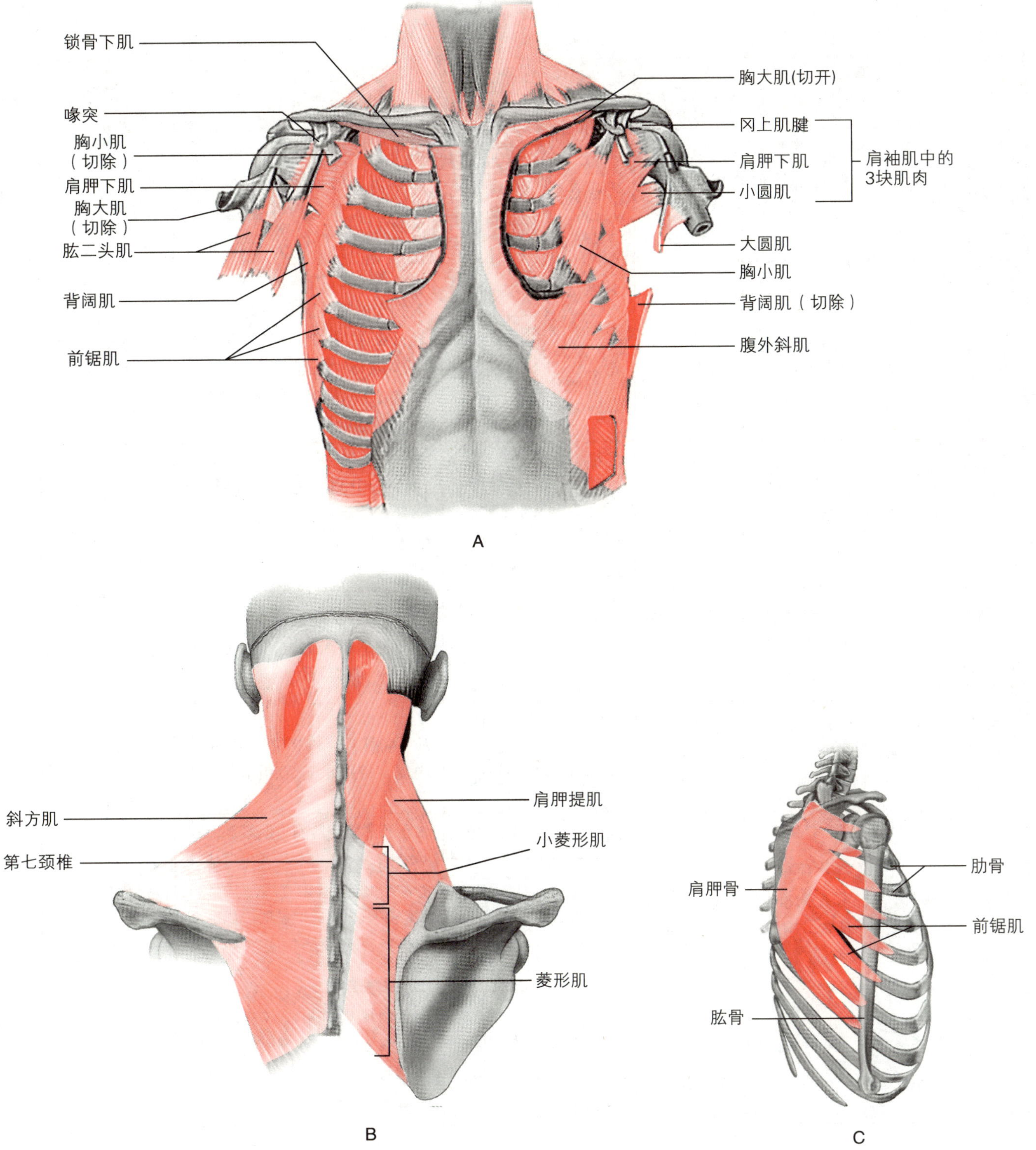

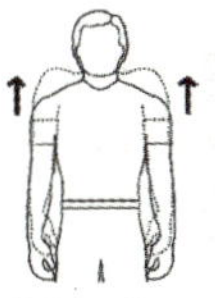
肩胛上提

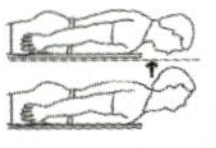
颈伸展

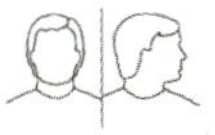
颈单侧旋转

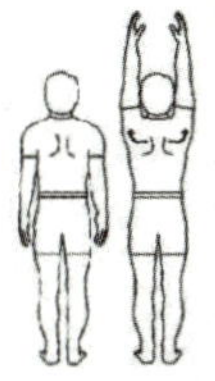
肩胛上回旋

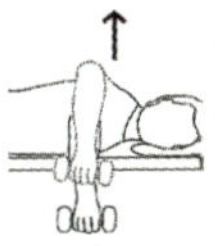
肩胛内收

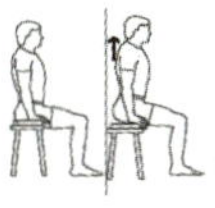
肩胛下沉

图4.7 作用于肩胛骨的肌群。A.前面观：两侧胸大肌（切除）；B.后面观：切除右侧斜方肌以显示更深层肌群；C.侧面观：前锯肌

斜方肌 图 4.11

起点

上部纤维：颅底、枕骨粗隆和颈后韧带。

中部纤维：第七颈椎和第一到第三胸椎的棘突。

下部纤维：第四到第十二胸椎的棘突。

止点

上部纤维：锁骨外侧1/3的后面。

中部纤维：肩峰内侧和肩胛冈的上方。

下部纤维：肩胛冈底部的三角形区域。

表 4.2　上肢带骨主要运动肌

肌		起点	止点	运动	运动平面	触诊	神经支配
前方肌	胸小肌	第三至第五肋骨前方	肩胛骨喙突	外展	水平面	困难，位于胸大肌深层，抗阻下沉时位于喙突前方，受试者手背于身后并主动上抬时收缩增强	胸内侧神经（C8~T1）
				下回旋	冠状面		
				下沉			
后外侧肌	前锯肌	胸廓侧面上9根肋骨的表面	肩胛骨内侧缘前方	外展	水平面	肩外展时，在第五、第六肋下胸廓的前外侧最接近起点；最好在盂肱关节屈曲 90° 的时候触诊；在腋下背阔肌和胸大肌外侧缘之间的相同位置可以触诊到上部肌纤维	胸长神经（C5~C7）
				上回旋	冠状面		
后侧肌	上斜方肌	颅底、枕骨粗隆和颈后韧带	锁骨外侧1/3的后面	上提	冠状面	在枕骨粗隆和C6之间到肩峰，尤其是上提肩关节和颈部伸展动作	脊副神经和C3、C4神经的分支
				上回旋			
				颈部后伸	矢状面		
				颈部旋转	水平面		
	中斜方肌	第七颈椎和上3个胸椎的棘突	肩峰内侧和肩胛上缘	上提	冠状面	从C7到T3椎体横向走行到肩峰和肩胛冈上方，特别是内收动作	
				内收	水平面		
				上回旋	冠状面		
	下斜方肌	第四至第十二胸椎的棘突	肩胛冈底部的三角形区域	内收	水平面	从T4到T12椎体到肩胛冈的内侧，特别是下沉和内收动作	
				下沉	矢状面		
				上回旋			
	菱形肌	第七颈椎到第五胸椎的棘突	肩胛骨的内侧缘，肩胛冈的下方	内收	水平面	由于菱形肌相对斜方肌较深而较难触诊，但在内收动作中可能被触及；最佳触诊方法是受试者主动将手从背部抬起时，同侧手放于背后以放松斜方肌并触诊菱形肌	肩胛背神经（C5）
				下回旋	矢状面		
				上提			
	肩胛提肌	上4个颈椎横突	肩胛骨的内侧缘，从上角到肩胛冈	上提	矢状面	由于肩胛提肌相对斜方肌较深而较难触诊；可在肩胛骨上角的内侧触诊，特别是在肩关节轻微上提时触诊	肩胛背神经（C5）和C3、C4的分支
				轻度下回旋			
				轻度内收	水平面		

运动

上部纤维： 肩胛骨上提、上回旋，头颈后伸和旋转。

中部纤维： 肩胛骨上提、上回旋和内收（回缩）。

下部纤维： 肩胛骨下沉、上回旋和内收（回缩）。

触诊

上部纤维： 在枕骨粗隆和C6之间到肩峰，尤其是上提肩关节和颈部伸展动作。

中部纤维： 从C7到T3椎体横向走行到肩峰和肩胛冈，特别是内收动作。

下部纤维： 从T4到T12椎体到肩胛冈的内侧，特别是下沉和内收动作。

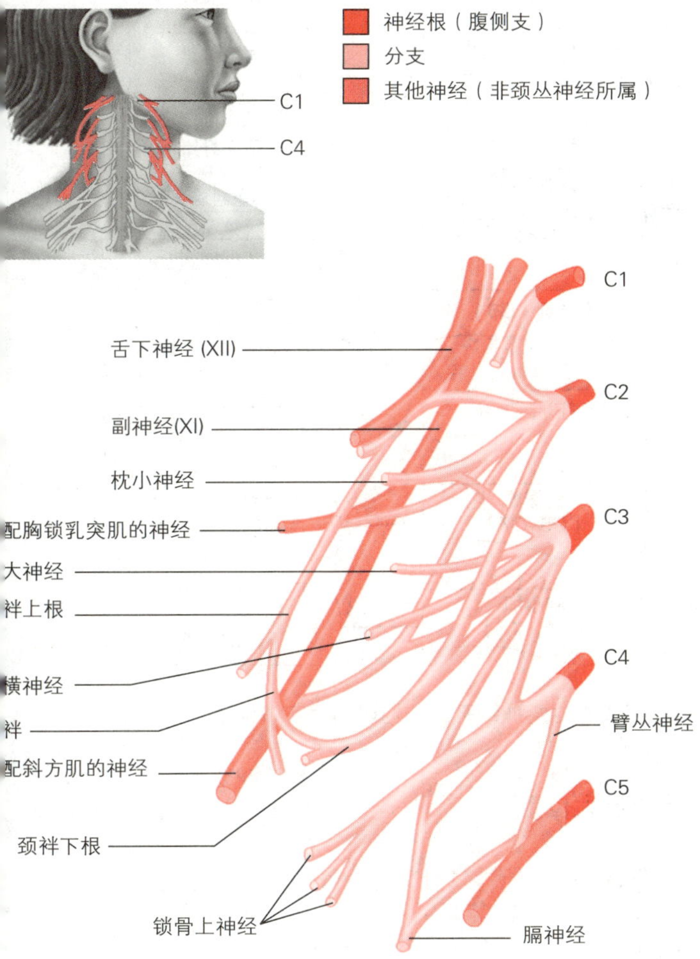

图4.8　颈丛神经。前面观，颈丛的神经根由C1~C4脊神经的腹侧支形成

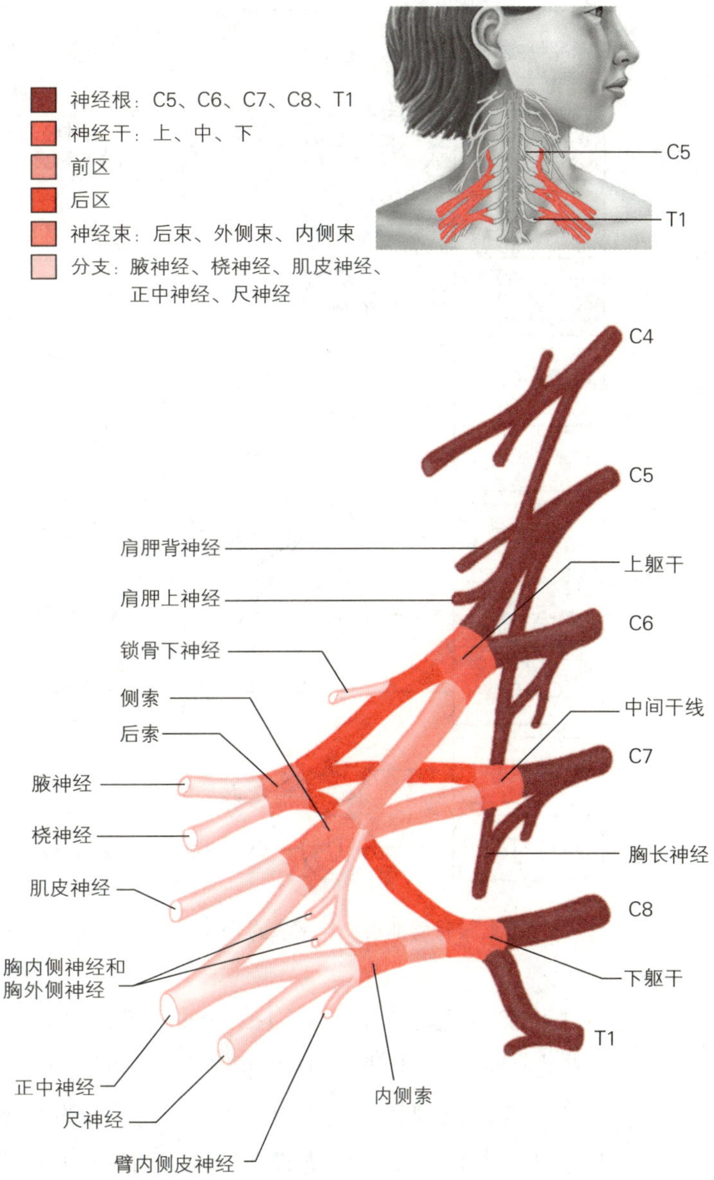

图4.9　臂丛神经。前面观，臂丛的神经由C5~T1脊神经的腹侧支形成，并且连接形成上、中和下干支。每个干支都会分成前后两区。分区连接形成后束、外侧束和内侧束，臂丛神经就是从这些束里产生的

神经支配

脊副神经（颅神经Ⅺ）和C3、C4的分支。

临床应用、强化和柔韧性练习

上部纤维是斜方肌中相对薄弱的部分，它提供了锁骨的部分抬高运动，由于起自颅底，也有助于头颈部的伸展。

中部纤维更厚、更强壮，能大幅度提供肩胛骨的上提、上回旋和内收（回缩）。这部分的肌肉力量很少会减弱，因为中部纤维在肩关节空间定位的功能和姿势维持上相当活跃。因此，中部纤维常常会因为长期紧张导致压痛和不适。

下部纤维可以使肩胛骨下沉、上回旋和协助内收（回缩），这部分通常较弱，特别是在肩胛骨过度外展运动的个体中。

当斜方肌的所有部分一起收缩的时候，通常会导致肩胛骨同时上提和内收，抬起手推车把手这个动作时可以明显看到。斜方肌的典型动作是稳定肩胛骨协助完成三角肌收缩。持续的肩胛骨上回旋运动可以帮助上肢抬起超过头顶，斜方肌可以防止上肢举起物体的时候肩关节盂的被动下拉，在举起物体超过头顶时明显可见。上肢的水平前举显示了斜方肌对肩胛骨的稳定作用和三角

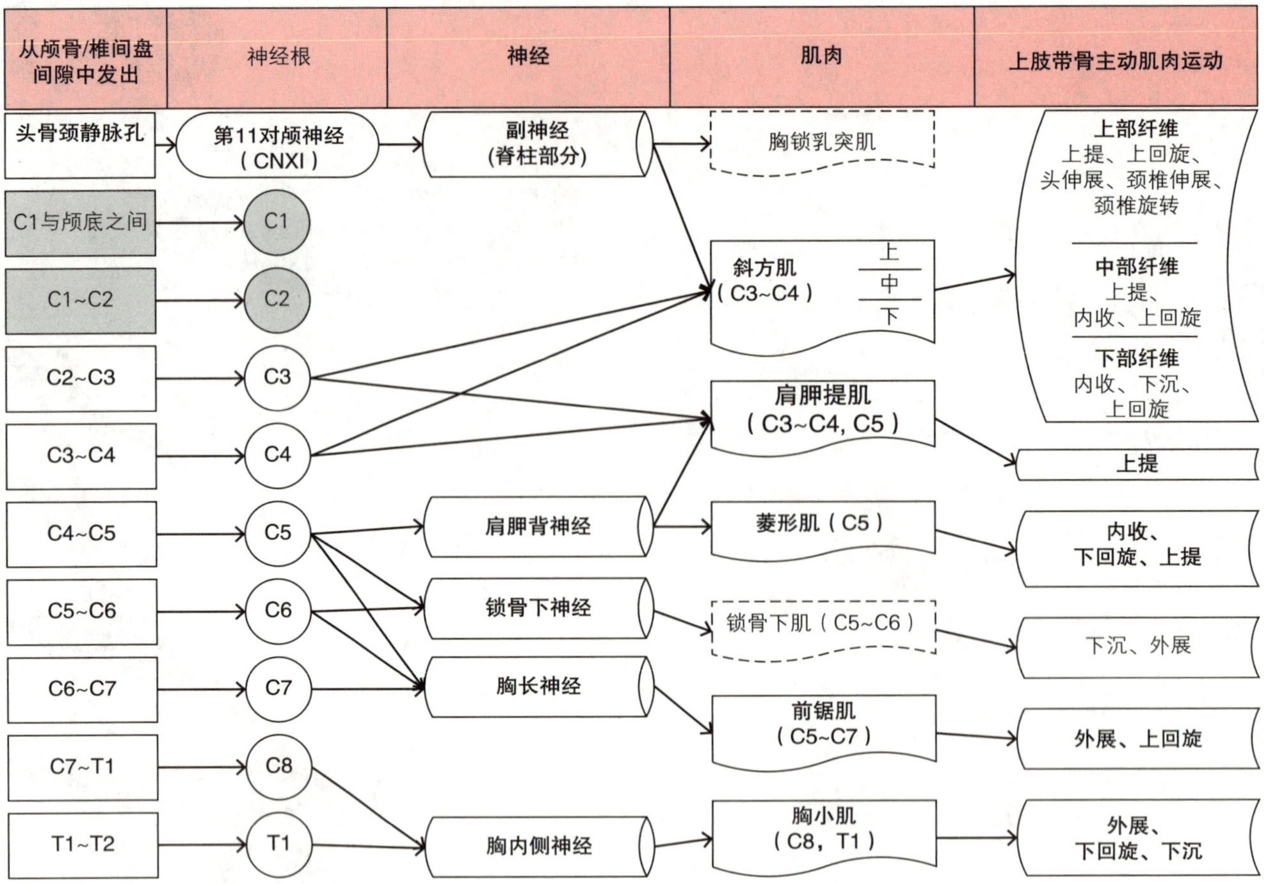

图4.10　上肢带骨肌群的神经支配及其作用。肩胛骨及其主动运动相关的主要神经肌肉结构以加粗字体标注

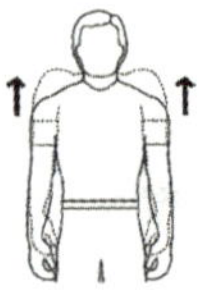

肩胛上提

肌对上肢的稳定作用。用力抬手时，斜方肌会非常费力，例如，抬起一个沉重的手推车时。斜方肌必须抵抗肩胛骨受到被动下拉的力。肩部扛物也可以激活斜方肌。斜方肌的上部纤维和中部纤维可以通过耸肩动作进行练习，中部纤维和下部纤维可以通过俯卧位屈曲划船和肩关节水平外展进行练习。下部纤维可以通过胸部拉伸和肩部回缩进行练习，即在肩胛骨下沉时将肘关节放在裤后口袋里。双杠垂体和自重臂屈伸也可以强化下部纤维。有关本章中斜方肌和其他肌肉的更多练习，请参见附录2。

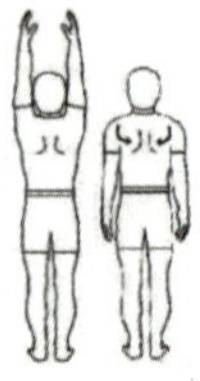

肩胛下回旋

斜方肌的拉伸需将每部分纤维单独处理。上部纤维的拉伸可以通过健侧手把头颈部前屈或向对侧轻微侧屈，同时把患侧手固定在桌子边缘以保持肩胛骨处在下沉位置。中部纤维在一定程度上采用上部纤维拉伸方法，被动地将肩胛骨前向拉伸以进一步拉伸中部纤维。下部纤维拉伸的最好体位是受试者处于侧卧位，治疗师握住肩胛骨的内侧缘和下角，被动地拉伸到肩胛骨上抬和前伸的最大位置。

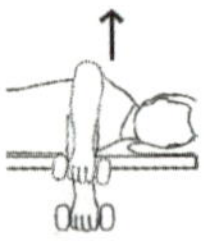

肩胛内收

肩胛提肌　图 4.12

起点

上4个颈椎横突。

止点

肩胛骨的内侧缘，从上角到肩胛冈。

运动

肩胛骨内侧缘上提。

下回旋（弱）。

内收（弱）。

触诊

由于肩胛提肌相对斜方肌较深而较难触诊；可在肩胛上角的内侧触诊，特别是在肩关节轻微上提时。

神经支配

肩胛背神经（C5）和C3、C4的分支。

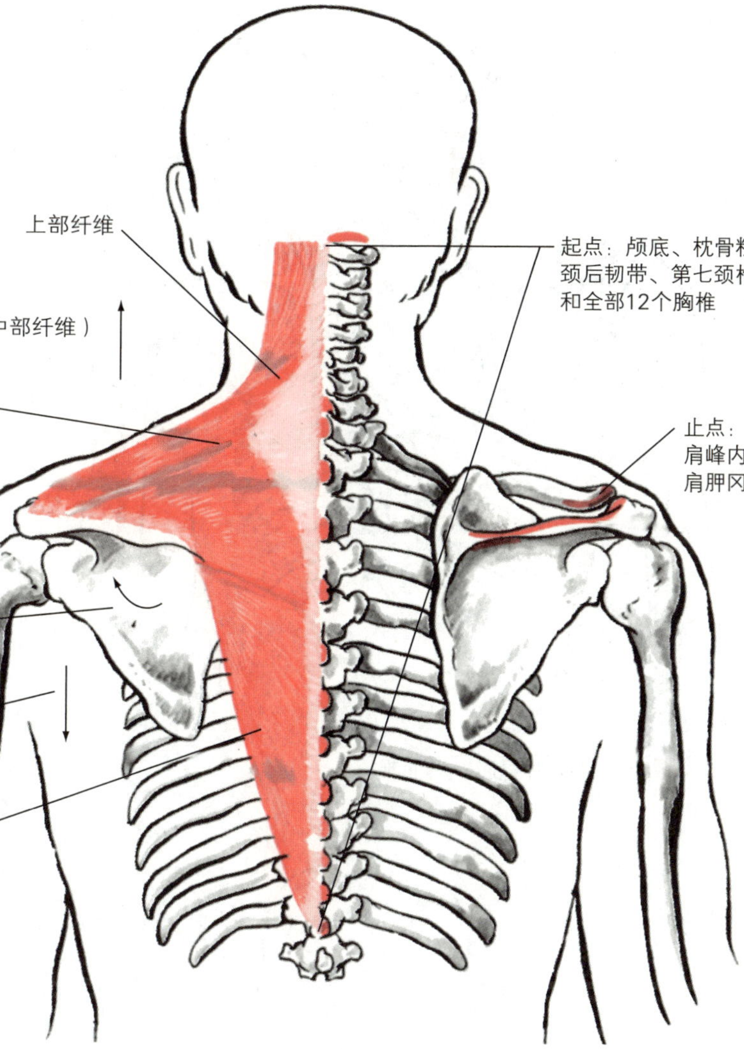

图4.11　斜方肌。后面观

临床应用、强化和柔韧性练习

耸肩时可以激活肩胛提肌和斜方肌上部纤维。胸小肌固定肩胛骨的时候，双侧肩胛提肌收缩可以后伸颈部，单侧肩胛提肌收缩可以侧屈颈部。

肩胛提肌最好的拉伸体位是肩胛骨固定在放松且下沉的体位时，屈曲颈椎并向对侧水平旋转大约45°。

和斜方肌一样，肩胛提肌在长期紧张和耸肩时引起慢性紧张、压痛和继发性不适。

大菱形肌和小菱形肌　图 4.13

起点

第七颈椎到第五胸椎的棘突。

止点

肩胛骨的内侧缘，肩胛冈的下方。

运动

运动时大、小菱形肌一起运动。

内收（回缩）： 将肩胛骨拉向脊柱。

下回旋： 当肩胛骨处在上回旋的位置时，可以将肩胛骨向下回旋牵拉。

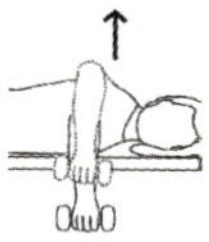

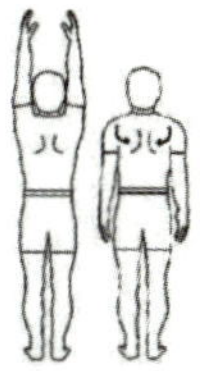

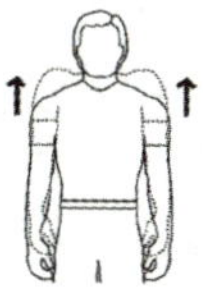

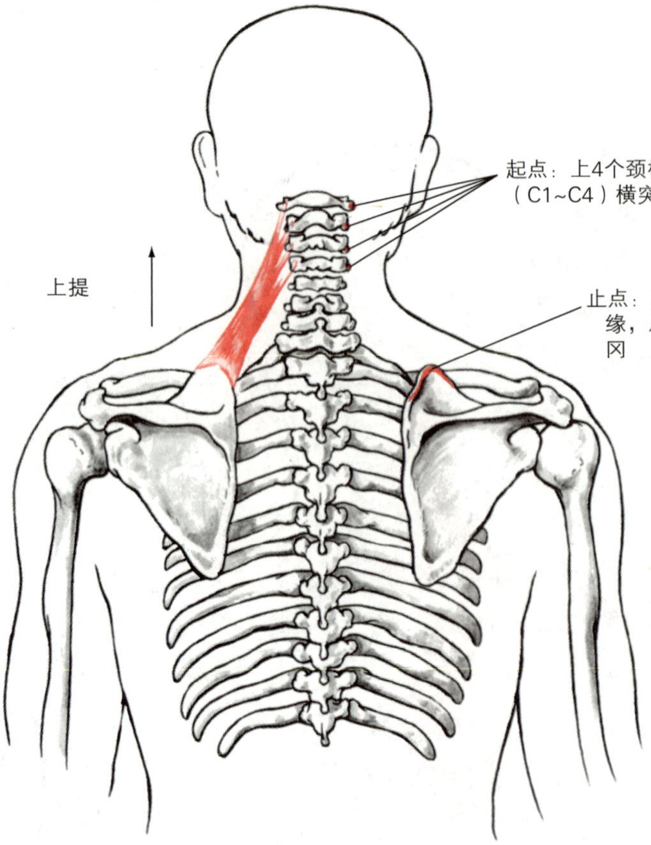

图4.12　肩胛提肌。后面观

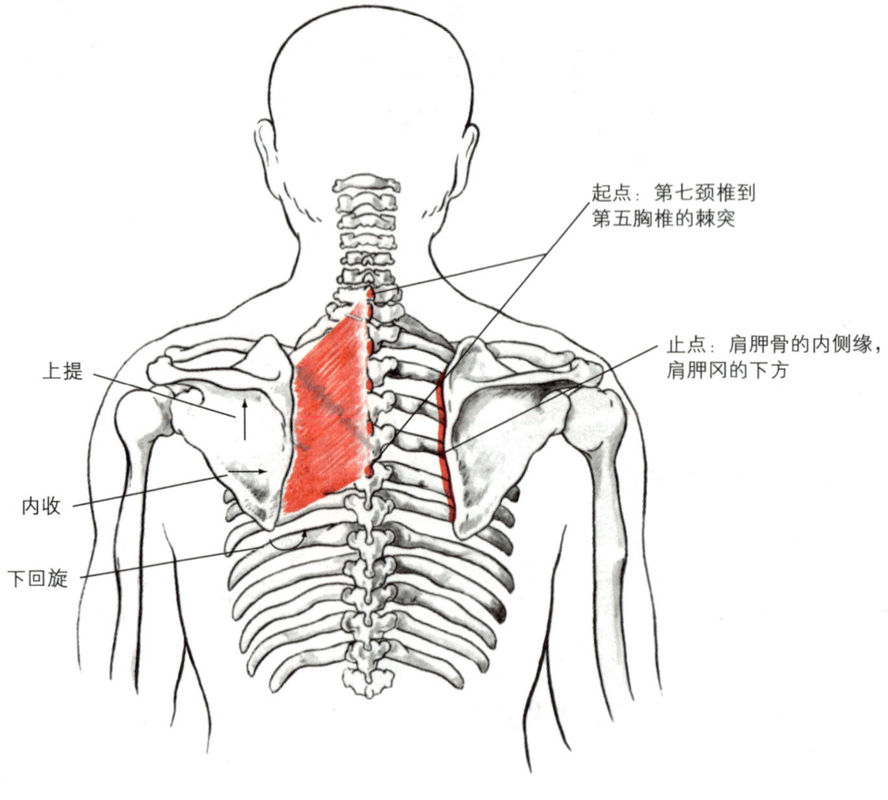

图4.13　大、小菱形肌。后面观

上提：在内收肩胛骨的同时又轻微上提肩胛骨。

触诊

由于菱形肌相对斜方肌较深而较难触诊，但在内收动作中可能被触及；受试者主动将手从背部抬起时，同侧手放于背后以放松斜方肌并触诊菱形肌。

神经支配

肩胛背神经（C5）。

临床应用、强化和柔韧性练习

当肩关节肌肉做内收或伸展手臂的动作时，大、小菱形肌会将肩胛骨固定在内收（回缩）的体位。大小菱形肌对于引体向上练习非常重要，受试者用双手悬挂在单杠上，肩胛骨通常会被向上牵拉远离胸廓上方。引体向上开始后，大、小菱形肌用力旋转肩胛骨内侧缘，并向脊柱方向牵拉。留意大、小菱形肌用力的最佳体位。与此相关，大、小菱形肌可以起到防止翼状肩胛作用。

斜方肌和大、小菱形肌同时收缩会导致肩胛骨内收的同时伴随轻微的上提。为了防止上提动作的产生，背阔肌需要收缩运动。

引体向上、俯卧撑和弯腰划船都是锻炼大、小菱形肌肌力的好方法。肩胛骨被动前伸并下沉的动作可以有效拉伸大、小菱形肌，肩胛骨的上回旋也可以帮助拉伸大、小菱形肌。

前锯肌　图 4.14

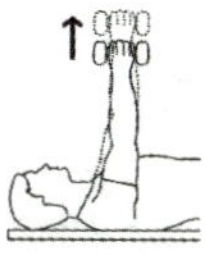

肩胛外展

起点

胸廓侧面上9根肋骨的表面。

止点

肩胛骨内侧缘前方。

运动

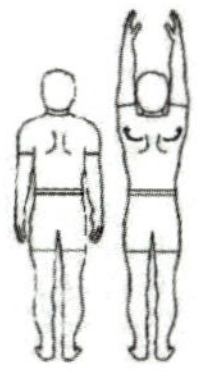

肩胛上回旋

外展（前伸）：将肩胛骨的内侧边缘拉离椎体。

上回旋：较长的下部纤维往往会使肩胛骨的下角远离椎体，从而导致肩胛骨轻微上回旋。

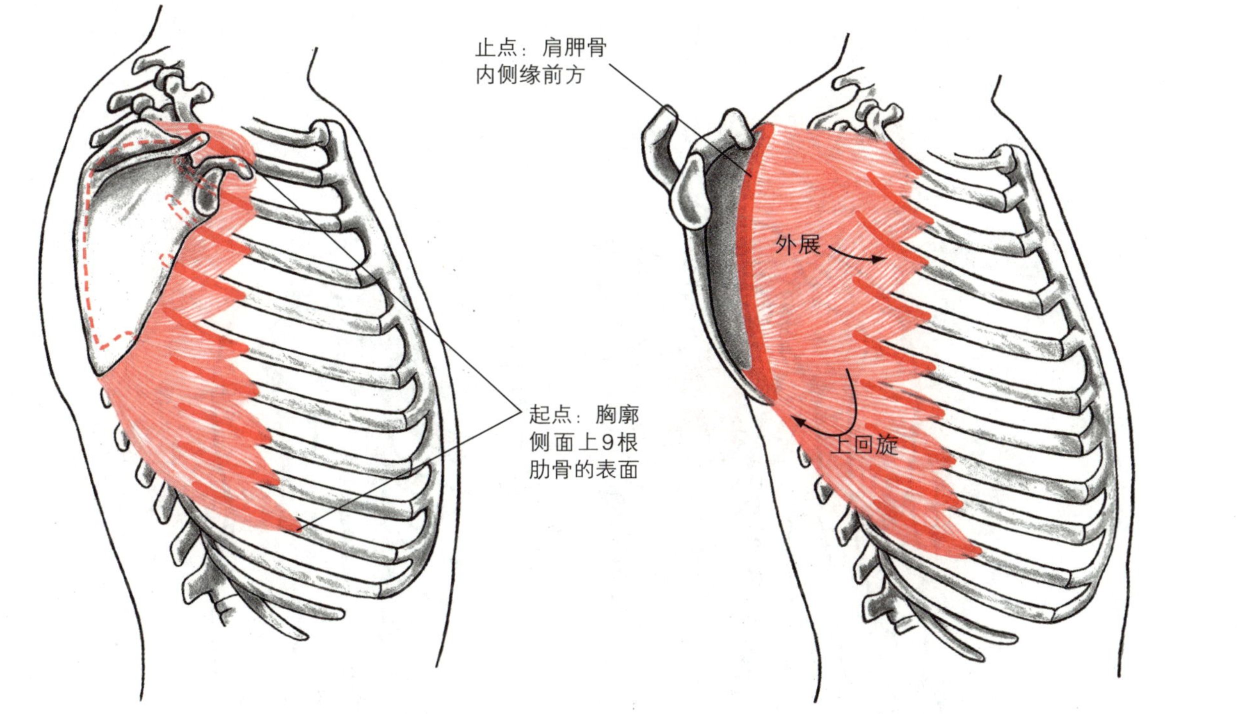

A.侧面观

B.肩胛骨侧面观（肩胛骨已分离）
暴露前锯肌表面

图4.14　前锯肌。侧面观

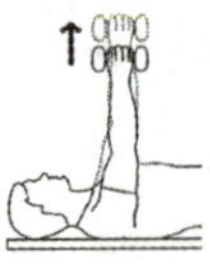

肩胛外展

触诊

肩外展时，在第五、六肋下胸廓的前外侧最接近起点；最好是仰卧位下肩关节屈曲90° 的时候触诊；在腋下背阔肌和胸大肌外侧缘之间的相同位置可以触诊到上部肌纤维。

神经支配

胸长神经（C5~C7）。

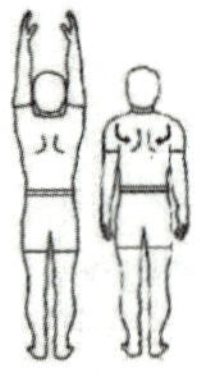

肩胛下回旋

临床应用、强化和柔韧性练习

前锯肌通常对需要肩胛骨前伸和轻微上回旋的运动起到明显作用，例如，投掷棒球、拳击中的进攻、射击、篮球投篮和防守及足球拦截动作。最典型的运动是和胸大肌协同收缩的运动，如投掷棒球。

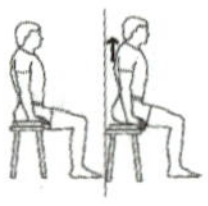

肩胛下沉

前锯肌在俯卧撑运动时收缩明显，尤其是最后5° ~10° 。卧推和挺举对于前锯肌是很好的锻炼方式。翼状肩胛通常与大、小菱形肌和（或）前锯肌无力有关。前锯肌无力有可能和胸长神经有关。

通过面对墙角站立，双手置于双侧墙上并与肩处于同一水平面，身体用力压墙使前锯肌得到牵伸。当前倾身体并试图将鼻子置于两墙之间的夹角内时，双侧肩胛骨都会被推到一个内收的位置，从而使前锯肌伸长。

胸小肌 图 4.15

起点

第三至第五肋骨前方。

止点

肩胛骨喙突。

运动

外展（前伸）： 将肩胛骨向前拉，并使肩胛骨下角远离肋骨。

下回旋： 外展的同时向下牵拉肩胛骨。

下沉： 当肩胛骨处在上回旋的位置时，可以辅助肩胛骨的下沉。

触诊

难以触诊，但在肩胛骨完成抗阻下沉动作时可以在胸大肌的深层、喙突下方触摸到。可以通过将受试者的手放在背后并主动后伸使肩胛骨下

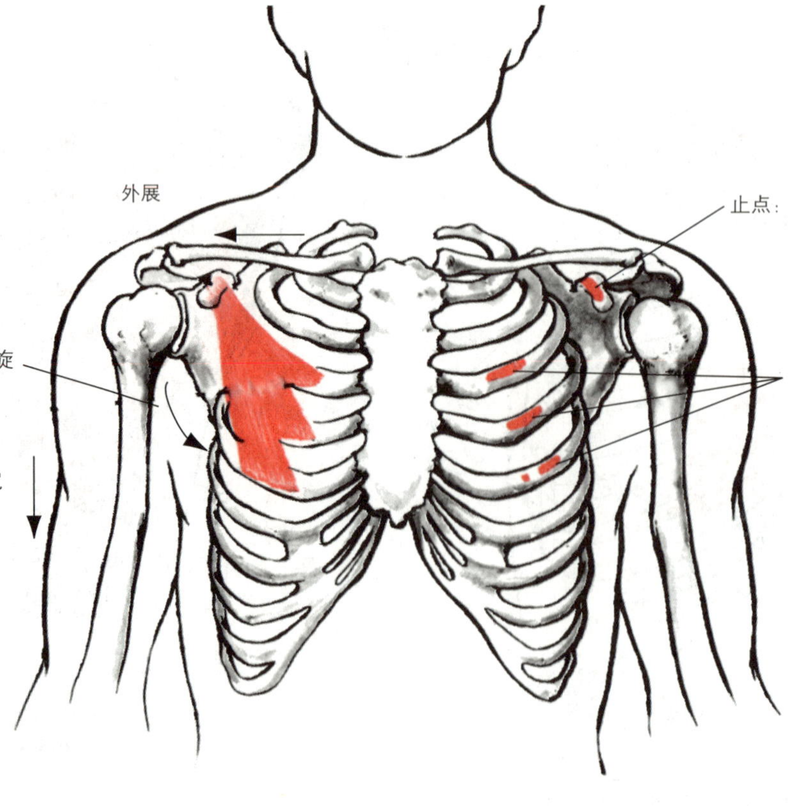

图4.15　胸小肌。前面观

回旋，此动作容易触及。

神经支配

胸内侧神经（C8~T1）。

临床应用、强化和柔韧性练习

胸小肌和前锯肌共同收缩完成肩胛骨单纯的外展（前伸）而不产生旋转，特别是需要肩胛骨单纯外展（前伸）的俯卧撑运动。因为，前锯肌前伸肩胛骨的同时会有上回旋，胸小肌前伸肩胛骨的同时会有下回旋，两者共同作用会产生单纯的肩胛骨外展（前伸），多数需要用手推动的动作都会有两者的共同运动。

胸小肌在肩胛骨处在上回旋的体位可以有下沉和下回旋肩胛骨的作用，例如，在双杠上或身体下降时向上推举。

胸小肌通常会因为肩胛骨主动外展运动而导致轻微紧张，这也将导致肩前伸和圆肩。这样的结果告诉我们，可以通过前锯肌的推墙动作来拉伸胸小肌。另外，受试者仰卧时在胸椎后方垫一毛巾卷，治疗师被动回缩双侧肩胛骨也可以拉伸胸小肌。

锁骨下肌　图 4.16

起点

第一肋骨与其肋软骨交界处的前方。

止点

锁骨中部的下表面。

运动

胸锁关节的稳定和保护。

肩胛骨下沉。

肩胛骨外展（前伸）。

触诊

难以和胸大肌分清楚，但在受试者侧卧、肩胛骨上回旋、肱骨被动前屈时可以在锁骨中1/3的下方触摸到。肩胛骨主动稍下沉和外展时可以帮助更好地触诊。

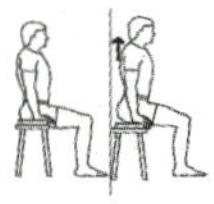

肩胛下沉

神经支配

C5、C6的神经纤维。

临床应用、强化和柔韧性练习

锁骨下肌将锁骨拉向胸骨的前方和下方。除了协助锁骨和上肢带骨外展和下沉外，锁骨下肌在上肢运动过程中保护和稳定胸锁关节起重要作用。锁骨下肌可以通过肩胛骨主动下沉的动作或肩胛骨主动外展动作练习，如双杠臂屈伸、肩胛骨下沉和俯卧撑等。上肢带骨的极度上提和回缩可以拉伸锁骨下肌。

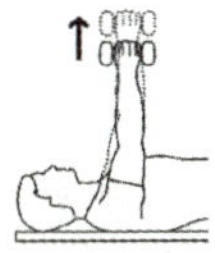

肩胛外展

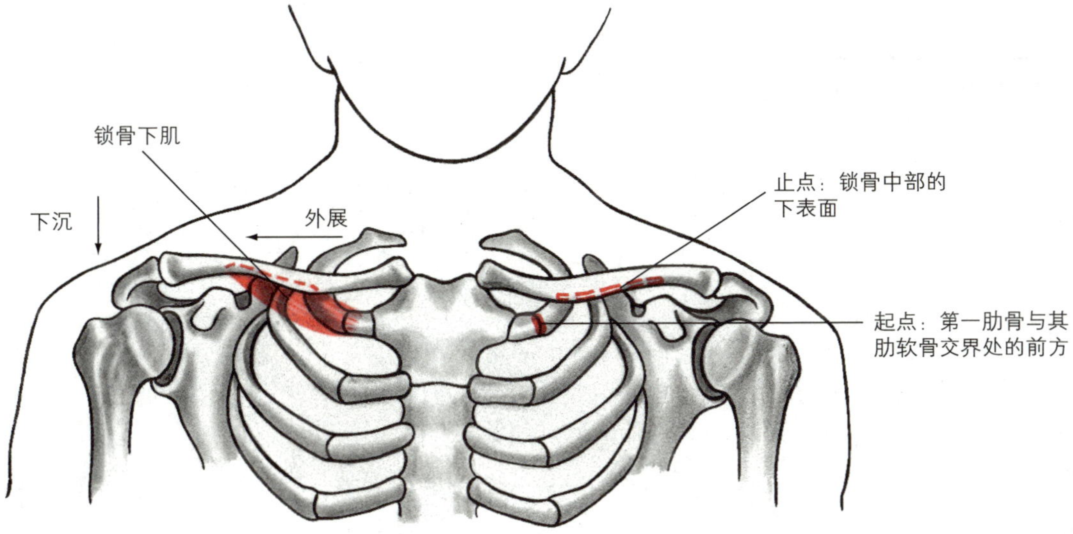

图4.16　锁骨下肌。前面观

复习题

1.列举上肢带骨每个运动的平面。

列举上肢带骨每个运动的平面所对应的旋转轴。

a.内收

b.外展

c.上回旋

d.下回旋

e.上提

f.下沉

2.肌肉分析表——上肢带骨

通过列举下列运动所涉及的肌肉完成表。	
外展	内收
上提	下沉
上回旋	下回旋

3.拮抗肌运动表——上肢带骨

通过列举左侧主动肌的拮抗肌完成表。

主动肌	拮抗肌
前锯肌	
上斜方肌	
中斜方肌	
下斜方肌	
菱形肌	
肩胛提肌	
胸小肌	

实践练习

1.在人体骨骼模型和受试者身上找到以下突出的骨骼特征。

a.肩胛骨

①内侧缘

②下角

③上角

④喙突

⑤肩胛冈

⑥关节盂

⑦肩峰

⑧冈上窝

⑨冈下窝

b.锁骨

①胸骨端

②肩峰端

c.关节

①胸锁关节

②肩锁关节

2.在受试者的身体上如何及在哪里触诊以下肌肉。

a.前锯肌

b.斜方肌

c.大小菱形肌

d.肩胛提肌

e.胸小肌

注意："如何"意味着触诊需要在主动收缩期间和肌肉可能的主要抵抗运动中完成。有些肌肉有几个主要运动，例如，斜方肌可以上回旋和内收。"在哪里"是指在受试者身体上可以感觉到肌肉的位置。

3.在上肢带骨演示运动的同时，触诊胸锁关节和肩锁关节运动，以及主要涉及的肌肉。

a.内收

b.外展

c.上回旋

d.下回旋

e.上提

f.下沉

4.运动分析表——上肢带骨

在分析表中的每个练习，将每个练习分为两个主要运动阶段，如提升阶段和放松阶段。对于每个阶段，确定上肢带骨的运动，然后列出诱发或控制这些上肢带骨运动的肌肉。对于每个动作的每个肌肉运动，在旁边标注收缩形式：I–等长收缩；C–向心收缩；E–离心收缩。

练习	热身运动（提升）阶段		整理运动（放松）阶段	
	运动	收缩肌肉（收缩类型）	运动	收缩肌肉（收缩类型）
俯卧撑				
引体向上				
卧推				
双杠臂屈伸				
坐位下拉				
肩部上推举				
俯身划船				
杠铃耸肩				

5.运动技能分析表——上肢带骨

分析表中的每项技能，并列出技能在每个阶段中右上肢带骨和左上肢带骨的运动。可以在站立阶段找出上肢带骨的初始位置。对于每个运动，列出诱发或控制该运动的上肢带骨肌肉。对于每个动作的每个肌肉运动，在旁边标注收缩形式：I- 等长收缩；C- 向心收缩；E- 离心收缩。需要在第八章中查看各个阶段的概念分析。

运动		站立阶段	准备阶段	运动阶段	整理运动
棒球投掷	右				
	左				
排球发球	右				
	左				

续表

运动		站立阶段	准备阶段	运动阶段	整理运动
网球发球	右				
	左				
垒球投掷	右				
	左				
网球反手击球	右				
	左				
击球	右				
	左				
击球 保龄球	右				
	左				
篮球罚篮	右				
	左				

参考文献

Andrews JR, Zarins B, Wilk KE: *Injuries in baseball,* Philadelphia, 1998, Lippincott-Raven.

Dail NW, Agnew TA, Floyd RT. *Kinesiology for manual therapies*, McGraw-Hill, 2010.

DePalma MJ, Johnson EW: Detecting and treating shoulder impingement syndrome: the role of scapulothoracic dyskinesis, *The Physician and Sportsmedicine* 31(7), 2003.

Field D: *Anatomy: palpation and surface markings,* ed 3, Oxford, 2001, Butterworth-Heinemann.

Hislop HJ, Montgomery J: *Daniels and Worthingham's muscle testing: techniques of manual examination,* ed 8, Philadelphia, 2007, Saunders.

Houglum PA, Bertoti DB: *Brunstom's clinical kinesiology*, ed 6, Philadelphia, 2012, FA Davis.

Johnson RJ: Acromioclavicular joint injuries: identifying and treating "separated shoulder" and other conditions, Harmon K, Rubin A, eds: *The physician and sportsmedicine* 29(11), 2001.

Loftice JW, Fleisig GS, Wilk KE, Reinold MM, Chmielewski T, Escamilla RF, Andrews JR, eds: *Conditioning program for baseball pitchers,* Birmingham, AL, 2004, American Sports Medicine Institute.

McMurtrie H, Rikel JK: *The coloring review guide to human anatomy,* New York, 1991, McGraw-Hill.

Muscolino JE: *The muscular system manual: the skeletal muscles of the human body,* ed 3, St. Louis, 2010, Elsevier Mosby.

Neumann DA: *Kinesiology of the musculoskeletal system: foundations for physical rehabilitation,* ed 2, St. Louis, 2010, Mosby.

Norkin CC, Levangie PK: *Joint structure and function—a comprehensive analysis,* ed 5, Philadelphia, 2011, Davis.

Rasch PJ: *Kinesiology and applied anatomy,* ed 7, Philadelphia, 1989, Lea & Febiger.

Seeley RR, Stephens TD, Tate P: *Anatomy & physiology,* ed 8, Dubuque, IA, 2008, McGraw-Hill.

Seeley RR, VanPutte CL, Regan JL, Russo AF: *Seeley's anatomy & physiology,* ed 9, New York, 2011, McGraw-Hall.

Sobush DC, et al: The Lennie test for measuring scapula position in healthy young adult females: a reliability and validity study, *Journal of Orthopedic and Sports Physical Therapy* 23:39, January 1996.

Soderburg GL: *Kinesiology—application to pathological motion,* Baltimore, 1986, Williams & Wilkins.

Van De Graaff KM: *Human anatomy,* ed 6, Dubuque, IA, 2002, McGraw-Hill.

Wilk KE, Reinold MM, Andrews JR, eds: *The athlete's shoulder,* ed 2, Philadelphia, 2009, Churchill Livingstone Elsevier.

Williams CC: Posterior sternoclavicular joint dislocation emergencies series, Howe WB, ed.: *The physician and sportsmedicine* 27(2), 1999.

实践练习表

可用于课堂作业、课外作业和测试，请撕下并使用这张表。

练习表1

使用蜡笔或彩色笔标记，在练习表上绘制并标出以下肌肉。分别用“O”和“I”表示每个肌肉的起点和止点，并在对侧的骨骼图绘制起点和止点。

a.斜方肌

b.大、小菱形肌

c.前锯肌

d.肩胛提肌

e.胸小肌

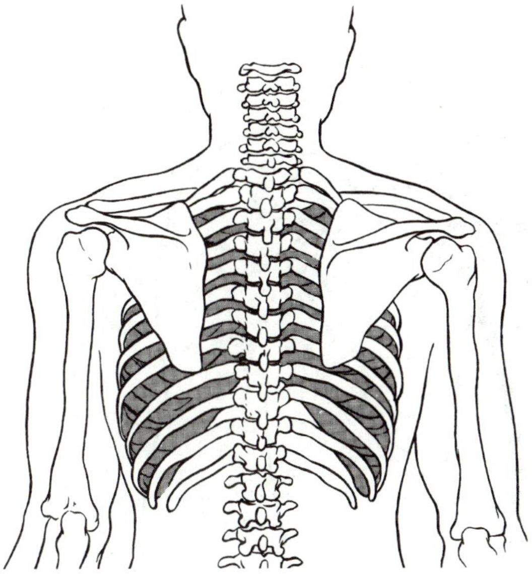

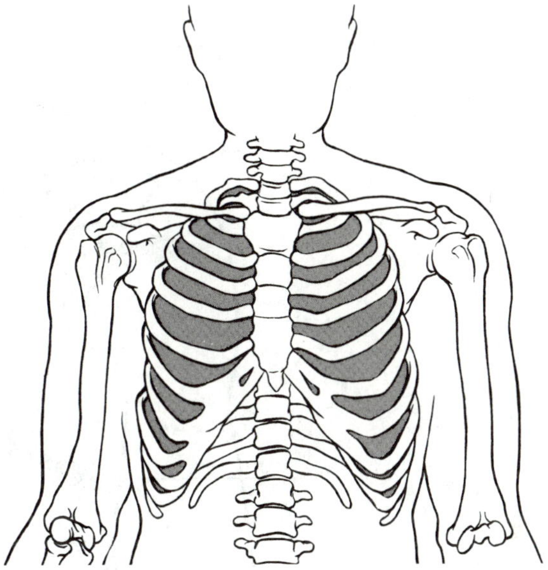

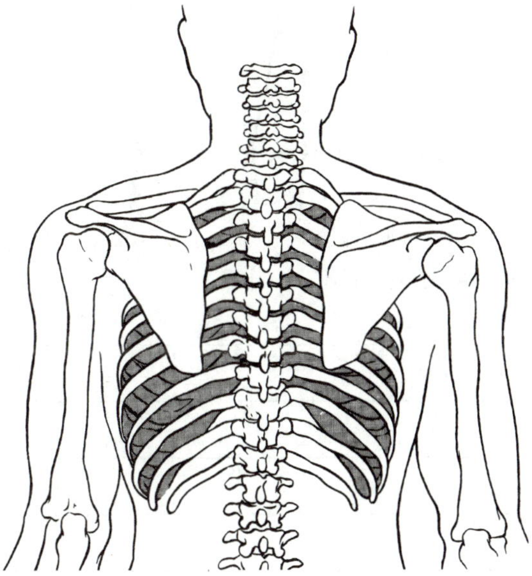

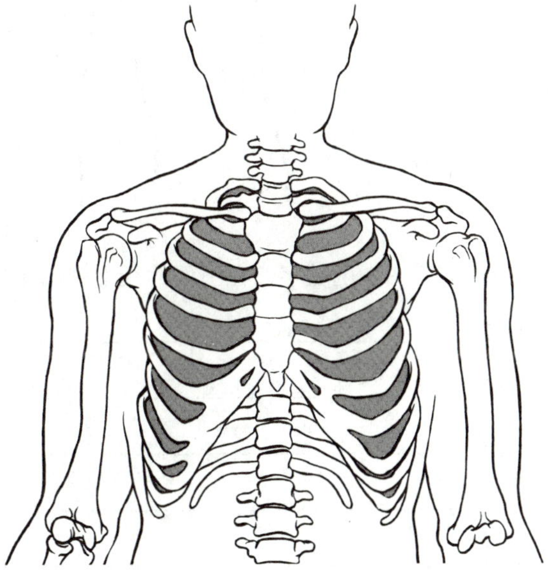

实践练习表

可用于课堂作业、课外作业和测试，请撕下并使用这张表。

练习表2

使用下面的列表中的字母标出图上的第1行到第6行，以及该字母对应的箭头指示的上肢带骨的运动。

a.内收（回缩）

b.外展（前伸）

c.上回旋

d.下回旋

e.上提

f.下沉

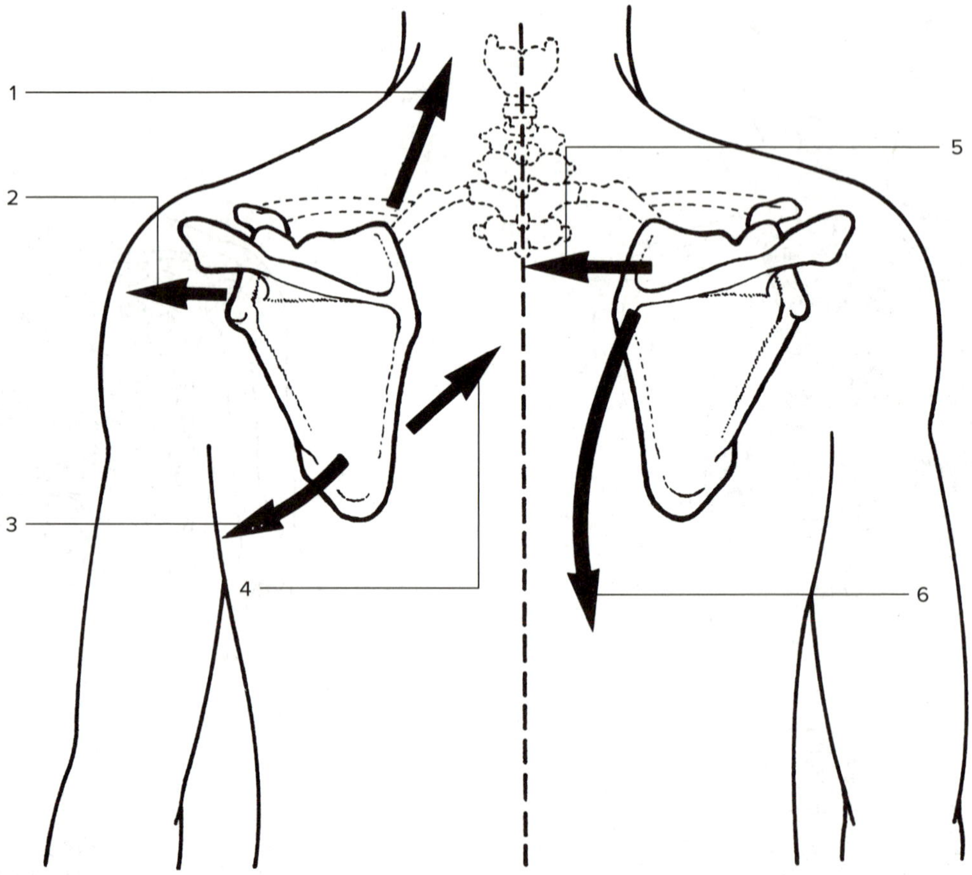

对应于图中的数字，在下面的线上列出主要负责诱发每次运动的肌群或肌肉部位。

1. ______________________________

2. ______________________________

3. ______________________________

4. ______________________________

5. ______________________________

6. ______________________________

第五章 肩关节

本章要求

- 认识位于人体表面及内在的肩关节的骨性解剖结构
- 能够在骨骼图上标出所选择的肩关节的骨骼结构
- 在骨骼图上绘制肩关节的相关肌肉并用箭头标出肩关节的活动方向
- 与同伴演示肩关节的所有运动，并说出各个运动所在的平面及旋转轴
- 学习和理解肩胛骨是如何伴随着肱骨的运动，从而实现整个肩关节复合体的运动
- 确定、列出肩关节及其拮抗肌等相关肌肉，并了解韧带在维持肩关节稳定中的作用
- 组织和列出产生肩胛骨和肩关节运动的相关肌肉
- 学习和理解肩关节周围肌肉的神经支配
- 通过分析确定所选择的运动练习中，肩关节涉及的相关运动和肌肉

肩关节与轴向骨骼的唯一连接是通过肩胛骨及锁骨在胸锁关节处的附着。肩关节的运动是多种多样的，在没有肩胛骨参与情况下的肱骨运动是不常见的。当肱骨前屈超过肩峰时，肩胛骨开始抬高，向上旋转并外展。随着肩关节外展超过肩峰，肩胛骨抬高、向上旋转并外展。盂肱关节内收导致肩胛骨下沉和向下旋转，而肱骨的后伸导致肩胛骨下沉、向下旋转和肩胛骨内收。肩胛骨外展伴随着肱骨内旋和水平内收。肩胛骨内收伴随着肱骨的外旋及水平外展。有关这些运动和主要负责它们的肌肉的总结，请参阅表5.1。

因为肩关节在多个不同平面中具有较大的运动范围，所以它还具有较大的松弛性，经常导致肩关节不稳定，例如，出现肩袖撞击、半脱位和脱位。灵活性提高的代价即为稳定性的降低。关节越灵活越不稳定，越稳定越不灵活的规则基本适用于人体所有关节，尤其是肩关节。参见第一章关于活动关节的稳定性和灵活性的部分。

骨骼

肩胛骨、锁骨和肱骨是肩关节大部分肌肉的附着点。了解某些骨性标志的具体位置和重要性对于理解肩关节复合体的功能至关重要。这些肩胛骨的骨性标志包括冈上窝、冈下窝、肩胛下窝、肩胛冈、关节盂、喙突、肩峰、肩胛下角。

肱骨的标志是肱骨头、大结节、小结节、结节间沟和三角肌粗隆（图5.1和图5.2，以及图4.1和图4.3）。

表 5.1 肩胛骨和肩关节运动的配对，当肩关节的肌肉（第二列）通过任何实质范围的运动在第一列中执行动作时，肩胛骨（第四列）的肌肉协同工作执行第三列中的操作

肩关节运动	肩关节主动肌	肩胛骨运动	肩胛骨主动肌
外展	冈上肌、三角肌、胸大肌上束	上回旋/上提	前锯肌，斜方肌中、下束，肩胛提肌和菱形肌
内收	背阔肌、大圆肌、胸大肌下束	下回旋	胸小肌、菱形肌
前屈	三角肌前束、胸大肌上束、喙肱肌	上抬/上回旋	肩胛提肌，前锯肌，斜方肌中、下束，菱形肌
后伸	背阔肌、大圆肌、胸大肌下束、三角肌后束	下沉/下回旋	胸小肌和斜方肌下束
内旋	背阔肌、大圆肌、胸大肌、肩胛下肌	外展（前伸）	前锯肌、胸小肌
外旋	冈下肌、小圆肌	内收（后缩）	斜方肌中、下束，菱形肌
水平外展	三角肌中束和后束，冈下肌，小圆肌	内收（后缩）	斜方肌中、下束，菱形肌
水平内收	胸大肌、三角肌前束、喙肱肌	外展（前伸）	前锯肌、胸小肌
对角线外展（过肩运动）	三角肌后束、冈下肌、小圆肌	内收（后缩）/向上旋转/上提	斜方肌、菱形肌、前锯肌、肩胛提肌
对角线内收（过肩运动）	胸大肌、三角肌前束、喙肱肌	外展（前伸）/下沉/下回旋	前锯肌、胸小肌

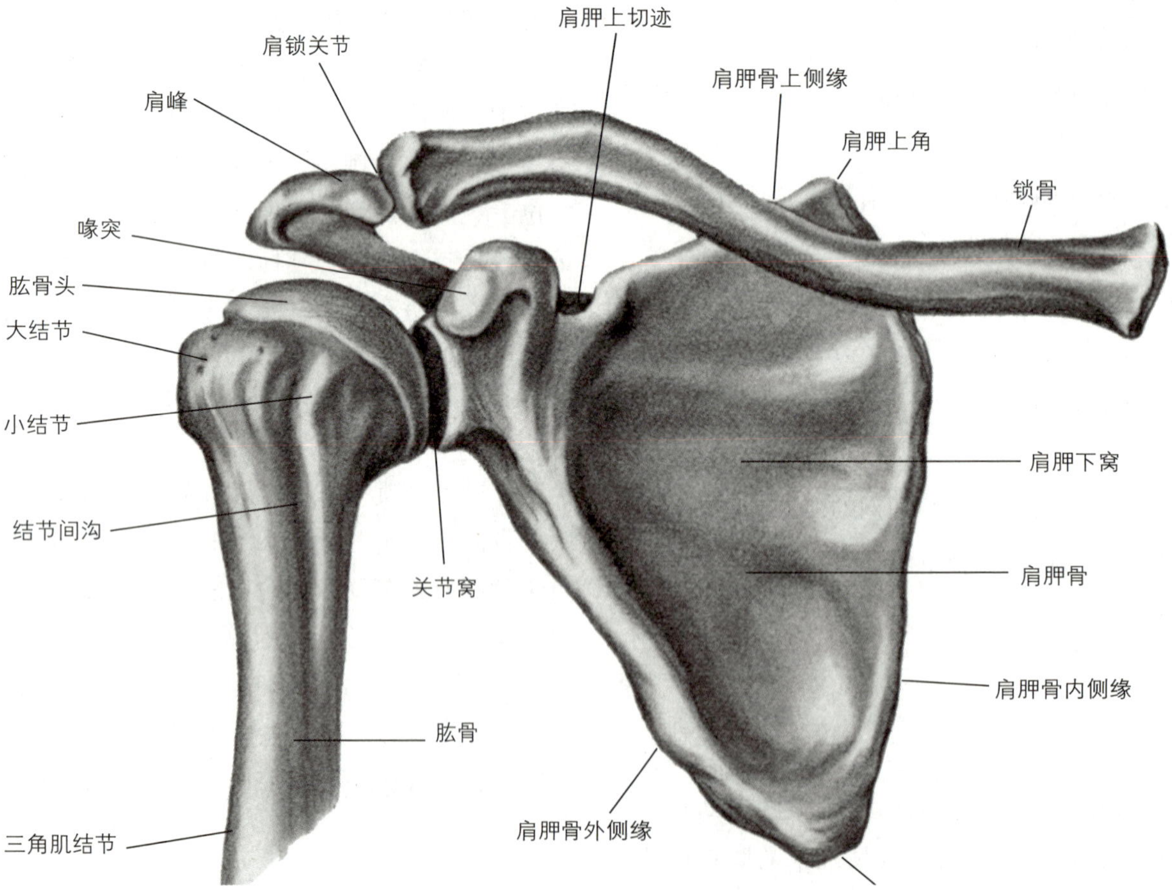

图5.1 右盂肱关节。前面观

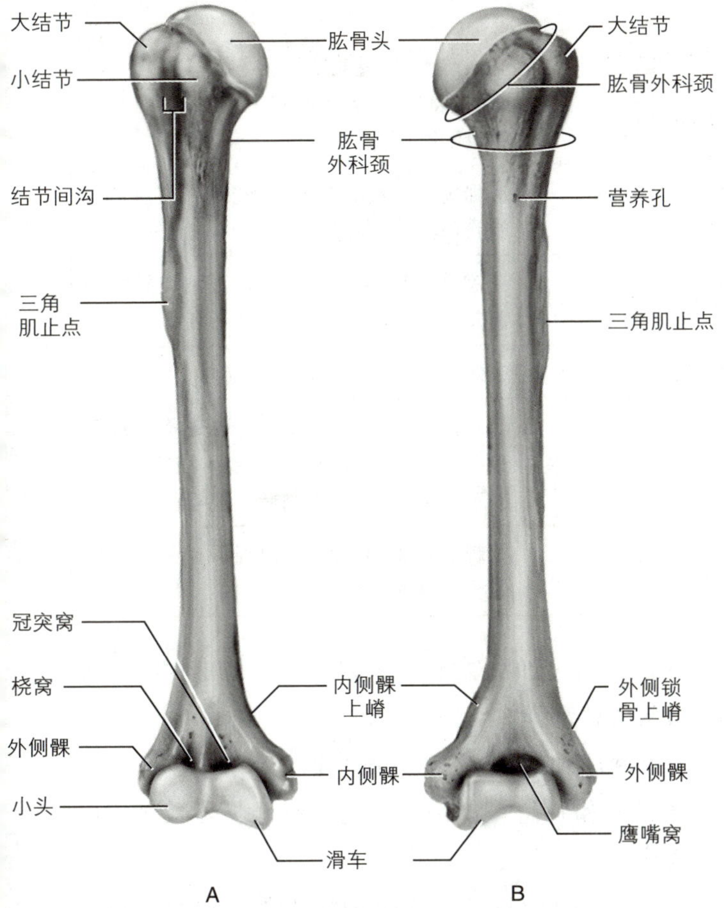

图5.2 右肱骨。A.前面观；B.后面观

关节

肩关节，特别称为盂肱关节，是一种多轴球窝关节，分类为球窝关节（图5.1）。因此，它在所有平面上都能移动，并且是全身最灵活的关节。它的关节分类与髋关节相似；然而，和肱骨头相比，关节窝比较浅并且相对较小。肩关节的稳定性可以通过关节盂唇（图5.4、图5.5）得到少许增加，关节盂唇是一个软骨环，围绕着其外围的关节盂。它还通过盂肱韧带进一步固定，特别是前部和下部。随着外旋、后伸、外展和水平外展发生，关节囊前方韧带变得绷紧，而非常薄的后囊韧带在内旋、屈曲和水平内收时变得紧张（表5.2）。近年来，盂肱下韧带在提供前后稳定性方面的重要性已经显现（图5.3和图5.4）。然而，需要注意的是，由于盂肱关节中涉及的运动范围很广，韧带在达到极端运动范围之前非常松弛。如上所述，肩关节韧带所带来的稳定性较小，所以在运动状态下，如肩袖等肩关节肌肉带来的运动稳定性就显得极为重要。高的活动范围是以牺牲肩关节稳定性而来。

由于伴随着肩胛骨的运动，因此单独确定盂肱关节的每个运动的确切范围是困难的。然而，

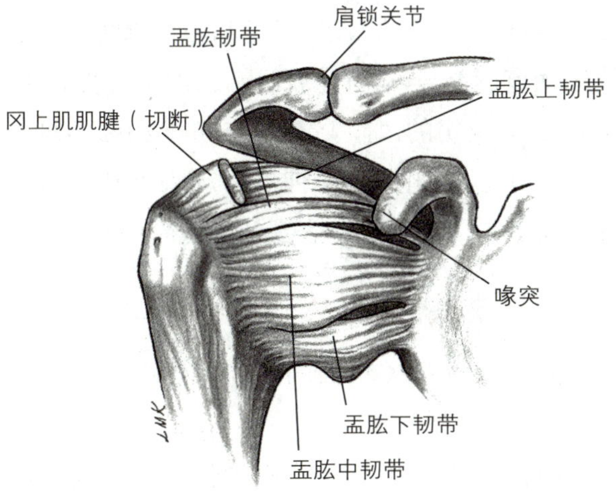

图5.3 盂肱韧带。前面观

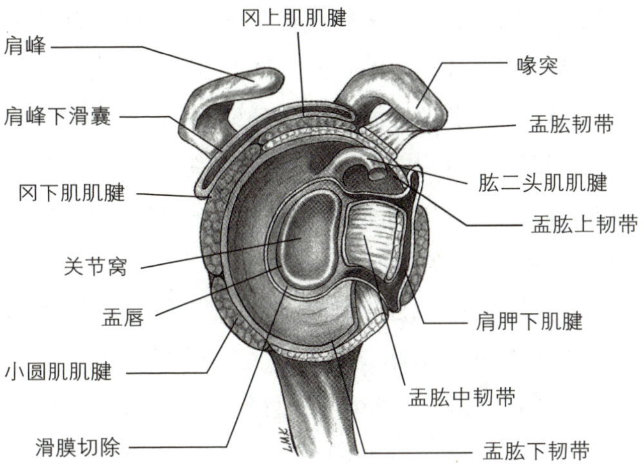

图5.4 右盂肱关节。侧面观（肱骨被移除）

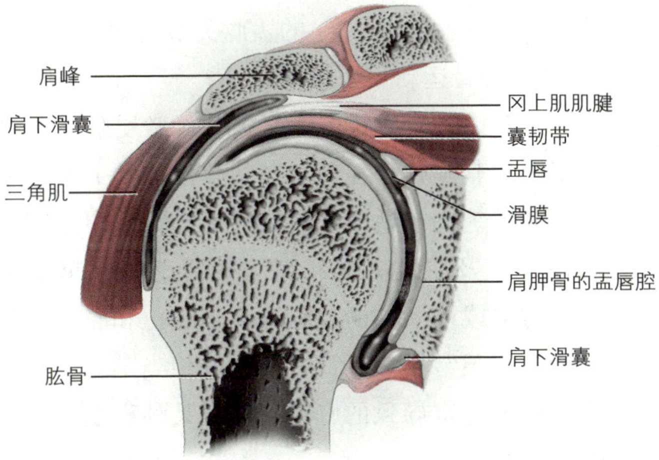

图5.5 右盂肱关节。正面部分

表5.2　盂肱关节的主要韧带

关节/结构	韧带		近端附着点	远端附着点	功能应用和联合稳定性
肩关节	喙肩韧带		喙突侧缘	肩胛肩峰突内侧缘	通过肱骨头和冈上肌腱；为肱骨头提供支持，防止脱位
	喙肱韧带		喙突	前带：肱骨小结节； 后带：肱骨大结节	加强肩关节囊的上部；轻微限制过度的外旋和屈曲，前和后平移
	盂肱韧带	上	关节盂根部附近的关节盂顶点	肱骨小结节上方的小凹陷	在完全内收中变得绷紧，限制在解剖位置向下和向前的平移
		中	关节盂腔的内侧缘	肱骨小结节的下半部分	在外旋中变得紧张，限制前向平移
		下	关节盂的下方	在肱骨的解剖学颈部	前外侧部分在外展和外旋时变紧;外展部分在外展和内旋时变得紧绷，前部限制前下部平移;后部限制后下部平移
肱骨	肱骨横韧带		肱骨大结节	肱骨较小的结节	跨越肱骨的髁间沟，起到保护肱二头肌长头肌腱的作用

如果限制上肢带骨运动，则通常认为盂肱关节运动在以下范围内：90° ~100° 的外展，0° 的内收（由躯干阻止）或在躯干前方75° ，40° ~60° 的后伸，90° ~100° 的屈曲，70° ~90° 的内旋和外旋，45° 的水平外展，以及135° 的水平内收。如果上肢带骨可以自由移动，那么组合关节的总范围是170° ~180° 的外展，170° ~180° 的屈伸，以及140° ~150° 的水平内收。

如第四章所述并在表5.1中强调，盂肱关节与肩胛骨协同工作，以实现完全的肩关节运动范围。例如，170° ~180° 的总外展包括大约60° 的肩胛骨上回旋，25° 的肩胛骨抬高和95° 的盂肱关节外展。这些相应的动作不一定以一种连续的方式出现，这种协同关系通常被称为肩肱节律。虽然具体数值存在个体差异，但普遍接受的比例是2 : 1；也就是说每2° 的盂肱关节运动，会伴有1° 的肩胛骨运动。

由于其解剖学特点，肩关节经常受伤。许多因素导致其损伤率提升，包括较浅的关节窝、松弛的韧带等为了适应其广泛的运动范围所必需的结构，以及肌肉力量和耐力的匮乏。这就造成了，前部或前下部的盂肱关节半脱位和脱位在身体活动中很常见。尽管后部脱位相当罕见，但由于后部不稳定导致的肩部问题在某种程度上还是十分常见的。

盂唇是一种围绕关节盂外围的特殊软骨结构，它通过加深关节盂来增强关节稳定性，为肱骨头的移动提供支撑。

棒球和排球等突然的过顶的运动或盂肱关节半脱位和脱位等创伤性损伤，都容易导致盂唇的损伤。

另一种常见的伤害是肩袖损伤。肩胛下肌、冈上肌、冈下肌和小圆肌构成肩袖。肩袖是小肌群，肩袖肌腱包绕肱骨头的前部、顶部和后部，分别附着在肱骨小结节和肱骨大结节。肩袖肌肉止点使它们能够旋转肱骨，这是肩关节作为自由活动关节必不可少的动作。当肩关节其他更强大的肌肉在大运动范围移动肱骨时，肩袖肌肉对在关节盂窝内保持肱骨头正确位置起十分关键的作用。

近年来，盂肱内旋不足现象（GIRD）受到关注。 GIRD代表了在个人的投掷和非投掷时，肩的内旋运动范围差异。 研究表明，GIRD超过20%的投掷运动员受伤的风险高于没有超过20%的投掷运动员。可以使用适当的伸展运动来重新获得肩内旋活动范围以提高运动表现及降低受伤概率。

运动　图 5.6、图 5.7

屈曲： 肱骨从矢状面的任何一点向前直线运动。

后伸： 肱骨直接从矢状面的任何一点向后移动，有时称为过伸。

外展：肱骨在冠状面向上横向移动到侧面，远离躯干。

内收：肱骨在冠状面向下运动，靠近躯干。

外旋：肱骨在水平面围绕其长轴向外旋转，远离中线。

内旋：肱骨在水平面围绕其长轴向内旋转，靠近中线。

水平外展（后伸）：肱骨在水平面或横截面上做远离胸部的移动。

水平内收（屈曲）：肱骨在水平面或横截面上做靠近胸部的移动。

对角外展：肱骨在对角线面上做远离身体中线的移动。

对角内收：肱骨在对角线面上做靠近身体中线的移动。

肌肉

在试图学习和理解盂肱关节的肌肉时，根据它们的位置和功能对它们进行分组可能是有帮助的。起源于肩胛骨和锁骨并止于肱骨的肌肉可以被认为是盂肱关节的内附肌，而起源于躯干并止于肱骨的肌肉被认为是关节的外附肌。 内附肌包括三角肌、喙肱肌、大圆肌和肩袖肌群，其由肩胛下肌、冈上肌、冈下肌和小圆肌组成。外附肌则主要是背阔肌和胸大肌。根据肌肉的一般位置来理解肌肉也可能有所帮助。胸大肌、喙肱肌和肩胛下肌是前部的肌肉。三角肌和冈上肌位于上方。背阔肌、冈下肌和小圆肌位于后方。表5.1列出了盂肱关节运动和主要负责它们的肌肉，表5.3列出了每个肌肉的作用。肱二头肌和肱三头肌（长头）也参与盂肱关节活动。肱二头肌有助于屈曲和水平内收肩部，而肱三头肌的长头有助于后伸、内收和水平外展。有关这些肌肉的进一步讨论见第六章。

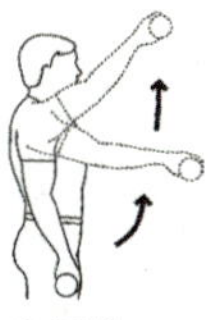

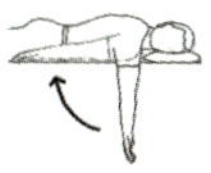

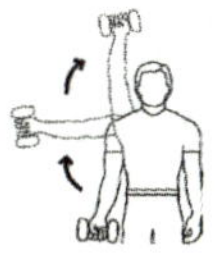

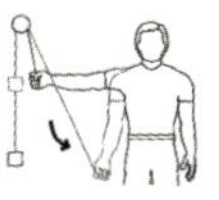

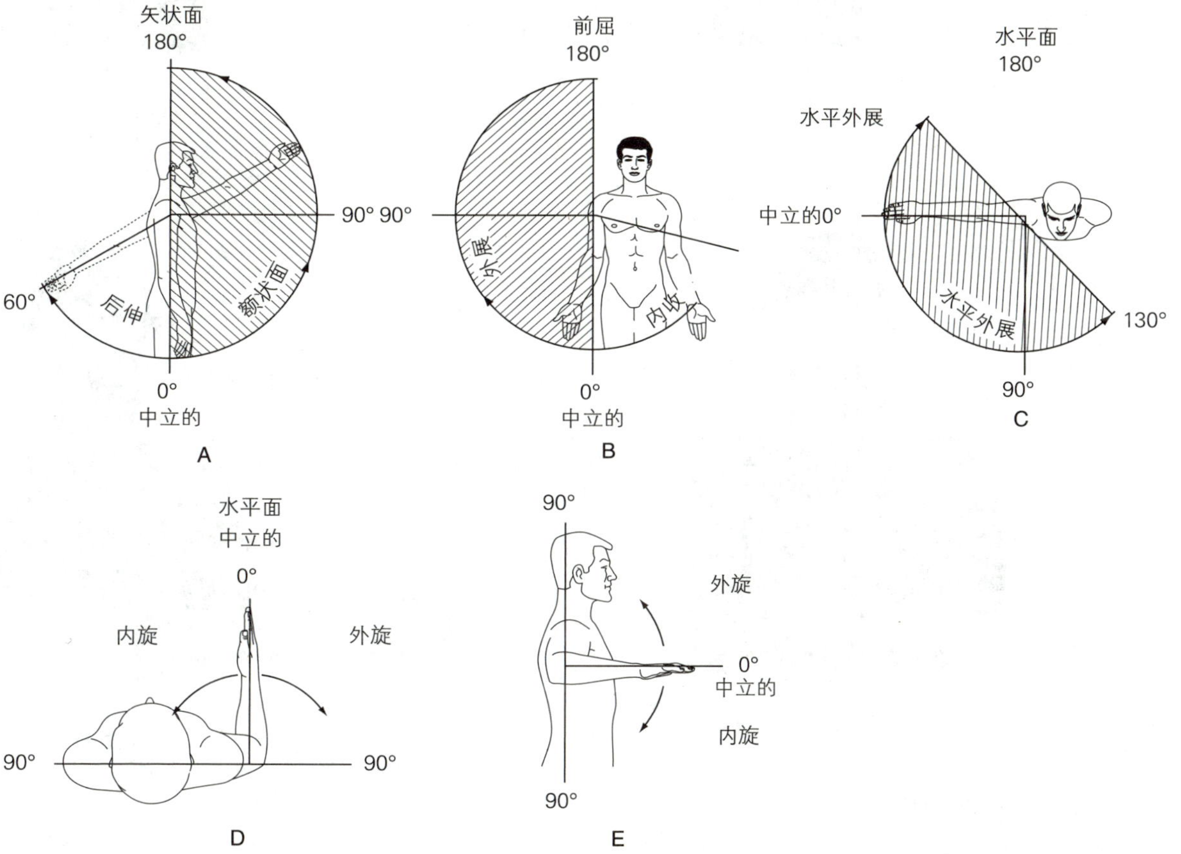

图5.6 肩部的运动范围。A.屈曲和伸展；B.外展和内收；C.水平外展和内收；D.手臂位于身体侧面的内外旋转；E.内外旋转，手臂外展至90°

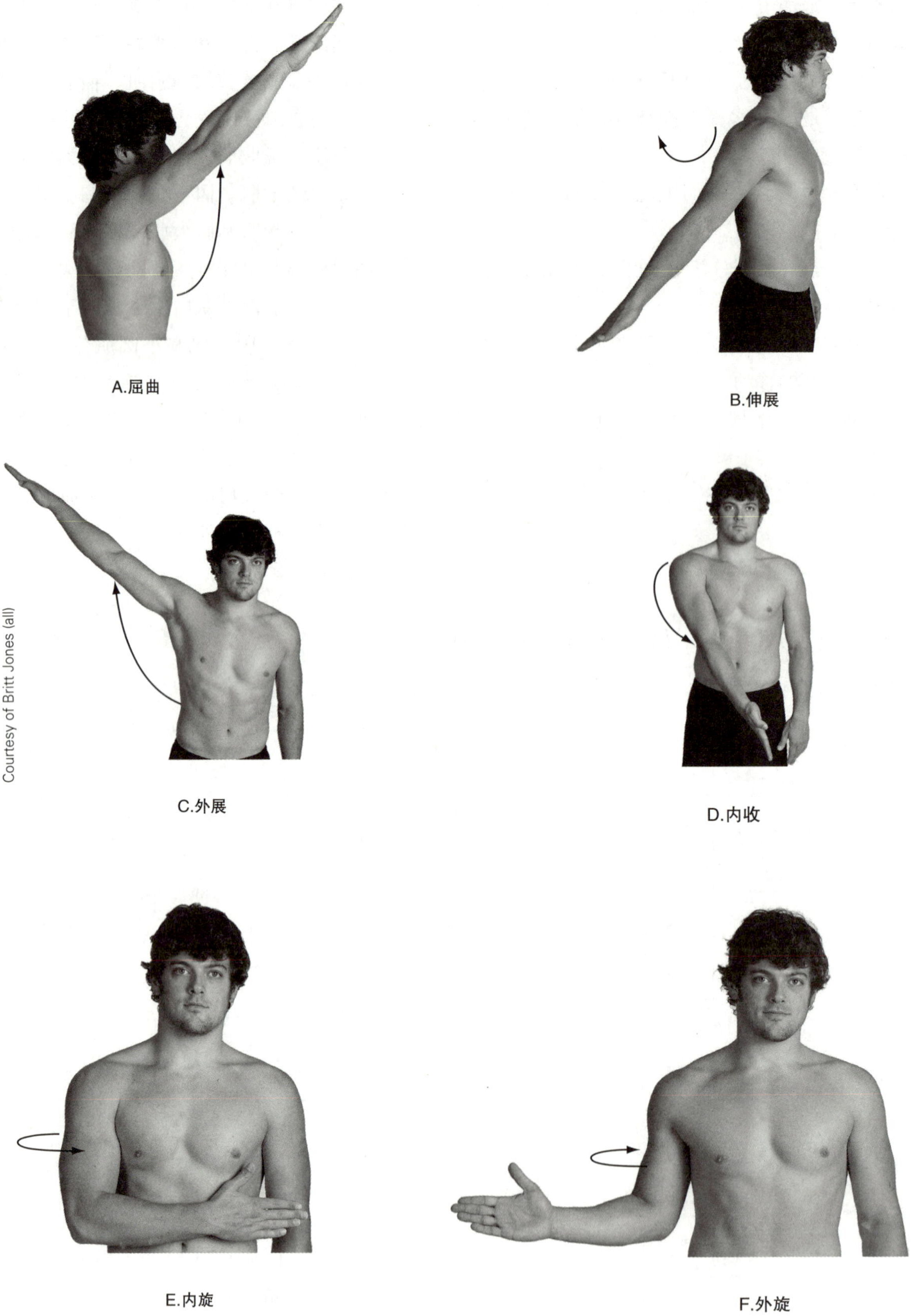

Courtesy of Britt Jones (all)

图5.7 肩关节的运动

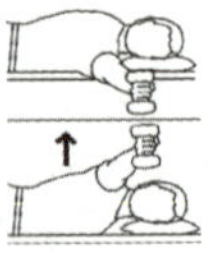
肩水平外展

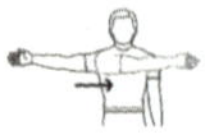
肩水平内收

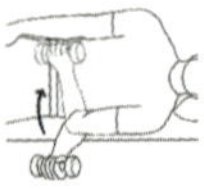
肩内旋

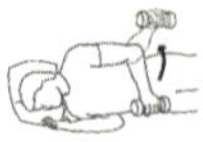
肩外旋

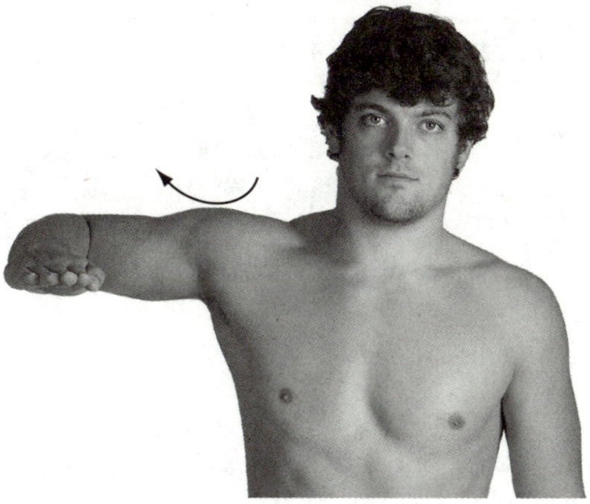

G.水平外展

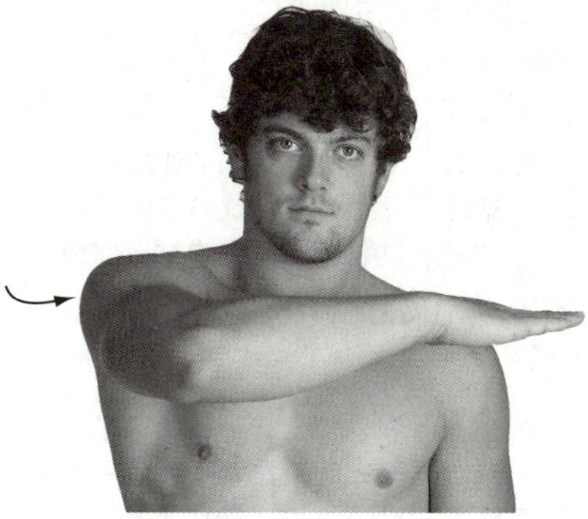

H.水平内收

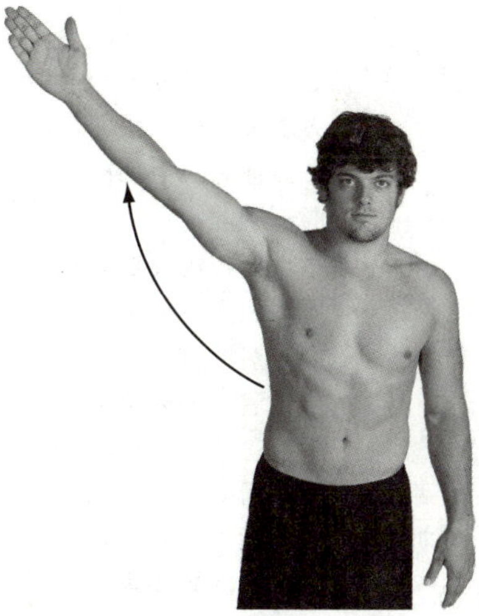

I.对角线外展

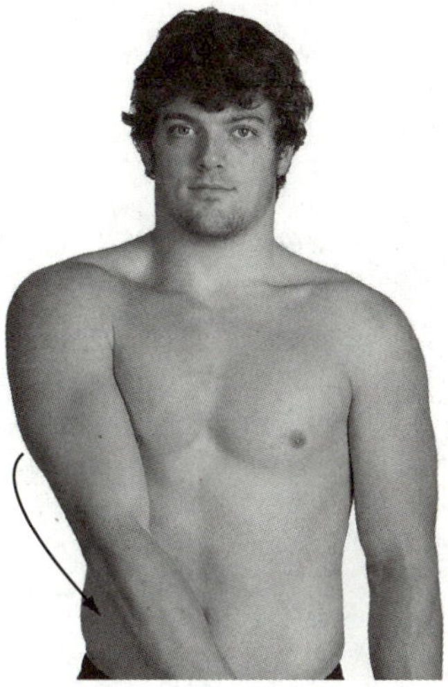

J.对角线内收

Courtesy of Britt Jones (all)

图5.7　（续）肩关节的运动

肩关节肌肉的位置

前部：

胸大肌。

喙肱肌。

肩胛下肌。

上部：

三角肌。

冈上肌。

后部：

背阔肌。

大圆肌。

冈下肌。

小圆肌。

肌肉识别

通过图5.8和图5.9识别肩关节和上肢带骨的前后肌。将图5.8与图5.10进行比较，将图5.9与图5.11进行比较，并参考表5.3，详细分析盂肱关节的主要肌肉。

表5.3 盂肱关节的主动肌

肌肉		起点	止点	运动	运动的平面	触诊	神经支配
前部肌肉	胸大肌上部纤维	锁骨前表面的内侧一半	扁平肌腱5~7.6 cm宽到肱骨间隙沟结节间侧唇	内旋	水平面	在从解剖位置屈曲和内收期间，从锁骨的内侧端到肱骨的结节间沟进行触诊	胸外侧神经（C5、C6、C7）
				水平内收			
				对角内收	对角线平面		
				屈曲	矢状面		
				外展	冠状面		
	胸大肌下部纤维	前六肋的肋软骨的前表面和胸骨的邻接部分	扁平肌腱5~7.6 cm宽到肱骨结节间沟外侧唇	内旋	水平面	从屈曲位置做抗阻后伸时，从下肋骨和胸骨到肱骨的结节间沟处触诊	胸内侧神经（C8、T1）
				水平内收			
				对角内收	对角线平面		
				从屈曲位置伸展	矢状面		
				内收	冠状面		
	肩胛下肌	肩胛下窝整个前表面	肱骨小结节	内旋	水平面	大部分难以触摸，侧卧位时可在受试者上方触及部分（手臂轻微屈曲并且肘部横向腹部内收）；用一只手横向拉内侧边界，同时用另一只手触摸内侧肩胛骨和肋骨（受试者主动内旋）	肩胛上、下神经（C5、C6）
				内收	冠状面		
				伸展	矢状面		
	喙肱肌	肩胛骨的喙突	肱骨干内侧边缘中间	水平内收	水平面	肌腹可以在肱二头肌短头后方的内侧臂上触及，尤其是内收抗阻时	肌皮神经（C5、C6、C7）
				对角内收	对角线平面		
				屈曲	矢状面		
				外展	冠状面		
上部肌肉	三角肌前束	锁骨前1/3	肱骨外侧三角肌粗隆	外展	冠状面	从锁骨向外，肱骨的前方，在抗阻屈曲或水平内收时可触诊	腋神经（C5、C6）
				屈曲	矢状面		
				水平内收	水平面		
				内旋			
				对角内收	对角线平面		
	三角肌中束	肩峰的侧面	肱骨外侧三角肌粗隆	外展	冠状面	在抗阻外展期间，从肩峰的侧边缘向三角肌粗隆触诊	
				水平外展	水平面		
	三角肌后束	肩胛冈下缘	肱骨外侧三角肌粗隆	外展	冠状面	在抗阻后伸或水平外展期间，从肩胛骨的外侧缘到肱骨后方	
				伸展	矢状面		
				水平外展	水平面		
				外旋			
				对角外展	对角线平面		
	冈上肌	内侧2/3的冈上窝	肱骨大结节	外展	冠状面	在肩胛骨平面外展期间，肩胛骨上的肩胛冈上方；肌腱可以在大结节上的肩峰处触诊	肩胛上神经（C5）

续表

肌肉		起点	止点	运动	运动的平面	触诊	神经支配
后部肌肉	背阔肌	第七至第十二胸椎及全部腰椎棘突，骶正中嵴，髂嵴后部和第十至第十二肋外面	肱骨小结节嵴	伸展	矢状面	当肌腱在腋后壁穿过大圆肌的主要部位时，特别是在抵抗伸展和内旋期间，可以触诊肌腱。肌肉可在被试手臂由屈曲位抗阻后伸时，在上腰/下胸部触诊；或在被试手臂由外展位抗阻内收时触诊	胸背神经（C6、C7、C8）
				外展	冠状面		
				内旋	水平面		
				水平外展			
	大圆肌	在肩胛骨外侧边缘的下1/3后方，刚好在下角上方	肱骨间隙沟的内侧唇，位于肱骨后方，插入背阔肌	伸展	矢状面	位于背阔肌上方和肩胛骨下角背面，在抗阻内旋期间从肩胛骨的下角斜向上和横向移动触诊	肩胛下神经（C5、C6）
				内收	冠状面		
				内旋	水平面		
	冈下肌	在肩胛冈下方的冈下窝	后方位于肱骨大结节上	外旋	矢状面	在抗阻外旋期间，肩胛冈正下方向上向外通向肱骨	肩胛上神经（C5、C6）
				水平外展			
				伸展	对角线平面		
				对角线外展	水平面		
	小圆肌	在肩胛骨外侧边缘的上部和中部方向的后部	后方位于肱骨大结节上	外旋	水平面	在抗阻外旋时，于肩胛骨后表面的大圆肌上方，从肩胛骨下角斜向上和横向移动触诊	腋神经（C5、C6）
				水平外展			
				伸展	矢状面		
				对角线外展	对角线平面		

注意：肱二头肌有助于屈曲、水平内收和对角线内收，而肱三头肌的长头有助于伸展、内收、水平外展和对角线外展。因为它们在第六章中有所介绍，所以上面都没有列出

神经　图5.12、图5.13

肩关节的肌肉都受到臂丛神经的支配。胸大肌由胸神经支配。由C5、C6和C7引出的外侧胸神经支配锁骨头，而由C8和T1引出的内侧胸神经支配胸骨头。由C6、C7和C8引出的胸部窦神经支配背阔肌。由C6、C7和C8引出的胸部窦神经支配背阔肌。腋神经（图5.12）从C5和C6分支，支配三角肌和小圆肌。通过腋神经提供手臂三角肌区域上的皮肤外侧感觉。由C5和C6引出的肩胛上神经和肩胛下神经支配肩胛下肌，而只有肩胛下神经支配小圆肌。冈上肌和冈下肌由肩胛上神经支配，其来自C5和C6。如图5.13所示，肌皮神经从C5、C6和C7分支并支配喙肱肌。它为前臂的桡侧提供感觉。有关盂肱神经支配的完整清单，见图5.14。

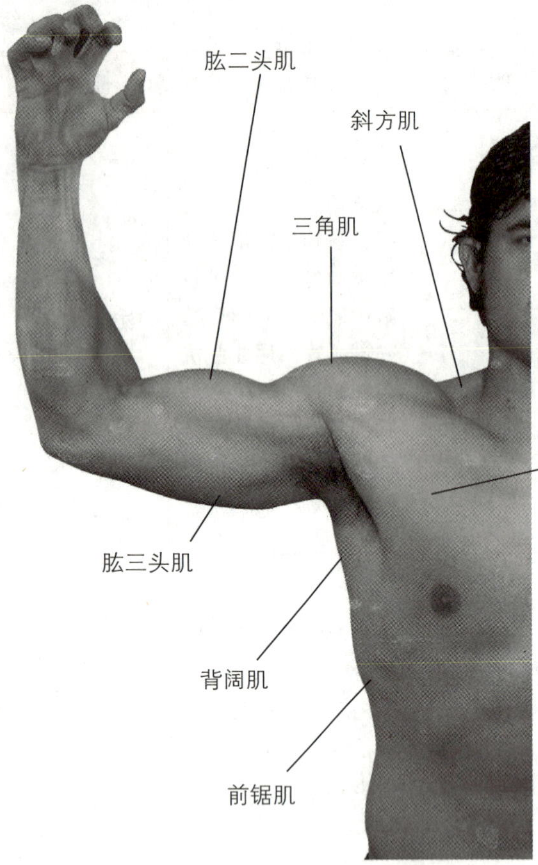

Courtesy of Lisa Floyd (left, right)

图5.8　肩关节和上肢带骨的前部肌肉

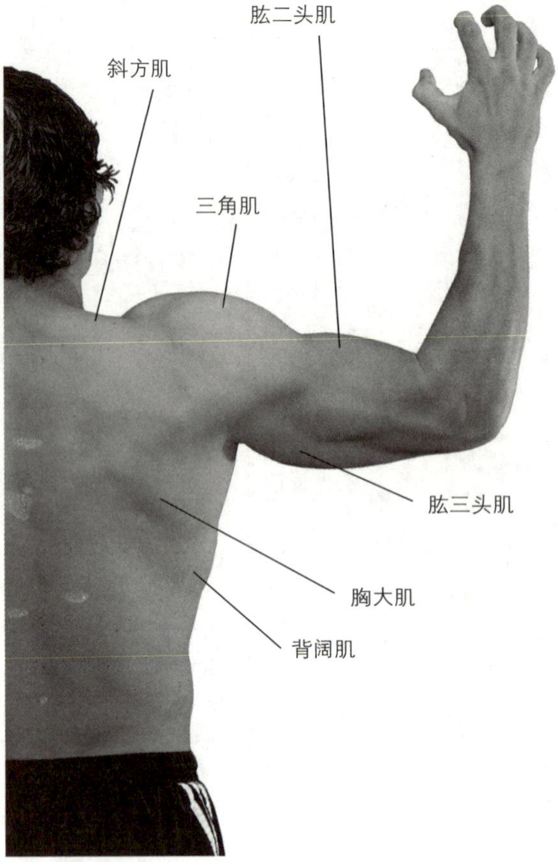

图5.9　肩关节和上肢带骨的后部肌肉

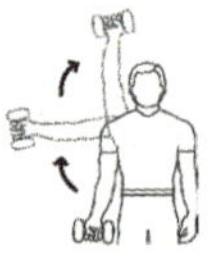

肩外展

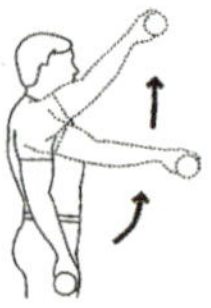

肩屈曲

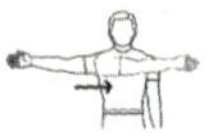

肩水平内收

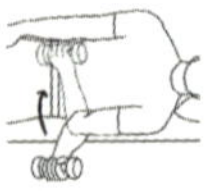

肩内旋

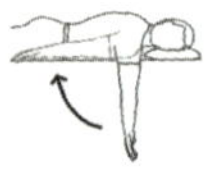

肩伸展

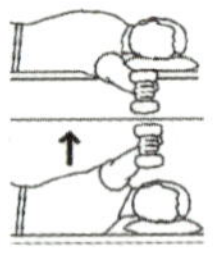

肩水平外展

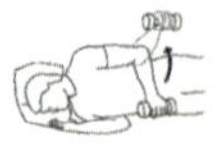

肩外旋

三角肌 图 5.15

起点

前束纤维： 锁骨前外侧1/3。

中束纤维： 肩峰侧面。

后束纤维： 肩胛冈下缘。

止点

肱骨外侧三角肌粗隆。

运动

前束纤维： 盂肱关节的外展、屈曲、水平内收、内旋。

中束纤维： 外展和水平外展盂肱关节。

后束纤维： 外展、后伸、水平外展、外旋。

触诊

前束纤维： 在抗阻屈曲或水平内收期间从锁骨到肱骨前部可触诊。

中束纤维： 在抗阻外展期间从肩峰的外侧边缘向三角肌粗隆可触诊。

后束纤维： 在抗阻后伸或水平外展期间从肩胛冈的下缘到肱骨后侧可触诊。

神经支配

腋神经（C5、C6）。

临床应用、强化和柔韧性练习

三角肌用于各种提举运动。当三角肌拉动肱骨时，斜方肌可稳定肩胛骨。 三角肌的前束纤维可使肱骨前屈与内旋。后束纤维后伸并且外旋肱骨。前部纤维也水平内收肱骨，而后部纤维水平外展。任何肱骨相对于肩胛骨的运动都将涉及部分或全部三角肌。

将肱骨从侧面抬起到外展的位置是三角肌的典型动作。侧举哑铃对于三角肌，特别是中束纤维肌力的加强十分有效。通过在稍微水平内收（30°）位置外展手臂，可以加强三角肌前束纤维。 后束纤维可以通过在稍微水平外展（30°）的位置外展手臂来得到更好的加强。 有关本章中三角肌和其他肌肉更常用的练习，参阅附录2。

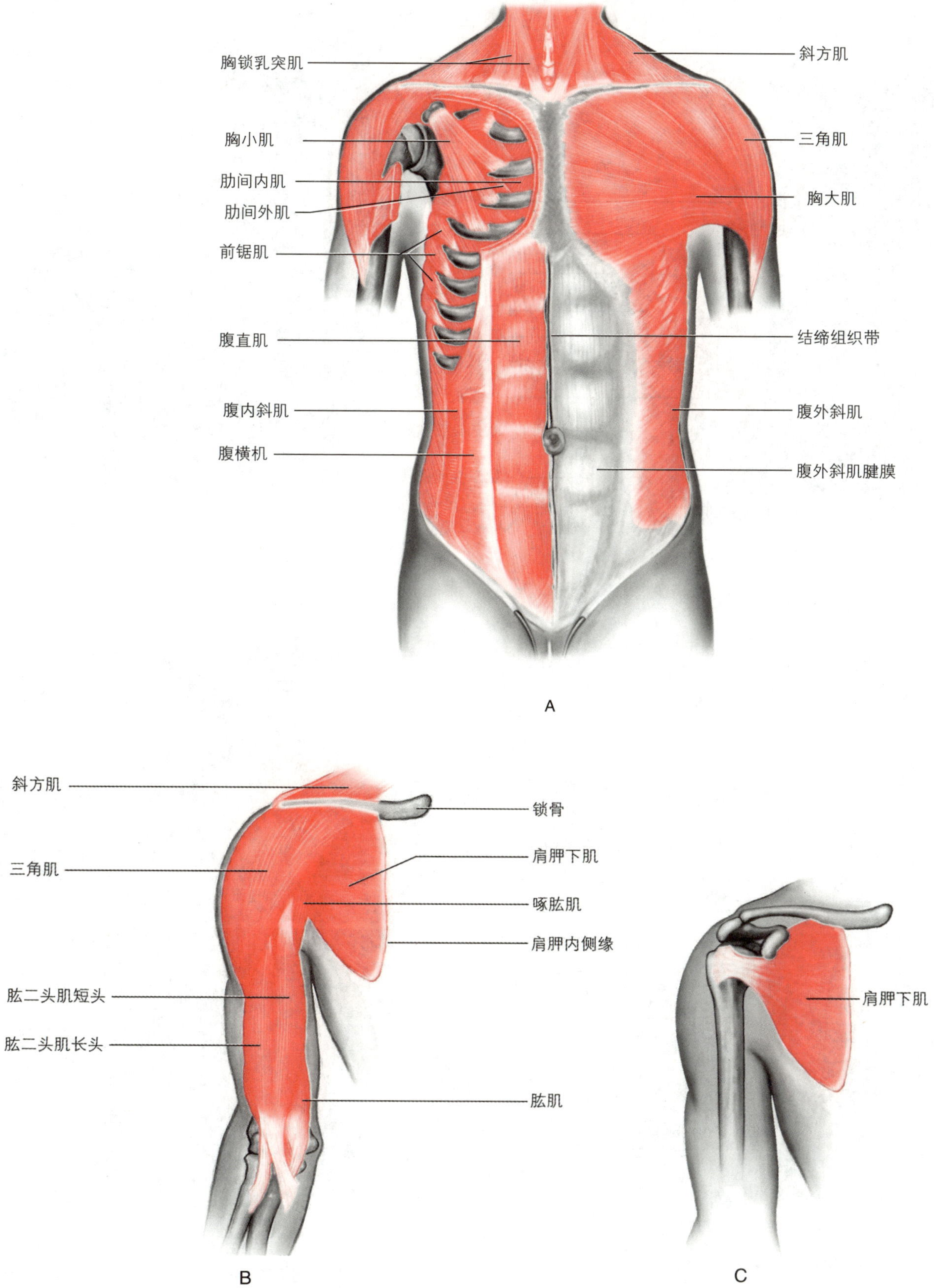

图5.10 肩前部肌肉。A.右胸大肌已移除，显示胸小肌和前锯肌；B.右前肩和手臂的肌肉，移除肋骨；C.肩胛下肌

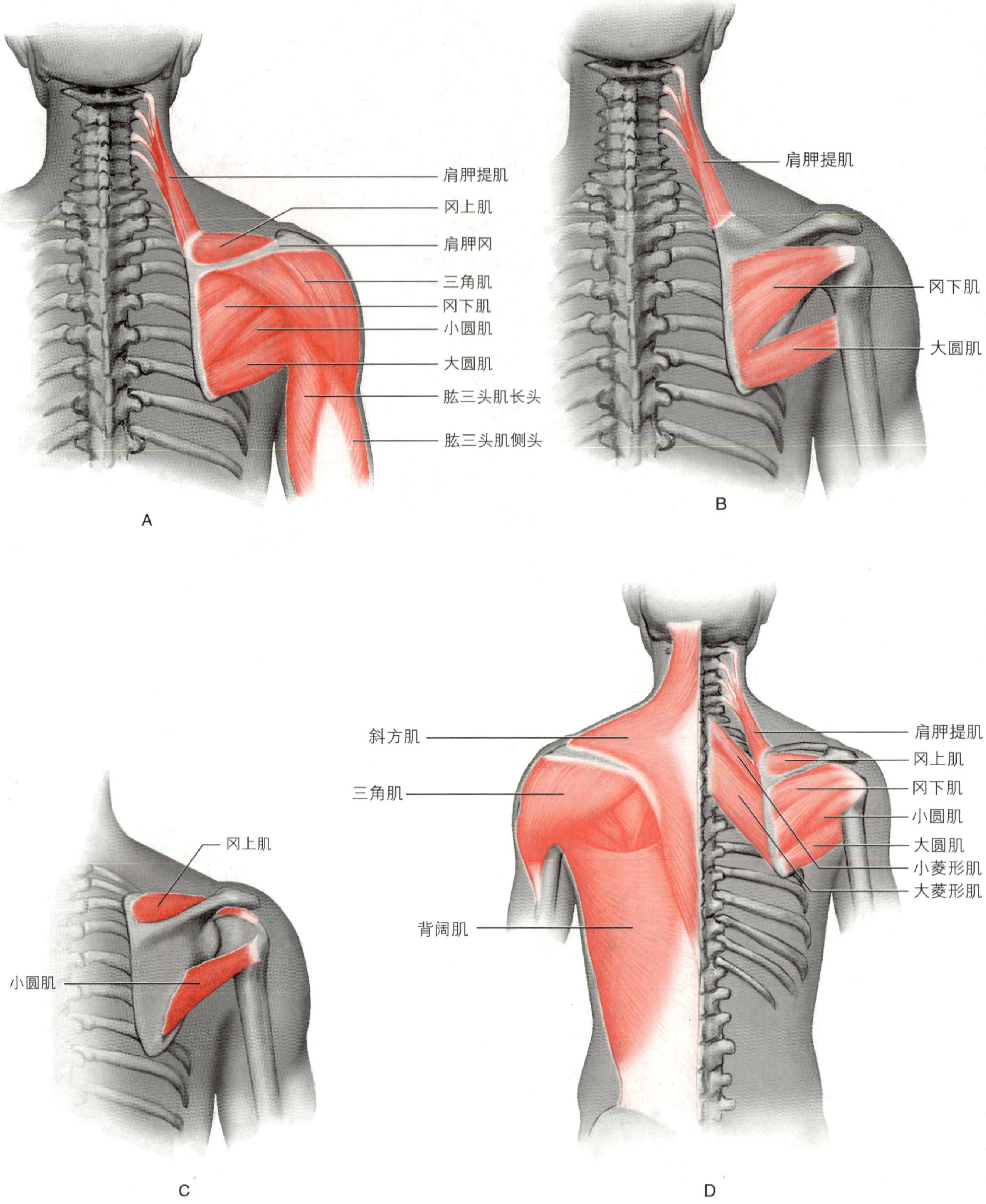

图5.11 肩后部肌肉。A.右侧斜方肌和三角肌被移除以显示深层肌肉；B.肩胛提肌、冈下肌和大圆肌；C.冈上肌和小圆肌；D.肩胛骨和手臂后表面的肌肉

三角肌的不同纤维需要在不同的位置进行拉伸。通过将肱骨置于极端水平外展或极端后伸加内收来拉伸前束三角肌。通过将肱骨置于背后的极端内收，中束三角肌可得到伸展。极端水平内收可拉伸三角肌后束。

胸大肌　图 5.16

起点

上部纤维（锁骨头）：锁骨前表面的内侧一半。

下部纤维（胸骨头）：前6根肋骨的肋软骨的前表面，以及胸骨的相邻部分。

止点

扁平肌腱5~7.6 cm宽，止于肱骨结节间沟外侧唇。

运动

上束纤维（锁骨头）：内旋，水平内收，屈曲肩关节至约60°，外展（一旦手臂外展90°，上束纤维有助于进一步外展）。

下束纤维（胸骨头）：内旋，水平内收，以及盂肱关节从屈曲位置到解剖位置的内收和后伸。

触诊

上束纤维：在解剖位置屈曲和内收时，从锁骨的内侧端到肱骨结节间沟触诊。

下束纤维：在屈曲位置抗阻伸展和解剖位置抗阻内收时，从肋骨和胸骨到肱骨结节间沟触

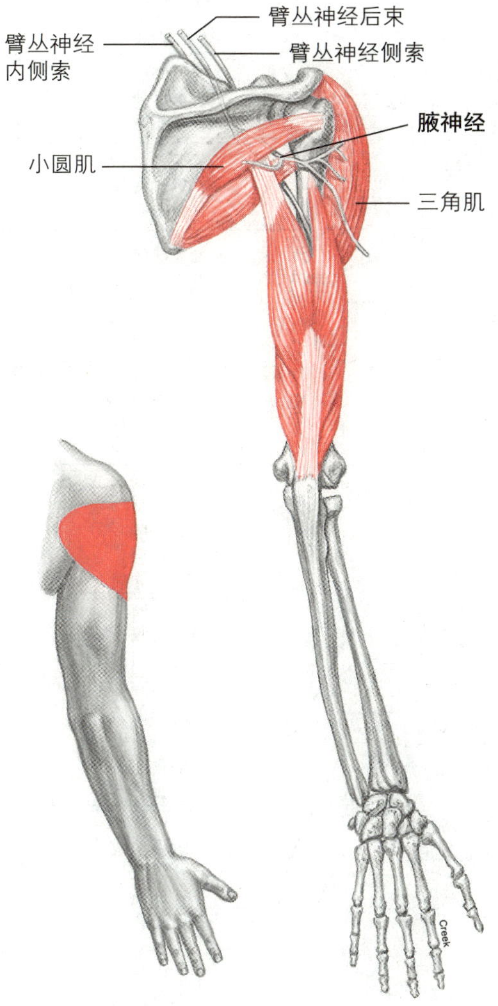

图5.12　腋神经支配的肌肉和皮肤分布

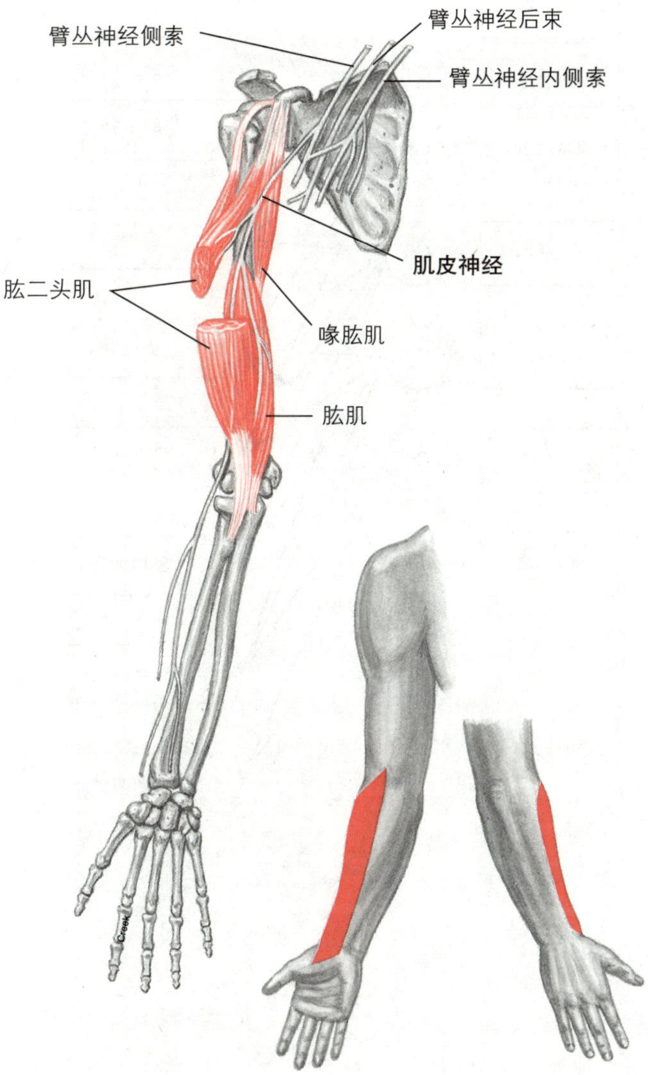

图5.13　肌皮神经支配的肌肉和皮肤分布

诊。

神经支配

上束纤维：胸外侧神经（C5~C7）。

下束纤维：胸内侧神经（C8、T1）。

临床应用、强化和灵活性

前腋窝褶皱主要由胸大肌形成（图5.17）。胸大肌可屈曲及内旋肱骨，由于这一特性，胸大肌可帮助前锯肌完成肩胛骨的前伸动作。尽管胸大肌没有附着在肩胛骨上，但是由于肱骨与肩胛骨在盂肱关节相连，胸大肌在肱骨前部的拉力使得它依然可以有效帮助肩胛骨前伸。投掷棒球是典型的动作。当盂肱关节屈曲时，肱骨内旋，肩胛骨向上旋转向前。当肱骨从抬高位置后伸和内收时，它也可作为背阔肌的辅助肌。

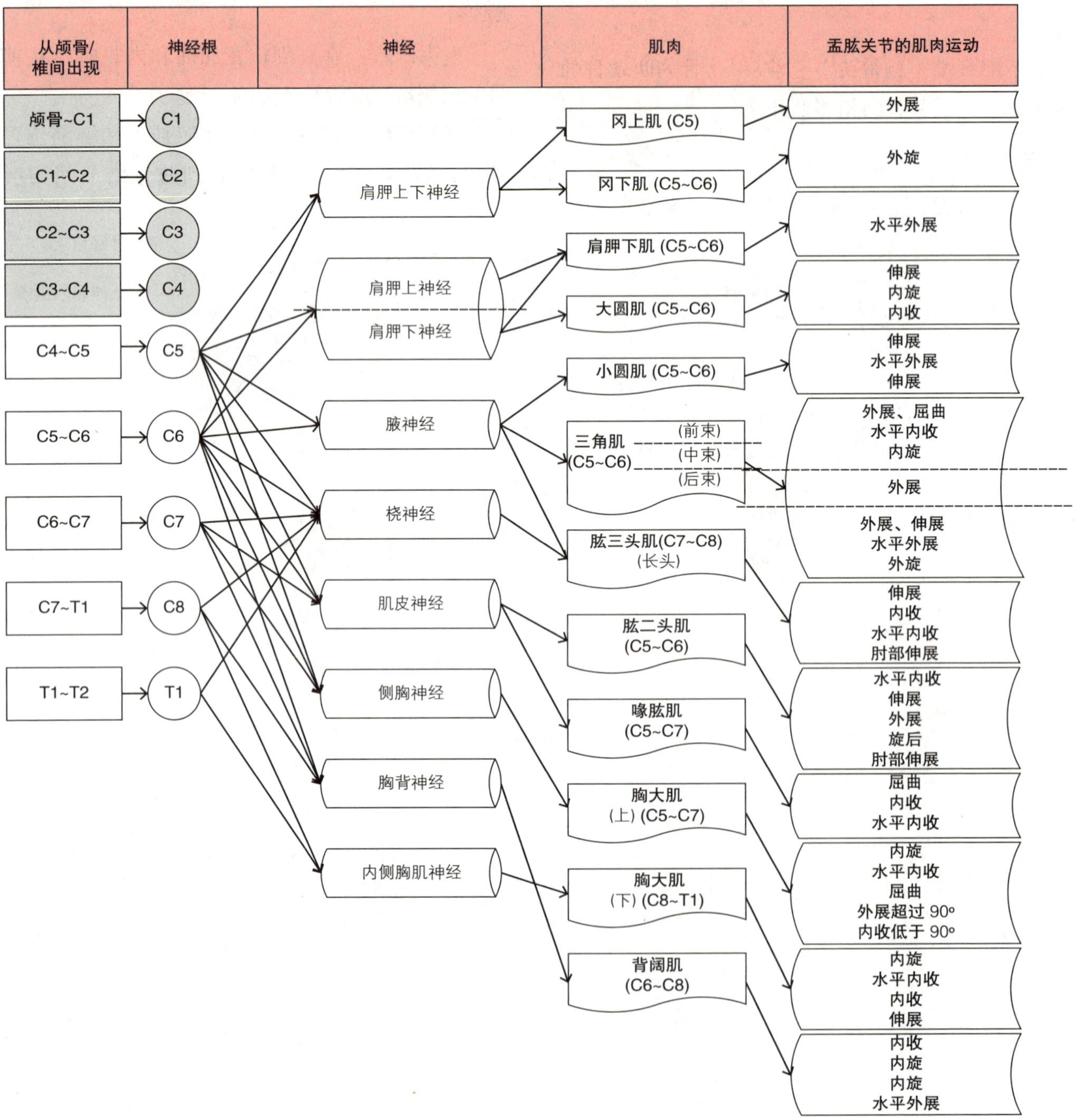

图5.14　盂肱肌的神经支配及其作用（与肩关节的主要运动器相关的神经肌肉结构及其运动是加粗的）

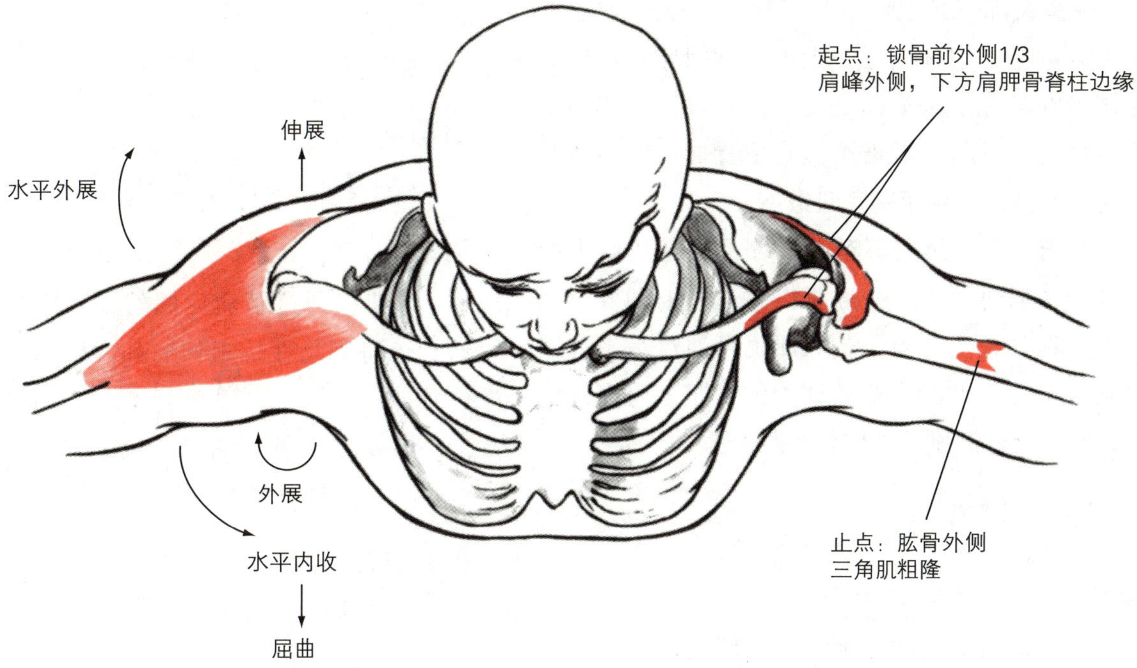

图5.15 三角肌。俯面观

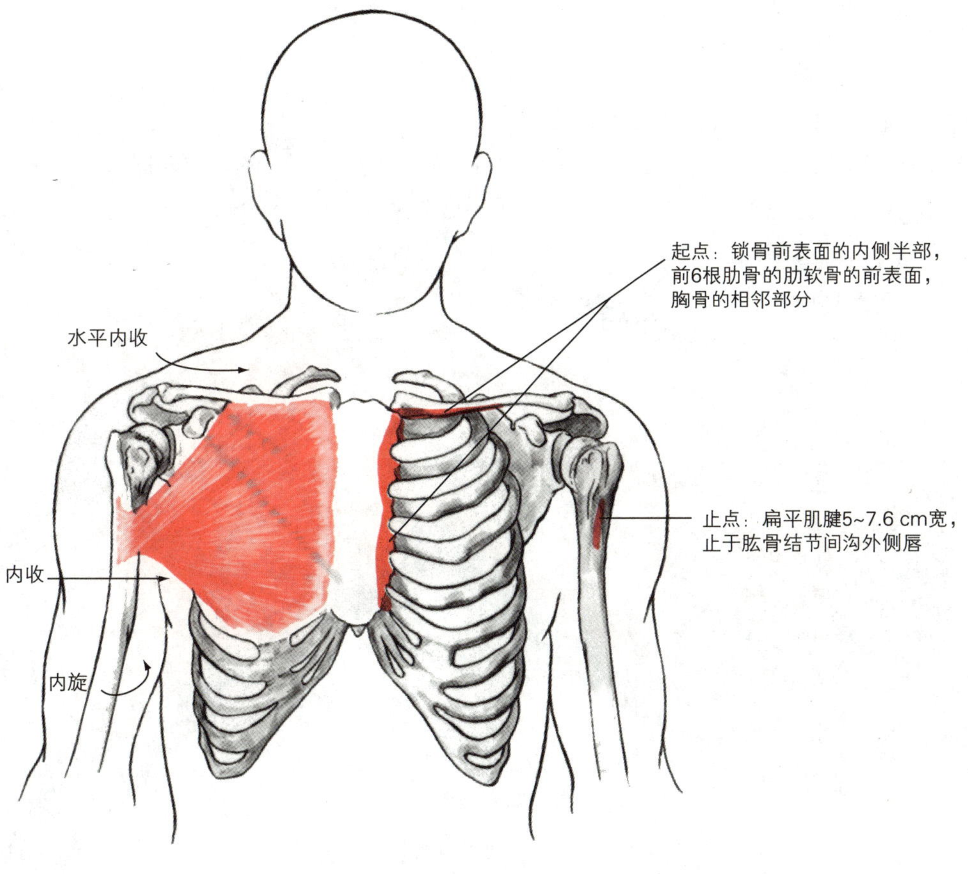

图5.16 胸大肌。前面观

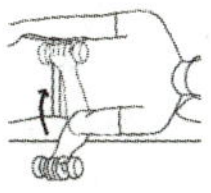
肩内旋

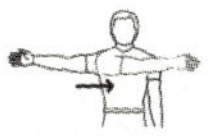
肩水平内收

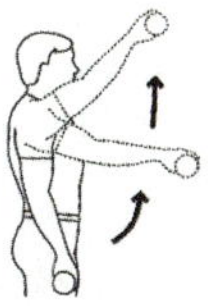
肩屈曲

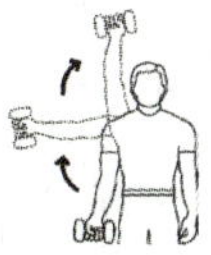
肩外展

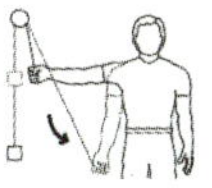
肩内收

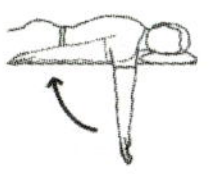
肩伸展

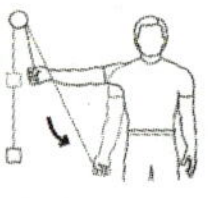
肩内收

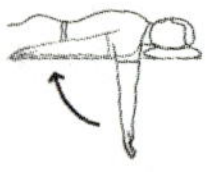
肩伸展

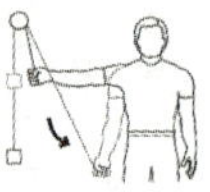
肩内旋

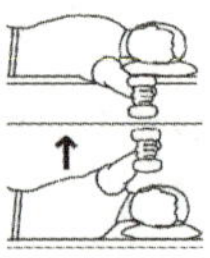
肩水平外展

胸大肌和三角肌前束紧密配合。胸大肌主要用于俯卧撑、引体向上、投掷和打网球等运动。受试者在长凳上采取仰卧姿势，双臂放在侧面，手持杠铃，并将手臂推至竖直位置。这项称为卧推的练习被广泛用于胸大肌锻炼。

由于举重、卧推等运动的普及，导致胸大肌及其拮抗肌过度发达。经常需要通过被动外旋来完成拉伸放松。当然，胸大肌也可通过水平外展得到拉伸。肩部的完全后伸为胸大肌上束提供伸展，而完全外展则可拉伸胸大肌下部。

背阔肌　图 5.18

起点

第七至第十二胸椎棘突及全部腰椎棘突，骶正中嵴，髂嵴后部和第十至第十二肋。

止点

肱骨小结节嵴。

运动

盂肱关节的内收、后伸、内旋及水平外展。

触诊

当肌腱通过腋窝后壁的大圆肌时，可以被触诊到，特别是在抗阻伸展和内旋期间。在从弯曲位置伸展期间，可以在上腰部/下胸部区域触摸肌肉。在从稍微外展的位置抗阻内收期间，肌肉可以在其大部分长度上被触诊。

神经支配

胸背神经（C6~C8）。

临床应用、强化和柔韧性练习

背阔肌（Latissimus dorsi）是指背部最宽的

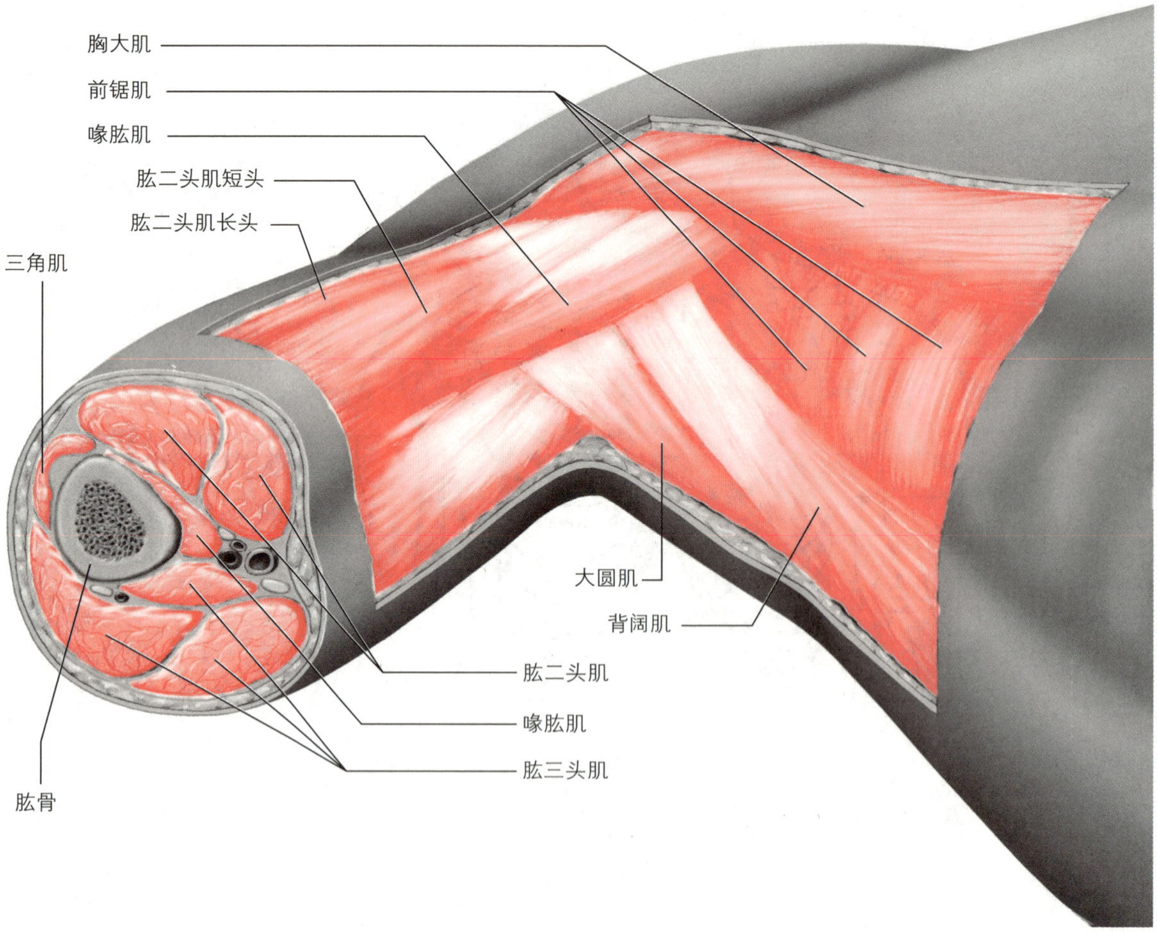

图5.17　右臂的横截面和腋窝周围肩关节肌肉的关系

肌肉。这个肌肉与大圆肌一起形成腋后褶皱（图5.17）。它对肱骨的内收、后伸和内旋有很强的作用。由于伴随盂肱关节的肩胛骨向上旋转，背阔肌通过其活动有效地向下旋转肩胛骨，在活动的盂肱关节中向下拉整个上肢带骨内收。它是肱骨最重要的后伸肌肉之一，并且在引体向上时充分收缩。背阔肌在各个运动中都受到大圆肌的辅助，由于其内收和后伸可在水中向前拉动身体，背阔肌又被称为“游泳运动员的肌肉”。

下拉手臂的运动使背阔肌进入强力收缩状态。引体向上、绳索攀爬等单杠上升动作就是很好的例子。在杠铃练习中，划船和仰卧直臂上拉

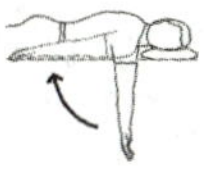
肩伸展

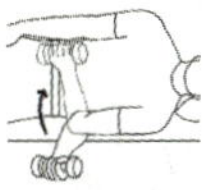
肩内旋

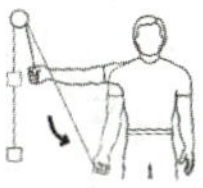
肩内收

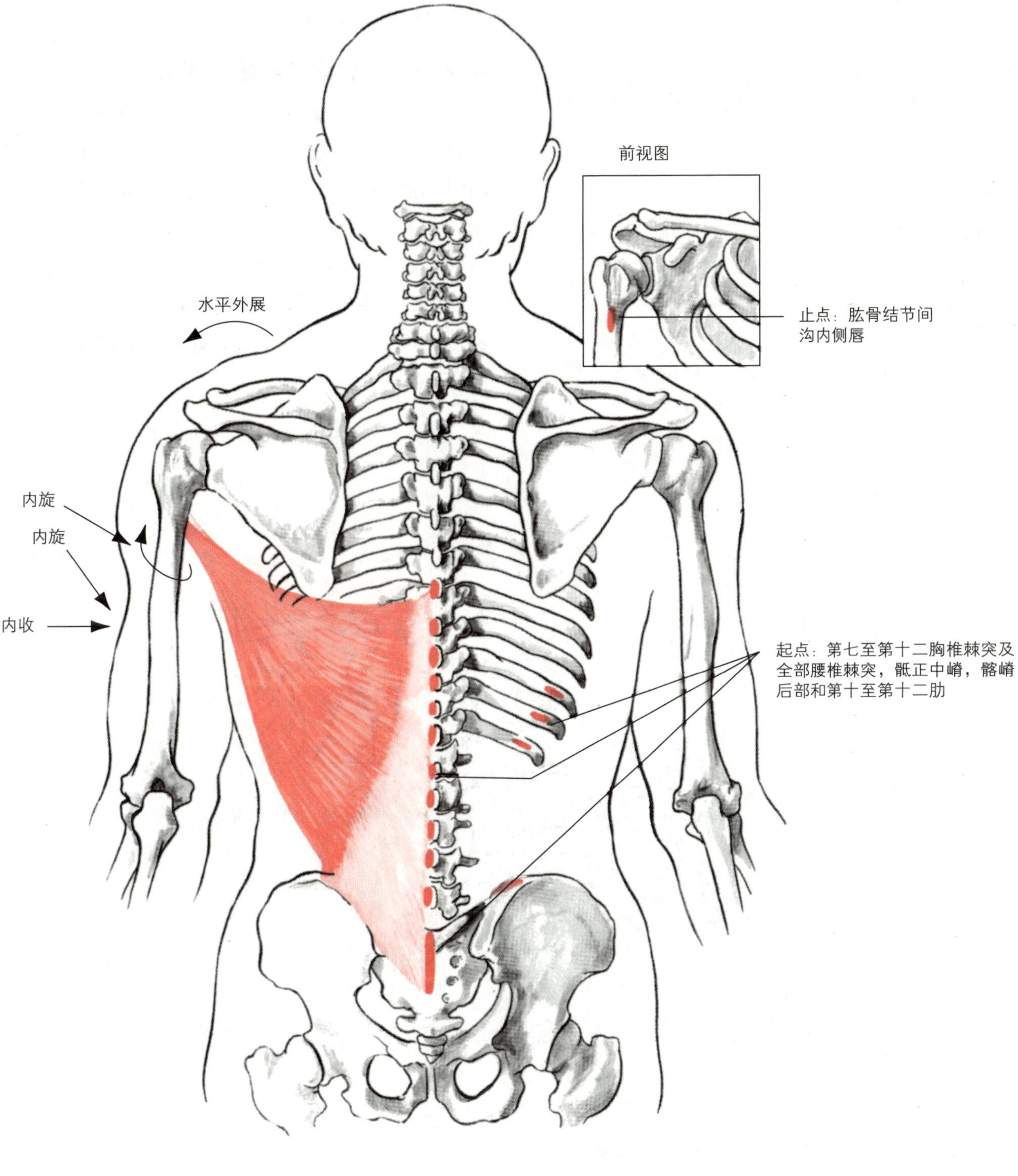

图5.18 背阔肌。后面观

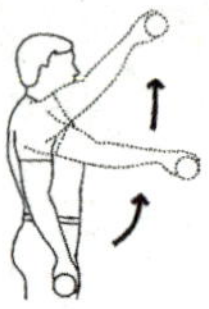
肩屈曲

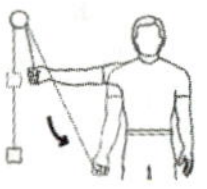
肩内收

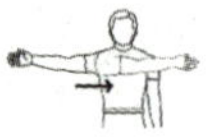
肩水平内收

练习都有利于背阔肌的加强。将架空滑轮系统的杆向下拉向肩部，称为“下拉”，这是背阔肌的常见练习。

当肩部在90° 外展位置时向外旋转，背阔肌与大圆肌将被拉伸。 通过进一步在外旋位下的外展肩部可以加强这种伸展，向另一侧侧屈和旋转躯干可进一步拉伸。

大圆肌　图 5.19

起点

在肩胛骨外侧边缘下1/3的后方，肩胛下角上方。

止点

肱骨间隙沟的内侧唇，位于肱骨后方，插入背阔肌。

运动

盂肱关节的后伸，特别是从屈曲位置到后伸位置。

盂肱关节的内收，特别是从外展位置向下到身体中线。

触诊

位于背阔肌上方和肩胛骨下角背面，在抗阻内旋期间从肩胛骨的下角斜向上和横向移动。

神经支配

肩胛下神经（C5、C6）。

临床应用、强化和柔韧性练习

只有当菱形肌稳定肩胛骨或使肩胛骨向下旋转时，大圆肌才起作用。 否则，肩胛骨将与手臂同时向前移动。大圆肌与背阔肌一起工作。它帮助背阔肌、胸大肌和肩胛下肌进行内收、内旋和后伸。它被认为是背阔肌的助手。它可以通过下拉运动、绳索攀爬和抗阻内旋练习来加强。

在90° 外展位，外旋肩部可对大圆肌进行拉伸。

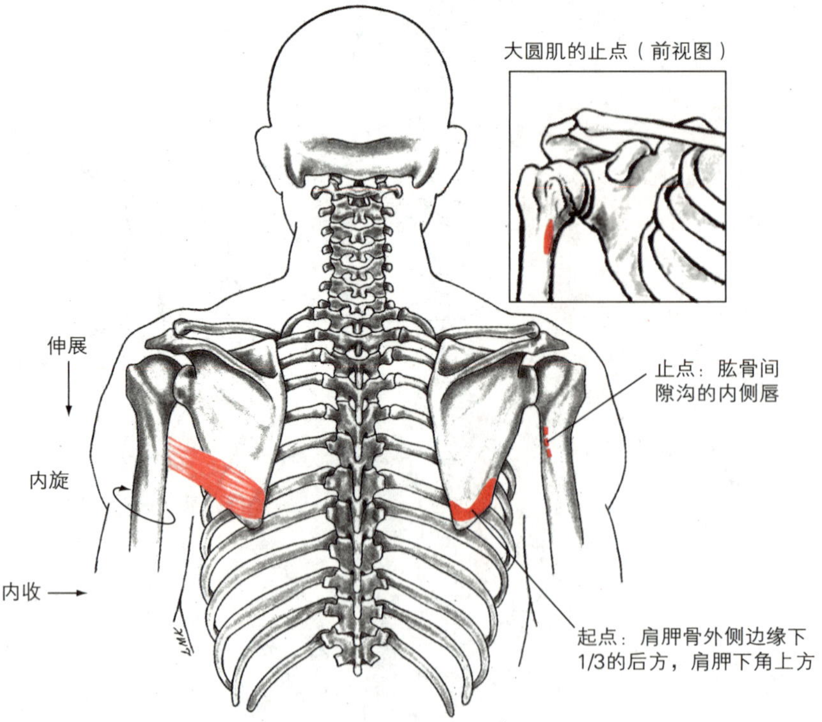

图5.19　大圆肌。后面观

喙肱肌　图 5.20

起点

肩胛骨的喙突。

止点

肱骨干内侧边缘的中间。

运动

盂肱关节的屈曲、内收、水平内收。

触诊

肌腹可以在内侧臂肱二头肌短头后上方，朝向喙突处触及，尤其是在抗阻内收时。

神经支配

肌皮神经（C5~C7）。

临床应用、强化和柔韧性练习

喙肱肌不是一个强大的肌肉，但它确实有助于屈曲和内收，并且在将手臂水平内收过胸时最为有效。其肌力可通过水平内收手臂抵抗阻力来加强，如卧推，也可以通过下拉动作来加强。

尽管极端后伸也会拉伸喙肱肌肌肉，但是在极端水平外展时，喙肱肌可得到最大牵伸。

肩袖肌群

图5.21和图5.22说明了肩袖肌群，如前所述，肩袖对于将肱骨头保持在关节盂适当位置起到最重要的作用。首字母缩略词“SITS”可用来指冈上肌、冈下肌、小圆肌和肩胛下肌。与三角肌和胸大肌相比，这些肌肉不是很大，但是要使肩关节正常工作，这些肩袖肌肉不仅需要足够的力量，而且还必须具有充足的耐力，特别是在重复的过顶活动中，例如，投掷、游泳和投球。当肌肉疲劳或热身运动不充分时，肩袖肌群特别是冈上肌，就无法对关节盂内的肱骨头提供动态稳

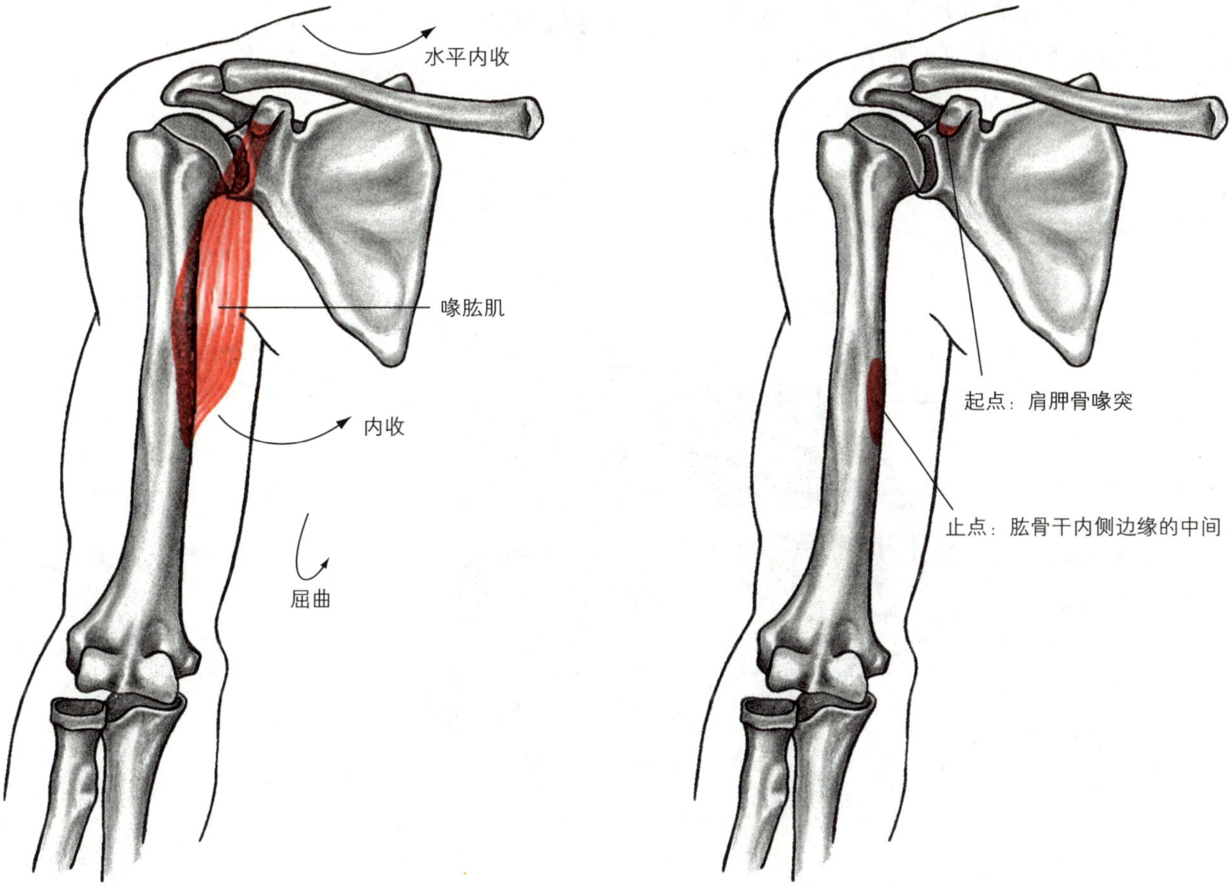

图5.20　喙肱肌。前面观

定。从而导致进一步的肩袖问题，例如，肌腱炎及肩峰撞击综合征。

当这些肌肉的肌腱通过肩胛骨的肩峰和肱骨头之间的肩峰下间隙发生激惹和炎症时，这些肌肉的肌腱，特别是冈上肌和冈下肌，就会引发肩峰撞击综合征。可能导致肩部的疼痛、无力和运动功能丧失。

肩胛下肌　图 5.23

起点

肩胛下窝的整个前表面。

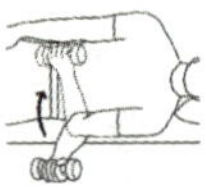

肩内旋

止点

肱骨小结节。

运动

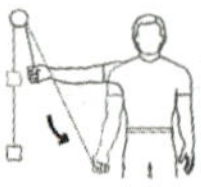

肩内收

盂肱关节内旋、内收、后伸及在关节盂窝中稳定肱骨头。

触诊

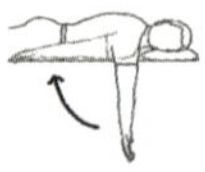

肩伸展

肩胛下肌、背阔肌和大圆肌一起形成后腋窝褶皱。一般情况下，肩胛下肌在肋骨后面的前肩胛骨上是不可触诊的。侧卧位时可在受试者上方触及部分（手臂轻微屈曲并且肘部横向腹部内收）；用一只手横向拉肩胛骨内侧缘，同时用另一只手触摸内侧肩胛骨和肋骨（受试者主动内旋）。

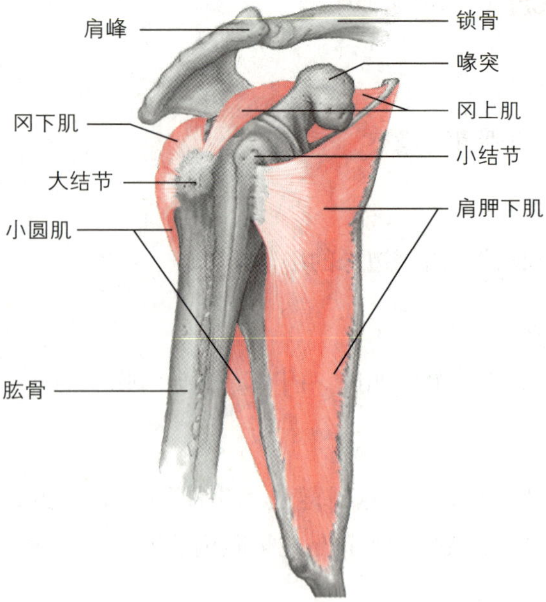

图5.21　肩袖肌肉（右肩）。前外侧面观

神经支配

肩胛上、下神经（C5、C6）。

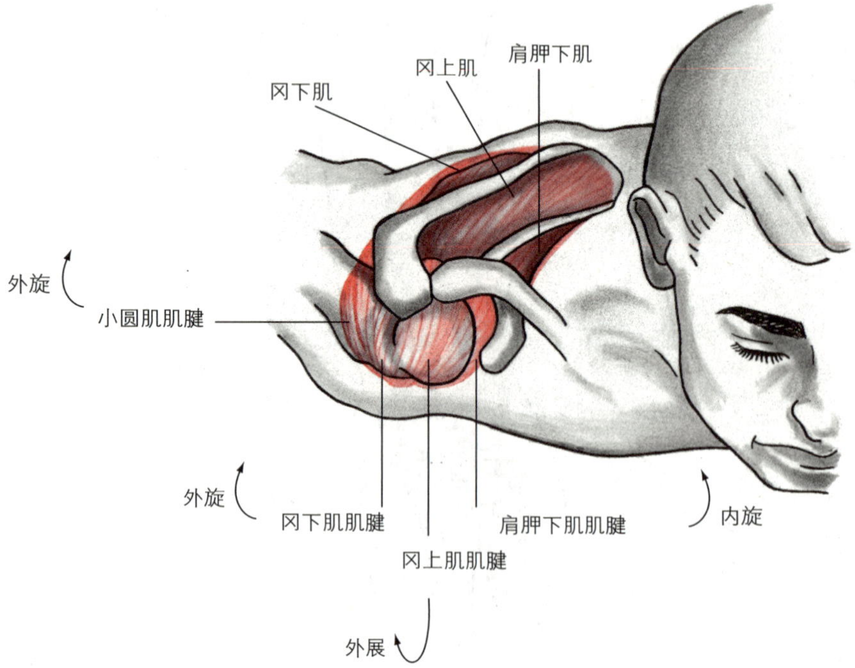

图5.22　肩袖肌肉（右肩）。俯面观

临床应用、强化和柔韧性练习

肩胛下肌属于肩袖肌，从前面和下面将肱骨头保持在关节盂内。其典型的运动与背阔肌和小圆肌一起完成，但由于其靠近关节，其作用不太强大。肩胛下肌产生动作时，还需要菱形肌的帮助来稳定肩胛骨。肩胛下肌下部隐藏在肋骨后面，位于肩胛下窝中肩胛骨的前部。它可以通过类似于增强背阔肌和大圆肌的锻炼来加强，例如，爬绳和下拉。加强肩胛下肌的一个典型训练为， 在手臂贴紧躯干下（盂肱关节外展0° ）进行抗阻内旋的训练。

冈上肌　图 5.24

起点

冈上窝的内侧2/3。

止点

肱骨大结节。

运动

盂肱关节外展及在关节盂窝中稳定肱骨头。

触诊

在肩胛骨平面的初始外展期间，在冈上窝的肩胛骨的前部和上部。而且，肌腱可以在大结节上的肩峰处的位置被触诊。

神经支配

肩胛上神经（C5）。

临床应用、强化和柔韧性练习

冈上肌将肱骨头保持在关节盂窝内。在投掷动作时，通过保持肱骨头和关节窝之间的适当关系，来提供重要的动态稳定性。在投掷的竖起阶

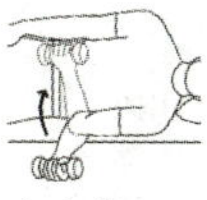

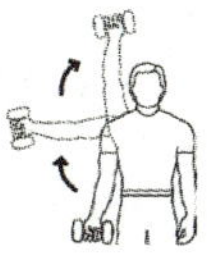

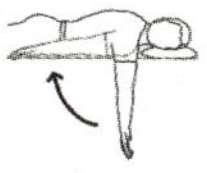

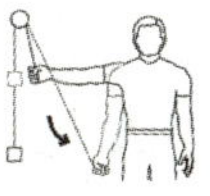

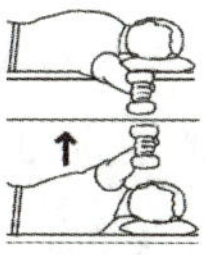

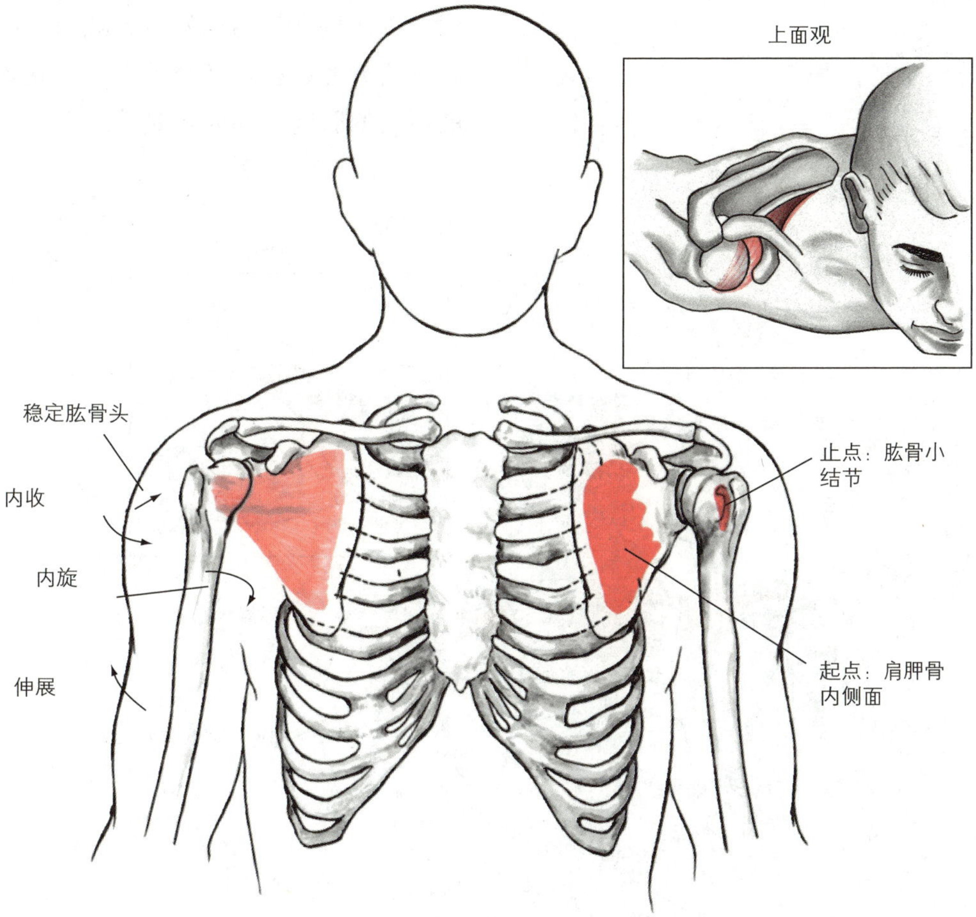

图5.23　肩胛下肌。前面观

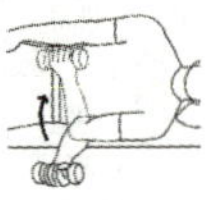
肩内旋

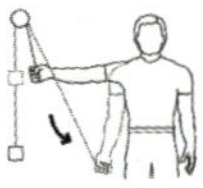
肩内收

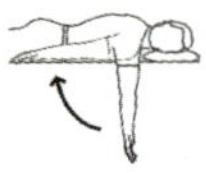
肩伸展

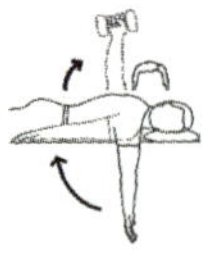
肩外展

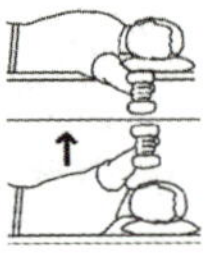
肩水平外展

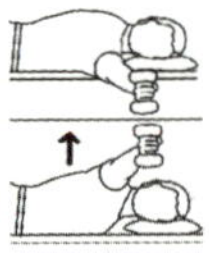
肩伸展

段，肱骨头有向前半脱位的倾向。在后续阶段，肱骨头往往向后移动。

冈上肌与其他肩袖肌肉必须具有极好的强度和耐力，以防肱骨头在窝内移位和过度运动。

冈上肌是最常受伤的肩袖肌。其在运动中经常发生轻度至中度的拉伤或撕裂，特别是重复的过顶运动，例如，投掷或游泳。

当运动员试图用肩胛骨的升降和上回旋来替代肱骨外展时，经常会造成冈上肌损伤或无力。无法平稳地外展手臂以抵抗阻力表示可能存在肩袖损伤。

只要使用三角肌的中间纤维，就可以调用冈上肌。满罐运动可用于增强冈上肌肌力。在肩胛水平内收30° ~45° 位置，手臂外展90° ，就像拿着一个盛满水的罐子。

肩关节内旋、冈上肌伸展，可使手臂在背后内收。

冈下肌　图 5.25

起点

冈下窝。

止点

肱骨后侧大结节。

运动

盂肱关节外旋、水平外展、后伸及在关节盂窝中稳定肱骨头。

触诊

在抗阻外旋时，肩胛冈上方可触及横向连向肱骨的冈上肌。

神经支配

肩胛上神经（C5、C6）。

临床应用、强化和柔韧性练习

当菱形肌稳定肩胛骨时，冈下肌和小圆肌才会起到作用。当肱骨向外旋转时，菱形肌将肩胛骨向后压平并固定，以便肱骨可以旋转。

适当的强度和耐力对于冈下肌和小圆肌至关重要，因为它们能够使手臂从高速内旋活动（例如，棒球投球和网球发球）减速。冈下肌对维持盂肱关节的后稳定性至关重要。它是肩外旋肌中最强大的肌肉，同时也是第二个最常受伤的肩袖

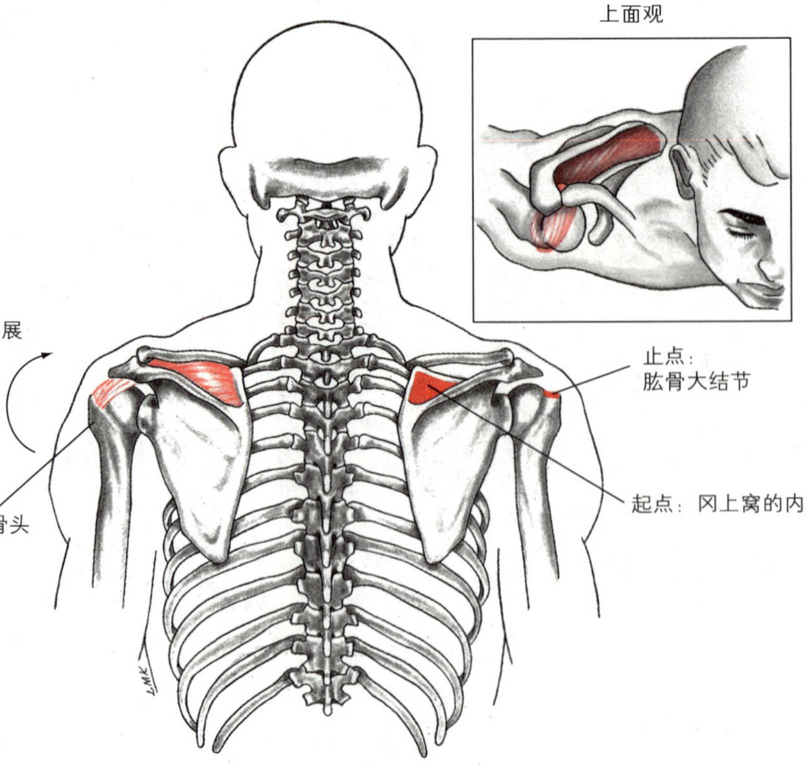

图5.24　冈上肌。后面观

肌肉。

在手臂15°~20°外展位和90°外展位下的抗阻外旋可以最好地加强冈下肌和小圆肌。

用内旋和极端水平内收的方法可以完成对冈下肌的拉伸。

小圆肌　图 5.26

起点

肩胛骨外侧缘背面。

止点

肱骨大结节后侧。

运动

盂肱关节外旋、水平外展、后伸及在关节盂窝中稳定肱骨头。

触诊

在肩胛骨后表面的主要部位上方，在抗阻外旋期间从肩胛骨的下角斜向上和横向移动。

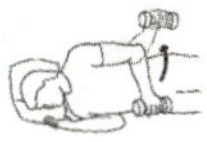

肩外旋

神经支配

腋神经（C5、C6）。

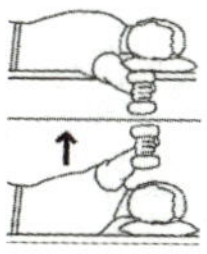

肩水平外展

临床应用、强化和柔韧性练习

在为盂肱关节提供动态稳定性方面，小圆肌的功能非常类似于冈下肌。这两种肌肉一起执行相同的动作。通过相同的练习可同时加强小圆肌和冈下肌。

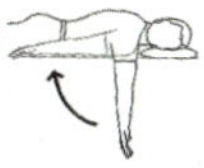

肩伸展

通过内旋肩部同时进入极端水平内收，可以将小圆肌拉伸。

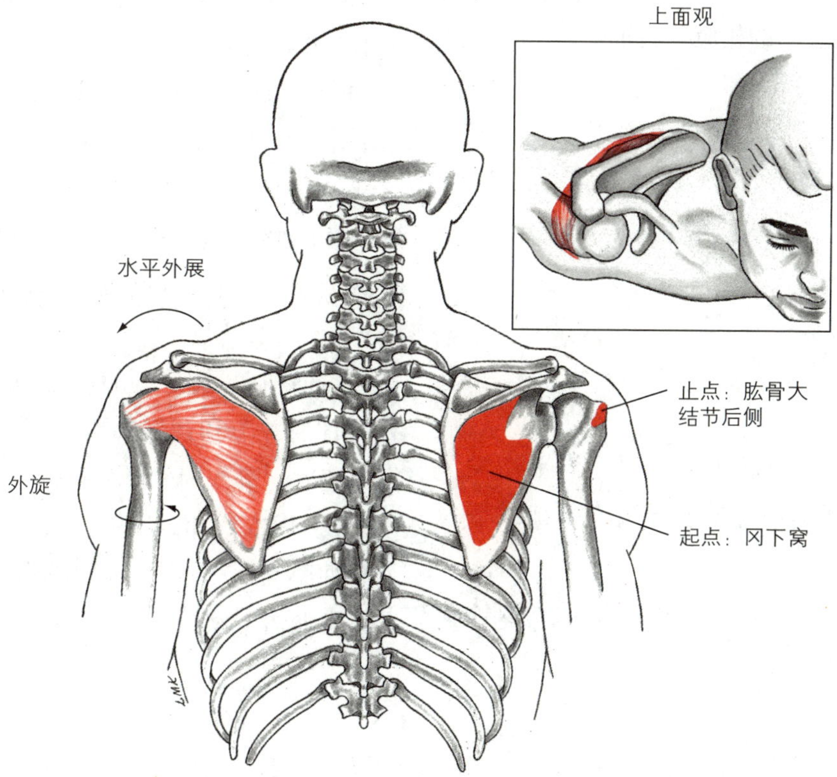

图5.25　冈下肌。后面观

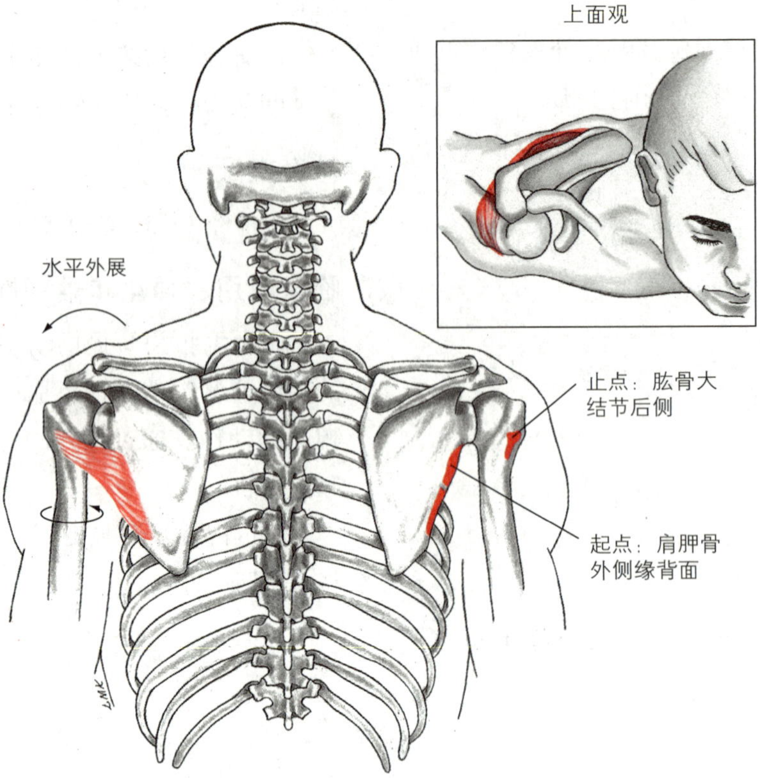

图5.26 小圆肌。后面观

复习题

1.列出发生以下每个盂肱关节运动的平面。列出每个平面中每个运动的相应旋转轴。

a.外展

b.内收

c.屈曲

d.后伸

e.水平内收

f.水平外展

g.外旋

h.内旋

2.为什么肩关节的前后肌肉必须适当平衡发展？举例说明什么活动或运动会导致不平衡或平衡发展。

3.如果以下各项均属实，问题2中的活动或体育活动有何实际应用?

a.由于疲劳或缺乏适当的力量和耐力，肩袖肌肉不能正常工作。

b.由于疲劳或缺乏力量和耐力，肩胛骨稳定机制不能正常工作。

4.肩胛骨相对于肱骨的运动可以通过讨论肩部复合体的整体运动来解释。肩胛骨的位置如何影响肩关节外展？肩胛骨的位置如何影响肩关节屈曲？

5.描述在投掷运动的加速期间肩关节旋转所特有的骨骼关节和运动，以及运动员如何努力提高投掷速度。哪些因素影响投掷的速度？

6.使用本章和其他资源信息，你将如何加强四个肩袖肌肉？ 举几个例子说明这些肌肉在日常活动中是如何工作的。

7.肌肉分析表——上肢带骨和肩关节

通过列出主要涉及每个运动的肌肉来完成此表。

肩胛骨		肩关节	
上回旋		外展	
下回旋		内收	
上提		屈曲	
外展		水平内收	
		内旋	
内收		水平外展	
		外旋	

8.拮抗肌活动表——肩关节

通过列出左侧列中肌肉的拮抗肌或部分拮抗肌来完成此表。

主动肌	拮抗肌
三角肌（前部纤维）	
三角肌（中部纤维）	
三角肌（后部纤维）	
冈上肌	
肩胛下肌	
大圆肌	
冈下肌/小圆肌	
背阔肌	
胸大肌（上部纤维）	
胸大肌（下部纤维）	
喙肱肌	

实践练习

1.在人体骨骼和受试者身上找到肱骨和肩胛骨的以下部分。

a.大结节

b.小结节

c.肱骨颈

d.轴

e.结节间沟

f.内侧髁

g.外侧髁

h.滑车

i.头

j.冈上窝

k.冈下窝

l.肩胛冈

2.如何以及在何处可以触及受试者的下列肌肉？

a.三角肌

b.大圆肌

c.冈下肌

d.小圆肌

e.背阔肌

f.胸大肌（上束和下束）

注意：以胸大肌为例，指出如何通过各种动作进行触诊。

3.在人体模型上展示并定位主要用于以下肩关节运动的肌肉。

a.外展

b.内收

c.屈曲

d.后伸

e.水平内收

f.水平外展

g.外旋

h.内旋

4.使用关节骨架，比较下面每一个情况下肱骨大结节与肩峰下表面的关系。

a.内旋下的肱骨屈曲

b.内旋下的肱骨外展

c.肱骨内旋下的水平内收

5.与同伴组队，将背部露出。用手沿外侧缘抓住同伴右侧肩胛骨，以防肩胛骨运动。让你的同伴尽可能慢慢地外展盂肱关节。记录正常外展肩关节和控制肩胛骨外展肩关节的差异。重复相同的练习，让你的同伴在内旋肱骨时，将肩胛骨下角紧紧地贴在胸壁上。请注意，与限制肩胛骨运动时相比，正常内旋总量可能存在差异。

6.运动分析表——肩关节

在分析表中的每个运动之后，将每个运动分为两个主要运动阶段，如提升阶段和放松阶段。对于每个阶段，确定发生的肩关节运动，然后列出主要负责引起/控制这些运动的肩关节肌肉。在每个动作的每块肌肉旁边，标出收缩的类型：I–等长收缩；C–向心收缩；E–离心收缩。

运动	初始运动（提升）阶段		二次运动（放松）阶段	
	主动肌	拮抗肌	主动肌	拮抗肌
俯卧撑				
引体向上				
卧推				
双杠下沉				
下拉				
过头推举				
俯卧上拉				
杠铃耸肩				

7.运动技能分析表——肩关节

分析表中的每项技能，并列出该技能每个阶段中右肩关节和左肩关节的运动情况。首先列出肩关节在站立阶段的初始位置。每次运动后，列出主要负责引起/控制该运动的肩关节肌肉。在每个动作的每块肌肉旁，标出收缩的类型：I–等长收缩；C–向心收缩；E–离心收缩。可参考在第八章中各个阶段的概念。

运动		站立阶段	准备阶段	运动阶段	后续阶段
棒球投掷	右				
	左				
排球发球	右				
	左				
网球发球	右				
	左				
垒球投掷	右				
	左				
网球反手	右				
	左				
棒球击球	右				
	左				
保龄球	右				
	左				
篮球罚球	右				
	左				

参考文献

Andrews JR, Zarins B, Wilk KE: *Injuries in baseball,* Philadelphia, 1988, Lippincott-Raven.

Bach HG, Goldberg BA: Posterior capsular contracture of the shoulder, *Journal of the American Academy of Orthopaedic Surgery* 14(5): 265–277, 2006.

Dail NW, Agnew TA, Floyd RT: *Kinesiology for manual therapies*, 2010, McGraw-Hill.

Field D: *Anatomy: palpation and surface markings,* ed 3, Oxford, 2001, Butterworth-Heinemann.

Fongemie AE, Buss DD, Rolnick SJ: Management of shoulder impingement syndrome and rotator cuff tears, *American Family Physician,* 57(4):667–674, 680–682, Feburary 1998.

Garth WP, et al: Occult anterior subluxations of the shoulder in noncontact sports, *American Journal of Sports Medicine* 15:579, November–December 1987.

Hislop HJ, Montgomery J: *Daniels and Worthingham's muscle testing: techniques of manual examination,* ed 8, Philadelphia, 2007, Saunders.

Houglum PA, Bertoti DB: *Brunstom's clinical kinesiology*, ed 6, Philadelphia, 2012, FA Davis.

Loftice JW, Fleisig GS, Wilk KE, Reinold MM, Chmielewski T, Escamilla RF, Andrews JR, eds: *Conditioning program for baseball pitchers,* Birmingham, 2004, American Sports Medicine Institute.

Muscolino JE: *The muscular system manual: the skeletal muscles of the human body,* ed 3, St. Louis, 2010, Elsevier Mosby.

Myers JB, et al: Glenohumeral range of motion deficits and posterior shoulder tightness in throwers with pathologic internal impingement, *American Journal of Sports Medicine* 34:385–391, 2006.

Neumann DA: *Kinesiology of the musculoskeletal system: foundations for physical rehabilitation,* ed 2, St. Louis, 2010, Mosby.

Oatis CA: *Kinesiology: the mechanics and pathomechanics of human movement,* ed 2, Philadelphia, 2008, Lippincott Williams & Wilkins.

Perry JF, Rohe DA, Garcia AO: *The kinesiology workbook,* Philadelphia, 1992, Davis.

Rasch PJ: *Kinesiology and applied anatomy,* ed 7, Philadelphia, 1989, Lea & Febiger.

Reinold MM, Macrina LC, Wilk KE, Fleisig GS, Dun S, Barrentine SW, Ellerbusch MT, Andrews JR: Electromyographic analysis of the supraspinatus and deltoid muscles during 3 common rehabilitation exercises, *Journal of Athletic Training* 42(4): 464–469, 2007.

Seeley RR, VanPutte CL, Regan JL, Russo AF: *Seeley's anatomy & physiology*, ed 9, New York, 2011, McGraw-Hill.

Sieg KW, Adams SP: *Illustrated essentials of musculoskeletal anatomy,* ed 4, Gainesville, FL, 2002, Megabooks.

Spigelman T: Identifying and assessing glenohumeral internal-rotation deficit, *Athletic Therapy Today* 6:29–31, 2006.

Stacey E: Pitching injuries to the shoulder, *Athletic Journal* 65:44, January 1984.

Wilk KE, Reinold MM, Andrews JR, eds: *The athlete's shoulder,* ed 2, Philadelphia, 2009, Churchill Livingstone Elsevier.

实践练习表

可用于课堂作业、课外作业和测试，请撕下并使用这张表。

练习表1

使用蜡笔或彩色笔标记，在练习表上绘制并标出以下肌肉。分别用“O”和“I”表示每个肌肉的起点和止点，并在对侧的骨骼图绘制起点和止点。

a. 三角肌

b. 冈上肌

c. 肩胛下肌

d. 大圆肌

e. 冈下肌

f. 小圆肌

g. 背阔肌

h. 胸大肌

i. 喙肱肌

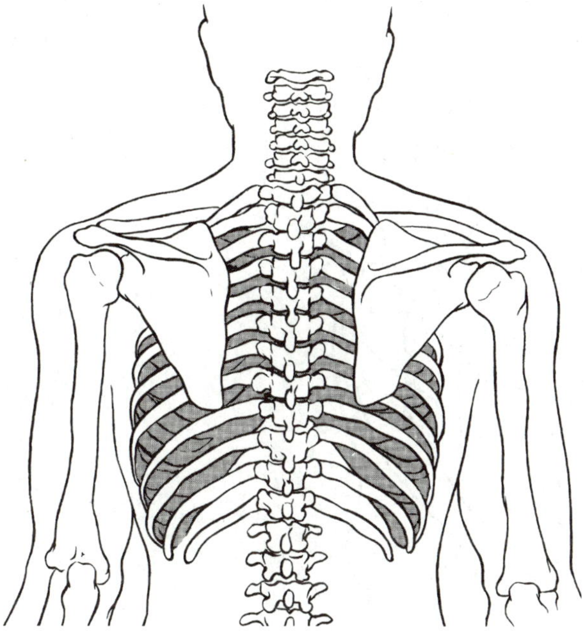

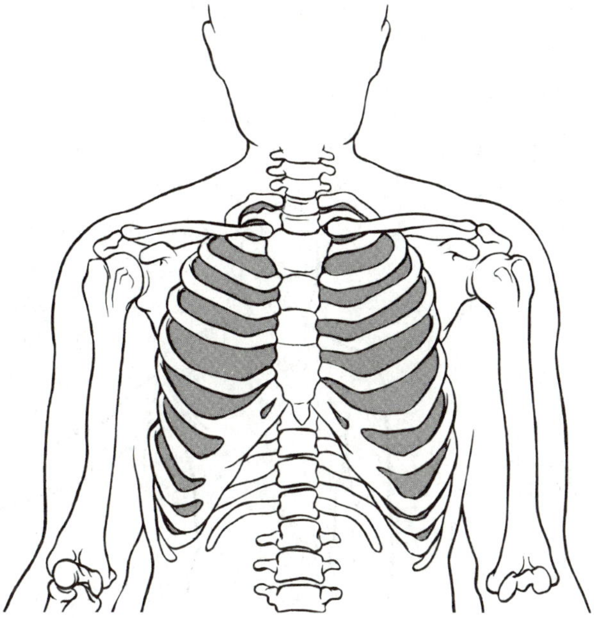

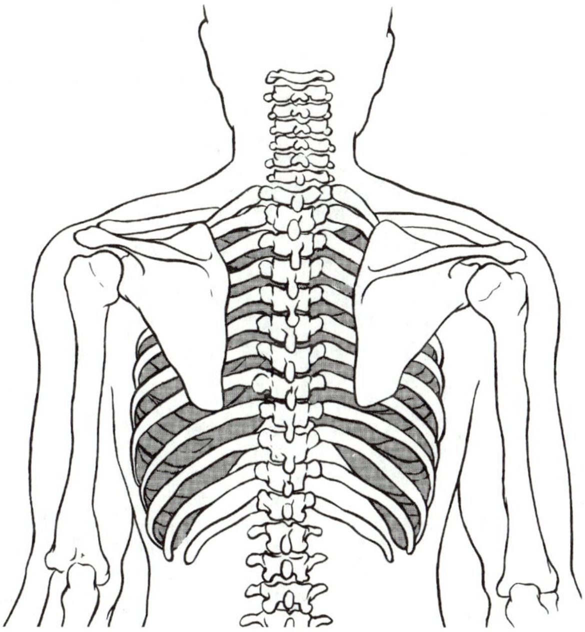

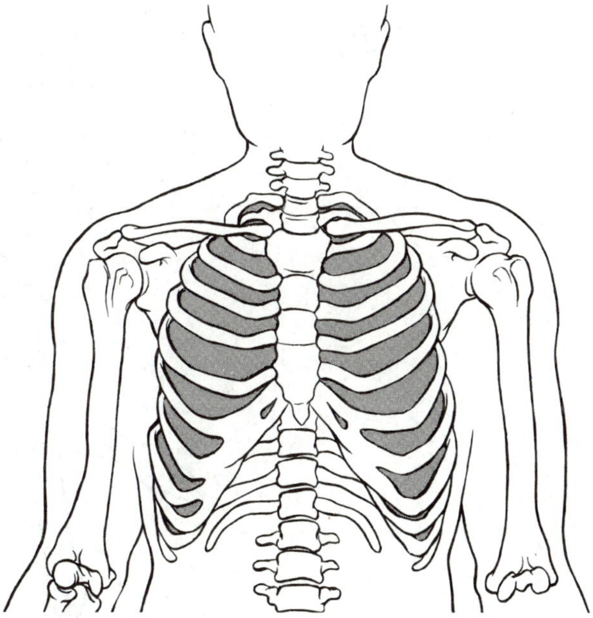

实践练习表

可用于课堂作业、课外作业和测试，请撕下并使用这张表。

练习表2

用箭头标出肩关节的以下运动，并根据每个动作发生的平面和旋转轴完成下列句子。

a. 内收发生在__________平面，绕__________轴。

b. 外展发生在__________平面，绕__________轴。

c. 屈曲发生在__________平面，绕__________轴。

d. 伸展发生在__________平面，绕__________轴。

e. 水平内收发生在__________平面，绕__________轴。

f. 水平外展发生在__________平面，绕__________轴。

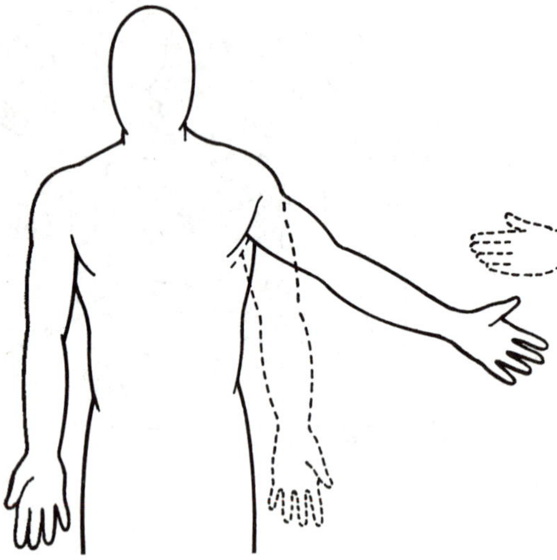

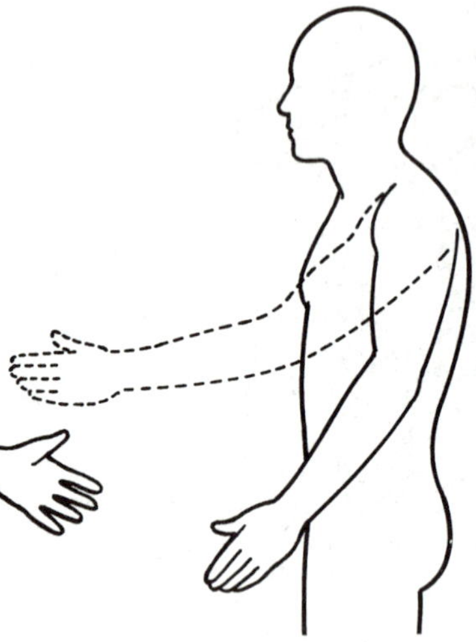

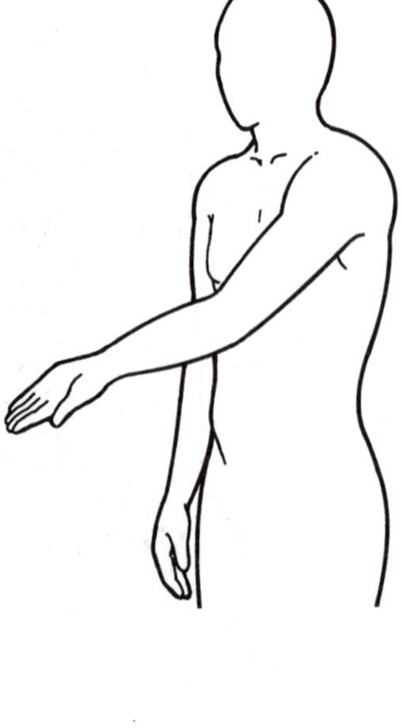

第六章　肘关节和桡尺关节

本章要求

- 识别人体肘关节和桡尺关节特定的骨性结构特征
- 在骨骼图上标出选定的骨性结构特征
- 在骨骼图上绘制并标出肘关节和桡尺关节相关的肌肉
- 确定、列出和触诊肘关节和桡尺关节的主动肌及其拮抗肌，并了解韧带在提供稳定性方面的作用
- 触诊人体肘关节和桡尺关节肌肉并列举其拮抗肌
- 列出肘关节和桡尺关节运动平面及其各自的旋转轴
- 列出肘关节和桡尺关节主要运动的肌肉
- 学习和理解肘关节和桡尺关节肌肉的神经支配
- 通过分析，确定肢体发生特定技能和动作时涉及的肘关节和桡尺关节的运动与相关肌肉

几乎任何上肢的运动都会涉及肘关节和桡尺关节。由于解剖学联系紧密，通常将这两个关节放到一组学习。肘关节与桡尺关节紧密相连，桡尺关节的两块骨头（桡骨和尺骨）与肱骨共同构成肘关节。因此，有些人可能会混淆肘关节运动和桡尺关节运动。只要仔细观察，还是能够明确区分的。虽然桡骨和尺骨都是腕关节的一部分，但它们之间的关系并不像肘关节和桡尺关节那么紧密。

骨骼

尺骨近端形状大于桡骨（图 6.1）， 但是桡骨远端形状远大于尺骨（图6.2）。肘部屈伸肌起自肩胛骨和肱骨，远端分别止于尺骨和桡骨。桡尺关节的内旋和外旋肌近端起自肩胛骨、肱骨和尺骨，远端止于桡骨。

内侧髁上嵴、鹰嘴突、冠突、桡骨结节都是这些肌肉的重要骨性标志。内上髁、外上髁和外侧髁上嵴是腕部和手部肌肉的重要骨性标志，详见第七章。

关节

肘关节属于屈戌关节或称滑车关节，只能做屈伸运动（图 6.1）。实际上肘关节可以被认为是由两个相互关联的关节构成，即肱尺关节和肱桡关节（图6.2）。肘关节的运动主要为肱骨和尺骨关节面之间的运动，特别是肱骨滑车与尺骨滑车切迹之间的运动。桡骨头与肱骨小头在肱桡关节处接触相对较少。当肘部完全伸展时，尺骨鹰嘴突进入肱骨鹰嘴窝。在肘关节完全伸展时，这种结构增加其稳定性。同样，当肘关节被迫完全屈

曲时，除非上臂和前臂前部的大块软组织阻止该运动，那么冠状突将进入冠状窝。

当肘关节屈曲约20° 或更多时，其骨性结构的稳定性稍微松解，允许更多的侧向活动。肘关节屈曲时的稳定性更多依赖于侧副韧带，如外侧副韧带或桡侧副韧带，尤其是内侧副韧带或尺侧副韧带（图6.3）。尺侧副韧带是提供内侧支持，防止肘关节在体力活动时受压被迫外展（肘关节的非正常活动）的关键。许多接触性运动，特别是投掷类的运动，会使关节内侧受压，导致受伤。这种损伤通常由于急性或慢性应力，导致尺侧副韧带（UCL）前束的部分撕裂。对于那些需要肘关节内侧最佳稳定性的高速运动项目，如棒球投球，尺侧副韧带稳定性的作用尤为重要。即使尺侧副韧带仅受到中等程度的损伤，也会严重影响到运动员投掷能力的最高水平。通常尺侧副韧带的损伤需要肌腱移植手术，如掌长肌腱来重建韧带。这种手术，通常被称为“Tommy John 手

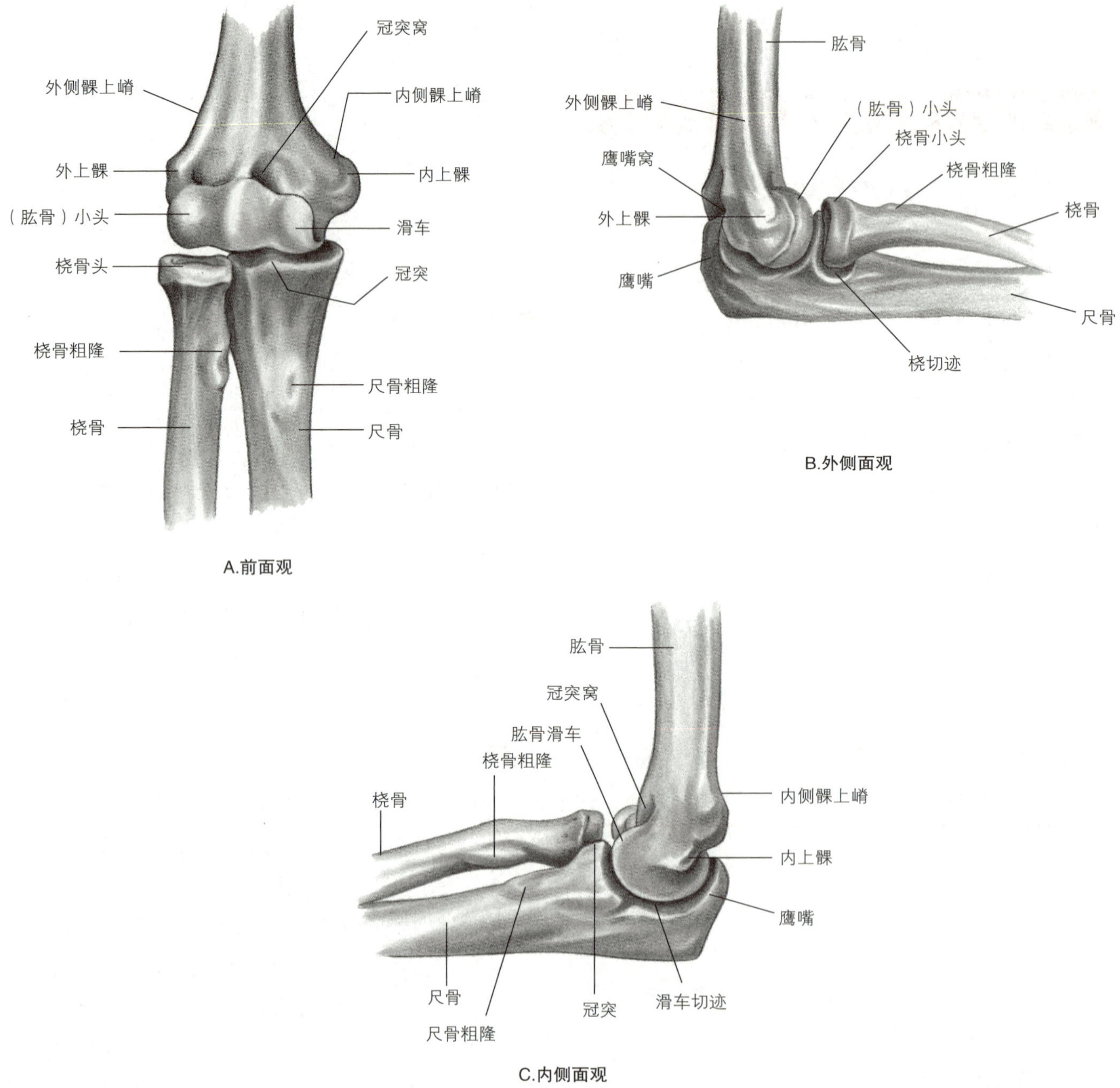

图6.1 右侧肘关节

术（肘关节尺侧副韧带重建术）”，损伤常见于高中生、大学生和专业投手们。与尺侧副韧带一起提供肘关节的侧向稳定性的对侧桡侧副韧带则很少受损。此外，环状韧带位于外侧，在桡骨头周围提供吊带效果，以确保其稳定性。有关肘关节和桡尺关节周边韧带的详细信息见表6.1。

在解剖位置上，前臂与上臂横向偏离5°～15°是很常见的。这就是常说的提携角，前臂在行走摆动时可以避开臀部，此结构对日常携带物品时也很重要。通常，优势肢体的角度略大于非优势肢体的。女性的提携角度也比男性略大（图6.4）。

肘关节运动能够从0°伸直位到145°～150°屈曲位活动，如图6.5所示。有些人，通常是女性，肘部可能会过度伸展大约15°。

桡尺关节是车轴关节或枢轴关节。桡骨头在尺骨近端处旋转。这种旋转带着远端尺骨和桡骨旋转。桡骨头由环形韧带包裹在关节内。桡尺关节可以从中立位外旋80°～90°，内旋70°～90°（图6.6）。

由于骨间膜将桡骨和尺骨的近端和远端关节紧密地连接在一起，尺桡骨之间的关节常被称为联合型关节。这种骨间膜有助于吸收和传递手部所受的力，特别是在上肢负重时。尽管存在这样的结构，骨头之间还是有大量的旋转运动。

尽管肘关节和桡尺关节能够彼此独立地工作，但支配肘关节和桡尺关节肌群的协同作用使两个关节产生动作，从而有利于发挥上肢的整体功能。因此，一个关节的功能障碍可能会影响另一个关节的正常功能。

盂肱关节、肘关节和桡尺关节肌肉之间的协同作用就像上肢带骨与肩关节协同完成上肢活动一样，盂肱关节与肘关节、桡尺关节也协同完成

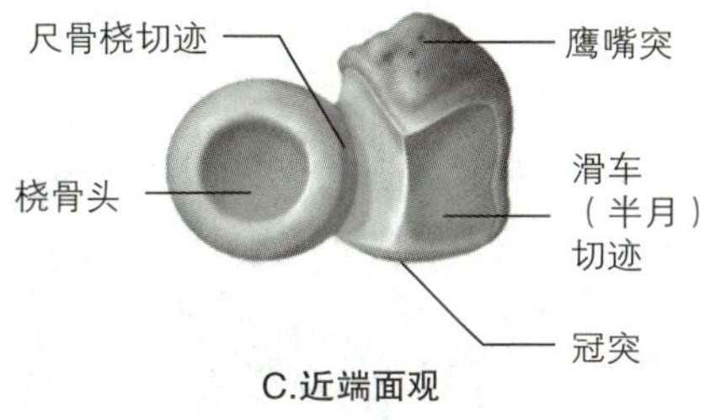

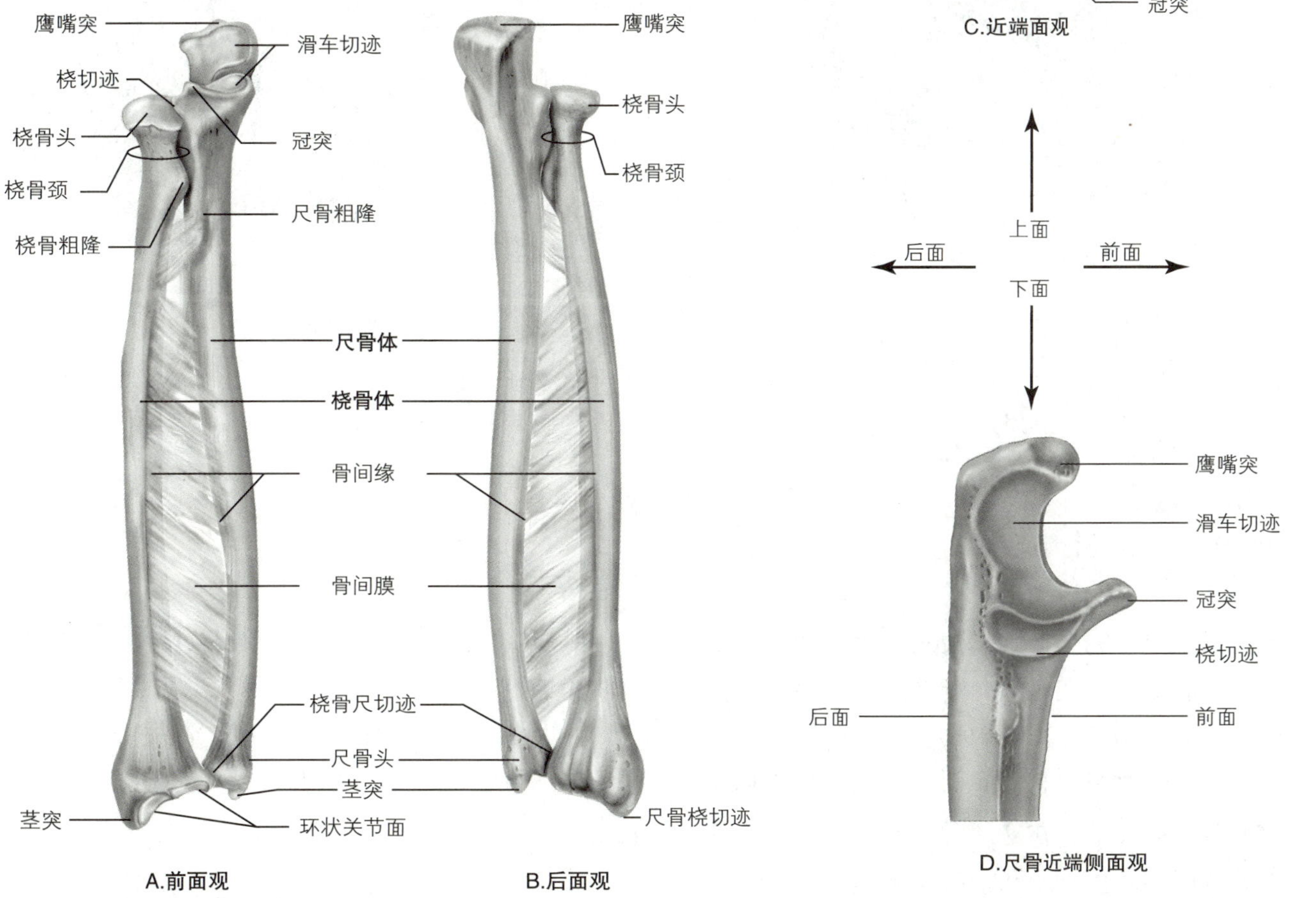

图6.2 桡尺关节旋后位观

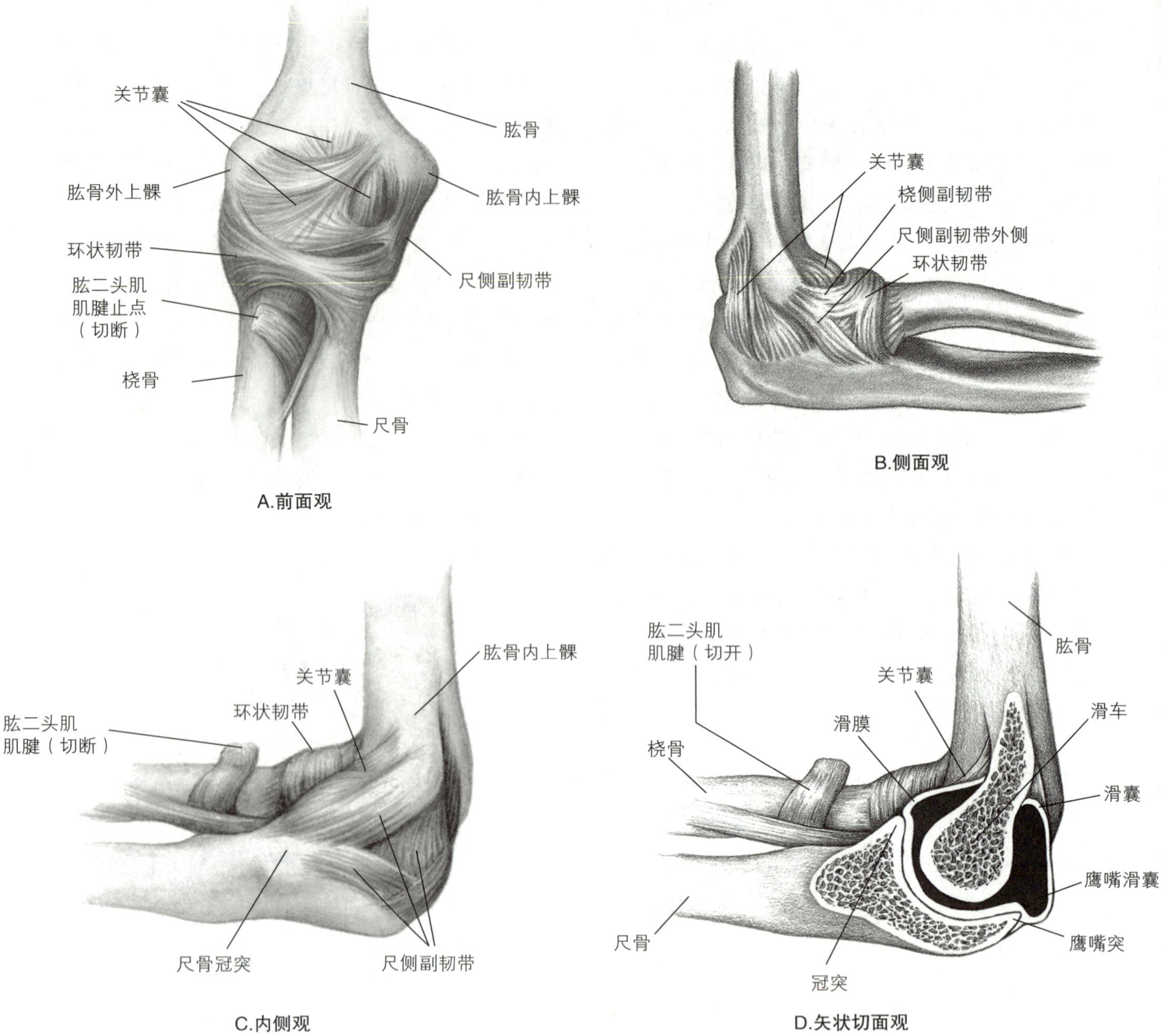

图6.3 右肘部韧带细节

上肢活动。

当桡尺关节进行活动时，盂肱关节和肘关节肌肉收缩以稳定或协助桡尺关节的运动。例如，试图用螺丝刀来完全拧紧（使用右手）螺钉涉及桡尺关节的旋后，我们倾向于外旋并屈曲盂肱关节和肘关节。相反，当我们试图通过内旋前臂来松开拧紧的螺钉时，我们倾向于分别内旋和伸展盂肱关节和肘关节。在这两种情况下，我们都依赖于关节周围的主动肌和拮抗肌来提供稳定性，以完成所需的任务。

运动 图 6.5~ 图 6.9

肘部运动

屈曲：通过弯曲肘部以减小上臂与前臂的角度，将前臂移动到肩部的运动。

伸展：通过拉直肘部以增加上臂与前臂的角度，使前臂远离肩部的运动。

桡尺关节运动

旋前：桡骨相对尺骨的向内旋转运动，导致手从掌心向上位置转换为掌心向下位置。

表6.1 肘关节和桡尺关节的主要韧带

关节/结构	韧带		近端附着点	远端附着点	功能应用及关节稳定性
肘关节	尺侧副韧带	前束	肱骨内上髁前面和下面	尺骨冠突的尺侧缘	主要保证外翻的稳定性，在完全伸展和外翻应力下变得紧张
		后束	肱骨内上髁的后侧面	尺骨喙突内侧缘	屈曲时有助于保证外翻的稳定性，加强肘关节囊的内侧，在完全屈曲时变得紧张
		斜（横）束	鹰嘴突的内侧	喙突的后部	基本上没有稳定关节的作用，有助于加深滑车切迹
	桡侧副韧带		肱骨外上髁的前面	桡骨环状韧带	横跨肘关节外侧，连接肱骨外上髁与桡骨和环状韧带，加强肘关节囊外侧
	尺侧副韧带外侧		肱骨外上髁	尺骨外侧的旋后肌嵴	主要保证内翻的稳定性，特别是肘关节屈曲时，提供后外侧稳定性
桡尺关节（近端）	方形韧带（Denuce韧带）		尺骨近端桡切迹的下缘	近端桡骨颈	加强肘关节囊的下半部分，限制旋前和旋后的程度来确保桡骨近端靠近桡切迹
	桡骨环状韧带		尺骨桡切迹（小乙状窝）的前缘	尺骨桡切迹（小乙状窝）的后缘	4/5的桡骨环状韧带与1/5的尺骨桡切迹形成一个圆，环状韧带环绕桡骨头，使其保持在尺骨桡切迹，将桡骨头固定在尺骨上，并将其置于头的远端，以防桡骨远端脱位
桡尺关节	骨间膜		尺骨体的骨间缘	桡骨体的骨间缘	该纤维走向从桡骨向尺骨倾斜向下，属于桡尺韧带联合，经过手部向上传导的力可通过桡骨由骨间膜转移到尺骨
桡尺关节（远端）	桡尺背侧韧带		远端桡骨尺侧切迹后缘	尺骨头后部	协助维持尺骨相对桡骨的位置，加强关节囊，为桡尺远端关节提供背侧稳定性
	桡尺掌侧韧带		远端桡骨尺侧切迹前缘	尺骨头前部	协助维持尺骨相对桡骨的位置，加强关节囊，为桡尺远端关节提供掌侧稳定性

旋后：桡骨相对尺骨向外旋转运动，导致手从掌心向下位置转换为掌心向上位置。

肌肉

按功能可更容易区分肘关节和桡尺关节的肌肉。肘关节屈曲的肌肉位于前外侧，包括肱二头肌、肱肌和肱桡肌，也有一些来自旋前肌的辅助作用（图6.10、图6.11和图6.14）。

主要的伸肘肌是位于后部的肱三头肌，辅助肌为肘肌（图6.12、图6.13和图6.14）。旋前肌群位于前外侧，由旋前肌、旋前方肌和肱桡肌组成。肱桡肌也有助于旋后，旋后主要由旋后肌和肱二头肌支配，旋后肌位于后方，见表6.2。

与肘部肌肉相关的一个常见问题是“网球肘”，它通常涉及指伸肌位于外上髁附近的起点。这种情况，医学上讲是肱骨外上髁炎，大多与抓握和提起活动有关。现在这种情况可能被称为外上髁痛或外上髁病。内上髁炎不太常见，常被称为“高尔夫球肘”，它与起源于内侧上髁附近的腕关节屈肌群，以及前旋肌群有关。这两种

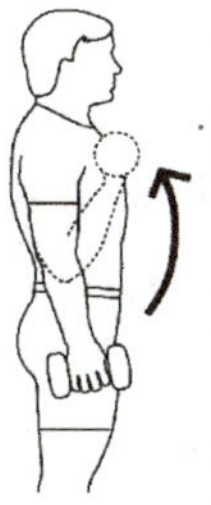

肘屈曲

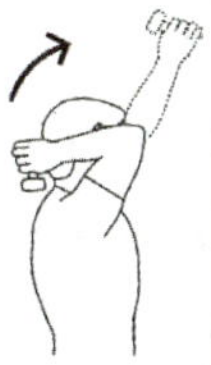

肘伸展

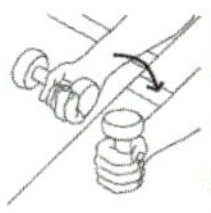

前臂旋前

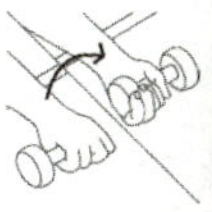

前臂旋后

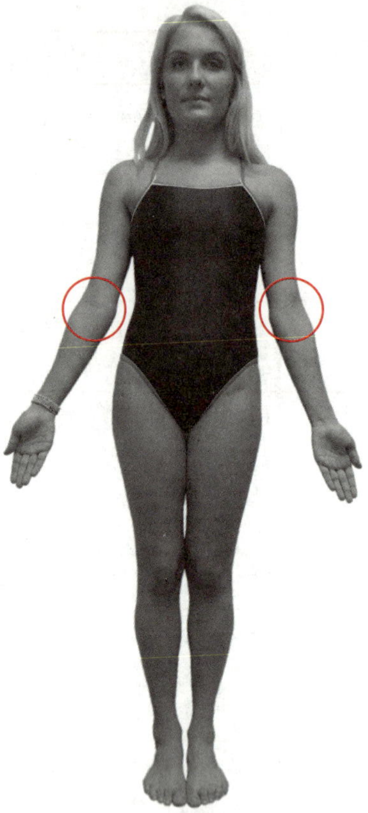

图6.4 提携角

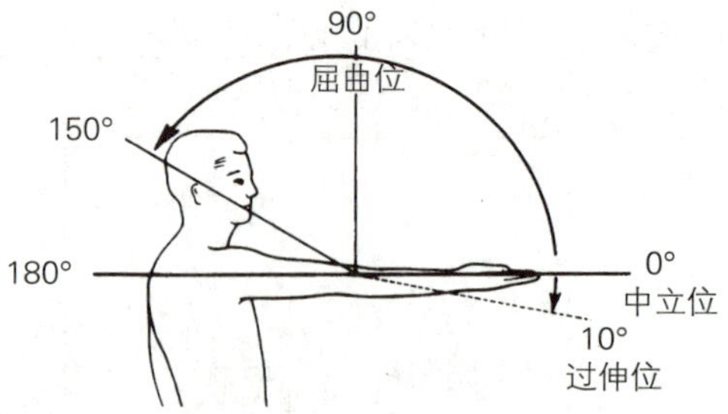

图6.5 肘部关节活动度（ROM）：屈曲、伸展和过度伸展。屈曲：0°~150°。伸展：150°~0°。过度伸展：以0°为起点测量伸展的度数。不是所有人都有过伸运动。当它存在时，它的变化范围是5°~15°

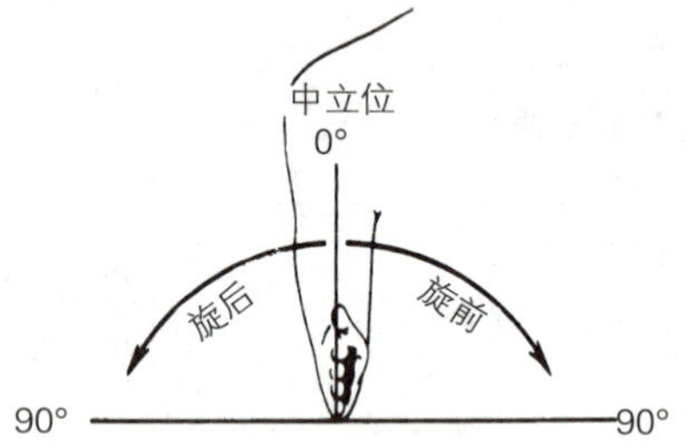

图6.6 前臂的ROM：旋前和旋后。旋前：0°~80°或90°。旋后：0°~80°或90°。前臂总活动：160°~180°。不同的人可能在旋后和旋前的范围内有所不同。有些可能达到90°，而有些人可能只有70°以上

情况都涉及解剖上穿过肘部但主要作用于腕部和手部的肌肉。这些肌肉将在第七章讨论。

肘关节和桡尺关节肌肉——位置

前面

主要是屈肌和内旋肌：肱二头肌、肱肌、肱桡肌、旋前圆肌、旋前方肌。

后面

主要是伸肌和外旋肌：肱三头肌、肘肌、旋后肌。

神经 图 5.13、图 6.15、图 6.16

肘关节和桡尺关节的肌肉均由臂丛发出的正中神经、肌皮神经和桡神经支配。起自C5、C6、C7、C8和T1的桡神经分别支配肱三头肌、肱桡肌、旋后肌和肘肌（图6.15）。更具体地说，起自桡神经的后骨间神经支配旋后肌。桡神经还为后外侧臂、前臂和手提供感觉。正中神经，如图6.16所示，支配旋前肌并且进一步分支成为骨间前神经，支配旋前方肌。来自C6~C7的正中神经最为重要。它支配掌面和前三个手指的感觉，也给第四手指的掌面桡侧半，以及示指和中指的背侧面输入感觉。肌皮神经，如图6.17所示，C5~C6支配肱二头肌和肱肌。由于本章所讨论的肌肉没有受尺神经支配的，所以这里不讨论尺神经。

肱二头肌 图 6.18

起点

长头：肩胛骨盂上结节。

短头：肩胛喙突和与喙肱肌起点相连的盂窝上唇。

止点

桡骨结节和肱二头肌腱膜。

运动

肘关节屈曲、前臂旋后。

肩关节水平内收、轻微屈曲、轻微外展。

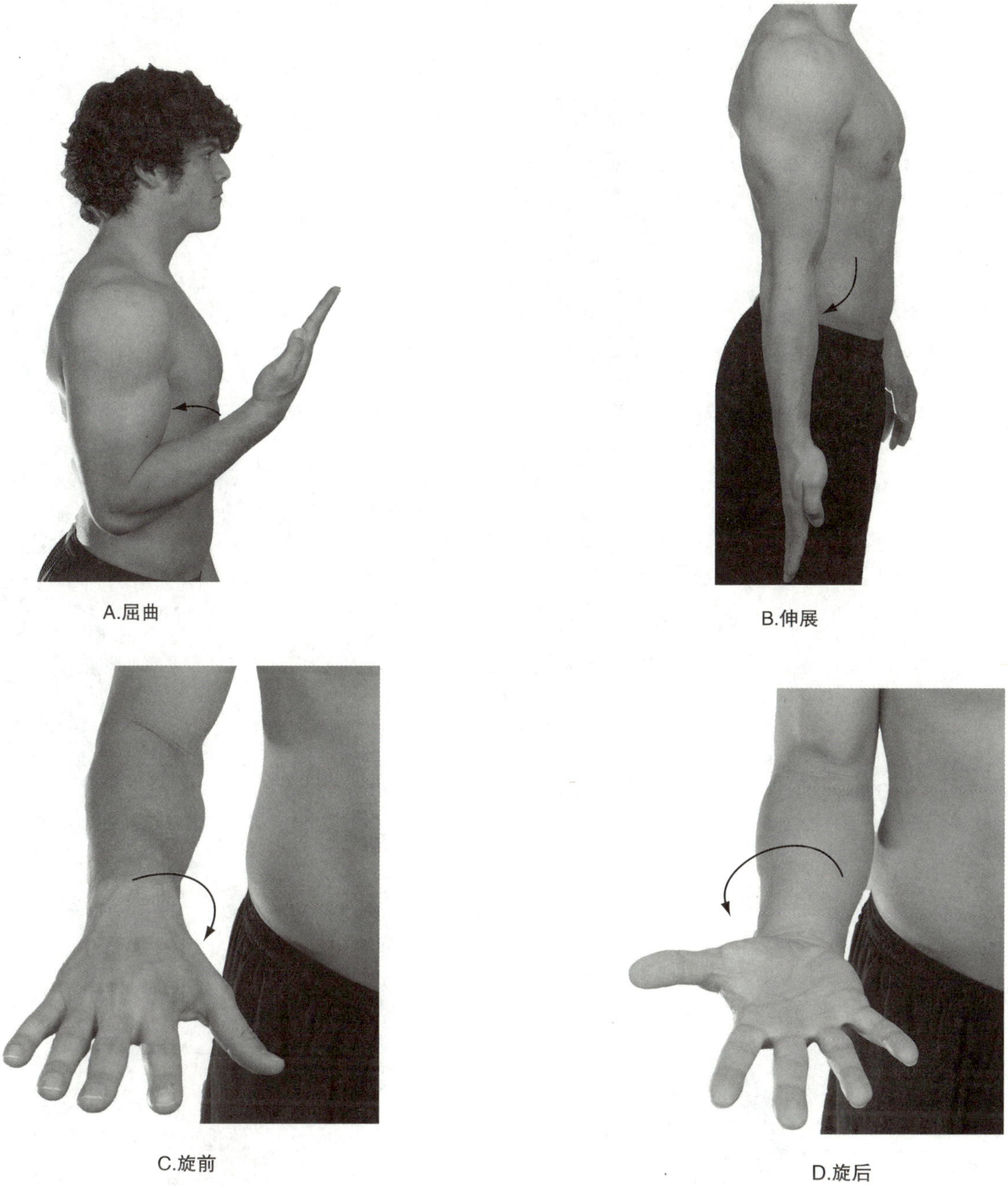

图6.7 肘关节和桡尺关节的运动。A.肘关节屈曲；B.肘关节伸展；C.桡尺关节旋前；D.桡尺关节旋后

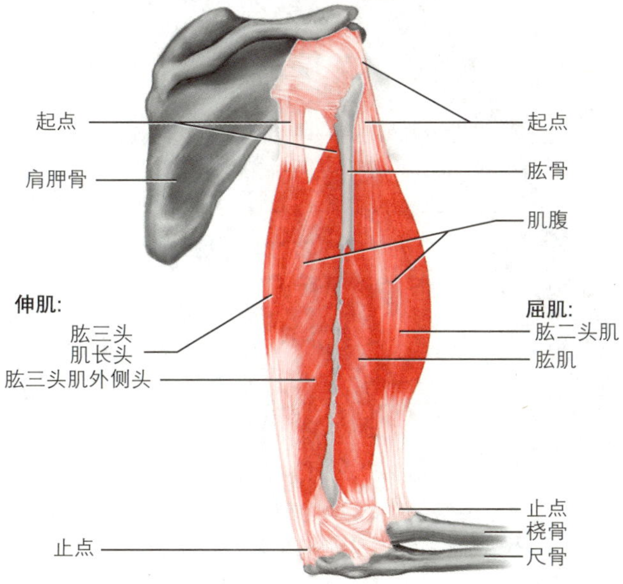

图6.8 右侧肘关节。屈肌和伸肌的侧面观

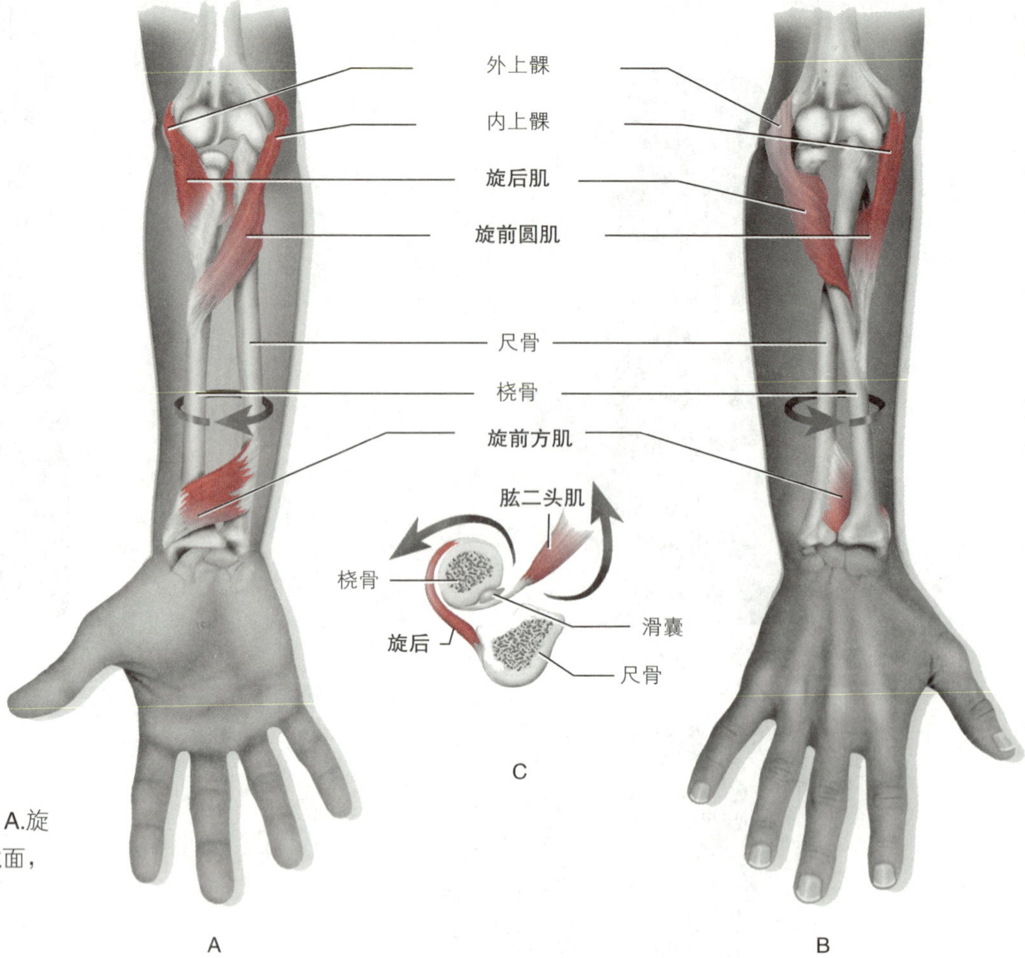

图6.9 前臂旋转肌肉的运动。A.旋后；B.旋前；C.肘部远端的横截面，显示肱二头肌如何协助旋后肌

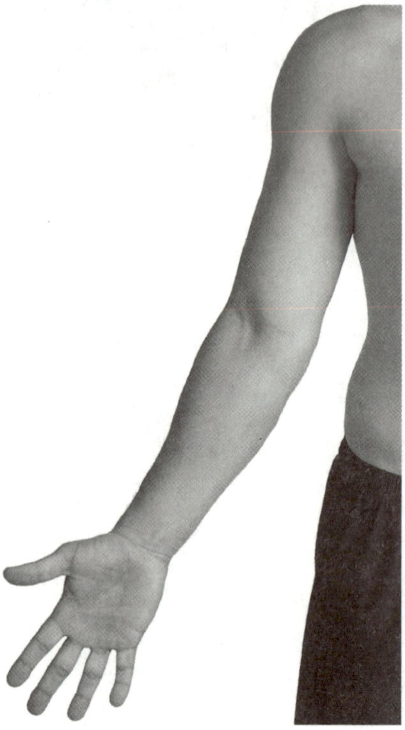

图6.10 上肢前群肌肉

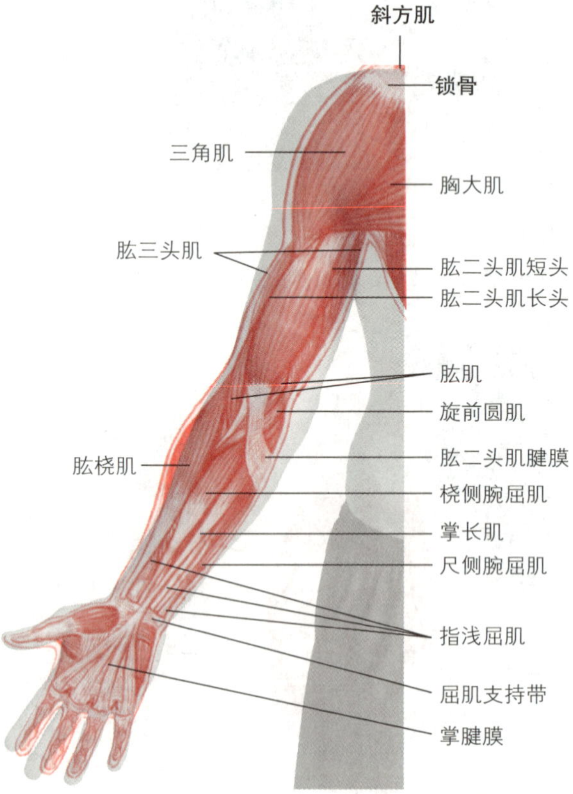

图6.11 上肢前群肌肉

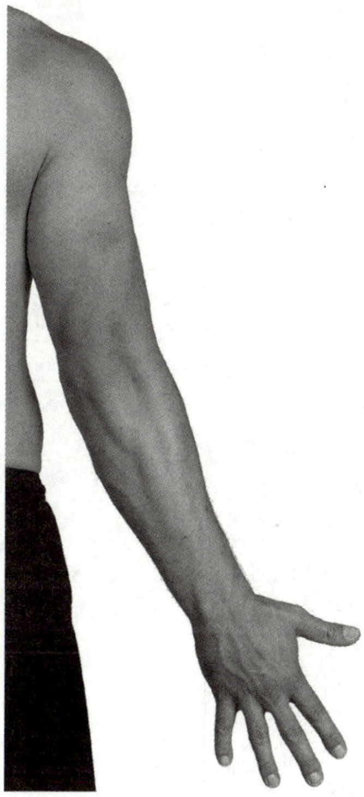

图片获Lisa Floyd授权使用

图6.12 上肢后群肌肉

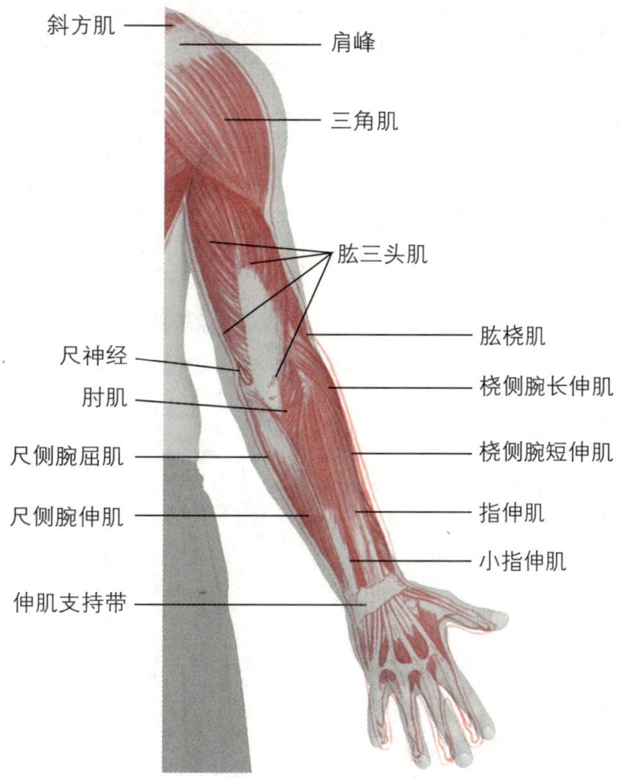

图6.13 上肢后群肌肉

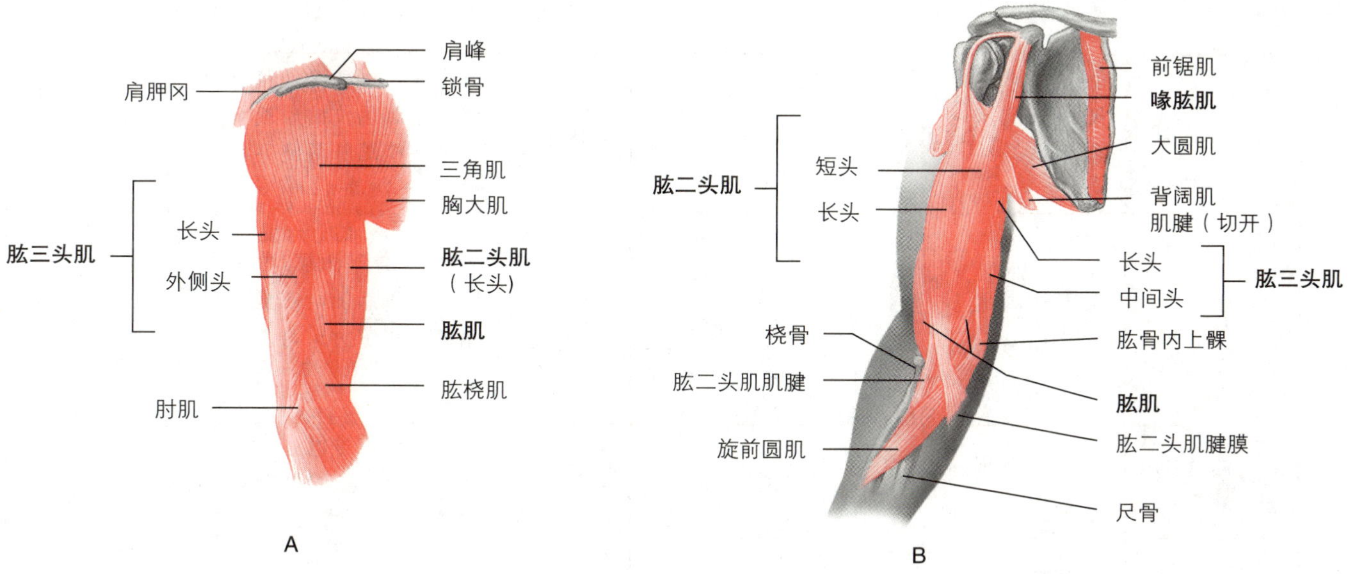

图6.14 手臂肌肉切除三角肌、胸大肌和胸小肌以显示深层结构。A.右肩和右臂的侧面观；B.右肩和右臂的前面观（深层）

表 6.2　肘关节和桡尺关节的主动肌

肌肉		起点	止点	运动	运动平面	触诊	神经支配
前群肌肉（主要是屈肌和旋前肌）	肱二头肌长头	肩胛骨盂上结节	桡骨结节和肱二头肌腱膜	前臂旋后	水平面	在肱骨前部，容易触及；可分别在结节间沟和喙突下方触诊到长头肌腱和短头肌腱；在旋后和屈曲时，在肘关节远端的前内侧触诊肱二头肌肌腱	肌皮神经（C5、C6）
				肩关节水平内收			
				肘关节屈曲	矢状面		
	肱二头肌短头	肩胛喙突和与喙肱肌起点相连的盂窝上唇		肩关节轻微屈曲			
				肩关节轻微外展	冠状面		
	肱肌	肱骨体前面的远端部分	尺骨冠状突	肘关节屈曲	矢状面	前臂部分旋前位屈曲或伸展时，可在肱二头肌肌腱的两侧深部触及；侧缘可在肱二头肌和肱三头肌之间触诊；当前臂轻微屈曲旋前时，还可通过肱二头肌触及其肌腹	肌皮神经（C5、C6）
	肱桡肌	肱骨外侧髁上嵴远端2/3处	桡骨远端茎突的外侧面	肘关节屈曲	矢状面	尺桡骨中立位下肘关节抗阻屈曲时，在前臂近端前外侧面可触及	桡神经（C5、C6）
				从旋后位旋前至中立位	水平面		
				由旋前位旋后至中立位			
	旋前圆肌	肱骨内侧髁上嵴的远端和近端尺骨内侧	桡骨侧面中间1/3处	前臂旋前	水平面	前臂抗中等至最大阻力下内旋时，在前臂近端前内侧表面可触及	正中神经（C6、C7）
				肘关节轻微屈曲	矢状面		
	旋前方肌	尺骨前侧远端1/4处	桡骨前侧远端1/4处	前臂内旋	冠状面	非常深，难触诊，但前臂处于旋后位抗阻旋前时，在桡动脉两侧旁可触诊	正中神经分支骨间前神经（C6、C7）
后面（主要是伸肌和旋后肌群）	肱三头肌长头	肩胛骨的盂下粗隆	尺骨鹰嘴突	肘关节伸展	矢状面	肩关节抗阻伸展/内收时，上臂后侧中部至三角肌后束下方可触及肌腱	桡神经（C7、C8）
				肩关节伸展			
				肩关节内收	冠状面		
				肩关节水平外展	水平面		
	肱三头肌外侧头	肱骨后表面上半部分		肘关节伸展	矢状面	在抗阻伸展期间，在肱骨后面近端2/3处容易触及	
	肱三头肌内侧头	肱骨后表面远端2/3处		肘关节伸展		属于深头，其内侧和外侧刚好邻近内上髁和外上髁	
	旋后肌	肱骨外上髁和邻近尺骨后部	桡骨小头下方桡骨近端外侧面	前臂旋后	水平面	分别将肘部和前臂置于相对放松的屈曲位和旋前位，随后前臂轻微抗阻外旋，在桡骨近端外侧面肱桡肌、桡侧腕长伸肌和桡侧腕短伸肌的深部可触及旋后肌	骨间后神经起源于桡神经（C6）

续表

肌肉		起点	止点	运动	运动平面	触诊	神经支配
后面（主要是伸肌和旋后肌群）	肘肌	肱骨外上髁的后表面	外侧鹰嘴突的后表面和尺骨近端1/4处	肘关节伸展	矢状面	肘关节抗阻伸展，腕关节屈曲时，尺骨近端后外侧面至鹰嘴突处可触及	桡神经（C7、C8）

注意：桡侧腕短屈肌、掌长肌、尺侧腕屈肌、桡侧腕短伸肌和桡侧腕伸肌可帮助肘关节轻微屈曲，然而尺侧腕伸肌、指伸肌和小指伸肌可帮助关节轻微伸展。桡侧腕屈肌和桡侧腕长伸肌可帮助轻微旋前，指伸肌、拇长伸肌和拇长展肌可帮助轻微旋后。因为它们将在第七章中讲到，所以没有在上面列出

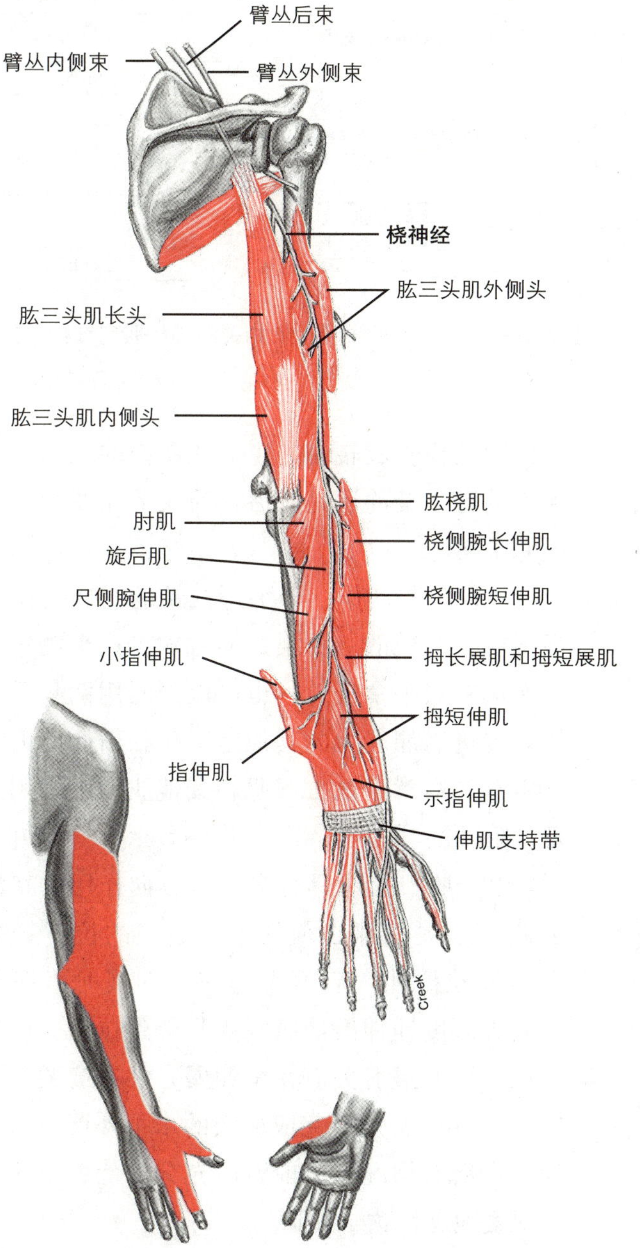

图6.15　桡神经的肌肉和皮肤分布

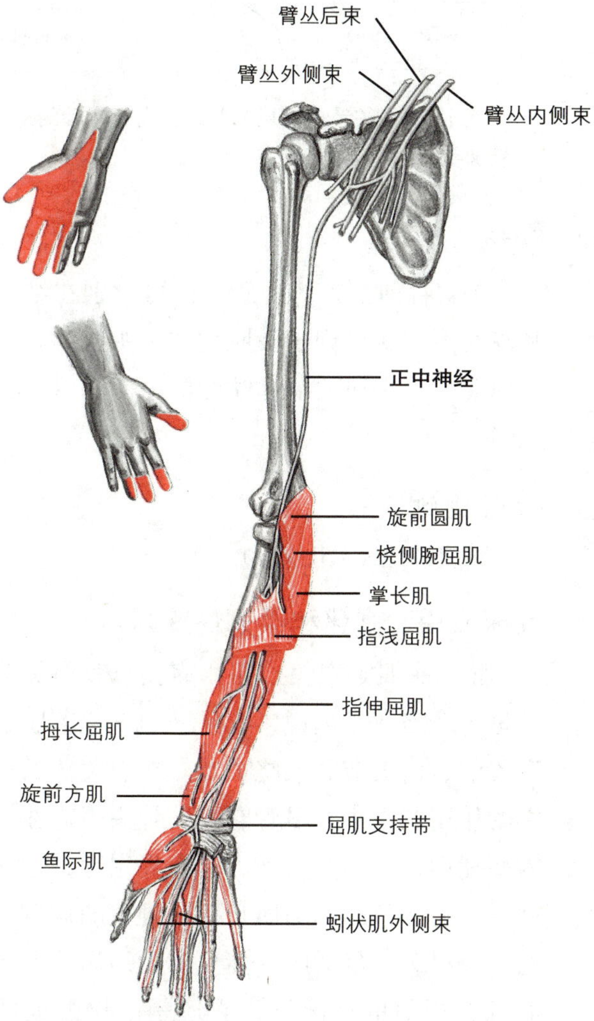

图6.16　正中神经的肌肉和皮肤分布

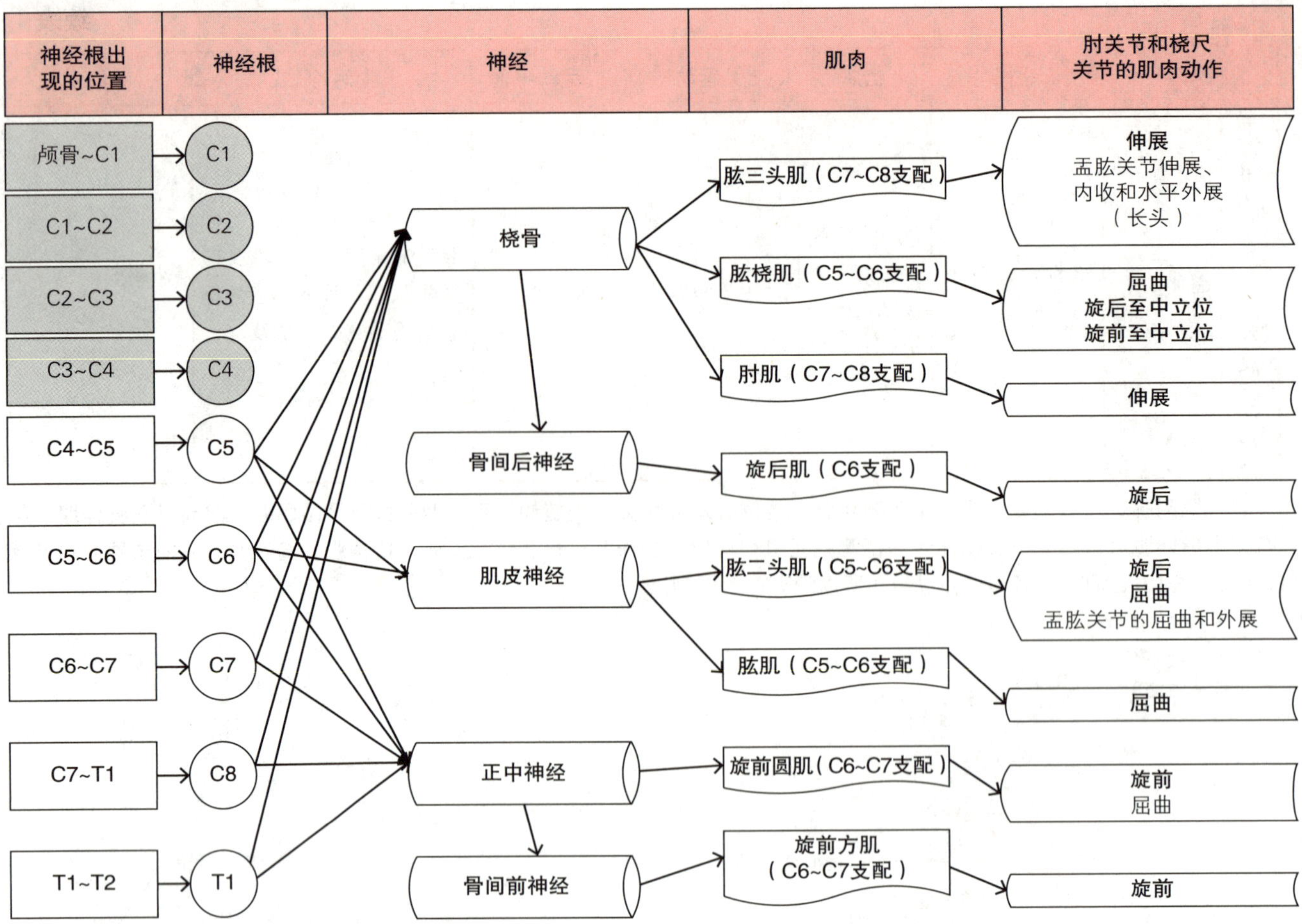

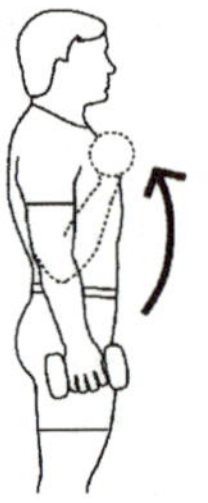

肘屈曲

图6.17 肘关节和桡尺关节的肌肉及运动的神经支配，与肘关节和桡尺关节的主要运动相关的神经肌肉结构及其运动被加粗

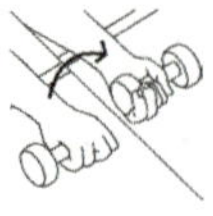

前臂旋后

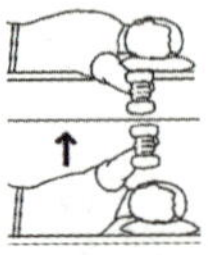

肩水平外展

触诊

在肱骨前部，容易触及。可分别在结节间沟和喙突下方触诊到长头肌腱和短头肌腱。在旋后和屈曲时，在肘关节远端的前内侧触诊肱二头肌肌腱。

神经支配

肌皮神经（C5、C6）。

临床应用、强化和柔韧性练习

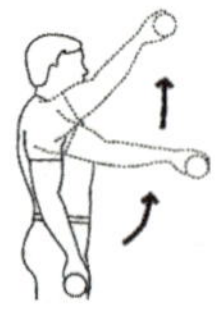

肩屈曲

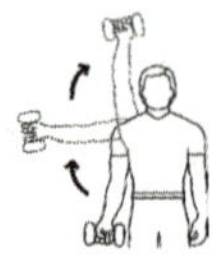

肩外展

肱二头肌是双关节肌（肩关节和肘关节）。但是，严格意义上说，它是一个三关节肌，涉及肩关节、肘关节和尺桡关节。在肩关节的运动中它的作用非常小，尽管它将肱骨头固定在关节窝内并辅助提供肩关节前方动态稳定性，这在一定程度上将导致肱二头肌长头肌腱炎的病理改变。它在桡尺关节旋后时，能更有力地屈曲肘关节。而且在屈肘的情况下，它还是一块强大的旋后肌。旋前动作会降低肱二头肌的效能，其中一部分原因是桡骨旋转时产生对该肌肉的反向拉力。无论前臂是旋前还是旋后，肘关节屈曲均使用相同的肌肉。

“卷曲”动作，即手持杠铃的肘屈动作，是锻炼肱二头肌的一种很好的方式。这个动作可以一次用一只手拿哑铃，也可以同时用两只手拿杠铃。促进肘屈能力的其他运动包括引体向上和绳索攀爬。本章中肱二头肌和其他肌肉更常用的练习见附录2。

由于肱二头肌具有多关节方向作用的特性，因此三个关节都必须处于最适当的位置，才能获得最佳拉伸。肩部进行完全伸展时，肘部必须最大限度地伸展使肱二头肌得到拉伸。肱二头肌也可以通过肘关节完全伸展，并在肩关节外展70°~110°时逐渐完成最大的水平外展，得到拉伸。在所有情况下，前臂应充分内旋，以达到最大限度地延长肱二头肌。

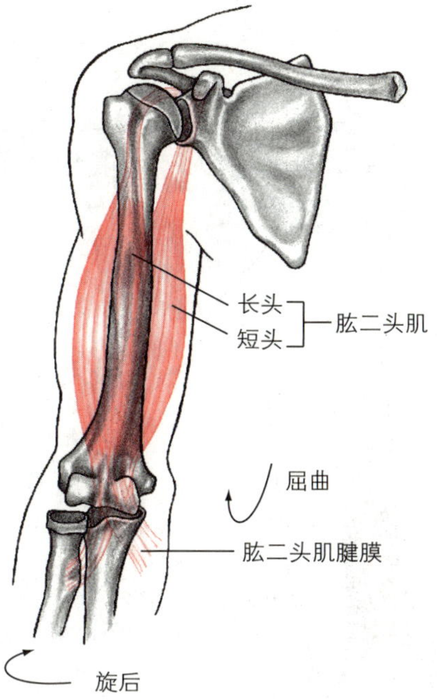

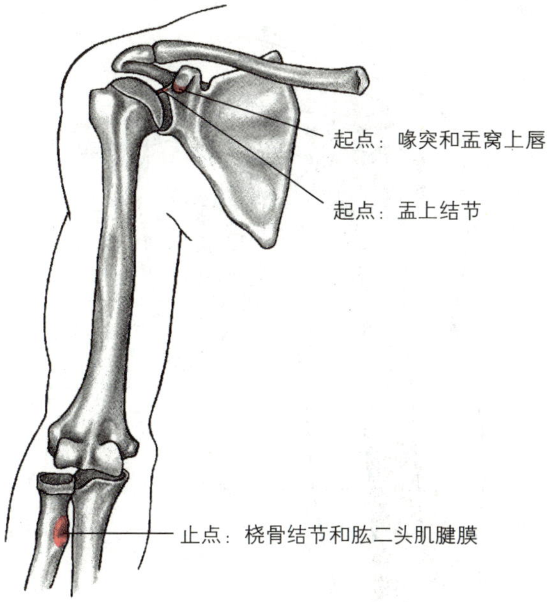

图6.18　肱二头肌。前面观

肱肌　图 6.19

起点

肱骨体前面的远端部分。

止点

尺骨冠状突。

运动

肘关节屈曲。

触诊

前臂部分旋前位屈曲或伸展时，可在肱二头肌腱的两侧深部触及。侧缘可通过肱二头肌和肱三头肌之间触及。当前臂轻微屈曲旋前时，还可透过肱二头肌触及其肌腹。

神经支配

肌皮神经，有时来自桡神经和正中神经的分支（C5、C6）。

临床应用、强化和柔韧性练习

无论是内旋还是外旋，肱肌与其他屈肌一起作用。肱肌能拉动尺骨但不产生旋转，因此是肘关节唯一一块只完成屈曲的肌肉。

每当肘关节屈曲时，肱肌会被激活。正如肱二头肌、旋前圆肌和肱桡肌的描述一样，肱肌是随着肘部的“卷曲”运动开始工作的。通过减少对肱二头肌效能的使用，肘关节屈曲和前臂旋前动作在一定程度上分离出了肱肌，由于肱肌是肘关节的纯屈肌，所以只有在肩部放松和屈曲的状况下，最大限度地伸展肘关节才能拉伸肱肌。前臂的方向位置不会影响肱肌的伸展，除非前臂肌肉本身限制肘关节伸展，在这种情况下，前臂最好处于中立位。

肱桡肌　图 6.20

起点

肱骨外侧髁上嵴远端2/3处。

止点

桡骨远端茎突的外侧面。

运动

肘关节屈曲，从旋后位旋前至中立位，由旋前位旋后至中立位。

触诊

尺桡骨中立位下肘关节抗阻屈曲时，在前臂近端前外侧面可触及。

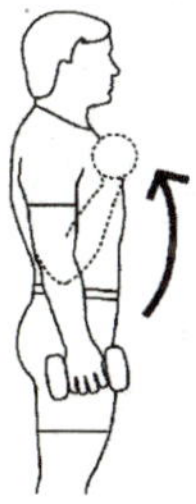
肘屈曲

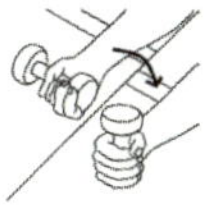
前臂旋前

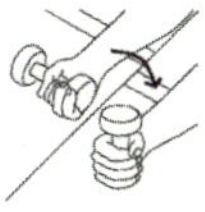
前臂旋后

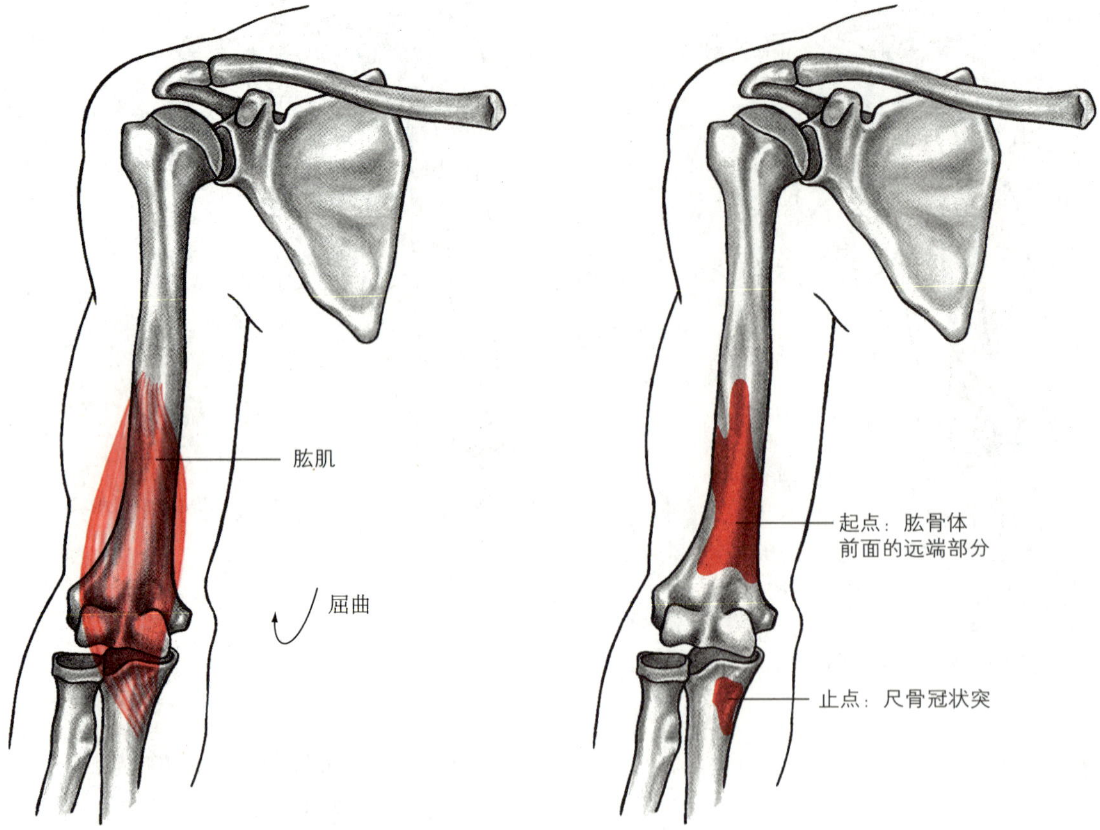

图6.19　肱肌。前面观

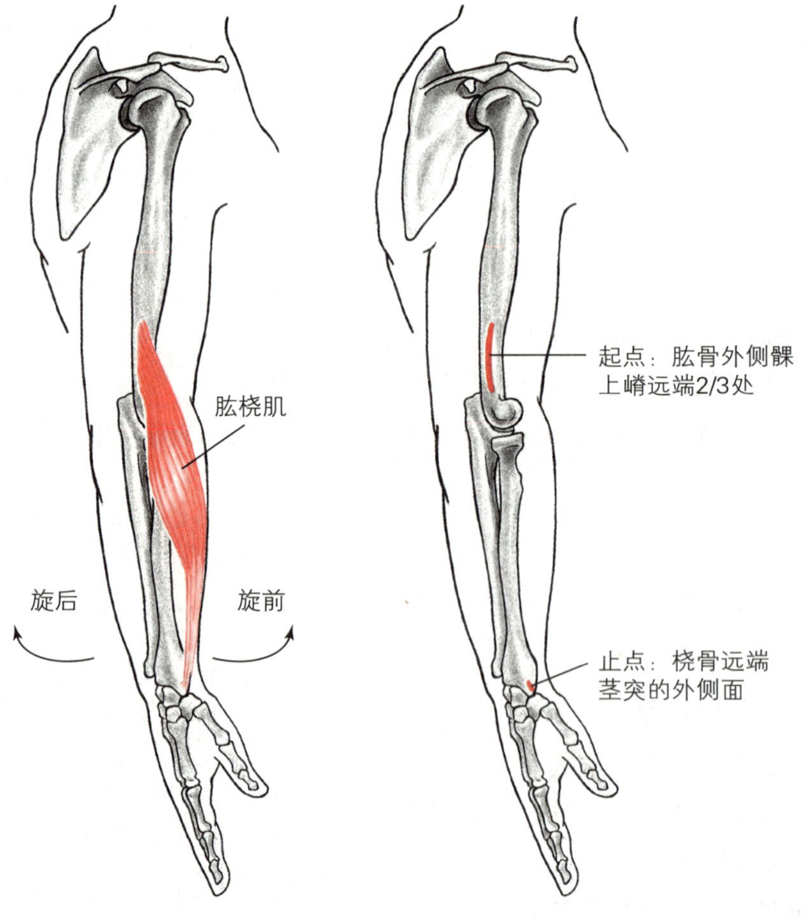

图6.20　肱桡肌。侧面观

神经支配

桡神经（C5、C6）。

临床应用、强化和柔韧性练习

肱桡肌是前臂外侧三块肌肉，被称为三块“移动肌”中的其中一块就是肱桡肌，另外两块肌肉为桡侧腕短伸肌和桡侧腕长伸肌，肱桡肌位于它们的正前面。肱桡肌在旋前和旋后之间的中间位置或者中立位上起着屈肘的作用。前臂处于旋后位，肘关节屈曲时，肱桡肌还有使前臂旋前的倾向。前臂处于旋前位上时，肱桡肌则往往在屈肘的同时产生前臂旋后的倾向。如前所述，假设前臂处于旋前和旋后之间的中立位上，那么肱桡肌对肘屈曲动作是有利的。它的止点位于桡骨末端，这使其成为一个强有力的肘屈肌。桡尺关节转向中间位置，肱桡肌作为旋后肌的作用逐渐减弱。同样的，它的旋前能力也下降。即使肱桡肌并没有在拇指上产生动作，但是由于它可以将前臂旋转至中立位，即使拇指朝上的位置，因此它也被称为搭便车的肌肉。正如你将在第七章中看到的那样，几乎所有来自外上踝的肌肉都具备较弱的伸肘作用。但肱桡肌的情况并非如此，因为它的拉力线位于肘部旋转轴的前方。

肱桡肌可以通过抗阻屈肘训练得到增强，特别是在桡尺关节处于中立位进行时。此外，还可以通过在全范围抗阻活动下进行旋前和旋后运动来锻炼肱桡肌。

肱桡肌在屈肩和最大限度伸肘时，通过前臂最大限度地旋前或者旋后得到牵伸。

肱三头肌　图 6.21

起点

长头：肩胛骨的盂下粗隆。

外侧头：肱骨后表面的上半部分。

内侧头：肱骨后表面的远端2/3处。

止点

尺骨鹰嘴突。

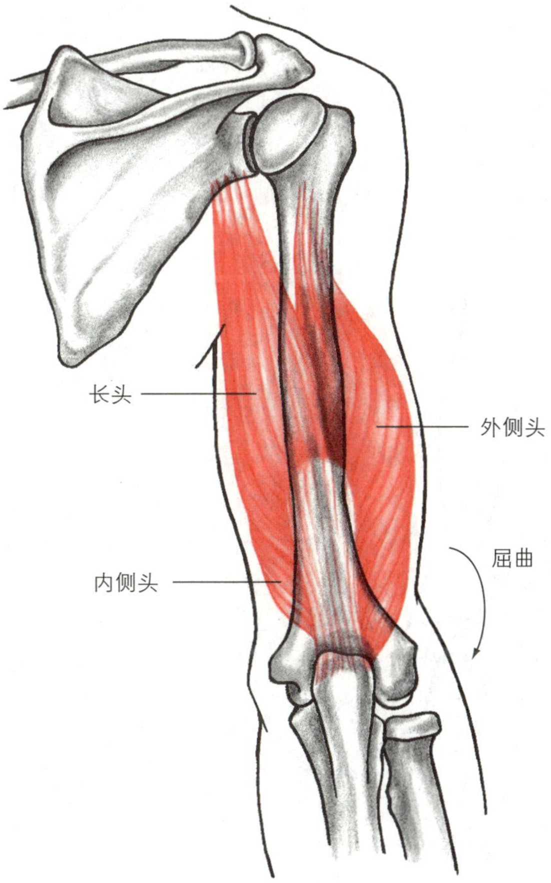

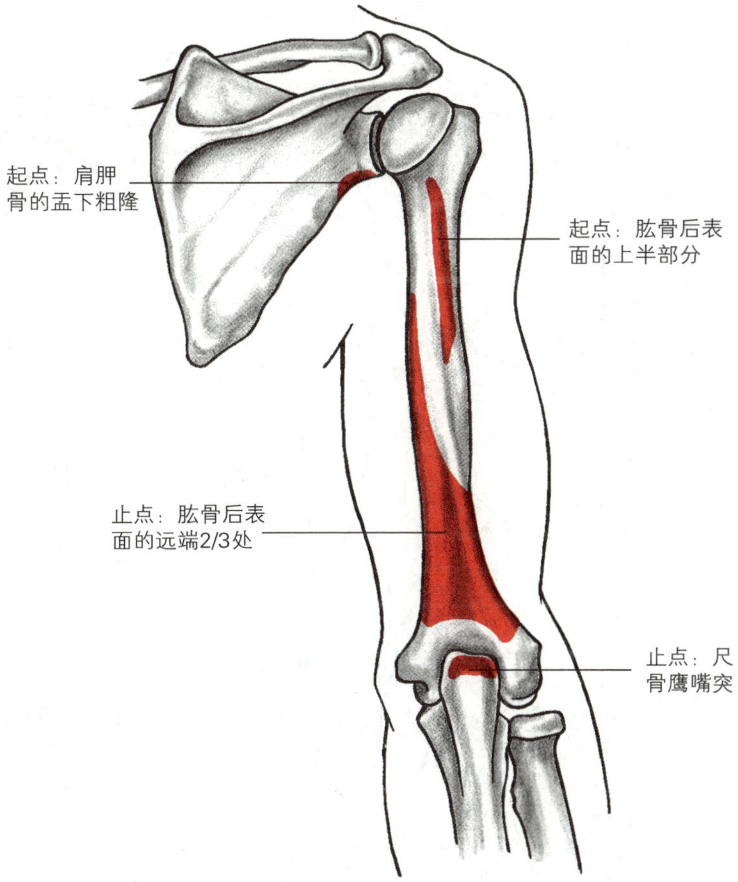

图6.21　肱三头肌。后面观

运动

所有头：肘关节伸展。

长头：肩关节伸展、内收和水平外展。

触诊

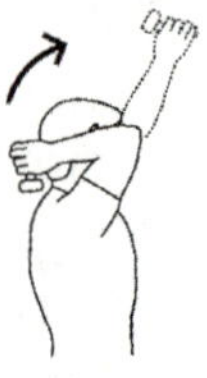

肘伸展

后臂从屈曲位抗阻伸展下触诊该肌肉，其远端止于尺骨鹰嘴突附近。

长头：肩关节抗阻伸展/内收时，上臂后中部至三角肌后束下方可触及肌腱。

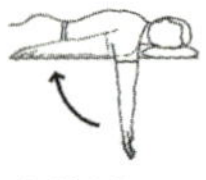

肩伸展

外侧头：在抗阻伸展期间，极易在肱骨后面近端2/3处触及。

内侧头（深处）：内外侧刚好邻近内/外上髁。

神经支配

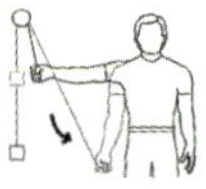

肩内收

桡神经（C7、C8）。

临床应用、强化和柔韧性练习

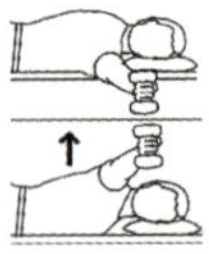

肩水平外展

肱三头肌的典型动作通常在强力伸展动作时显现，比如俯卧撑。肱三头肌常用于维持手部平衡和任何涉及上肢的推压运动。肱三头肌长头是肩关节的重要伸肌。

有两块肌肉用于伸肘——肱三头肌和肘肌。俯卧撑需要这些肌肉的剧烈收缩。双杠上引体向上则更难完成。卧推杠铃或哑铃也是不错的训练。过头推举及三头肌“卷曲”（从头顶位置伸展肘部）训练可以强化肱三头肌。

肩部和肘部同时屈曲时，肱三头肌可完成最大限度牵伸。

肘肌　图 6.22

起点

肱骨外上髁的后表面。

止点

外侧鹰嘴突的后表面和尺骨近端1/4处。

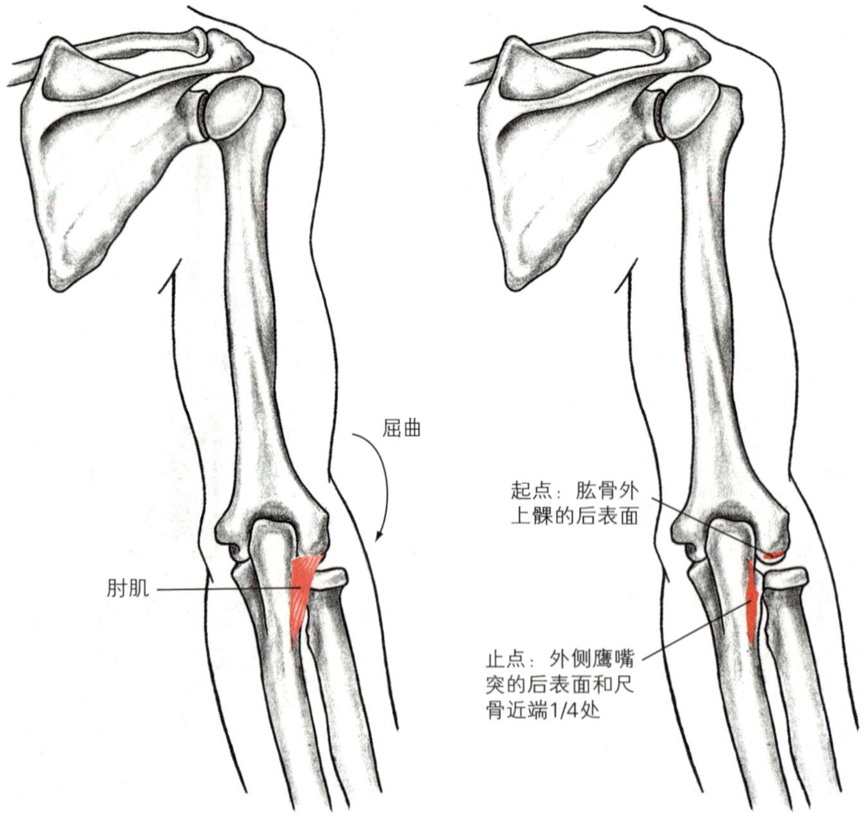

图6.22　肘肌。后面观

运动

肘关节伸展。

触诊

腕关节屈曲，肘关节抗阻伸展时，在尺骨近端后外侧面至鹰嘴处可触及。

神经支配

桡神经（C7、C8）。

临床应用、强化和柔韧性练习

肘肌的主要功能是在肘部伸展过程中，辅助肱三头肌完成伸肘动作。它与肱三头肌协同收缩。任何肘部伸展抗阻运动都能使它得到增强。最大限度地屈曲肘关节可以牵伸肘肌。

旋前圆肌 图 6.23

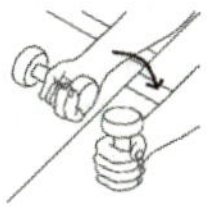

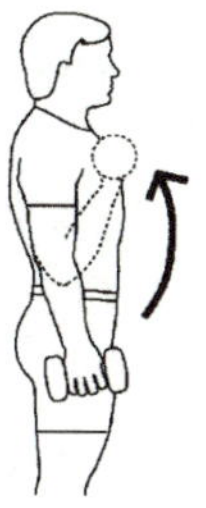

起点

肱骨内侧髁上嵴的远端和近端尺骨内侧。

止点

桡骨侧面中间1/3处。

运动

前臂的旋前及肘关节轻微屈曲。

触诊

前臂抗阻完全内旋时，在前臂近端前内侧表面可触及。

神经支配

正中神经（C6、C7）。

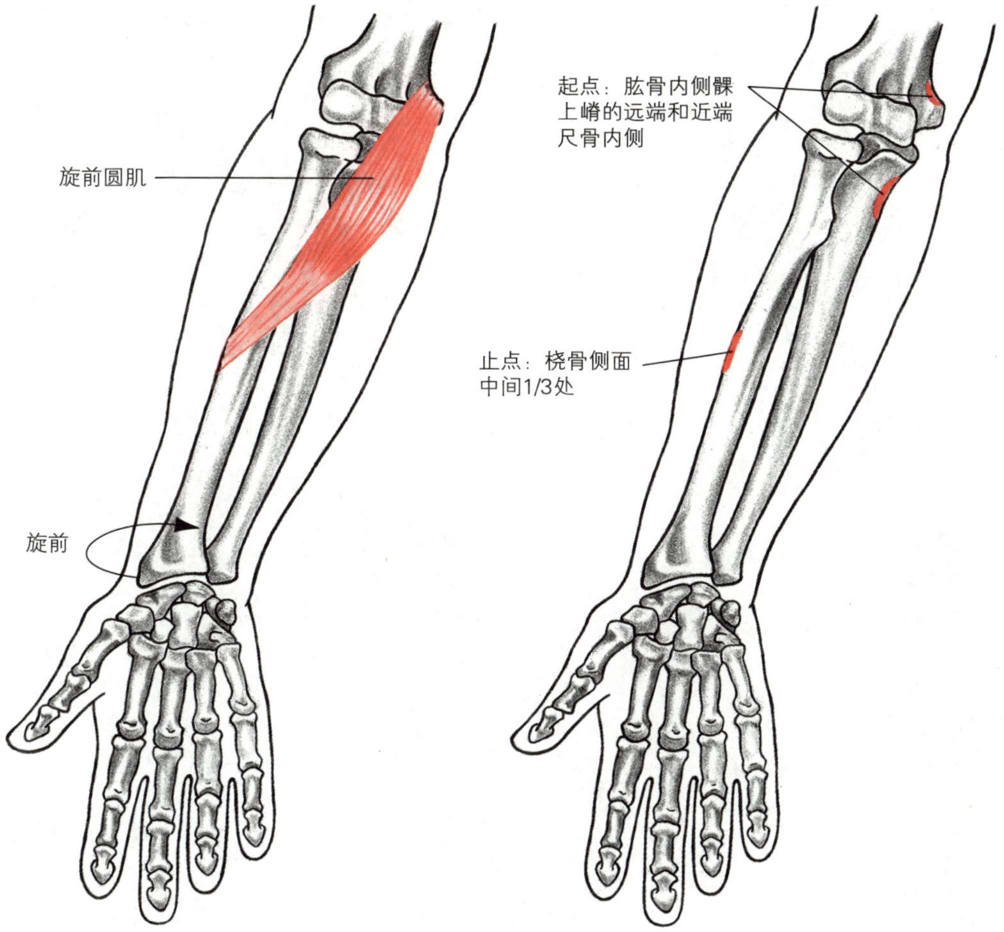

图6.23 旋前圆肌。前面观

临床应用、强化和柔韧性练习

旋前圆肌的典型运动是在肘屈曲时前臂旋前。肘部旋后肘关节屈曲旋外时旋前圆肌功能较弱。运动中单独使用旋前圆肌往往会将手背朝向面部。手持哑铃的前臂旋前动作可锻炼旋前圆肌。强化旋前圆肌的方法如下，前臂放在桌子上，旋后位握住锤子，锤头悬垂在手的桡侧。然后前臂逐渐旋前至手掌向下的位置，此时锤子朝向地板悬挂在空中。

前臂旋后时需要充分伸直肘关节才能牵伸旋前圆肌。

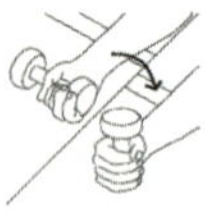

旋前方肌　图 6.24

起点

尺骨前侧远端1/4处。

止点

桡骨前侧远端1/4处。

运动

前臂内旋。

触诊

因为在外观上接近，旋前方肌在一些解剖图中有时候会与屈肌支持带混淆，见图6.16。旋前圆肌位置较深，难触诊，但前臂处于旋后位并抗阻旋前时，可在桡动脉两侧旁触诊。

神经支配

正中神经分支，骨间前神经（C6、C7）。

临床应用、强化和柔韧性练习

旋前方肌使前臂旋前功能与肱三头肌伸肘功能共同联合作用于肘部。这个动作通常用于转螺丝刀，如在需要伸肘和旋前取出螺钉时（右手）。当投掷螺旋球时，也需要伸肘和旋前。根据前面有关旋前方肌所讲内容，简单的抗阻旋前运动可锻炼该肌肉。被同伴抓住手腕，被动地将前臂置于最大旋后位是旋前方肌最好的牵伸方式。

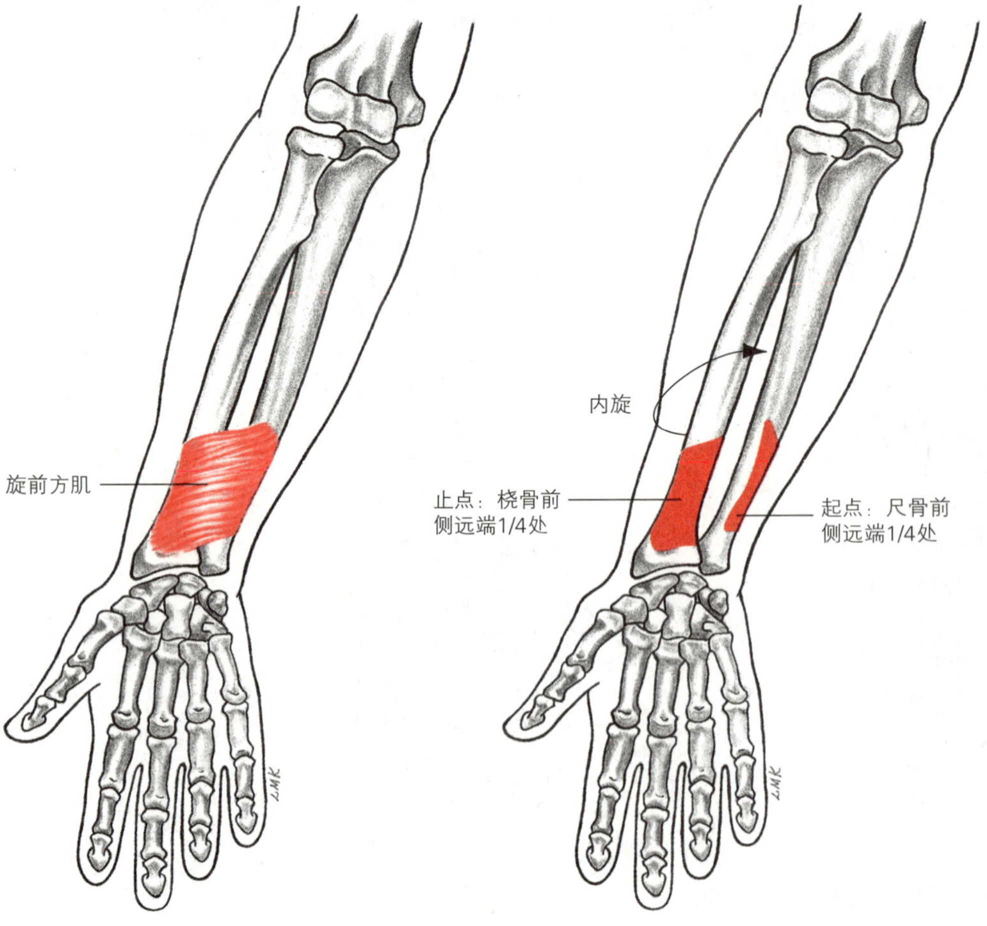

图6.24　旋前方肌。前面观

旋后肌　图 6.25

起点

肱骨外上髁和邻近的尺骨后部。

止点

桡骨小头下方桡骨近端的外侧面。

运动

前臂旋后。

触诊

分别将肘部和前臂置于相对放松的屈曲位和旋前位，随后前臂轻微抗阻外旋，在桡骨近端外侧面肱桡肌、桡侧腕长伸肌和桡侧腕短伸肌的深部可触及旋后肌。

神经支配

桡神经骨间后神经（C6）。

临床应用、强化和柔韧性练习

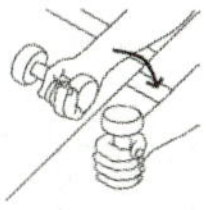

当需要进行肘伸展和旋后的运动时，旋后肌需要参与其中，比如旋转螺丝刀。投掷棒球的曲线运动要求该肌肉收缩参与，因为棒球丢出去之前需要肘部伸展。在需要肘伸展旋后的活动中，旋后肌是单独收缩完成旋后动作的，这是由于肱二头肌在肘屈曲时才是有助于旋后动作的。

握紧双手并伸直前臂，尝试在双手紧握时旋后前臂。这在一定程度上会限制旋后肌的动作。

锤子训练经过改良后可以用于旋后肌的训练。前臂放在桌子上而双手置于桌外，手掌朝向地面。锤子悬置于手部尺侧。然后将前臂旋转至掌心朝上的位置来强化训练这块肌肉。

前臂做最大内旋时，旋后肌被牵伸。

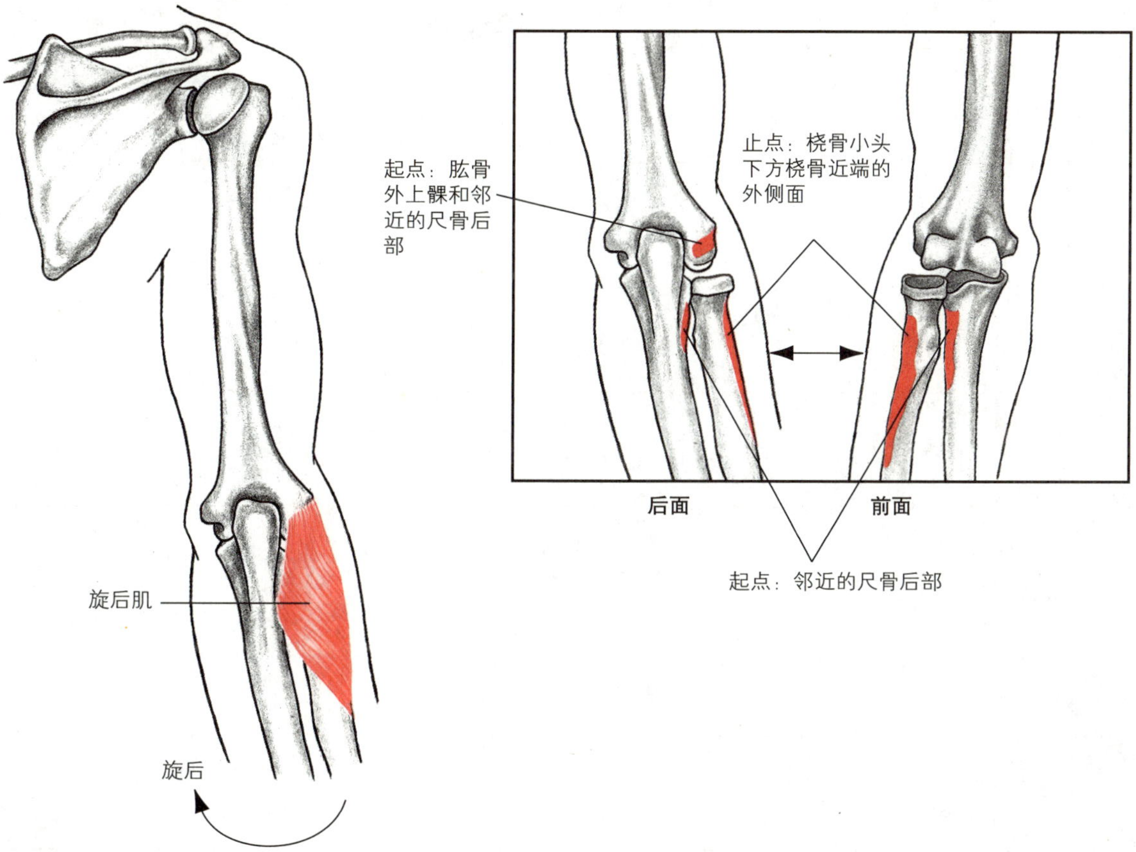

图6.25　旋后肌。后面观

复习题

1.列出以下肘关节和桡尺关节运动发生的每个平面。列出每个平面中每个运动的相应旋转轴。

a.屈曲

b.内旋

c.伸展

d.旋后

2.从肌肉和解剖学上考虑并讨论手掌朝向脸颊式的单杠引体向上和手掌背向脸颊式的单杠引体向上的区别。

3.分析并列出顺时针转动门把手推开门和逆时针转动门把手推开门之间肘关节和桡尺关节肌肉活动的差异。

4.哪些双关节肌的远端止点在肘关节附近？并描述这些肌肉的起点位置，以及使肘关节产生什么样的动作。

5.当你协助室友搬运电视机时，这个动作需要合适的搬运技巧和有效的发力角度。描述肘关节完成该动作所使用的发力角度，以及为什么选择这个角度而不是其他角度。

6.列出“网球肘”所涉及的肌肉，并具体描述如何鼓励人们有效锻炼相关肌肉力量和灵活性。

7.肌肉分析表——肘关节和桡尺关节

在表格中列出主要参与每个动作的肌肉。	
屈曲	伸展
内旋	旋后

8.拮抗肌活动表——肘关节和桡尺关节

在表格中列出左栏肌肉的拮抗肌。	
主动肌	拮抗肌
肱二头肌	
肱桡肌	
肱肌	
旋前圆肌	
旋后肌	
肱三头肌	
肘肌	

实践练习

1.在人体骨骼模型和人体模特上定位肱骨、桡骨和尺骨的以下部分。

a.骨骼

①内上髁

②外上髁

③外侧髁上嵴

④滑车

⑤桡骨小头

⑥鹰嘴窝

⑦鹰嘴

⑧冠突

⑨冠突窝

⑩桡骨粗隆

⑪尺骨粗隆

b.人体模特

①内上髁

②外上髁

③外侧髁上嵴

④上尺桡关节

⑤肱桡关节

⑥鹰嘴

⑦鹰嘴窝

2.在人体上如何触及以下肌肉?

a.肱二头肌

b.肱桡肌

c.肱肌

d.旋前圆肌

e.旋后肌

f.肱三头肌

g.肘肌

3.列出并触诊主要负责下列运动的肌肉。

a.屈曲

b.伸展

c.内旋

d.旋后

4.运动分析表——肘关节和桡尺关节

在分析完表中的每一项运动后，将每一项运动分为两个主要的运动阶段，如提升阶段和放松阶段。对于每个阶段，确定发生的肘关节和桡尺关节运动，然后列出主要负责引起/控制这些运动的肘关节和桡尺关节肌肉。在每个动作的每块肌肉旁，标出收缩的类型：I–等长收缩；C–向心收缩；E–离心收缩。

运动	热身运动（提升）阶段		二次运动（放松）阶段	
	动作	主动肌（收缩类型）	动作	主动肌（收缩类型）
俯卧撑				
引体向上				
仰卧推举				
臂屈伸				
外侧下拉				
过头推举				
俯卧爬行				

5.运动技能分析表——肘关节和桡尺关节

分析表中的每一项技能，并列出该技能在每个阶段中双侧肘关节和桡尺关节的运动情况。你可能更愿意列出肘关节和桡尺关节在站立阶段的初始位置。每次运动后，列出主要引起/控制该运动的肘关节和桡尺关节肌肉。在每个动作的每块肌肉旁，标出收缩的类型：I–等长收缩；C–向心收缩；E–离心收缩。可参考第八章中各个阶段概念。

运动		站立阶段	准备阶段	运动阶段	后续阶段
棒球投掷	右				
	左				
排球发球	右				
	左				
网球发球	右				
	左				
垒球投掷	右				
	左				
网球反手抽击球	右				
	左				
击球	右				
	左				
打保龄球	右				
	左				
篮球罚球	右				
	左				

参考文献

Andrews JR, Zarins B, Wilk KE: *Injuries in baseball,* Philadelphia, 1998, Lippincott-Raven.

Back BR Jr, et al.: Triceps rupture: a case report and literature review, *American Journal of Sports Medicine* 15:285, May–June 1987.

Bryce CD, Armstrong AD: Anatomy and biomechanics of the elbow, *Orthopedic Clinics of North America* 39:141–154, 2008.

Dail NW, Agnew TA, Floyd RT: *Kinesiology for manual therapies*, McGraw-Hill, 2010.

Gabbard CP, et al: Effects of grip and forearm position on flex arm hang performance, *Research Quarterly for Exercise and Sport,* July 1983.

Guarantors of Brain: *Aids to the examination of the peripheral nervous system,* ed 4, London, 2000, Saunders.

Herrick RT, Herrick S: Ruptured triceps in powerlifter presenting as cubital tunnel syndrome—a case report, *American Journal of Sports Medicine* 15:514, September–October 1987.

Hislop HJ, Montgomery J: *Daniels and Worthingham's muscle testing: techniques of manual examination,* ed 8, Philadelphia, 2007, Saunders.

Houglum PA, Bertoti DB: *Brunstom's clinical kinesiology*, ed 6, Philadelphia, 2012, FA Davis.

Loftice JW, Fleisig GS, Wilk KE, Reinold MM, Chmielewski T, Escamilla RF, Andrews JR (eds): *Conditioning program for baseball pitchers,* Birmingham, 2004, American Sports Medicine Institute.

Magee DJ: *Orthopedic physical assessment,* ed 6, St. Louis, 2014, Elsevier Saunders.

Muscolino JE: *The muscular system manual: the skeletal muscles of the human body,* ed 3, St. Louis, 2010, Elsevier Mosby.

Oatis CA: *Kinesiology: the mechanics and pathomechanics of human movement,* ed 2, Philadelphia, 2008, Lippincott Williams & Wilkins.

Rasch PJ: *Kinesiology and applied anatomy,* ed 7, Philadelphia, 1989, Lea & Febiger.

Seeley RR, VanPutte CL, Regan JL, Russo AF: *Seeley's anatomy & physiology,* ed 9, New York, 2011, McGraw-Hill.

Shier D, Butler J, Lewis R: *Hole's human anatomy & physiology,* ed 12, New York, 2010, McGraw-Hill.

Sieg KW, Adams SP: *Illustrated essentials of musculoskeletal anatomy,* ed 4, Gainesville, FL, 2002, Megabooks.

Sisto DJ, et al: An electromyographic analysis of the elbow in pitching, *American Journal of Sports Medicine* 15:260, May–June 1987.

Springer SI: Racquetball and elbow injuries, *National Racquetball* 16:7, March 1987.

Thomas BP, Sreekanth R: Distal radioulnar joint injuries, *Indian Journal of Orthopaedics*, 45(5):493–504, 2012.

Van De Graaff KM: *Human anatomy,* ed 6, Dubuque, IA, 2002, McGraw-Hill.

Van Roy P, Baeyens JP, Fauvart D, Lanssiers R, Clarijs JP: Arthrokinematics of the elbow: study of the carrying angle, *Ergonomics* 48(11–14):1645–1656, 2005.

Wilk KE, Reinold MM, Andrews JR (eds): *The athlete's shoulder,* ed 2, Philadelphia, 2009, Churchill Livingstone Elsevier.

Yilmaz E, Karakurt L, Belhan O, Bulut M, Serin E, Avci M: Variation of carrying angle with age, sex, and special reference to side, *Orthopedics* 28(11):1360–1363, 2005.

实践练习表

可用于课堂作业、课外作业和测试，请撕下并使用这张表。

练习表1

使用蜡笔或者彩色笔，在练习表上绘制并标出以下肌肉。用“O”和“I”分别表示每块肌肉的起点和止点。

a.肱二头肌

b.肱桡肌

c.肱肌

d.旋前圆肌

e.旋后肌

f.肱三头肌

g.旋前方肌

h.肘肌

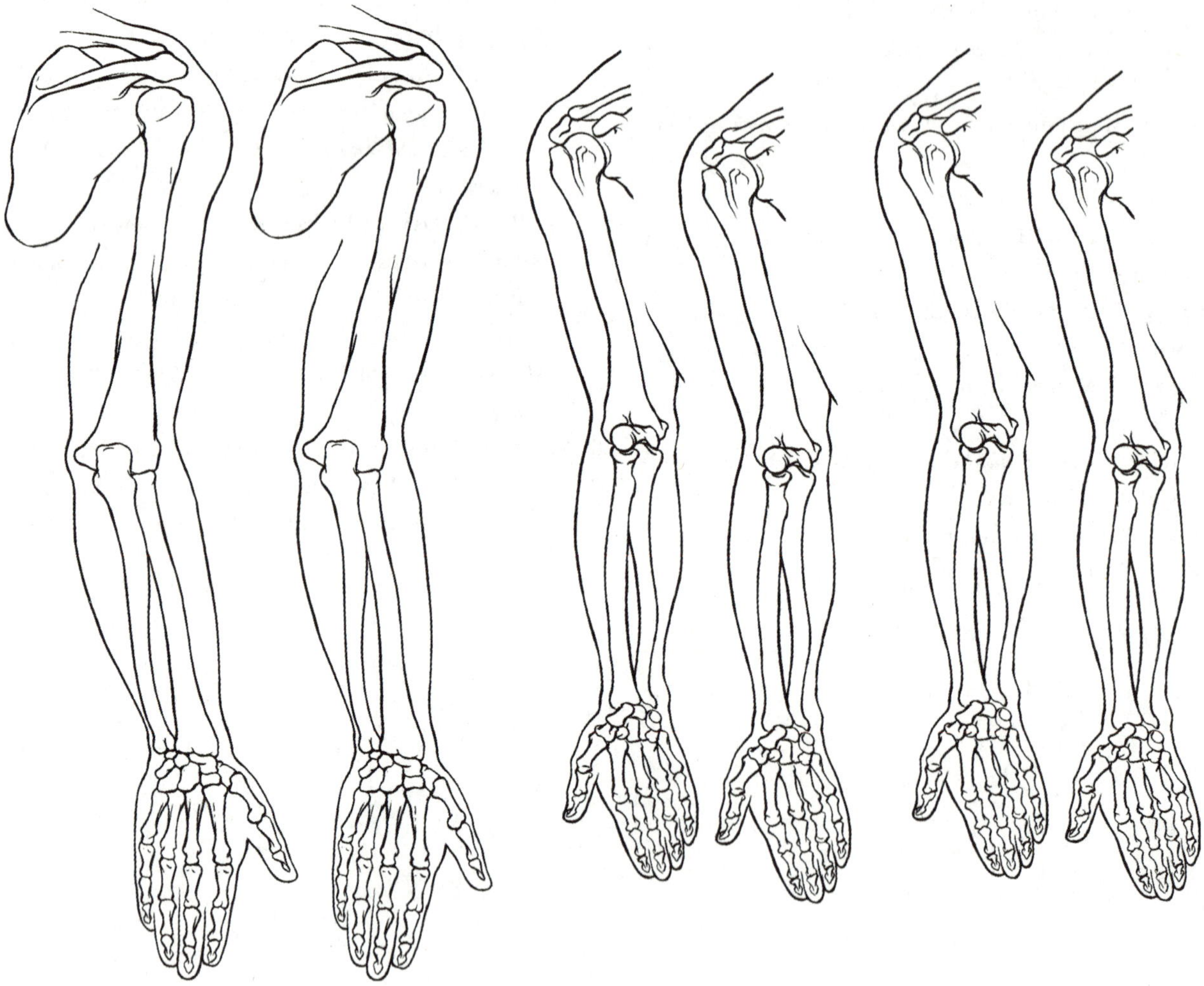

实践练习表

可用于课堂作业、课外作业和测试，请撕下并使用这张表。

练习表2

用箭头标出肘关节和桡尺关节的以下运动。然后在下面的每一个运动中，列出主动肌、运动平面和旋转轴。

1.肘关节

a.屈曲

b.伸展

2.桡尺关节

a.内旋

b.旋后

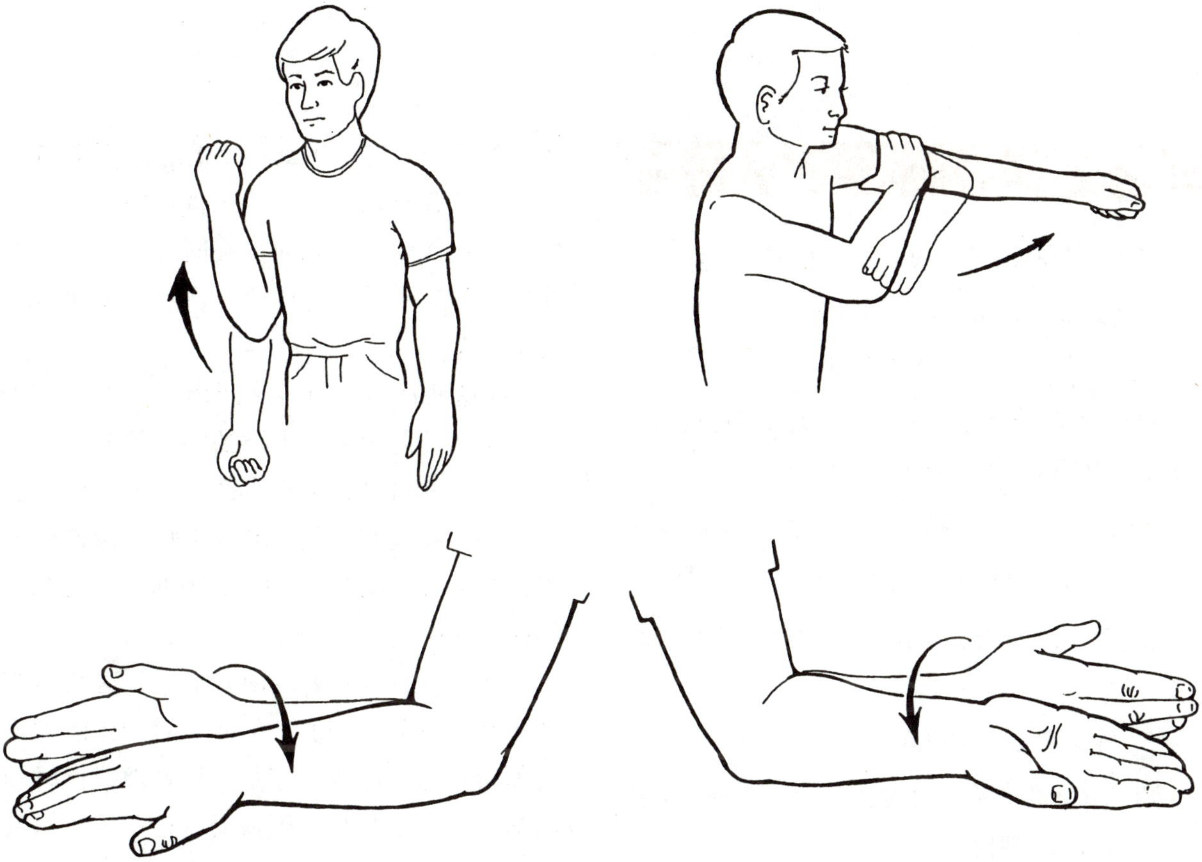

1. a.______________肌肉导致______________发生在______________平面______________轴。

   b.______________肌肉导致______________发生在______________平面______________轴。

2. a.______________肌肉导致______________发生在______________平面______________轴。

   b.______________肌肉导致______________发生在______________平面______________轴。

第七章　腕关节和手关节

本章要求

- 辨别人体骨骼中腕、手及手指特定骨性标志
- 在骨骼图表上标出选定的骨骼特征
- 在骨骼图表上绘制和标出肌肉
- 确认、列出和触诊腕手关节肌肉及其拮抗肌，并掌握韧带在稳定关节中所发挥的作用
- 受试者演示动作时触诊与其运动相关的肌肉
- 列出运动平面及其各自的旋转轴
- 整理和列出使腕手部和手指产生主要动作的肌肉
- 学习和理解腕手部肌肉的神经支配及分布
- 通过分析确定在特定的技能和运动中腕手部发生的动作及参与的肌肉

与行走所需的较大关节相比，手腕、手和手指关节的重要性经常被忽略。尽管部分运动和活动并不需要这些关节拥有的精细运动技能，但是在运动和生活中的许多活动却需要腕和手的精细运动能力。如射箭、保龄球、高尔夫、棒球和网球等运动，需要使用这些关节的整体功能。除此之外，腕手关节与肌肉的恰当功能对于我们的日常活动至关重要。

由于存在众多肌肉、骨骼和韧带，以及相对较小的关节尺寸，因此腕手的功能解剖结构极其复杂。这种复杂性可以通过将功能解剖学与关节的主要动作联系起来而得到简化，即手腕独立的屈曲与伸展、外展与内收，以及上述动作的复合动作。

在这些运动中有许多肌肉参与进来。从解剖及其结构功能上讲，人类的腕手关节高度发达且具有复杂的机制，从而可产生多种运动。它由29块骨骼、超过25个关节和30多块肌肉排列组合而成，其中18块肌肉属于内在肌(肌肉的起点和止点都在手部)。

对于本书的大多数读者来说，这些内在肌的具体知识不是必需的。然而，对于体能训练师、物理治疗师、作业治疗师、脊骨神经科医师、解剖学者、医生和护士则需要对这些内在肌具备更为具体的认识。本章最后对内在肌进行了罗列，并进行了简短的讨论。另外，本章末尾的参考资料提供了其他相关资料来源，可从中获取更多信息。

我们的讨论仅限于回顾与粗大活动相关的肌肉、关节、神经和运动。讨论的肌肉包括前臂肌肉，以及手腕、手及手指的外在肌，包括每个关节重要的外在肌。加强这些肌肉的运动处方有些多余，因为这些肌肉联合主要只完成四个动作。指尖俯卧撑是一种可以增强腕手部许多肌肉的运动。

骨骼

腕和手包含29块骨骼，包括桡骨和尺骨在内（图7.1）。在腕关节中有8块腕骨，每4块一组，排成两列。从桡侧（拇指侧）到尺侧（小指侧），近端腕骨由舟状骨（小船的形状，通常被称为舟骨）、月骨（月亮形状）、三角骨（三角形状）和豌豆骨（豌豆形状）构成。远端腕骨由大多角骨、小多角骨、头状骨、钩骨构成。这些骨头形成一个以掌侧为凹面的三面拱形。掌弓由横向的腕骨组成，并有腕掌侧韧带跨过，共同形成腕管结构。这通常是腕管综合征的原因之一（图7.8）。在这些腕骨中，舟状骨是最常见的骨折区，通常是由于跌倒时身体压在手上，导致手腕过度伸展所致。不幸的是，这种特殊的骨折常常在最初的损伤后被错误地诊断为扭伤，如果长期治疗不当，将会造成严重后果。此类治疗通常需要比许多骨折和（或）手术更长时间的精确固定。手部由5块掌骨（从第一到第五掌骨，即从拇指到小指掌骨）加上腕骨及14块指骨组成。14块指骨中，除拇指只有2块指骨之外，其余手指均有3块指骨。它们被命名为近节、中节及远节指骨。另外，拇指在其屈肌腱鞘内存有籽骨，其他手指中也可能会存在籽骨。

内上髁、内侧髁嵴和冠状突起是许多腕屈肌和指屈肌的起始点，而外上髁和外侧髁上嵴是腕伸肌和指伸肌的起始点（图6.1）。参与腕关节运动肌肉的关键骨性止点是第二、第三和第五掌骨基底，以及豌豆骨和钩骨。手指肌肉同时也参与腕关节运动，它们止于近节、中节及远节指骨基底（图7.1和图7.2）。第一掌骨基底部及拇指的近节、远节指骨为拇指运动所涉及肌群关键的骨性止点（图7.1）。手由三个不同的区域组成：手腕、手掌和手指。手掌可以进一步分为大鱼际区、小鱼际区和掌中（中间）区。

关节

腕关节被归类为椭圆关节，允许屈曲、伸展、外展（桡偏）和内收（尺偏）（图7.2）。腕关节运动主要发生在桡骨远端和由舟状骨、月骨和三角骨组成的腕骨近侧列之间。因此，腕关节通常也被称为桡腕关节。桡腕关节可屈曲70°~90°、伸展65°~85°，也可以外展15°~25°，内收25°~40°（图7.3）。

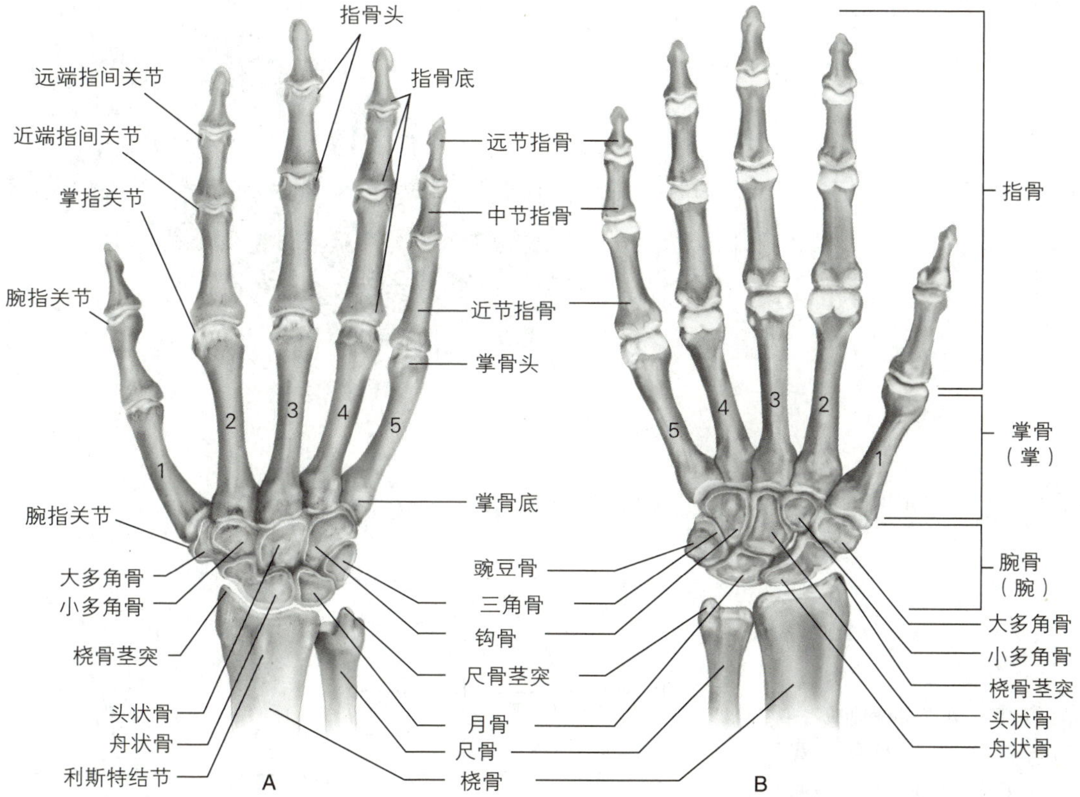

图7.1　右手。A. 后面（背面）观；B. 前面（掌面）观

每根手指均包含三个关节。掌指（Metacarpophalangeal, MCP）关节为髁状关节，该关节可完成0° ~40° 的伸展和85° ~100° 的屈曲运动。近端指间（Proximal interphalangeal, PIP）关节为屈戌关节，可以完成从完全的伸展到90° ~120° 的屈曲运动。远端指间（Distal interphalangeal, DIP）关节，同样被定义为屈戌关节，可以完成从完全伸展到80° ~90° 的屈曲运动（图7.4）。

拇指仅两个关节，且均为屈戌关节。拇指掌指关节可以完成从完全伸展到40° ~90° 的屈曲运动。指间（Interphalangeal, IP）关节可以屈曲80° ~90° 。拇指的腕掌（Carpometacarpal, CMC）关节是一种独特的鞍状关节，能完成50° ~70° 的外展运动。CMC关节还可完成15° ~45° 的屈曲运动及0° ~20° 的伸展运动（图7.5）。此外，CMC关节结构还允许轻微的内旋和外旋动作。

虽然腕手部的韧带太多以至于无法详细讨

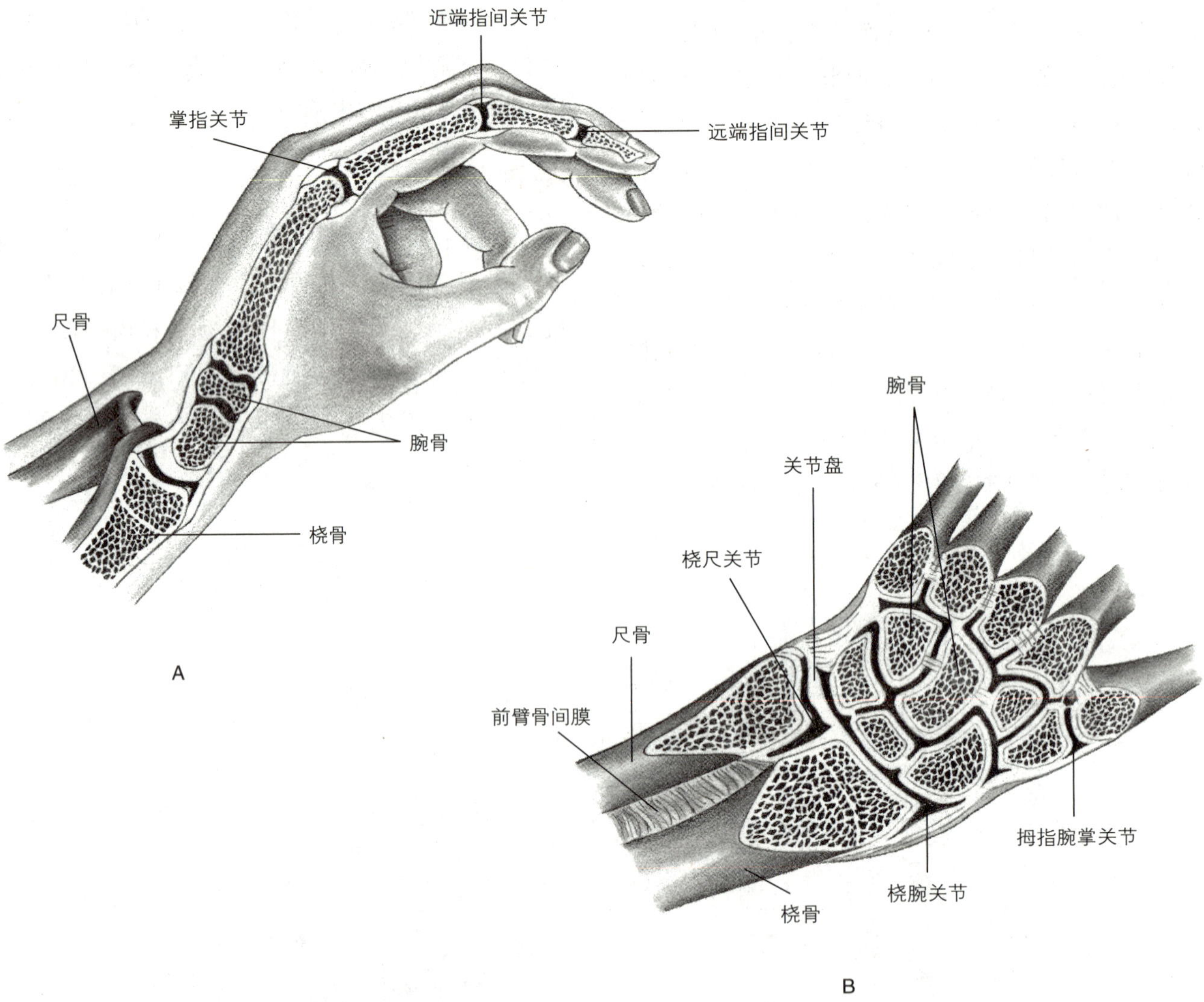

图7.2 左腕手关节结构。A.内侧观；B.腕关节额状切面的后面观

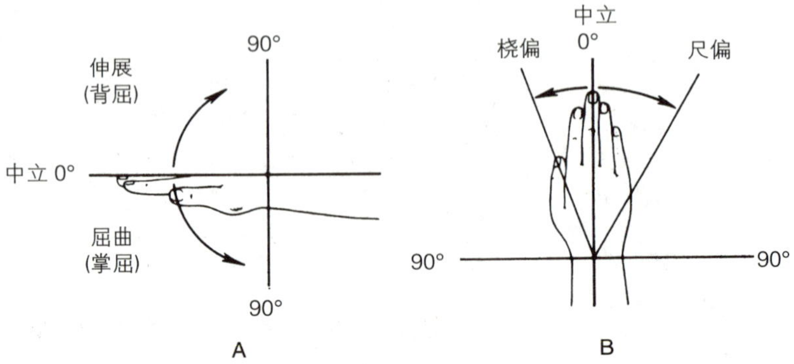

图7.3 腕关节活动度。A.屈曲和伸展，屈曲（掌屈）0° ~±80° ，伸展（背屈）0° ~±70° ；B.桡偏和尺偏，桡偏0° ~20° ，尺偏0° ~30°

论，但由于掌指关节和近端指间关节经常遇到内/外侧应力，导致涉及掌指关节和近端指间关节的尺桡侧副韧带损伤非常常见。其中一种较常见的损伤是拇指掌指关节的尺侧副韧带扭伤。这通常被称为游戏者（gamekeeper’s thumb）或滑雪者拇指（skier’s thumb），当严重扭伤时可能需要手术。腕手部在很大程度上依赖于周围的韧带来提供支撑和静态稳定性。表7.1列出了腕和手部的主要韧带，一些手指韧带详见图7.6。

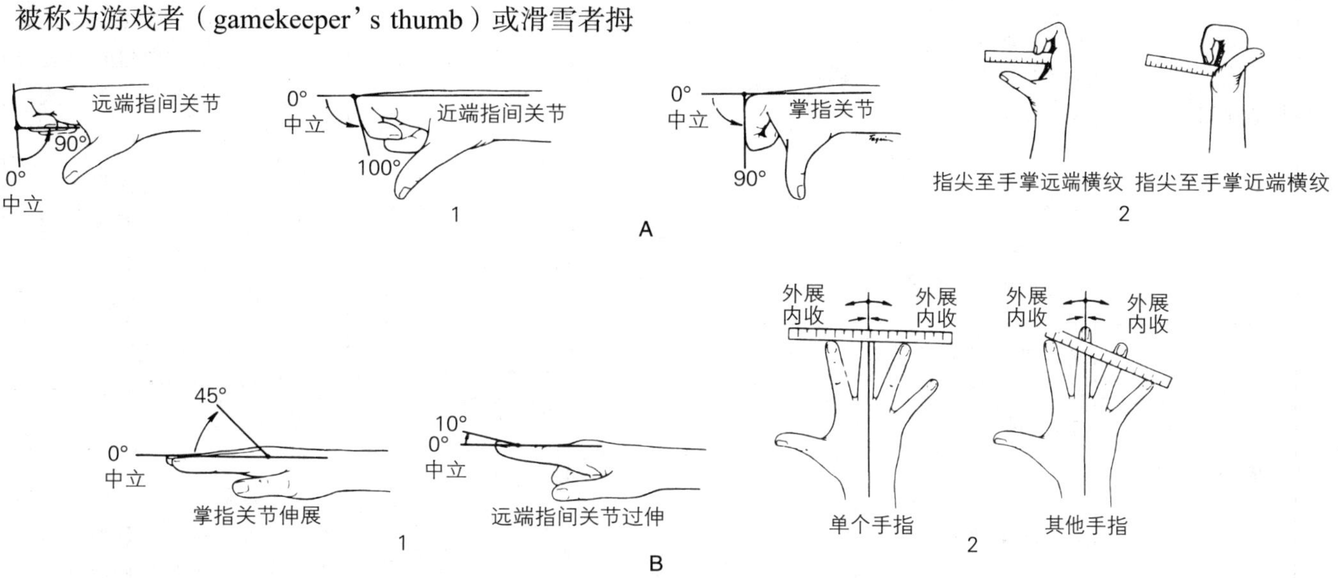

图7.4 指关节活动度。A.屈曲。1.运动范围可以用角度来估计或测量。2.运动范围可以用关节活动测量尺测量从指尖到远端掌纹（左）的距离（测量中、远端关节的屈曲）和到近端掌纹（右）的距离（测量手指的远、中、近端关节屈曲）。B.伸展、外展和内收。1.伸展与过伸。2.外展和内收。这些动作发生在手掌平面上，其余手指的外展或内收动作作为远离或接近中指。中指的外展动作为向外侧靠近拇指移动，内收动作为向内侧靠近小指移动。二到四指整体的外展程度可以测量示指指尖到小指指尖的距离。单个手指的伸展程度则通过指–指之间的距离来测量

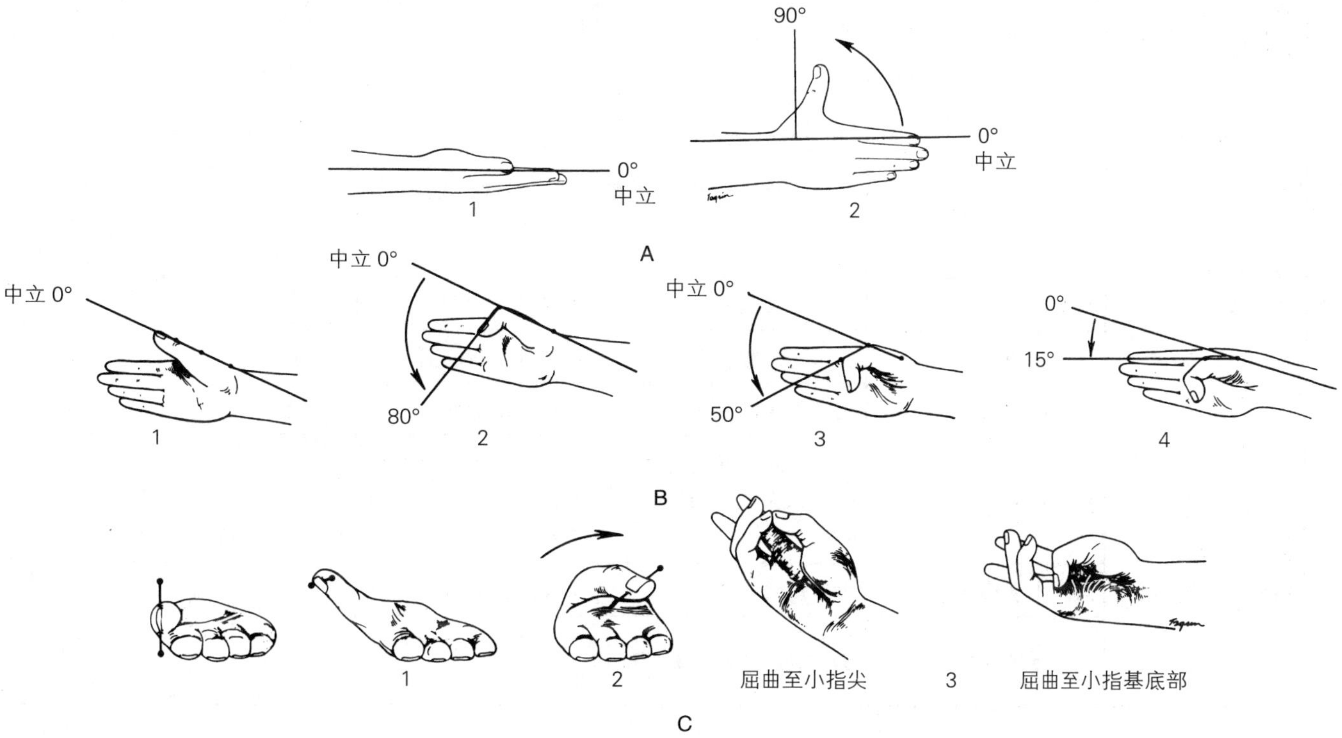

图7.5 拇指的关节活动度。A.外展。1.零度起始位置：拇指伸直紧靠示指，且与桡骨长轴平行。外展是指拇指掌骨与示指掌骨之间发生的角度。这个运动可能发生在两个平面上。2.桡侧外展或伸展时与手掌平面平行。B.屈曲。1.0° 起始位置：拇指伸直。2.指间关节屈曲：0° ~±80° 。3.掌指关节屈曲：0° ~±50° 。4.腕掌关节屈曲：0° ~±15° 。C.对指。0° 起始位置（最左边）：拇指与示指平行。对指是由三个要素组成的复合运动，即外展、旋转、屈曲。当拇指指尖接触第五指尖时，通常认为动作完成。 有些人认为，当拇指指尖接触第五小指的基底部时，对指运动以反弧形式完成。这两种说法都得到了阐明

表7.1 手腕关节的主要韧带

关节	韧带	近端附着点	远端附着点	功能应用与关节稳定性
桡腕关节	腕桡侧副韧带	桡骨茎突尖部	舟骨、大多角骨桡侧的纤维附着点	强化腕关节桡侧关节囊稳定性，限制腕关节尺偏
	背侧桡腕韧带（桡三角韧带、桡月韧带、桡舟韧带）	桡骨远端下后缘	舟骨、月骨及三角骨的背面	强化腕背侧纤维囊稳定性，有助于保持关节完整性，轻度限制腕关节屈曲及关节面之间过度旋后运动
	掌侧桡腕韧带（桡舟头韧带、桡舟月韧带、长短桡月韧带）	桡骨远端前缘	舟骨、头状骨及月骨的掌侧面	强化腕掌侧部纤维囊稳定性，有助于保持关节完整性，对腕关节伸展有轻微限制，限制关节面之间过度旋后运动
尺腕关节	掌侧尺腕韧带（尺头韧带、尺月韧带、尺三角韧带）	尺骨茎突	头状骨、月骨及三角骨的掌侧面	强化腕部的尺侧结构，防止远端尺骨相对于月骨和三角骨的背侧移位
	腕尺侧副韧带	尺骨茎突	两束纤维束，其中一束附着在三角骨尺侧，另一束附着在豌豆骨和屈肌支持带	连接尺骨茎突与豌豆骨、三角骨，加强了腕关节内侧的关节囊稳定性，限制手腕的桡偏
腕骨间关节	腕横韧带	钩骨、豌豆骨内侧	舟骨、大多角骨外侧	强化前臂筋膜与腕掌表面的纤维，将腕管包围在手掌面上
腕骨间关节（近端腕骨间关节）	舟月韧带（背侧部、掌侧部及近端部）和月三角韧带（背侧部、掌侧部及近端部）	舟骨、月骨	月骨、三角骨	加强腕骨间关节关节囊稳定性，防止舟月和月三角关节的过度活动
腕骨间关节（腕中关节）	舟大、小多角骨韧带	舟骨远端的掌侧与背侧面	大多角骨与小多角骨的掌侧和背侧面	加强腕骨间关节关节囊稳定性，防止腕骨关节面之间发生过多移动
	舟头韧带	舟骨（掌侧面）	头状骨（背侧面）	
	头三角韧带	三角骨（掌侧面）	头状骨（背侧面）	
	钩三角韧带	三角骨（掌侧面）	钩骨（掌侧面）	
腕骨间关节（远端腕骨间关节）	头钩韧带	头状骨的背侧面、掌侧面，以及头状骨与钩骨的关节面	钩骨的背侧面、掌侧面，以及钩骨与头状骨的关节面	加强腕骨间关节关节囊稳定性，防止腕骨关节面之间发生过多移动
	大、小多角骨韧带	大多角骨背侧面	小多角骨掌侧面	
	头小多角骨韧带	头状骨的背侧和掌侧面	小多角骨的背侧和掌侧面	

关节	韧带	近端附着点	远端附着点	功能应用与关节稳定性
腕掌关节	腕掌关节背侧韧带	大多角骨、小多角骨、头状骨及钩骨背侧面	第二、第三、第四与第五掌骨基底部（背侧面）	加强腕掌关节(背侧)稳定性，限制腕掌关节的背侧半脱位
	腕掌关节掌侧韧带	大多角骨、小多角骨、头状骨及钩骨掌侧面	第二、第三、第四与第五掌骨基底部（掌侧面）	加强腕掌关节(掌侧)稳定性，限制腕掌关节的掌侧半脱位
	豆掌韧带	豌豆骨（远端外侧缘）	第五掌骨基底部	与豆钩韧带一起汇合至尺侧腕屈肌肌腱的末端，稳定豌豆骨和掌骨
大多角骨腕骨关节（第一腕掌关节）	前斜韧带	大多角骨（掌侧面）	第一掌骨基底部（掌侧面）	第一腕掌关节的主要稳定韧带，外展、伸直和旋前时被拉紧
掌骨间关节	背侧掌骨间韧带	第三、第四和第五掌骨（背侧面）	第二、第三和第四掌骨（背侧面）	加强掌骨稳定性，防止掌骨间关节的背侧半脱位
	骨间掌骨间韧带	第三、第四和第五掌骨（外侧缘）	第二、第三和第四掌骨（内侧缘）	加强和维持掌骨间关节的稳定
	掌侧掌骨间韧带	第三、第四和第五掌骨基底部（掌侧面）	第二、第三和第四掌骨（掌侧面）	加强掌骨稳定性，防止掌骨间关节的掌侧半脱位
掌指关节	桡侧副韧带	掌骨头（外侧缘）	近节指骨基底部（外侧和掌侧面）	伸展时松弛，屈曲时紧张，防止关节过度向桡侧打开
	尺侧副韧带	掌骨头（内侧缘）	近节指骨基底部（内侧和掌侧面）	伸展时松弛，屈曲时紧张，防止关节过度向尺侧打开
	掌侧韧带及掌板	掌骨头（掌侧面）	近节指骨基底部（掌侧面）	屈曲时松弛，充分伸展时紧张，防止掌指关节过伸
近端指间关节	桡侧副韧带	近节指骨头（外侧缘）	中节指骨基底部（外侧和掌侧面）	伸展时松弛，屈曲时紧张，防止关节过度向桡侧打开
	尺侧副韧带	近节指骨头（内侧缘）	中节指骨基底部（内侧和掌侧面）	伸展时松弛，屈曲时紧张，防止关节过度向尺侧打开
	掌侧韧带及掌板	近节指骨头（掌侧面）	中节指骨基底部（掌侧面）	屈曲时松弛，充分伸展时紧张，防止近节指间关节过伸
远端指间关节	桡侧副韧带	中节指骨头（外侧缘）	远节指骨基底部（外侧和掌侧面）	伸展时松弛，屈曲时紧张，防止关节过度向桡侧打开
	尺侧副韧带	中节指骨头（内侧缘）	远节指骨基底部（内侧和掌侧面）	伸展时松弛，屈曲时紧张，防止关节过度向尺侧打开
	掌侧韧带及掌板	中节指骨头（掌侧面）	远节指骨基底部（掌侧面）	屈曲时松弛，完全伸展时紧张，防止远节指间关节过伸

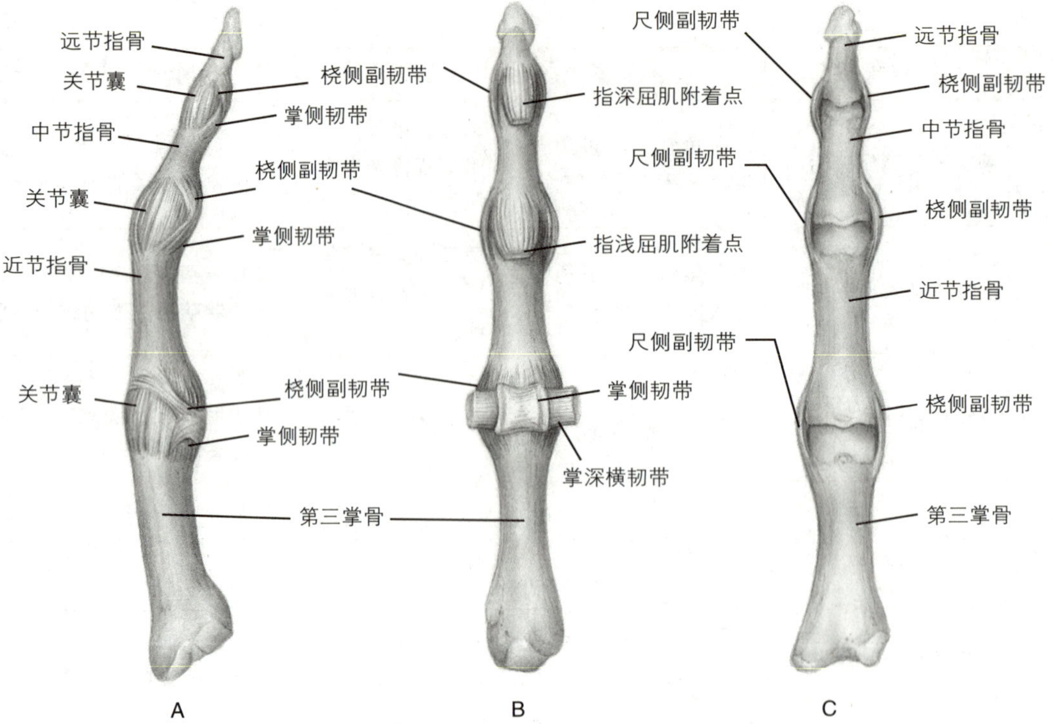

图7.6　左手中指掌指关节和指间关节。A.外侧面观；B.前面观（掌侧面）；C.后面观

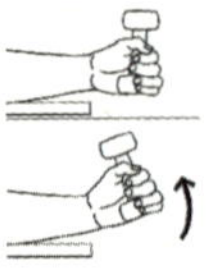

腕桡偏

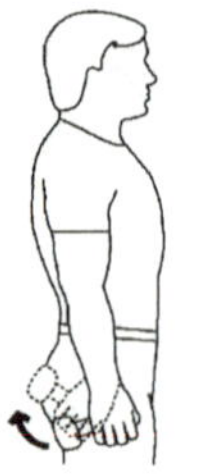

腕尺偏

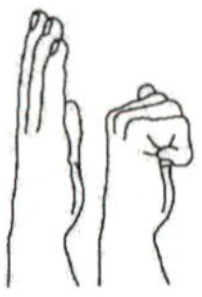

第二至第五指掌指关节近端及远端指间关节共同屈曲

运动

手腕常见的动作是屈曲和伸展，外展和内收（图7.7A~D）。指间关节只能做屈伸运动（图7.7E、F），而掌指关节则还可以在手固有肌支配下完成内收和外展动作（图7.7G、H）。在整个手部运动中，中指被认为是区分外展和内收的参照物。示指和中指的外展运动发生在示指相对中指朝向桡侧运动时，无名指和小指的外展运动发生在无名指和小指相对中指朝向尺侧运动时。示指相对中指朝向尺侧运动，为示指的内收。无名指和小指朝向桡侧运动为无名指和小指的内收。拇指远离掌侧的运动称为外展，靠近第二掌骨掌侧面的运动称为内收。这些运动联合前臂的旋前和旋后，可以使前臂、腕和手完成许多精细、协调的动作。

屈曲（掌屈）：手掌和（或）指骨朝向前臂掌侧的运动。

伸展（背屈）：手背和（或）指骨朝向前臂背侧的运动，有时称为过伸运动。

外展（桡偏/桡屈）：手的拇指侧向前臂的外侧或桡侧的运动；此外，也包括手指远离中指的运动。

内收（尺偏/尺屈）：手的小指侧向前臂的内侧或尺侧的运动；此外，也包括其余手指一起朝向中指的运动。

对指：拇指跨过手掌与其余全部手指指腹相接触。

复位：拇指从手或手指的对掌或对指位回到解剖位时的运动。

肌肉　表 7.2

腕和手的外在肌可根据功能和位置分组（表7.2）。首先，有6块肌肉可以使手腕产生运动，但因为没有跨过手部而不会使拇指与其余手指产生运动。该组中的3块腕屈肌，从内侧到外侧分别是：尺侧腕屈肌、掌长肌和桡侧腕屈肌，均起自肱骨内上髁。3块腕伸肌均起自肱骨外上髁，从外侧到内侧分别是桡侧腕长伸肌、桡侧腕短伸肌和尺侧腕伸肌（图6.11和图6.13）。这些肌肉对于伸腕时腕关节稳定性很重要，这种稳定性可以增强

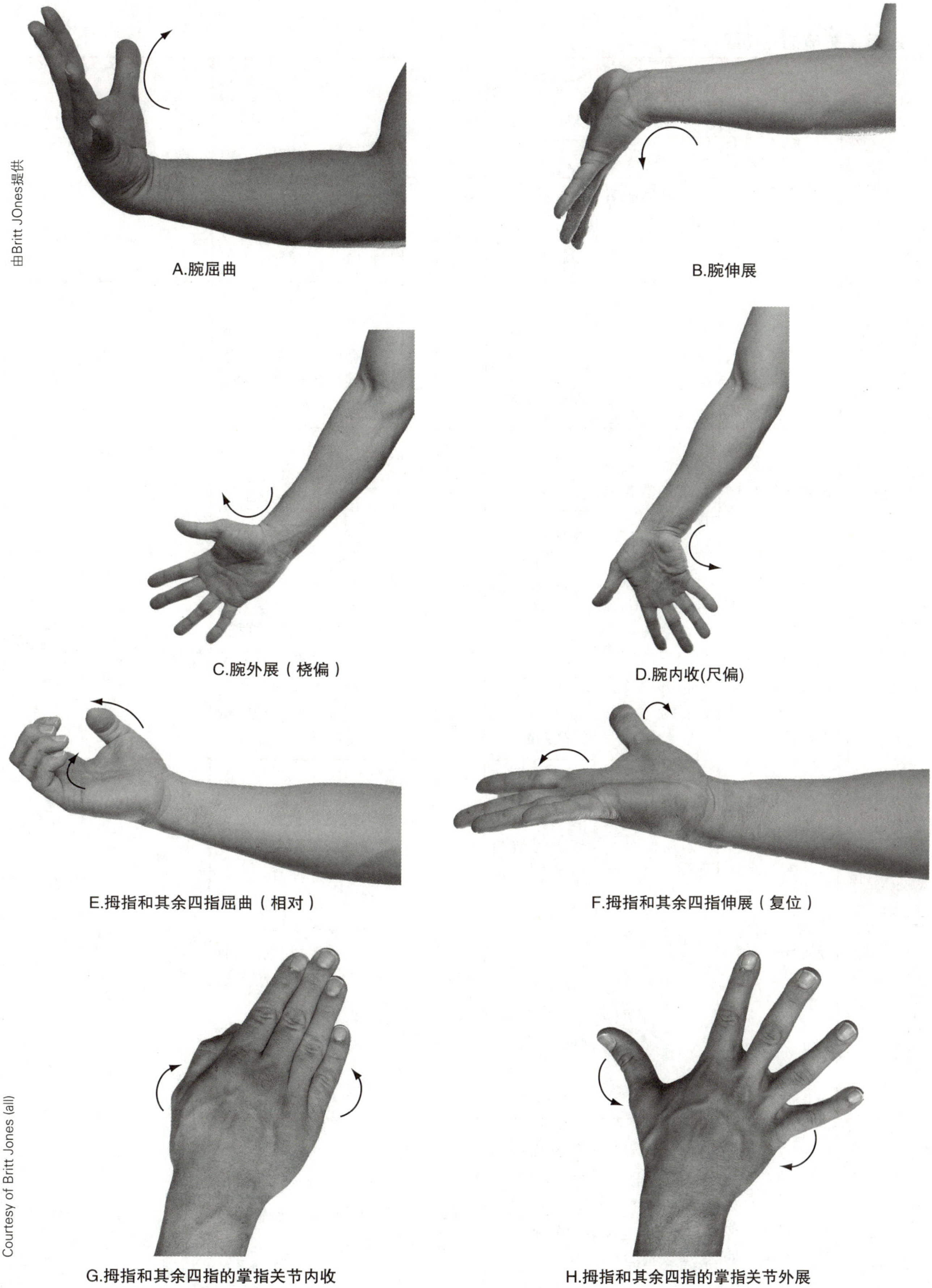

图7.7 右腕和手的运动。A.腕屈曲；B.腕伸展；C.腕外展；D.腕内收；E.拇指和其余四指的屈曲（相对）；F.拇指和其余四指的伸展（复位）；G.拇指和其余四指的掌指关节内收；H.拇指和其余四指掌指关节外展

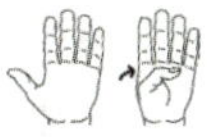

拇指腕掌屈曲

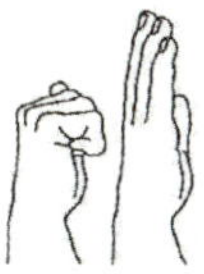

第二到第五指掌指关节，近端及远端指间关节共同伸展

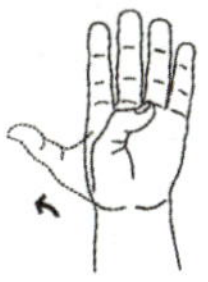

拇指腕掌伸展

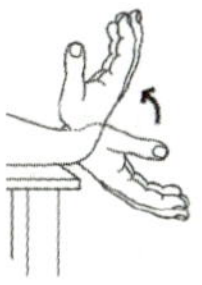

腕屈曲

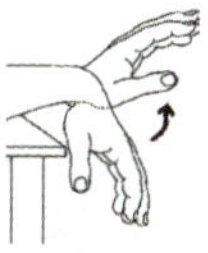

腕伸展

表7.2 腕手关节的主动肌

肌肉		起点	止点	运动	运动平面	触诊	神经支配
前部肌群（腕屈肌）	桡侧腕屈肌	肱骨内上髁	手表层的第二、第三掌骨底	腕屈	矢状面	位于前臂远端和腕部前表面略外侧，与第二、第三掌骨走行一致，抗屈曲和外展触诊明显	正中神经（C6、C7）
				腕外展	冠状面		
				微弱的肘屈	矢状面		
				微弱的前臂旋前	前臂轴向运动		
	掌长肌	肱骨内上髁	第二、第三、第四和第五掌骨的掌腱膜	腕屈	矢状面	位于前臂近端前内侧和中间区域至腕部，尤其是轻微的手腕屈曲，以及拇指与小指对指时触诊明显	正中神经（C6、C7）
				微弱的肘屈			
	尺侧腕屈肌	肱骨内上髁与尺骨近端后侧面	豌豆骨、钩骨及第五掌骨基底部（掌面）	腕屈	矢状面	位于前臂前内侧面，从肱骨内上髁下几英尺到腕关节近端，腕抗阻屈曲/内收时明显	尺神经（C8、T1）
				腕内收	冠状面		
				轻微的肘屈	矢状面		
前部肌群（腕关节和指关节屈肌）	指浅屈肌	肱骨内上髁 尺骨头：内侧冠状突 桡骨头：桡骨前缘上部2/3，仅位于桡骨结节远端	每个肌腱分开，附着在手掌表面的四个手指的中指指骨两侧	掌指和近端指间关节的屈曲	矢状面	可触诊掌长肌与尺侧腕屈肌腱之间的凹陷处，尤其是保持远端指间关节伸直下握拳，且轻微抗阻屈腕时触诊明显。也可以在同样活动中触诊前臂内侧	正中神经（C7、C8、T1）
				腕屈			
				轻微的肘屈			
	指深屈肌	尺骨前内侧近端3/4处	第二至第五指远节指骨基底部	第二至第五指掌指关节、近端指间关节、远端指间关节的屈曲	矢状面	位于指浅屈肌的深层，很难触及，但当锁定近端指间关节伸直，屈曲远端指间关节时可以在前臂中段触及指深屈肌的收缩；手指抗阻屈曲时可以在手掌表面第二、第三、第四、第五掌指关节上方触及指深屈肌腱	正中神经分支骨间前神经（C8、T1）支配第二和第三指深屈肌；尺神经（C8、T1）支配第四和第五指深屈肌
				腕屈			
	拇长屈肌	起于桡骨中前表面和尺骨冠状突远端的前内侧区域；偶尔会有一个小头附着在肱骨内上髁上	掌面拇指远节指骨基底部	拇指腕掌关节、掌指关节及指间关节的屈曲	矢状面	在掌面位于拇指近节指骨前表面，在前臂远端位于掌长肌外侧，桡侧腕屈肌内侧，特别是在拇指间关节屈伸活动时触诊明显	正中神经骨间前支（C8、T1）
				腕关节屈曲			
				腕关节外展	冠状面		

续表

肌肉		起点	止点	运动	运动平面	触诊	神经支配
后部肌群（腕伸肌）	尺侧腕伸肌	肱骨外上髁及尺骨后缘的中部	手背侧第五掌骨基底部	腕关节伸展	矢状面	远端于尺骨茎突外侧跨过腕关节后内侧，尤其是腕部伸展/内收时触及明显	桡神经，骨间后神经（C6、C7、C8）
				腕关节内收	冠状面		
				轻微的肘关节伸展	矢状面		
	桡侧腕短伸肌	肱骨外上髁	手背侧第三掌骨基底部	腕关节伸展	矢状面	远端紧贴腕关节背侧，距桡骨茎突内侧约1cm，止于第三掌骨基底部，肌腱可在伸展过程中感觉到，尤其是握拳时；在近后端，于肱桡肌的内侧分布	桡神经（C6、C7）
				腕关节外展	冠状面		
				轻微的肘屈	矢状面		
	桡侧腕长伸肌	肱骨外侧髁上嵴远端1/3和肱骨外上髁	手背侧第二掌骨基底部	腕关节伸展	矢状面	在远端紧贴腕关节背侧，距桡骨茎突内侧约1cm，止于第二掌骨基底部，伸展时可感觉到肌腱的滑动，尤其握拳时；在近后端，于肱桡肌的内侧分布	桡神经（C6、C7）
				腕关节外展	冠状面		
				轻微的肘屈	矢状面		
				轻微的前臂旋前	前臂轴向运动		
后部肌群（腕和手指伸肌）	指伸肌	肱骨外上髁	第二到第五指的中节和远节指骨背侧	第二到第五掌骨和指骨的伸展	矢状面	指总伸肌腱在前臂远端后侧经过拇长伸肌腱的内侧及尺侧腕伸肌和小指伸肌外侧后立即分成4条不同的肌腱，分别位于手背侧和掌指关节上方。第二到第五指伸展时触及明显	桡神经，骨间后神经（C6、C7、C8）
				腕关节伸展			
				轻微的肘伸			
	示指伸肌	尺骨后缘的中下1/3	第二中节和末节指骨背侧基底部	第二掌指关节和示指的伸展	矢状面	前臂远端和手背旋后，第三、第四、第五指屈曲，示指伸直下可以在示指的指总伸肌肌腱内侧触及	桡神经，骨间后神经（C6、C7、C8）
				轻微的腕伸			
				轻微的前臂旋后	轴向运动		
	小指伸肌	肱骨外上髁	第五中节和末节指骨背侧基底部	第五掌指关节伸展	矢状面	小指伸肌跨过远端桡尺关节背侧，在前臂背面位于指伸肌内侧和尺侧腕伸肌外侧。尤其是其他手指屈曲放松，小指交替屈伸时触及明显	桡神经，骨间后神经（C6、C7、C8）
				轻微腕关节伸展			
				轻微肘伸			
	拇长伸肌	尺骨中下段后外侧	拇指背侧远节指骨基底部	拇指腕掌关节、掌指关节及指间关节的伸展	矢状面	拇长伸肌在手背侧止于远端指骨基底部，在前臂下段后缘桡尺骨中间处，紧邻示指伸肌，位于拇短伸肌和拇长展肌内侧。前臂旋前，其余手指屈曲放松，拇指伸展时触之明显	桡神经，骨间后神经（C6、C7、C8）
				腕关节伸展			
				腕关节外展	冠状面		
				轻微旋后	轴向运动		

肌肉		起点	止点	运动	运动平面	触诊	神经支配
后部肌群（腕和手指伸肌）	拇短伸肌	桡骨中下段后缘	大拇指近节指骨背侧基底部	拇指腕掌关节和掌指关节伸展	矢状面	在手背部位于拇长伸肌腱的外侧，止于近节指骨，拇指腕掌关节和掌指关节伸展，指间关节屈曲时触及明显	桡神经，骨间后神经（C6、C7、C8）
				轻微的腕关节伸展			
				腕关节外展	冠状面		
后部肌群	拇长展肌	桡尺骨中段后缘	第一掌指关节背外侧基底部	拇指掌指关节外展	冠状面	拇指和腕关节主动外展时腕关节近第一掌指关节处外侧可触及	桡神经，骨间后神经（C6、C7、C8）
				腕关节外展			
				拇指腕掌关节伸展	矢状面		
				轻微的腕伸			
				轻微的旋后	轴向运动		

手指屈肌抓握的效果。

另外9块肌肉则主要参与指骨运动，但因为它们起于前臂并穿过手腕，故也参与腕关节运动。这些肌肉在腕部的运动通常较弱。指浅屈肌和指深屈肌是屈指肌，此外它们也与拇长屈肌一起协助屈腕。指伸肌、示指伸肌、小指伸肌是伸指肌，也与拇长伸肌和拇短伸肌一起协助伸腕。拇长展肌使拇指外展并协助腕关节的外展。

几乎所有的腕屈肌都起自前臂近端前内侧和肱骨内上髁，止于腕和手的前部。除尺侧腕屈肌和掌长肌腱外，所有屈肌腱与正中神经一起通过腕管（图7.8）。此区域的肿胀和炎症可导致腕管压力增加，从而影响正中神经的正常功能，导致其支配区域的运动和感觉功能异常，这种情况被称为腕管综合征，常见于重复使用腕手部进行体力劳动和文书的工作者，适当改变工作习惯及变换腕手的姿势，是可以预防腕管综合征的。此外，手腕和手指的柔韧性练习可以帮助改善腕管综合征。

腕伸肌一般起源于前臂近端后外侧和肱骨外上髁，止于腕和手的后外侧。紧邻手腕的前臂远端屈肌和伸肌肌腱通过横向组织带固定在手掌侧

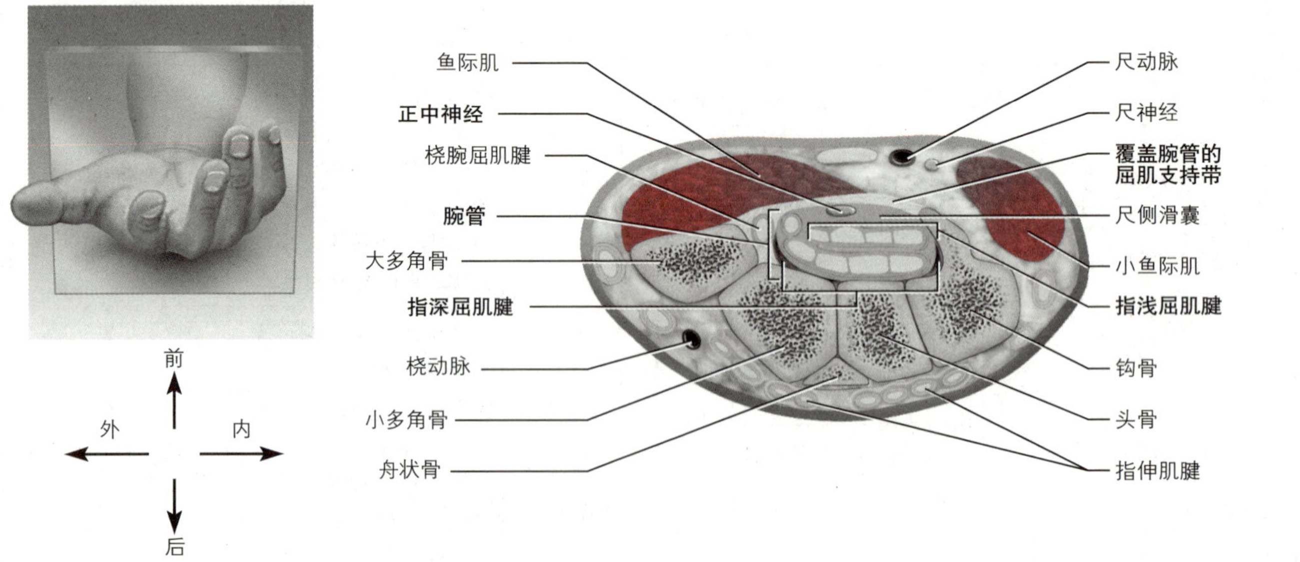

图7.8 右腕关节横截面。掌心向上，右前臂伸向前方时腕远端横截面的解剖图。注意屈肌腱和正中神经是怎样被限制在腕骨与屈肌支持带之间的狭小间隙内的

和背侧。这些组织分别被称为屈肌和伸肌支持带，防止这些肌腱在腕部屈曲或伸展时发生弓弦畸形。

腕关节外展肌群包括桡侧腕屈肌、桡侧腕长伸肌、桡侧腕短伸肌、拇长伸肌和拇短伸肌。这些肌肉通常在前外侧和后外侧跨过腕关节，止于手部桡侧。尺侧腕屈肌和尺侧腕伸肌分别从腕关节前内侧和后内侧穿过，止于手部尺侧，使腕关节内收。

手的内在肌（固有肌）（表7.2和图7.27）起点和止点均在手部。根据位置将内在肌分为三组，这将有助于理解和学习这些肌肉。桡侧为拇

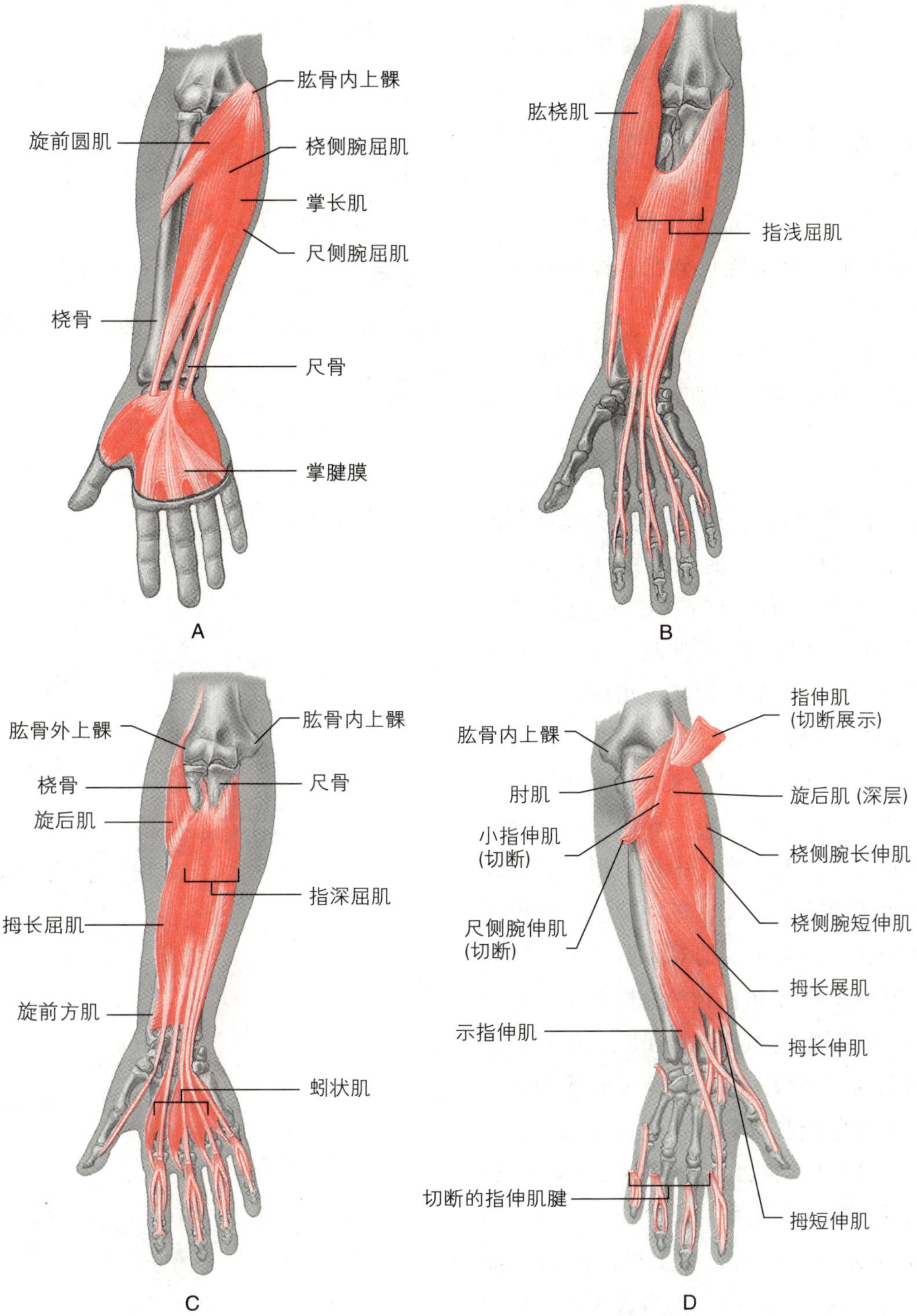

图7.9 前臂肌肉。A.右前臂前面观（浅层），肱桡肌被移除；B.右前臂前面观（位于图A深层），旋前圆肌、桡侧腕屈肌和尺侧腕屈肌及掌长肌被移除；C.右前臂前面观（位于图A和图B深层），肱桡肌、旋前圆肌、桡侧腕屈肌和尺侧腕屈肌、掌长肌、指浅屈肌被移除；D.右前臂后面观（深层），指伸肌、小指伸肌和尺侧腕伸肌被切掉以显示更深层的肌肉

指的4块肌肉：拇对掌肌、拇短展肌、拇短屈肌和拇内收肌。尺侧为小指的3块肌肉：小指对掌肌、小指展肌和小指短屈肌。手部余下的11块肌肉，可进一步分为4块蚓状肌、3块掌侧骨间肌和4块背侧骨间肌。

腕和手部肌群位置

肘和前臂前内侧及手部前侧（图7.9A~C）

主要的腕屈肌：桡侧腕屈肌、尺侧腕屈肌、掌长肌。

主要的腕和手指屈肌：指浅屈肌、指伸屈肌、拇长屈肌。

肘和前臂后外侧及手部后侧（图7.9D）

主要的腕伸肌：桡侧腕长伸肌、桡侧腕短伸肌、尺侧腕伸肌。

主要的腕和手指伸肌：指伸肌、示指伸肌、小指伸肌、拇长伸肌、拇短伸肌、拇长展肌。

神经

腕和手部的肌肉都是由起源于臂丛的桡神经、正中神经和尺神经支配的，如图6.15、图6.16和图7.10所示。桡神经源自C6、C7和C8神经，支配桡侧腕短伸肌和桡侧腕长伸肌。然后分支成为骨间后神经，支配尺侧腕伸肌、指伸肌、小指伸肌、拇长展肌、拇长伸肌、拇短伸肌及示指伸肌。正中神经起源于C6、C7、C8和T1神经，支配桡侧腕屈肌、掌长屈肌和指浅屈肌。然后分支成为骨间前神经，支配示指、中指的指深屈肌及拇长屈肌。关于手部内在肌，正中神经支配拇短展肌、拇短屈肌（浅头）、拇对掌肌、第一和第二蚓状肌。尺神经从C8和T1神经分支而来，支配第四、第五指指深屈肌和尺侧腕屈肌。此外，它还支配着剩余的手部内在肌（拇短屈肌的深头，拇内收肌，骨间掌侧肌，骨间背侧肌，第三、第四蚓状肌，小指对掌肌，小指展肌及小指短屈肌）。手部的尺侧、无名指的尺侧及整个小指的感觉都是由尺神经支配的。在上肢的所有神经中，尺神经是最易受创伤的。大多数人击打它们的“鹰嘴突（麻筋儿骨）”，会出现前臂尺侧，以及第四和第五指的刺痛感。这实际上是肘内侧尺神经的挫伤。通常情况下这种表现会很快消失，但在此区域的慢性挫伤或压迫可能导致神经过敏，使其更容易受到刺激。此外，投掷运动员在投球时由于肘部承受的内侧应力或当伴有尺侧副韧带扭伤时，可能会导致尺神经的牵拉损伤。尺神经也可能因半脱位或滑出尺神经沟而产生炎症，尤其是在慢性病例中。有关腕和手部肌肉神经支配的完整列表，见图7.11。

桡侧腕屈肌　图 7.12

起点

肱骨内上髁。

止点

第二和第三掌骨基底部前面（掌侧面）。

运动

腕关节屈曲。

腕关节外展。

轻微的肘关节伸展。

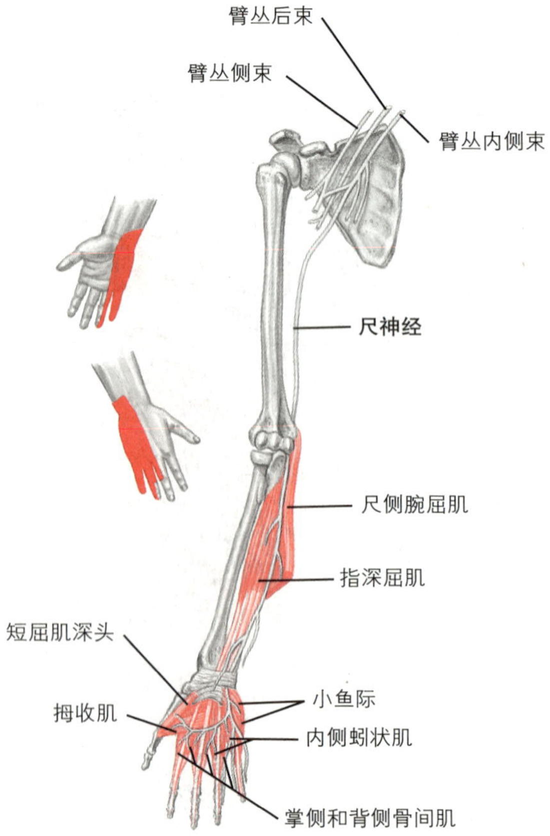

图7.10　尺神经支配的肌肉和皮肤分布

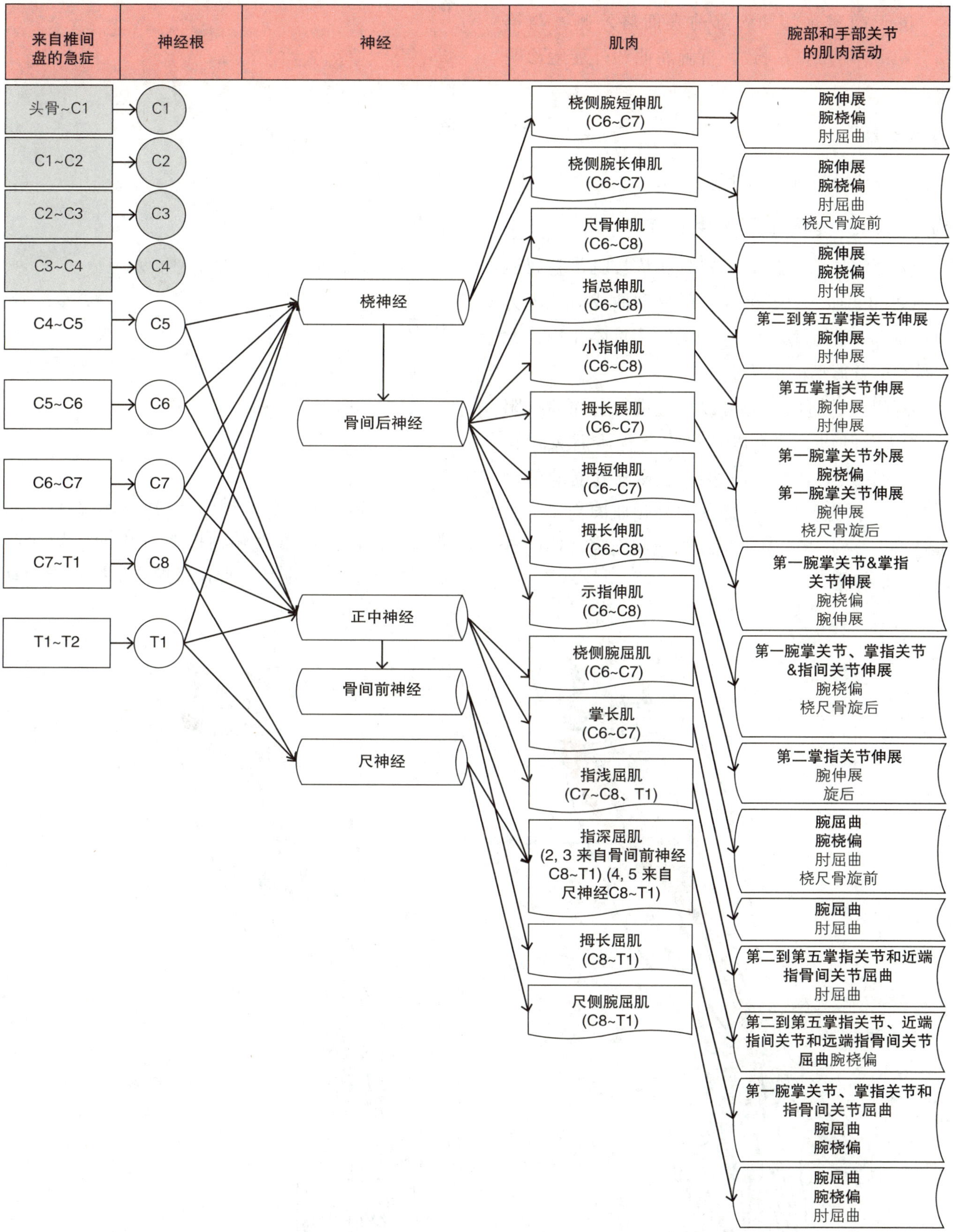

图7.11 腕和手部肌肉的神经支配及其作用。与腕、手关节的主要运动相关联的神经肌肉结构及其运动的文字在图中加粗表示

轻微的前臂旋前。

触诊

位于前臂远端和腕部前表面略外侧，与第二、第三掌骨走行一致，抗腕屈曲和外展触诊明显。

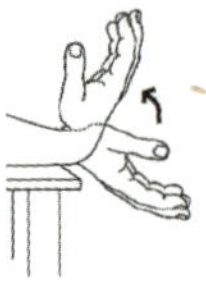
腕屈曲

神经支配

正中神经（C6、C7）。

临床应用、强化和柔韧性练习

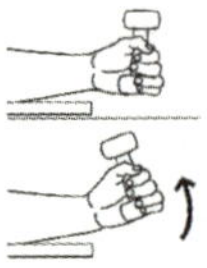
腕桡偏

桡侧腕屈肌、尺侧腕屈肌和掌长肌是腕屈肌中强力的屈肌。在任何需要手腕屈曲或对抗阻力稳定腕关节的活动中，它们都发挥重要作用，尤其是在前臂旋后的情况下。

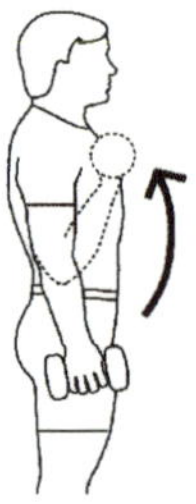
肘屈曲

桡侧腕屈肌的肌力可以通过进行腕屈曲抗阻运动得到强化。这可以通过将前臂旋后置于桌面，腕手完全悬在桌面边缘完成全范围的活动实现。手腕先伸展随后屈曲来强化肌肉力量。在本章中，关于桡侧腕屈肌和其他肌肉更常用的练习，见附录2。

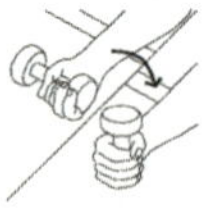
前臂旋前

为了牵伸桡侧腕屈肌，肘关节必须完全伸展，前臂必须旋后，同时被动地伸展和内收腕关节。

掌长肌　图 7.13

起点

肱骨内上髁。

止点

第二、第三、第四、第五掌骨掌腱膜。

运动

腕关节屈曲。

轻微的肘关节屈曲。

触诊

对于某些人，掌长肌在单侧或双侧前臂中是缺失的。位于前臂近端前内侧和中间区域至腕部，尤其是轻微的腕屈曲和拇指与小指对指运动

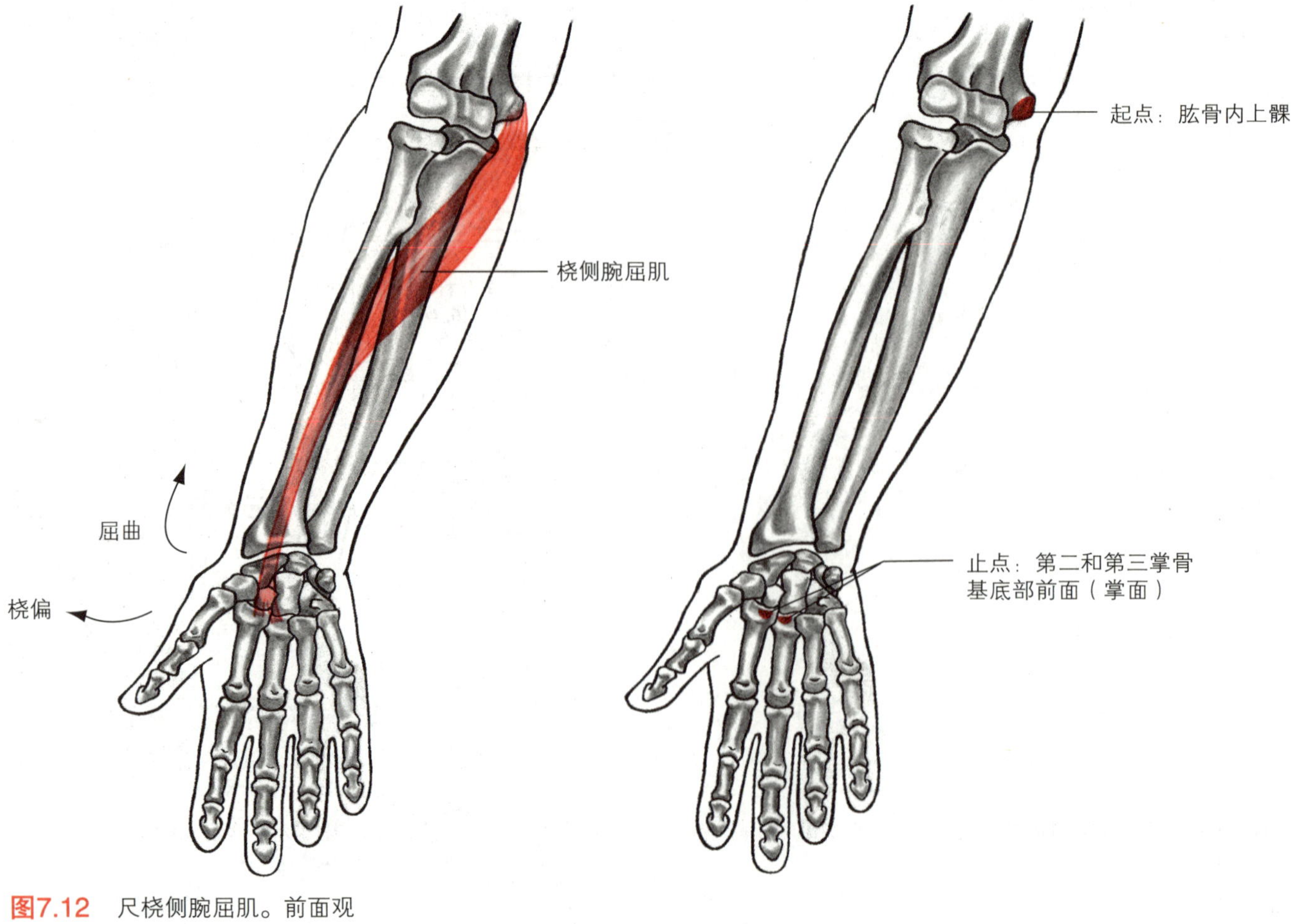

图7.12　尺桡侧腕屈肌。前面观

时触诊明显，这种对指运动使得肌腱在出现时很容易被观察到。

神经支配

正中神经（C6、C7）。

临床应用、强化和柔韧性练习

与桡侧腕屈肌和尺侧腕屈肌不同的是，掌长肌不仅是腕屈肌，同时也分别是腕关节的外展肌和内收肌，由于掌长肌位于前臂和腕部的中心位置，因此仅从解剖位置参与腕部屈曲。掌长肌可以帮助手腕从一个极度内收的位置回到中立位，也能帮助手腕从一个极度外展的位置回到中立位。它也可以帮助前臂轻微旋前，因为它的止点与其起点（内上髁）相比略微靠外。它可以通过任何类型的手腕屈曲活动得到强化，如上述桡侧腕屈肌的活动描述。

最大限度地将肘关节、腕关节伸展可以拉伸掌长肌。

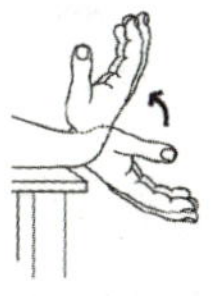
腕屈曲

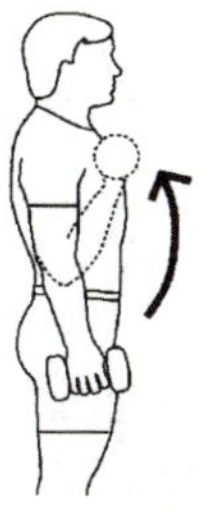
肘屈曲

尺侧腕屈肌　图 7.14

起点

肱骨内上髁、尺骨近端的后侧面。

止点

第五掌骨基底部、豌豆骨、钩骨（掌面）。

运动

腕关节屈曲。

协同尺侧腕伸肌使腕关节内收。

轻微的肘关节屈曲。

触诊

位于前臂前内侧面，从肱骨内上髁下几厘米

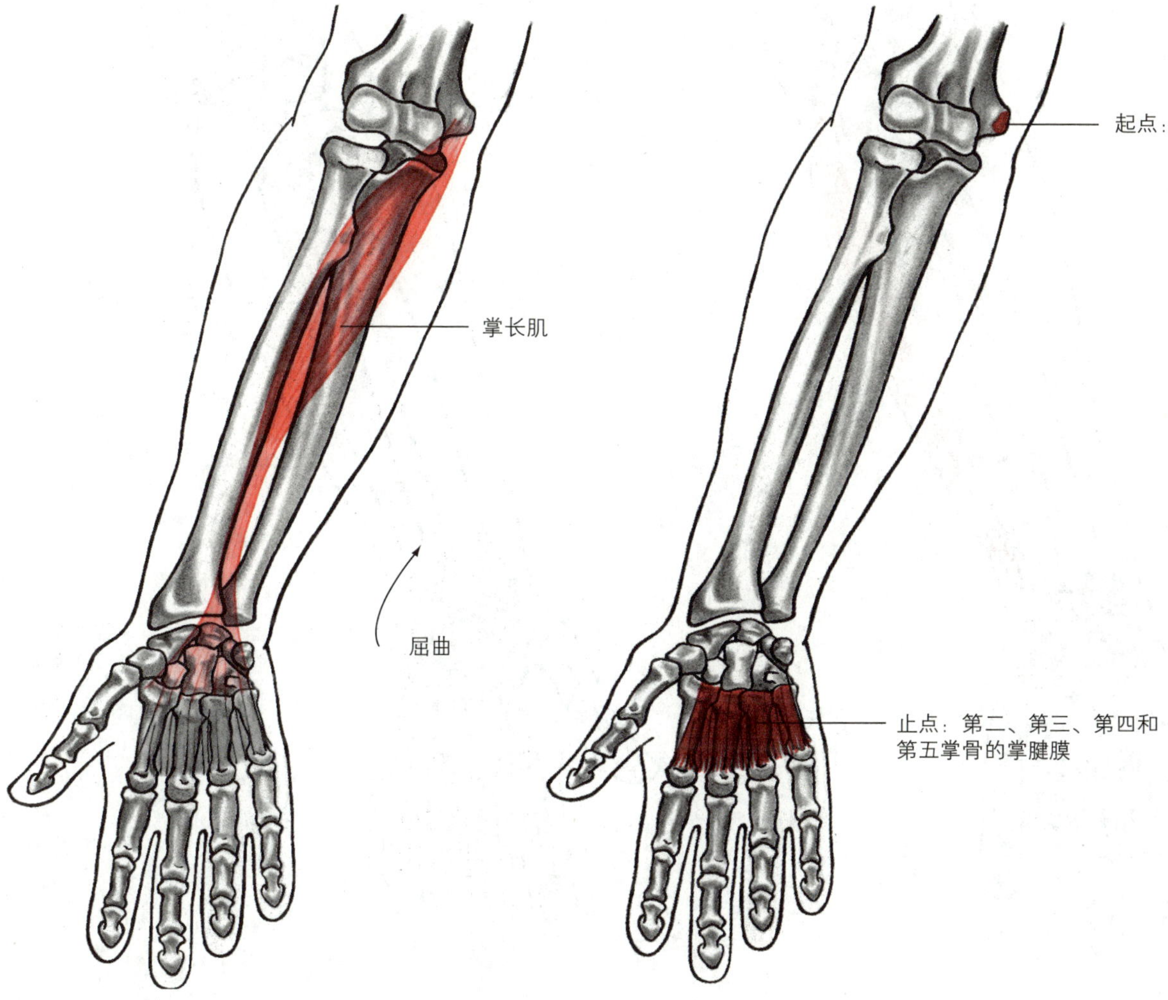

图7.13　掌长肌。前面观

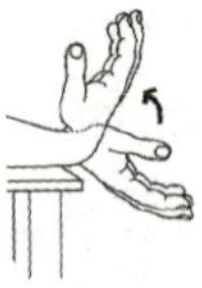

腕屈曲

到腕关节近端，腕抗阻屈曲/内收时明显。

神经支配

尺神经（C8、T1）。

临床应用、强化和柔韧性练习

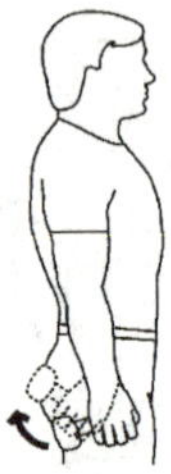

腕外展（尺偏）

尺侧腕屈肌在腕关节屈曲或握拳活动中起着非常重要的作用。此外，它是仅有的涉及腕关节内收（或尺偏）的两块肌肉之一。它可以通过任何一种抗阻屈腕的活动得到强化，如前文中桡侧腕屈肌的描述。

为了牵伸尺侧腕屈肌，肘关节必须完全伸展，前臂必须旋后，同时被动地伸展和外展腕关节。

尺侧腕伸肌　图 7.15

起点

肱骨外上髁，尺骨后缘中部。

止点

第五掌骨基底部（背侧面）。

运动

腕关节伸展。

协同尺侧腕屈肌使腕关节内收。

轻微的肘关节伸展。

触诊

远端于尺骨茎突外侧跨过腕关节后内侧，尤其是腕部伸展/内收时触及明显。

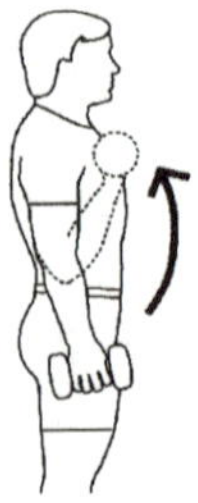

肘屈曲

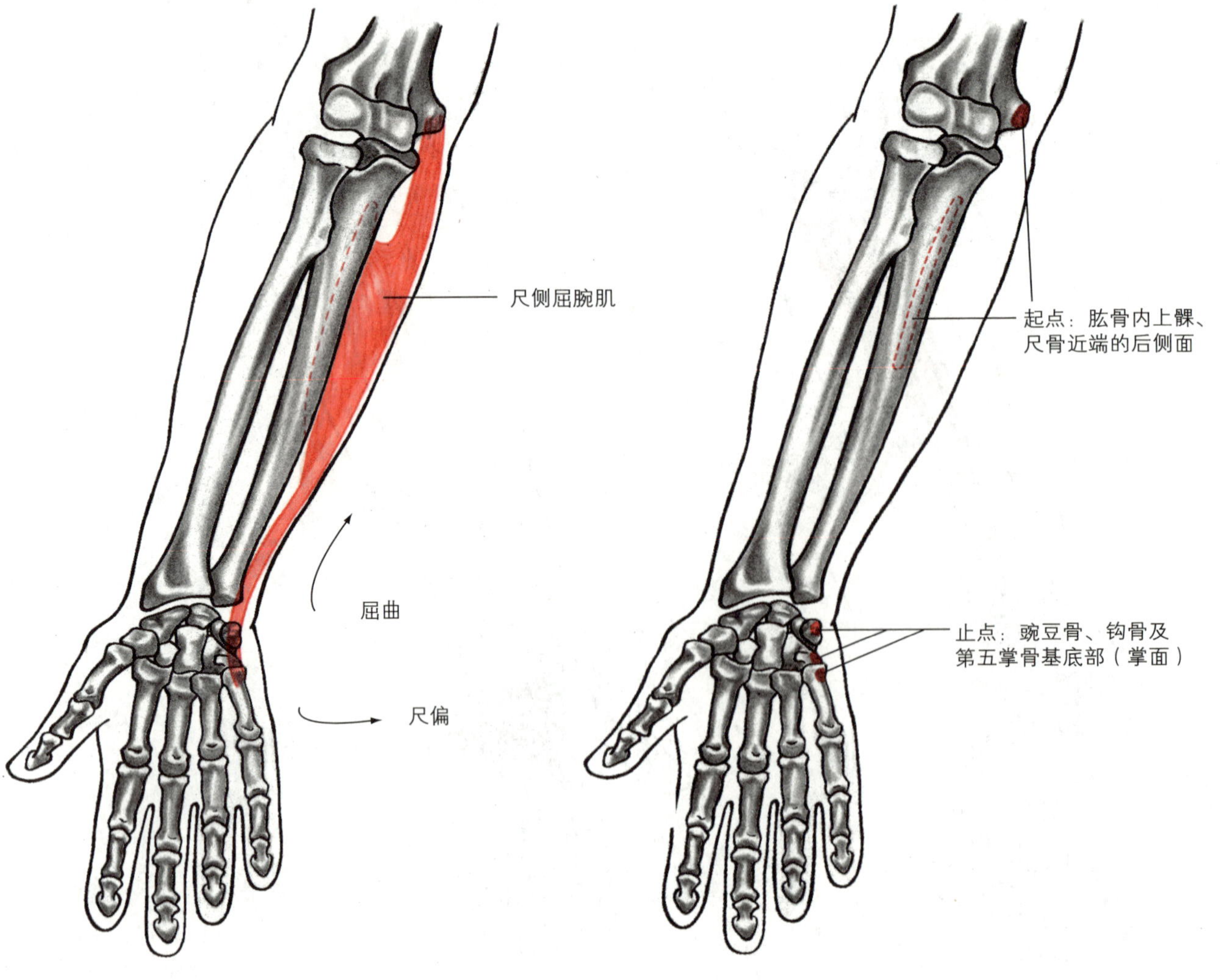

图7.14　尺桡侧腕屈肌。前面观

神经支配

桡神经、骨间后神经（C6~C8）。

临床应用、强化和柔韧性练习

尺侧腕伸肌是除尺侧腕屈肌外唯一参与腕关节内收（或尺偏）的肌肉。尺侧腕伸肌、桡侧腕短伸肌和桡侧腕长伸肌是腕关节最有力的伸肌。这些肌肉起到对抗腕关节屈曲的作用，并使手指屈肌在手抓握时更高效地发挥作用。任何需要伸展手腕或稳定手腕以抵抗屈腕阻力的活动，特别是前臂内旋时，很大程度上取决于这些肌肉的力量。在网球运动中，这些肌肉经常参与到反手击球动作中。

尺侧腕伸肌肌力可以通过进行抗阻伸腕得到强化。这可以通过将前臂旋前置于桌面，手和手腕悬在桌面边缘进行全范围腕伸展活动来完成。先将手腕置于完全屈曲位置，然后抵抗阻力以移动到完全伸展位置。

尺侧腕伸肌的拉伸要求肘关节伸直，前臂旋前，并将手腕被动屈曲和轻微外展。

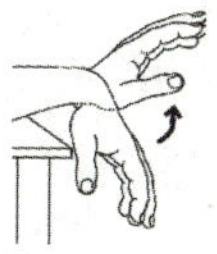

桡侧腕短伸肌　图 7.16

起点

肱骨外上髁。

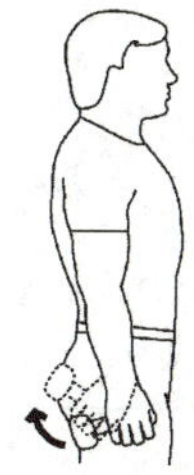

止点

第三掌骨基底部（背侧面）。

运动

腕关节伸展。

腕关节外展。

轻微的肘关节屈曲。

触诊

位于前臂背侧，难以与桡侧腕长伸肌和指伸肌区分开来。

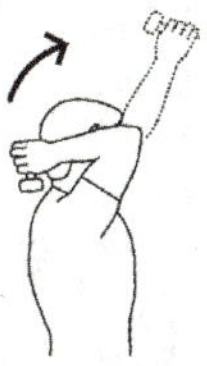

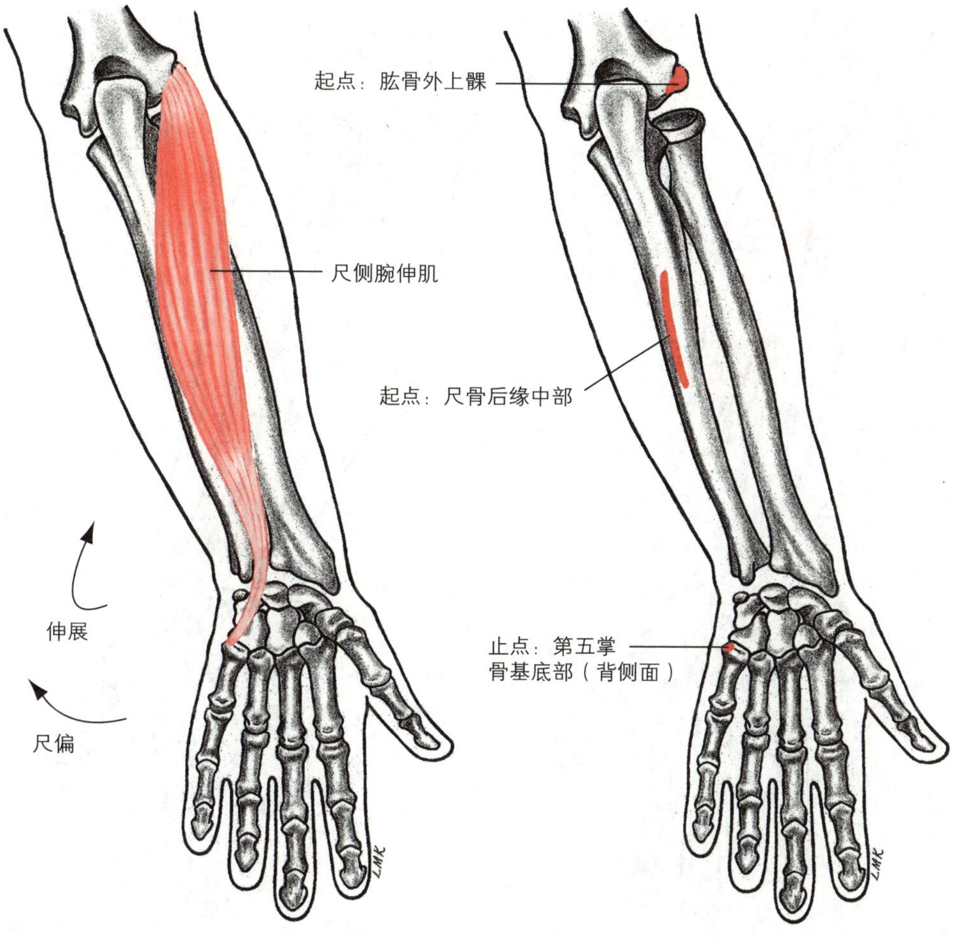

图7.15　尺侧腕伸肌。后面观

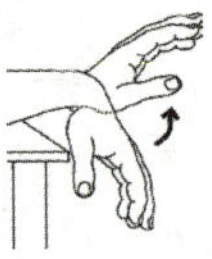

腕伸展

远端紧贴腕关节背侧，距桡骨茎突的内侧约 1 cm，止于第三掌骨的基底部，肌腱可在伸展过程中感觉到，尤其是握拳时；在近后端于肱桡肌的内侧分布。

神经支配

桡神经（C6、C7）。

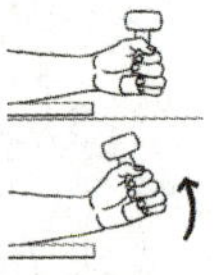

腕外展（桡偏）

临床应用、强化和柔韧性练习

桡侧腕短伸肌在任何需要强有力的腕伸展的运动中都是很重要的，比如高尔夫球或网球运动。腕伸展运动，如前面所描述的尺侧腕伸肌训练，也非常适合桡侧腕短伸肌的强化。

桡侧腕短伸肌、桡侧腕长伸肌的拉伸要求前臂旋前伸肘，将腕关节被动屈曲并略微内收。

桡侧腕长伸肌　图 7.17

起点

肱骨外侧髁上嵴远端1/3、肱骨外上髁。

止点

第二掌骨基底部（背侧面）。

运动

腕关节伸展。

腕关节外展。

轻微的肘关节屈曲。

轻微的前臂完全旋后位时向中立位的旋前。

触诊

在远端紧贴腕关节背侧，距桡骨茎突内侧约 1 cm，止于第二掌骨基底部，伸展时可感觉到肌腱的滑动，尤其握拳时；在近后端于肱桡肌的内侧分布。

神经支配

桡神经（C6、C7）。

临床应用、强化和柔韧性练习

桡侧腕长腕伸肌和桡侧腕短伸肌一样，在任

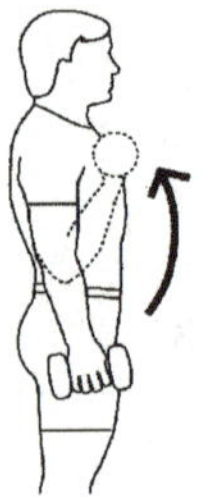

肘屈曲

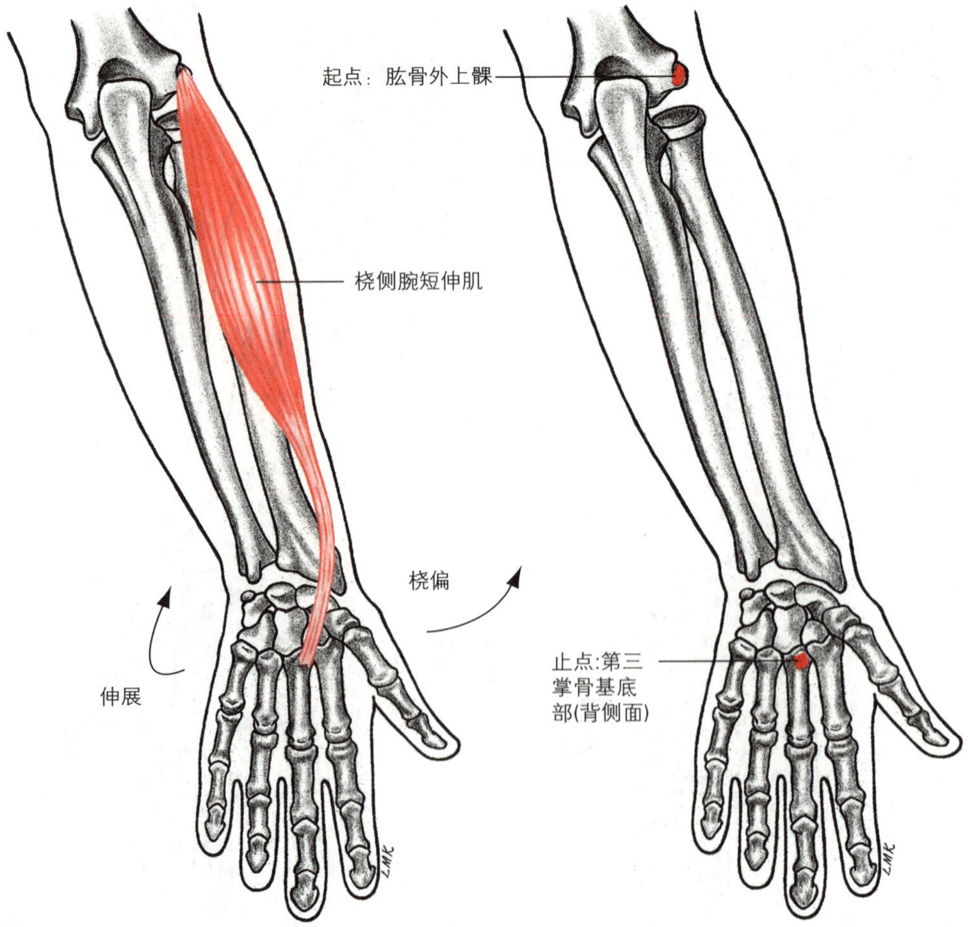

图7.16　桡侧腕短伸肌。后面观

何需要强有力地进行腕关节伸展的运动中很重要。此外，两块肌肉都参与腕关节的外展运动。桡侧腕长伸肌的强化正如前面尺侧腕伸肌描述的一样，也需要通过腕关节的伸展运动实现。

桡侧腕长伸肌与桡侧腕短伸肌的拉伸方式相同。

指浅屈肌　图 7.18

起点

肱尺肌头：肱骨内上髁，尺骨冠突。

桡骨肌头：桡骨前缘上2/3，仅位于桡骨结节远端。

止点

每个肌腱分开，并附着在手掌表面的四个手指的中节指骨两侧（掌侧面）。

运动

掌指和近端指间关节的屈曲。

腕关节屈曲。

轻微的肘关节屈曲。

触诊

可触诊掌长肌与尺侧腕屈肌腱之间的凹陷处，尤其是保持远端指间关节伸直下握拳，且轻微抗阻屈腕时触诊明显。也可以在同样活动中触诊前臂内侧。

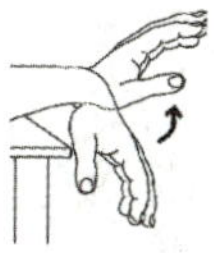
腕伸展

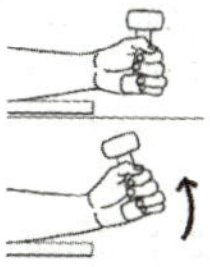
腕外展（桡偏）

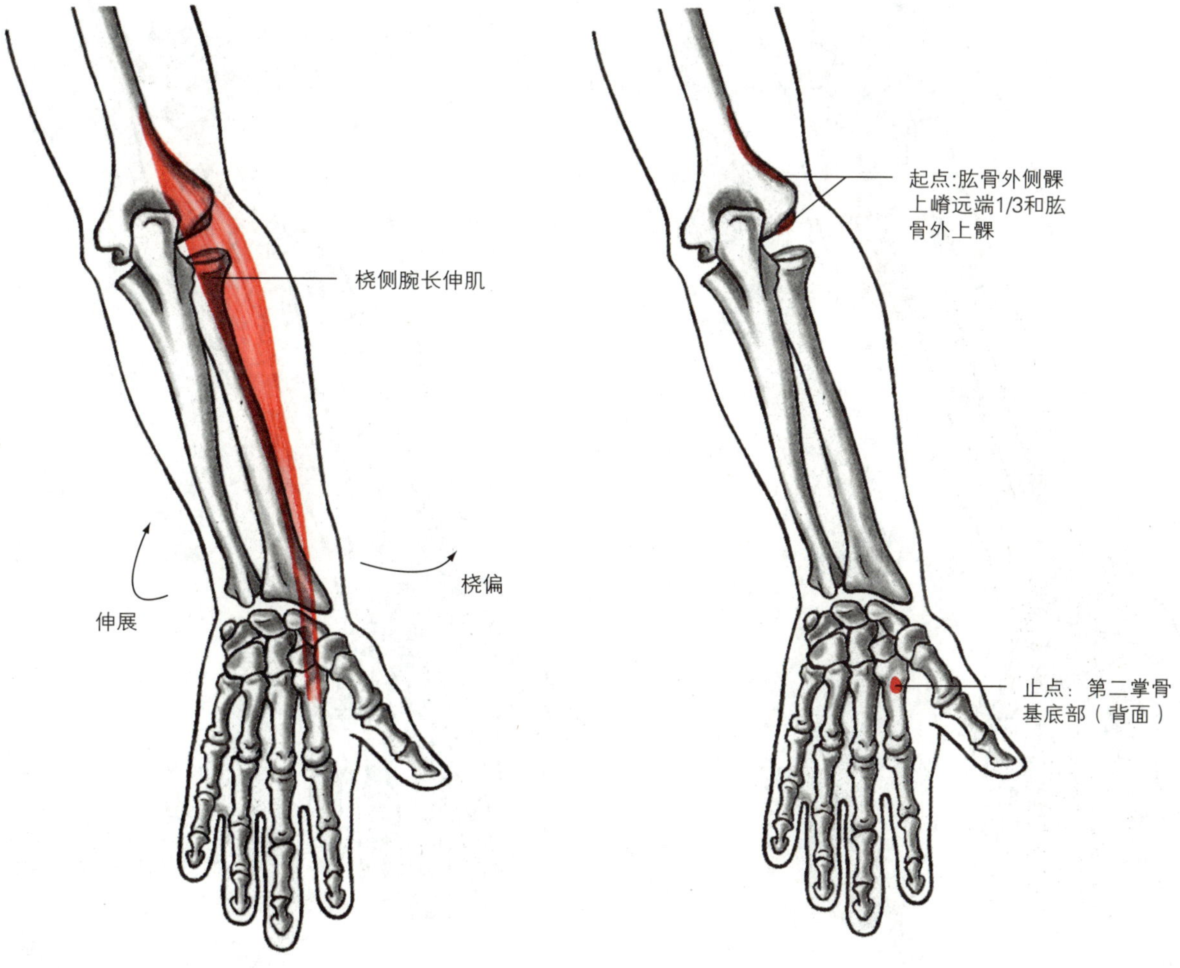

图7.17　桡侧腕长伸肌。后面观

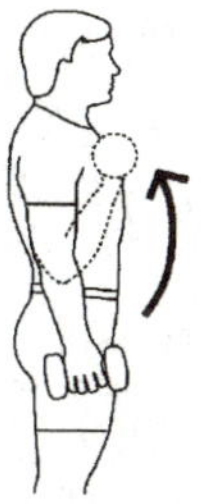
肘屈曲

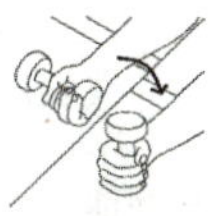
前臂旋前（尺骨旋前）

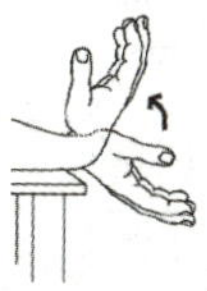
腕屈曲

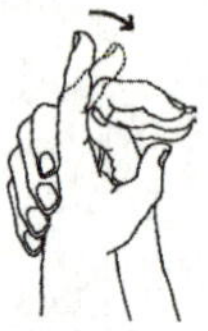

第二到第五指近端指间关节屈曲

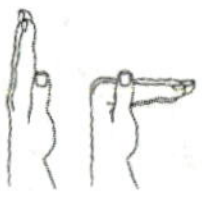

第二到第五指掌指关节屈曲

神经支配

正中神经（C7、C8、T1）。

临床应用、强化和柔韧性练习

指浅屈肌，也简称为指屈肌，在手腕和手的掌侧分为四条肌腱，分别止于第二到第五指。指浅屈肌和指深屈肌是仅有的两块使四个手指屈曲的肌肉。这两块肌肉在任何类型的抓握活动中都是至关重要的。

在手掌中挤压海绵橡胶球，以及其他抓握和挤压活动，可以用来强化这些肌肉功能。

指浅屈肌可通过被动伸展肘关节、腕关节、掌指关节和近端指间关节，同时保持前臂完全旋后的方式进行拉伸。

指深屈肌　图 7.19

起点

尺骨前内侧近端3/4处。

止点

第二到第五指远端指骨基底部。

运动

第二到第五指的掌指关节、近端指间关节和远端指间关节的屈曲。

腕关节的屈曲。

触诊

尽管指深屈肌位于指浅屈肌的深层很难触及，但是当锁定近端指间关节伸直，屈曲远端指间关节时可以在前臂中段触及指深屈肌的收缩；手指抗阻屈曲时可以在手掌表面第二、第三、第四、第五掌指关节上方触及指深屈肌腱。

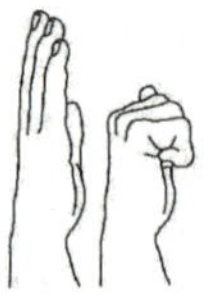

第二到第五指掌指关节和近端指间关节屈曲

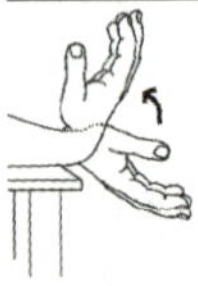

腕屈曲

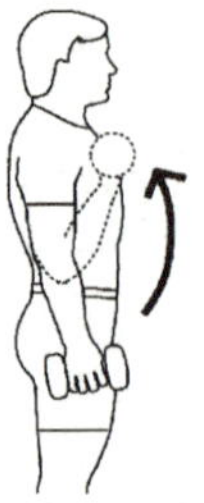

肘屈曲

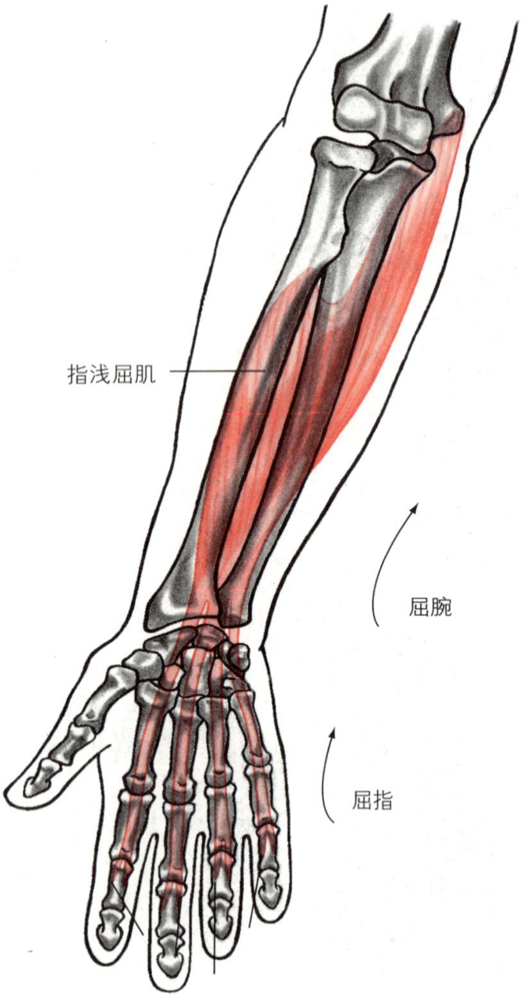

图7.18　指浅屈肌。前面观

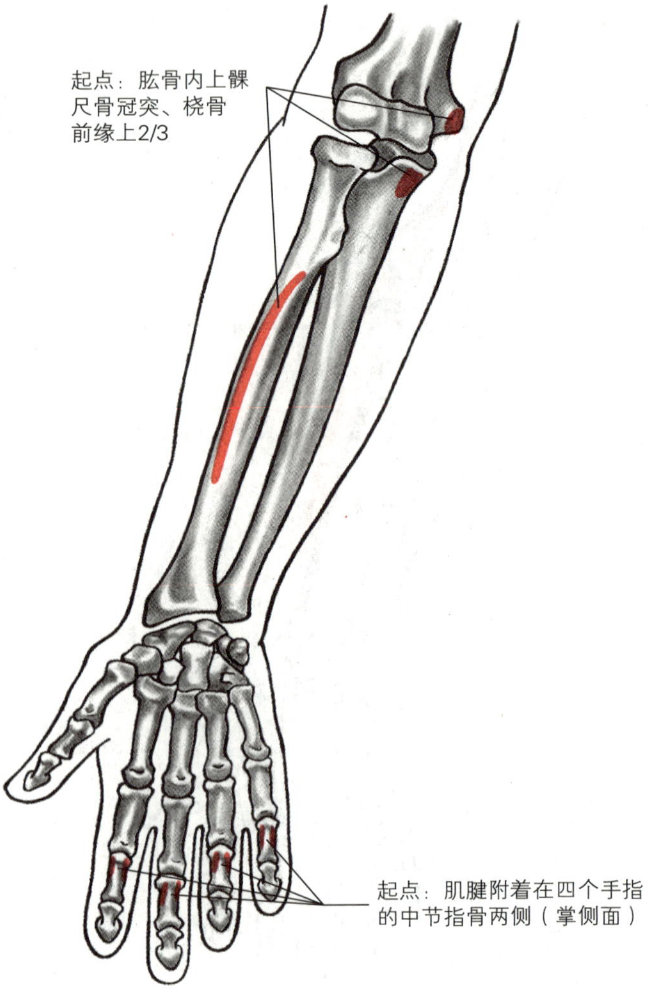

神经支配

正中神经骨间前支（C8、T1）支配第二和第三指深屈肌；尺神经（C8、T1）支配第四和第五指深屈肌。

临床应用、强化和柔韧性练习

由于指深屈肌和指浅屈肌都位于手腕掌侧，故而它们都帮助腕关节屈曲。指深屈肌作用于任何类型的抓握、挤压或紧握活动，如握紧球拍或攀爬绳索。指深屈肌是唯一能够屈曲远端指间关节的肌肉，肌腱在其止点或附近的断裂被称为jersey指或毛衣指，并且需要在一周内接受手术治疗。

除了像指浅屈肌描述的训练外，指深屈肌也可以通过其他一些动作来强化。

指深屈肌的牵伸方式与指浅屈肌一样，在保持前臂处于完全旋后的同时，除了腕关节、掌指关节、近端指间关节外，远端指间关节也必须被动伸展。

拇长屈肌　图 7.20

起点

桡骨中前表面和尺骨冠状突远端的前内侧区域；偶尔会有一个小头附着于肱骨内上髁。

止点

拇指远端指骨基底部（掌侧面）。

运动

拇指腕掌关节屈曲、掌指关节屈曲、指间关节屈曲。

腕关节屈曲。

腕关节外展。

触诊

在掌面位于拇指近节指骨前表面，在前臂远端位于掌长肌外侧，桡侧腕屈肌内侧，特别是在拇指间关节屈伸活动时触诊明显。

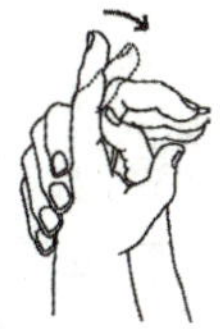
第二到第五指远端指间关节屈曲

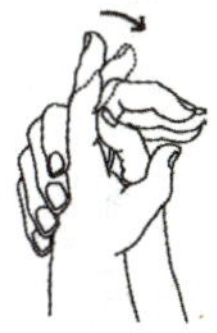
第二到第五指近端指间关节屈曲

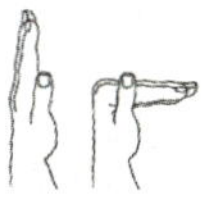
第二到第五指掌指关节屈曲

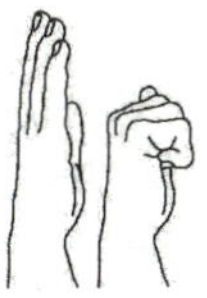
第二到第五指掌指关节和近端指间关节屈曲

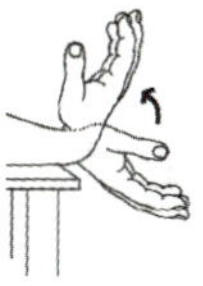
腕屈曲

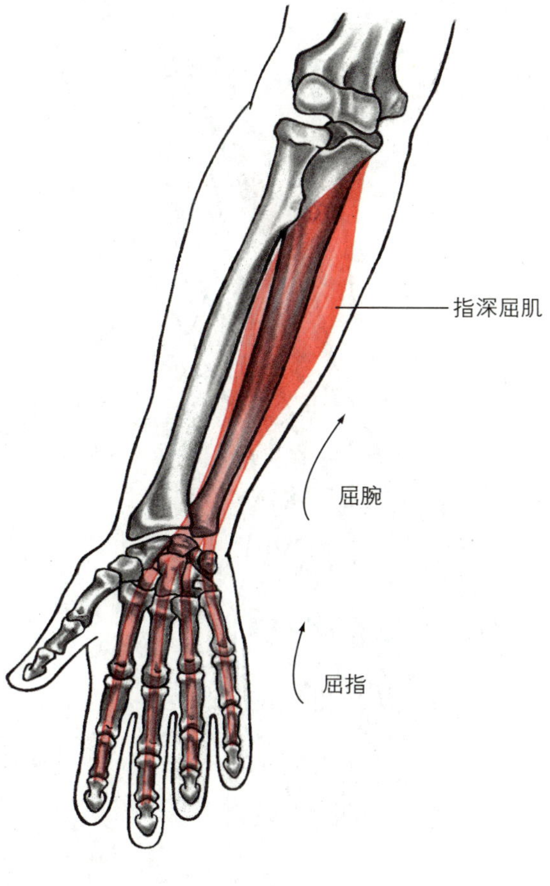

图7.19　指深屈肌。前面观

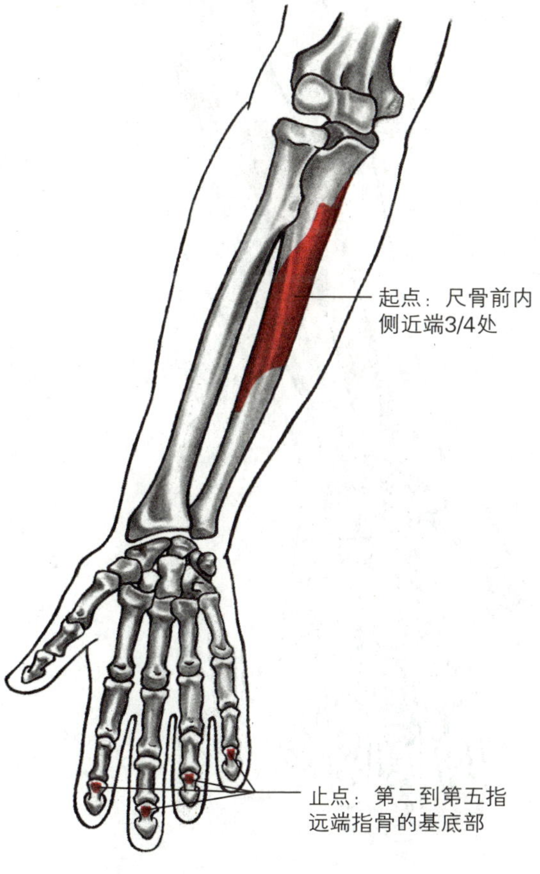

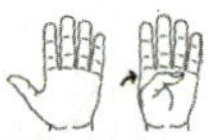

神经支配

正中神经骨间前支（C8、T1）。

临床应用、强化和柔韧性练习

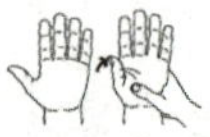

拇长屈肌的主要功能是拇指的屈曲，在手的抓握活动中起着至关重要的作用。因为拇长屈肌位于手腕掌侧面的关系，它对腕关节屈曲也提供了一些帮助。

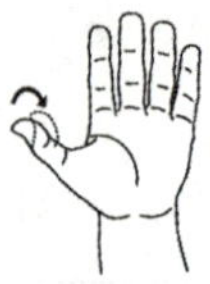

拇长屈肌可以通过用拇指将海绵橡皮球压入手部，以及其他抓握或挤压的动作来强化。

拇长屈肌可通过被动伸展整个拇指，同时保持最大的手腕伸展进行拉伸。

指伸肌　图 7.21

起点

肱骨外上髁。

止点

第二到第五指的中节和远节指骨基底部（背侧面）。

运动

第二到第五指掌指关节和指间关节的伸展。

腕关节伸展。

轻微的肘关节伸展。

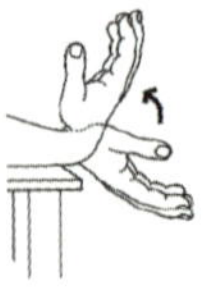

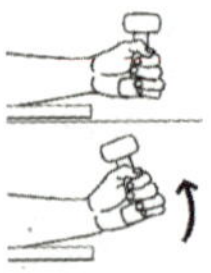

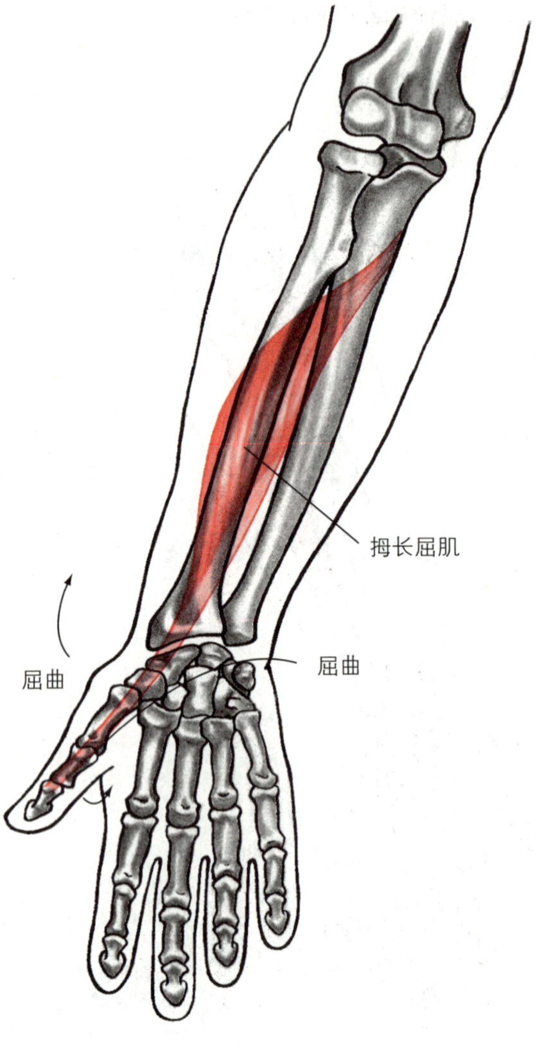

图7.20　拇长屈肌。前面观

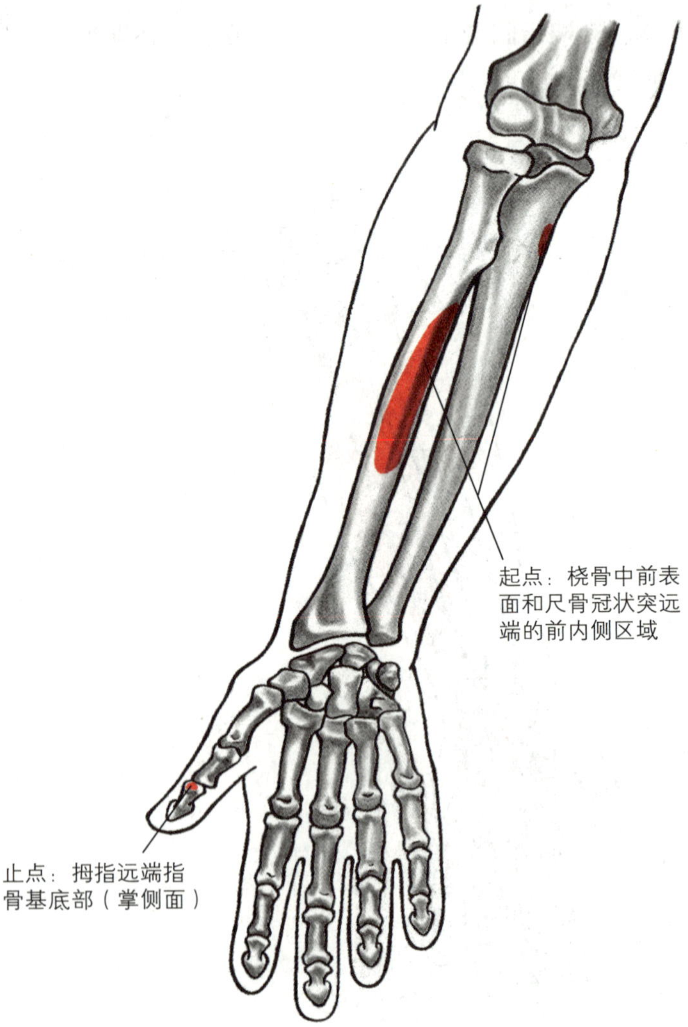

触诊

指总伸肌腱在前臂远端后侧经过拇长伸肌腱的内侧及尺侧腕伸肌和小指伸肌外侧后立即分成四条不同的肌腱，分别位于手背侧和掌指关节上方。

神经支配

桡神经、骨间后神经（C6~C8）。

临床应用、强化和柔韧性练习

指伸肌，又称为指总伸肌，是唯一一块使第二到第五指伸展的肌肉。这块肌肉在腕背侧分成四条肌腱，止于每个手指。它也有助于手腕的伸展运动。指伸肌的强化可通过在屈曲的手指背侧进行抗阻，然后进行充分的手指伸展运动来完成。当腕关节屈曲时，上述运动增加了指伸肌的工作负荷。

为了牵伸指伸肌，在腕关节充分屈曲的同时，手指的掌指关节、近端指间关节和远端指间关节必须最大限度地弯曲。

示指伸肌　图 7.22

起点

尺骨后缘的中下1/3。

止点

第二指骨的中节和末节基底部（背侧面）。

运动

示指掌指关节和指间关节的伸展。

轻微的腕关节伸展。

前臂旋前位时轻微的旋后运动。

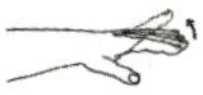

第二到第五指掌指关节伸展

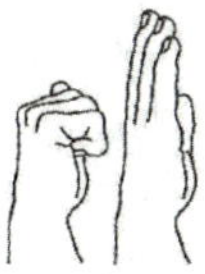

第二到第五指掌指关节，近端及远端指间关节屈曲

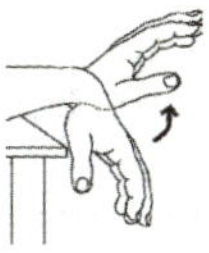

腕伸展

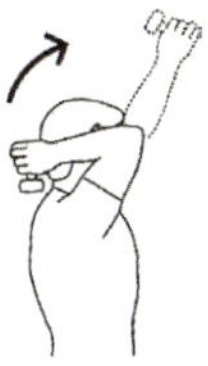

肘伸展

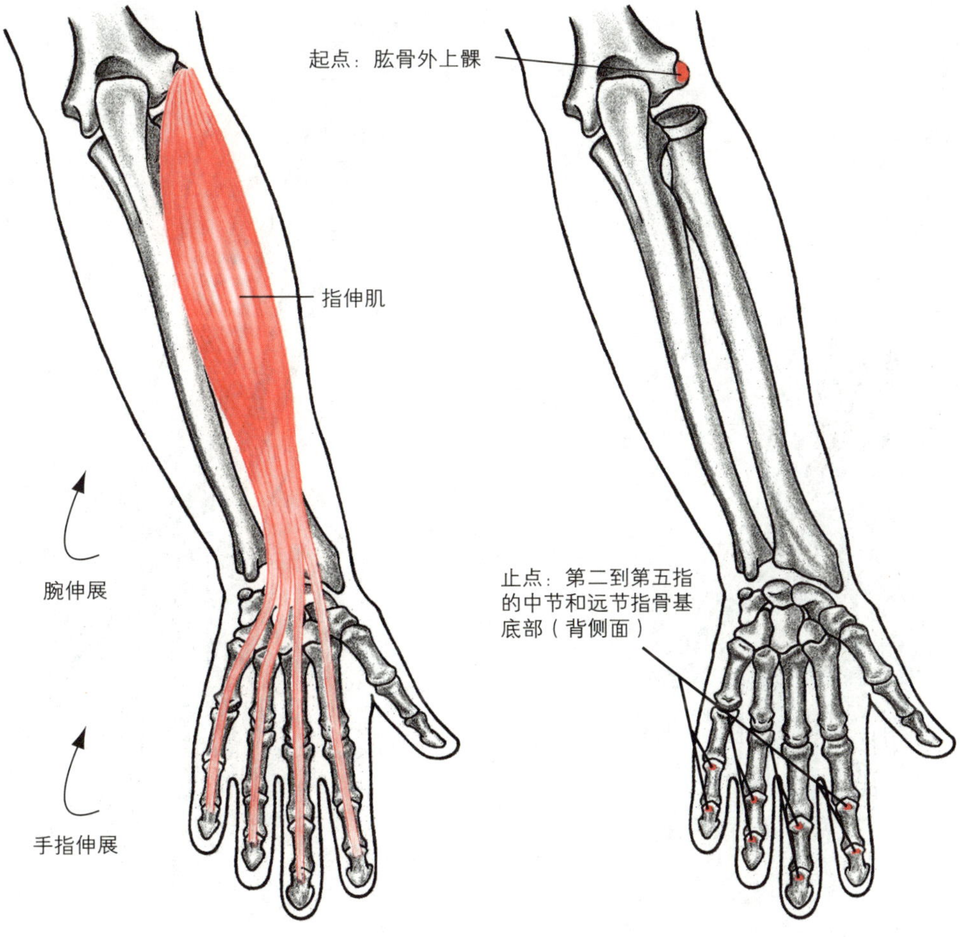

图7.21　指伸肌。后面观

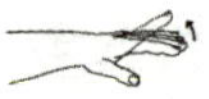
第二指掌指关节伸展

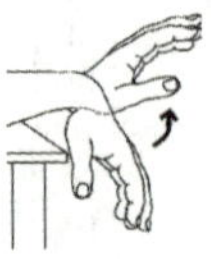
腕伸展

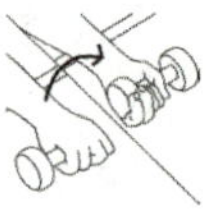
前臂旋后（尺骨旋后）

触诊

前臂远端和手背旋后，第三、第四、第五指屈曲，示指伸直时可以在示指的指总伸肌肌腱内侧触及。

神经支配

桡神经、骨间后神经（C6~C8）。

临床应用、强化和柔韧性练习

示指伸肌是一块重要的肌肉，也就是说，当其他手指屈曲时，它负责示指的伸展。它也对腕关节的伸展提供轻微的帮助。示指伸肌的强化训练类似于指伸肌所描述的训练。

示指伸肌的牵伸是在腕关节充分屈曲的同时，通过被动地将示指的掌指关节、近端指间关节和远端指间关节进行最大限度的屈曲来实现。

小指伸肌　图 7.23

起点

肱骨外上髁。

止点

小指的中节和末节指骨基底部（背侧面）。

运动

小指掌指关节的伸展。

轻微的腕关节伸展。

轻微的肘关节伸展。

触诊

小指伸肌跨过远端桡尺关节背侧，在前臂背面位于指伸肌内侧和尺侧腕伸肌外侧。尤其是其他手指屈曲放松，小指交替屈伸时触及明显。

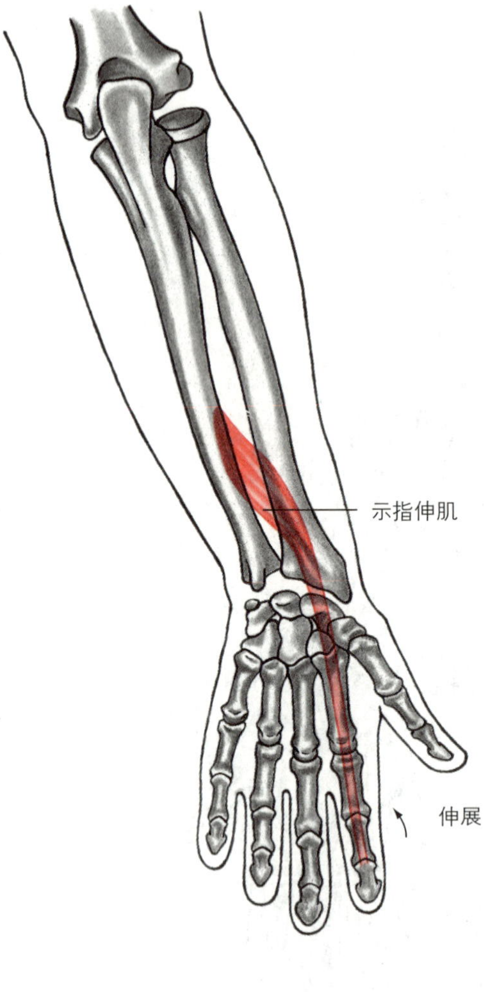

图7.22　示指伸肌。后面观

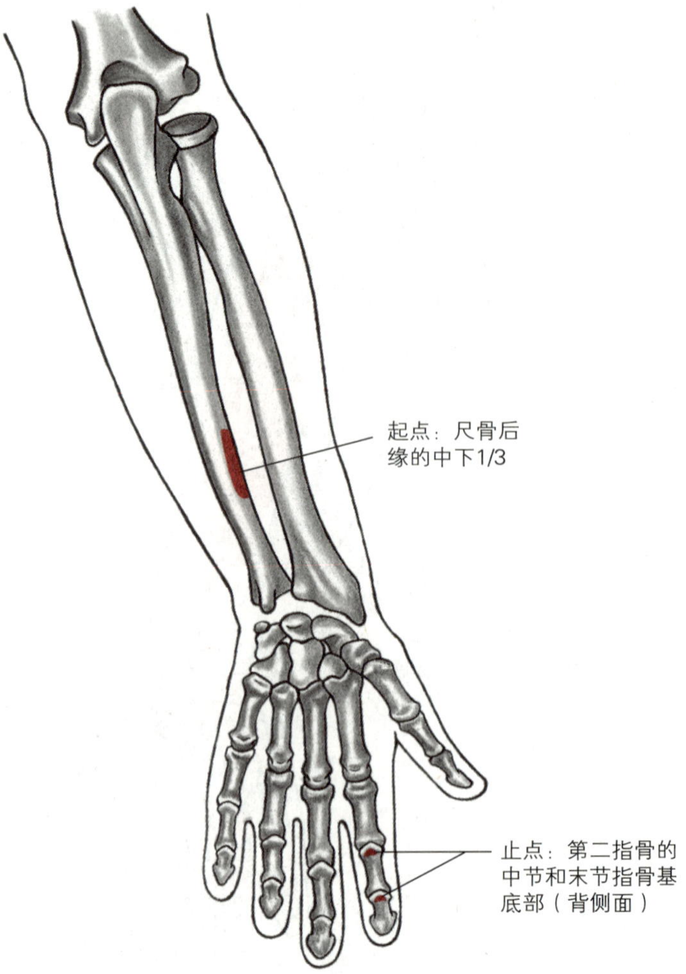

神经支配

桡神经、骨间后神经（C6~C8）。

临床应用、强化和柔韧性练习

小指伸肌的主要功能是协助指伸肌伸小指。由于位于手腕背侧，它也提供一个使腕关节轻微伸展的力。小指伸肌的强化训练如同指伸肌训练所描述的一样。

小指伸肌的牵伸是在肘关节和腕关节充分屈曲的同时，通过被动地将小指的掌指关节、近端指间关节和远端指间关节最大限度地屈曲来完成。

拇长伸肌　图 7.24

起点

尺骨中下段后外侧。

止点

拇指远节指骨基底部（背侧面）。

运动

拇指腕掌关节、掌指关节及指间关节的伸展。

腕关节伸展。

腕关节外展。

前臂处于旋前位时轻微旋后。

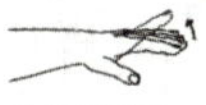

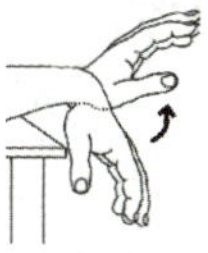

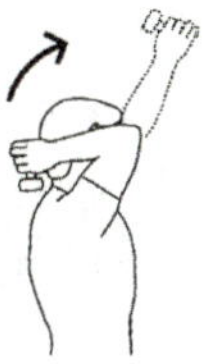

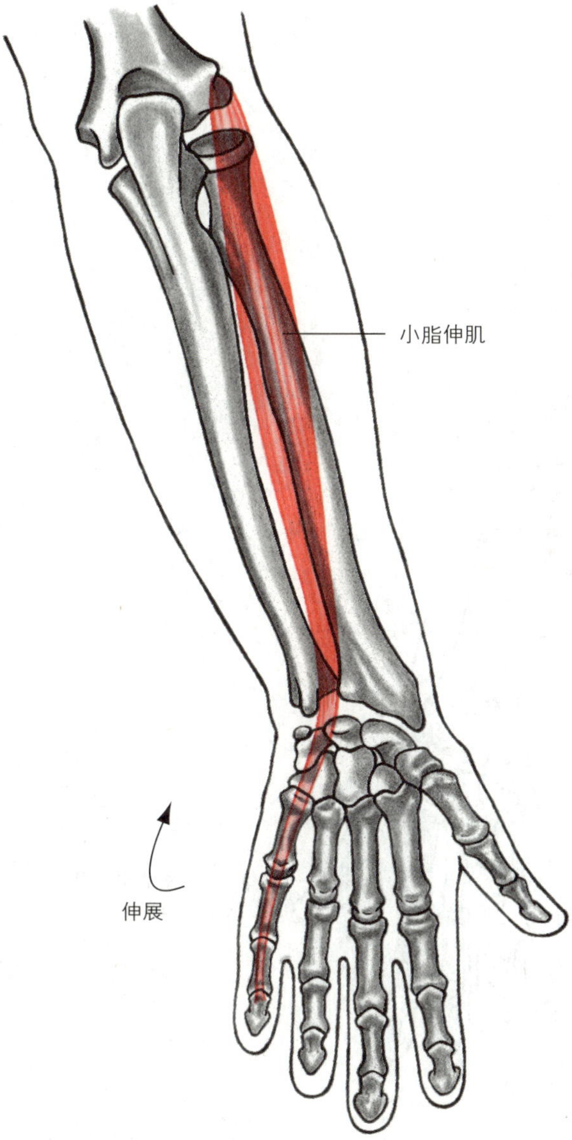

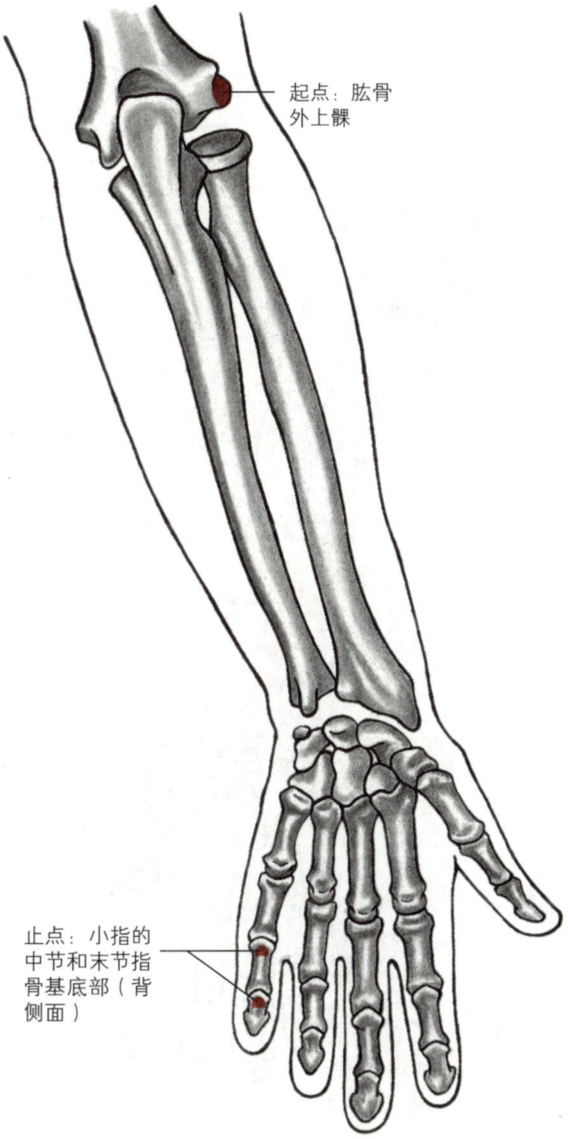

图7.23　小指伸肌。后面观

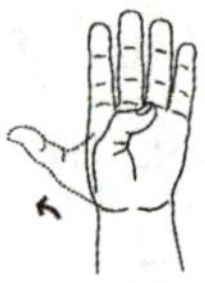
拇指腕掌关节伸展

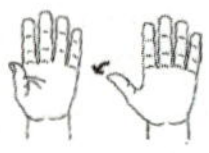
拇指掌指关节伸展

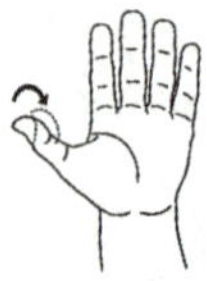
拇指指间关节伸展

触诊

拇长伸肌在手背侧止于远端指骨基底部，在前臂下段后缘桡尺骨中间处，紧邻示指伸肌，位于拇短伸肌和拇长展肌内侧。前臂旋前，其余手指屈曲放松，拇指伸展时触之明显。

神经支配

桡神经、骨间后神经（C6~C8）。

临床应用、强化和柔韧性练习

拇长伸肌的主要功能是伸展拇指，它在腕关节伸展方面也提供了微弱的帮助。

它可以通过对屈曲的拇指进行抗阻拇指伸展来强化。拇长伸肌的拉伸是在前臂旋前、腕关节屈曲的同时，通过被动地将整个拇指屈曲，并使腕掌关节、掌指关节和指间关节处达到最大化屈曲来实现。

拇长伸肌和拇短伸肌的肌腱，连同拇长展肌的肌腱，形成了“鼻烟窝”，这是拇伸肌腱和拇外展肌腱收缩时在中间形成的凹陷。鼻烟窝这个名字是烟草使用者将鼻烟置于其内而后由来的。在鼻烟窝的深处，舟状骨可以触诊。当舟状骨发生骨折时，这个部位经常是压痛点。由于拇长伸肌腱位于腕后外侧，因此它也有助于腕关节的外展。

拇短伸肌　图 7.25

起点

桡骨中下段后缘。

止点

拇指近节指骨基底部（背侧面）。

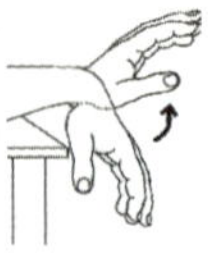
腕伸展

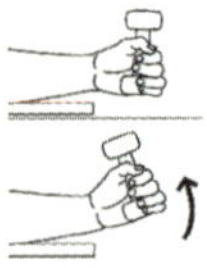
腕外展（桡偏）

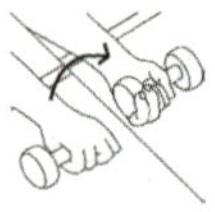
前臂旋后

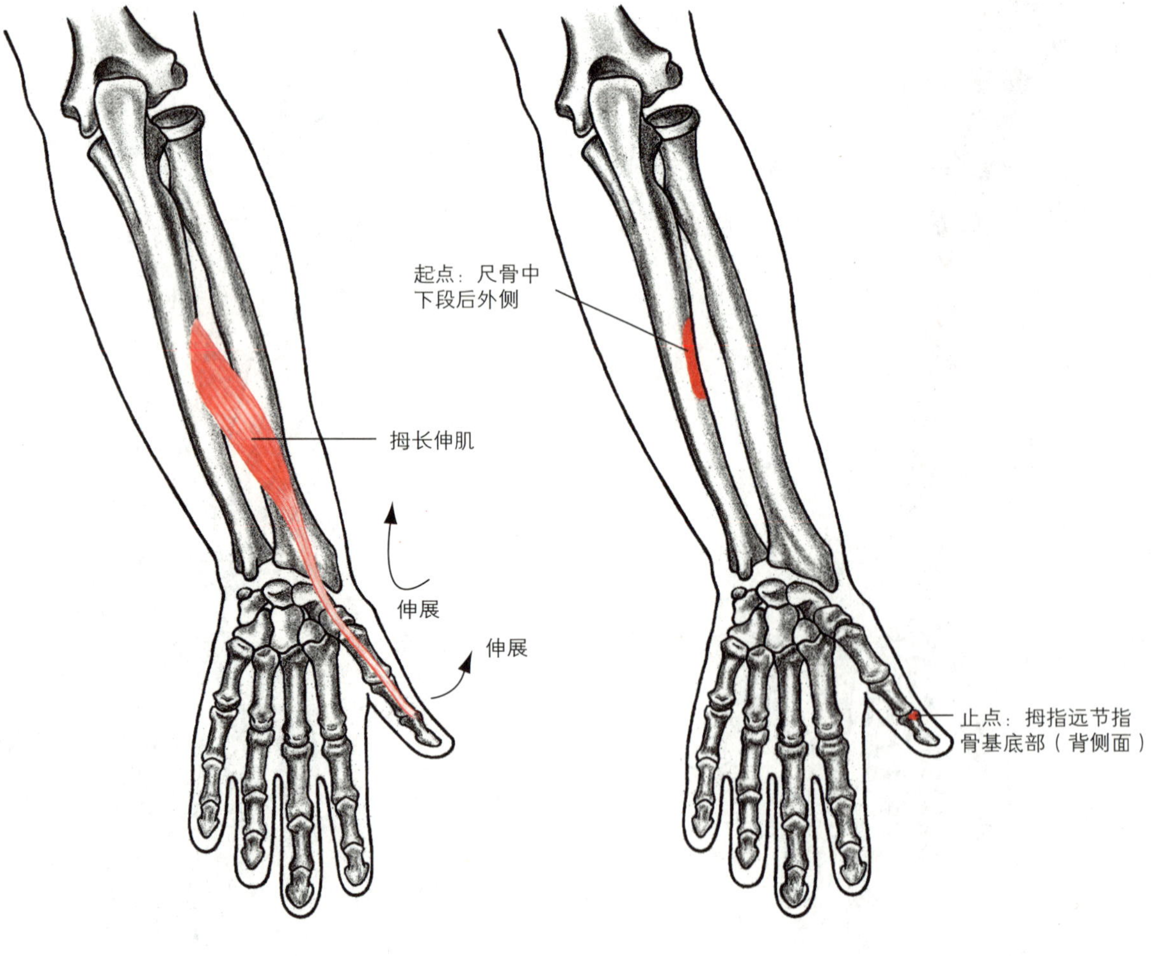

图7.24　拇长伸肌。后面观

运动

拇指腕掌关节、掌指关节伸展。

腕关节外展。

轻微的腕关节伸展。

触诊

在手背部位于拇长伸肌腱的外侧，止于近节指骨，拇指腕掌关节和掌指关节伸展，指间关节屈曲时触及明显。

神经支配

桡神经，骨间后神经（C6、C7、C8）。

临床应用、强化和柔韧性练习

拇短伸肌协助拇长伸肌伸展拇指。由于位于手腕背侧，拇短伸肌在腕伸展方面也提供了轻微的帮助。

拇短伸肌可以通过像对拇长伸肌那样的训练来强化。拇长伸肌的拉伸可通过在充分屈腕和腕内收的同时，被动地最大限度屈曲第一腕掌关节和掌指关节来实现。由于它处于腕的外侧，因此也有助于腕外展。

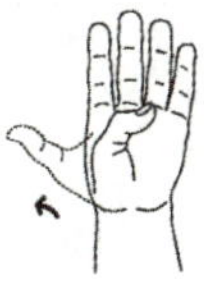
拇指腕掌关节伸展

拇长展肌　图 7.26

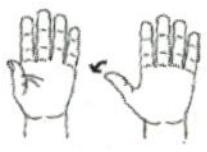
拇指掌指关节伸展

起点

桡尺骨中段后缘。

止点

第一掌指关节基底部（背外侧）。

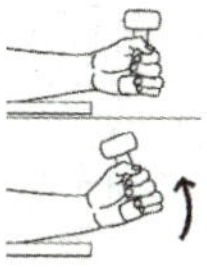
腕外展（桡偏）

运动

拇指掌指关节外展。

腕关节外展。

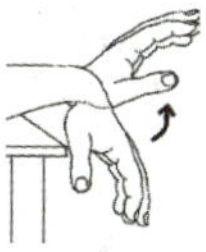
腕伸展

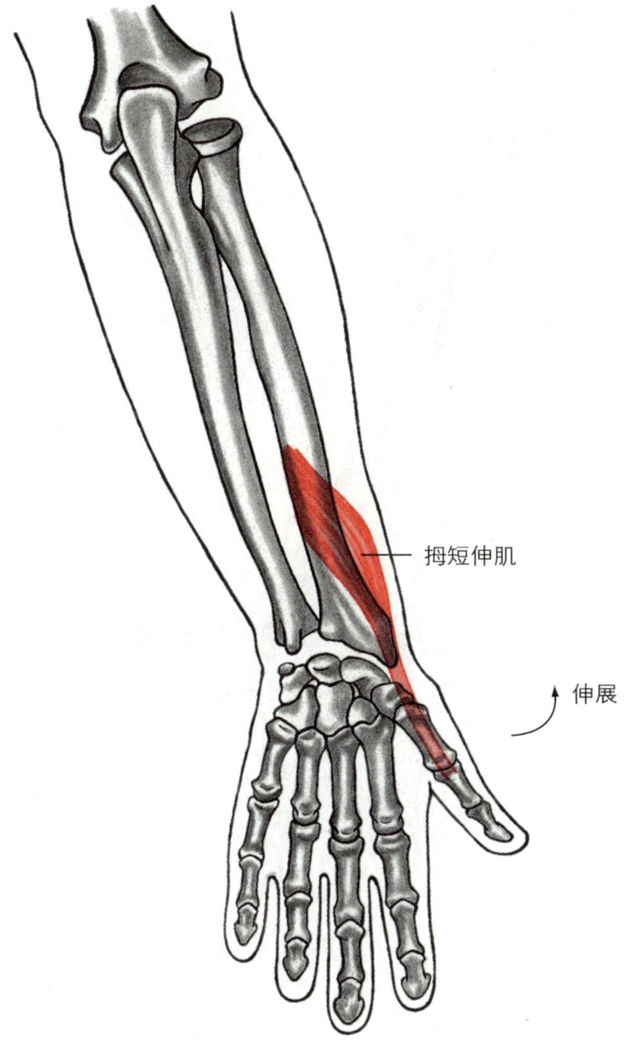

图7.25　拇短伸肌。后面观

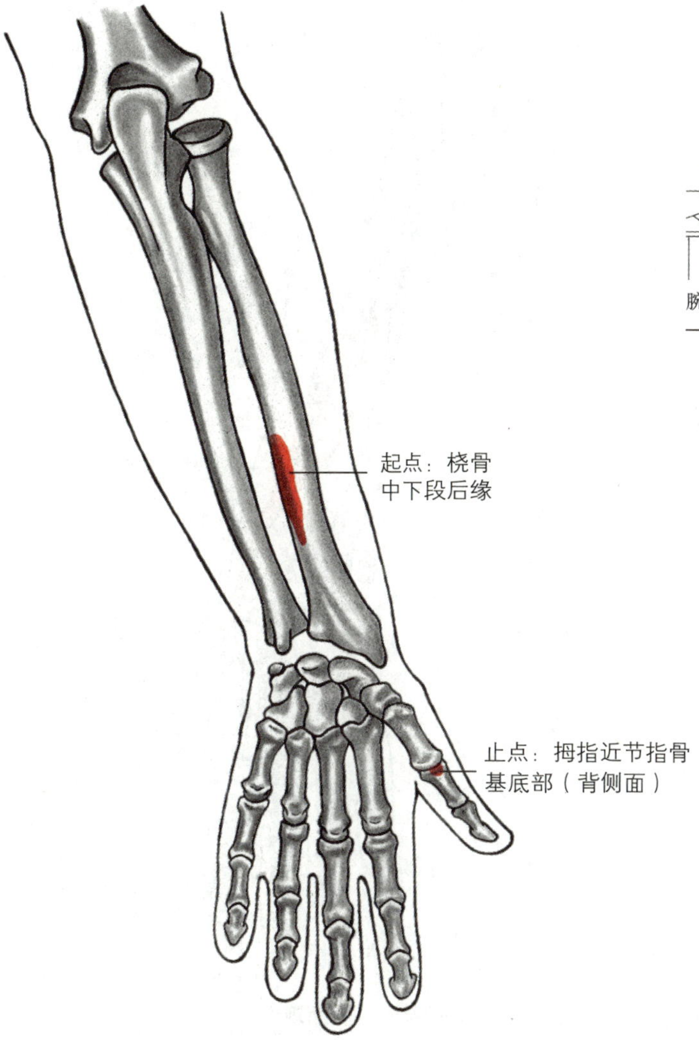

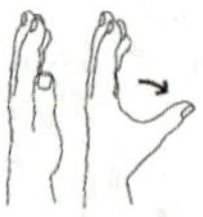

拇指腕掌关节外展

拇指腕掌关节伸展。

前臂旋前位时轻微旋后。

肘关节轻微伸展。

触诊

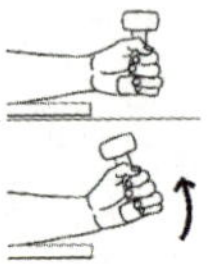

腕外展（桡偏）

前臂处于旋转中立位，拇指和腕关节主动外展时，腕关节近第一掌指关节处外侧可触及。

神经支配

桡神经、骨间后神经（C6、C7、C8）。

临床应用、强化和柔韧性练习

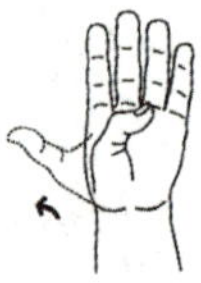

拇指腕掌关节伸展

拇长展肌的主要功能是拇指外展，它也在腕外展方面提供了一些帮助。拇长展肌的强化可以通过抗阻完成从拇指内收位到外展位的动作来实现。拇长展肌的拉伸是在腕充分内收和轻微屈曲的同时，将整个拇指跨过手掌达到完全屈曲和内收来实现。

手部内在肌

手部内在肌可以根据位置及它们支配手的区域进行分组（图7.27）。拇短展肌、拇对掌肌、拇短屈肌和拇内收肌构成隆起的大鱼际——第一掌骨掌面上的肌肉垫。小鱼际隆起是指由小指展肌、小指屈肌及小指对掌肌在手掌面尺侧形成的肌肉垫。手部中间肌群由三块骨间掌侧肌、四块骨间背侧肌及四块蚓状肌组成。

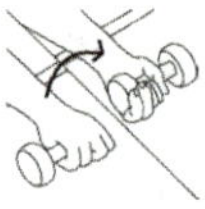

前臂旋后

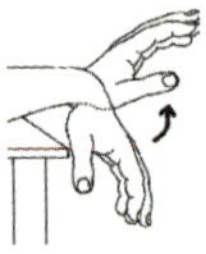

腕伸展

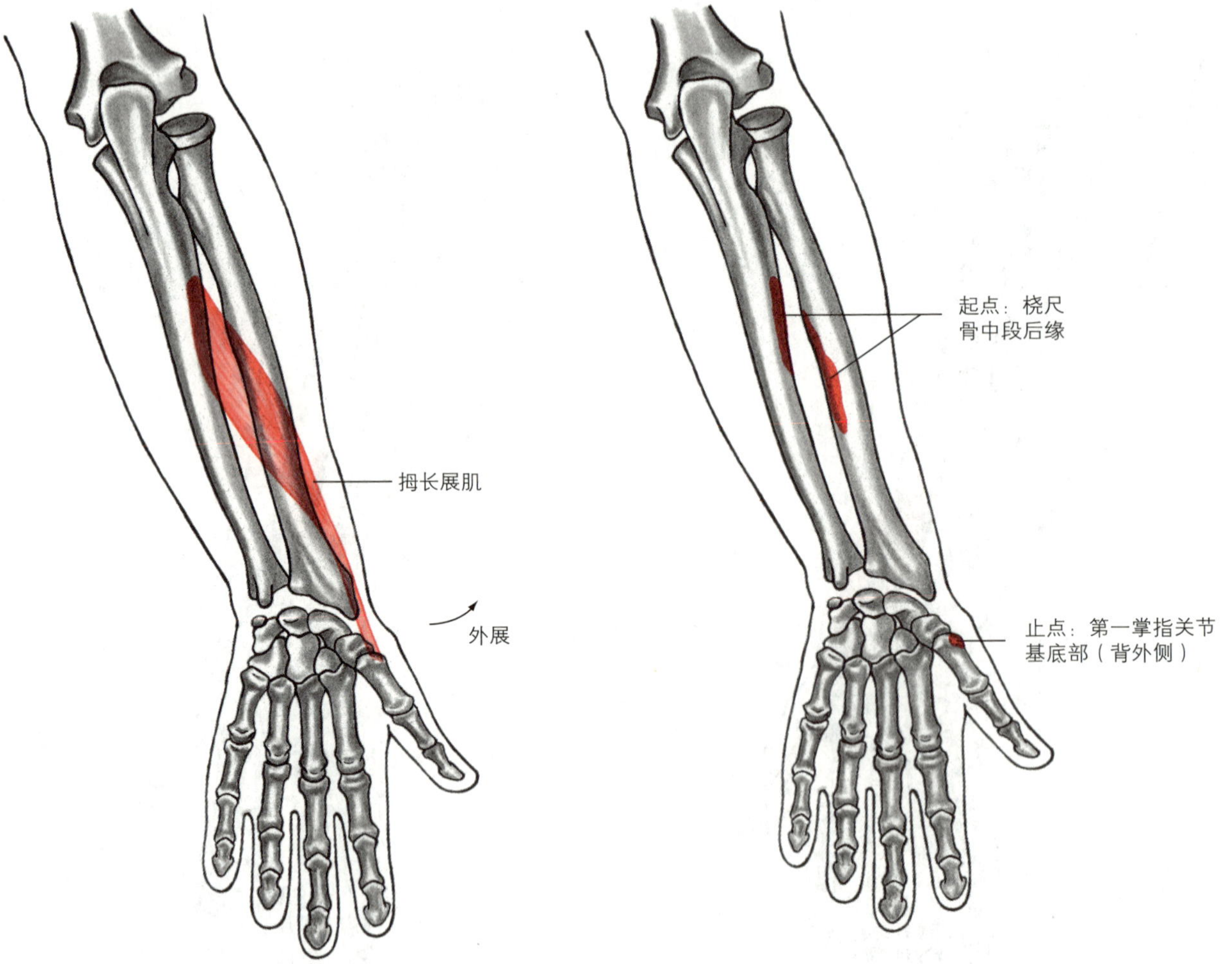

图7.26　拇长展肌。后面观

拇指的四块固有肌主要作用于拇指的腕掌关节。拇对掌肌是使拇指产生对掌的肌肉。拇短展肌外展拇指的掌骨，在此过程中可以由屈曲掌骨的拇短屈肌辅助。拇指的内收动作由拇内收肌完成。拇短屈肌和拇内收肌都可以屈曲拇指近节指骨。

三块骨间掌侧肌作用于第二、第四和第五指，使其内收。四块骨间背侧肌除了协助伸展示指、中指，以及环指的近端和远端指间关节外，还可以使其外展及屈曲它们的掌指关节。第三骨间背侧肌也可以内收中指。四块蚓状肌屈曲示指、中指、环指的掌指关节，并伸展它们的近端和远端指间关节。

最后三块肌肉作用于小指。小指对掌肌使小指对掌。小指展肌可外展小指。小指短屈肌可以屈曲小指。

有关手内在肌的更多细节，见表7.3。

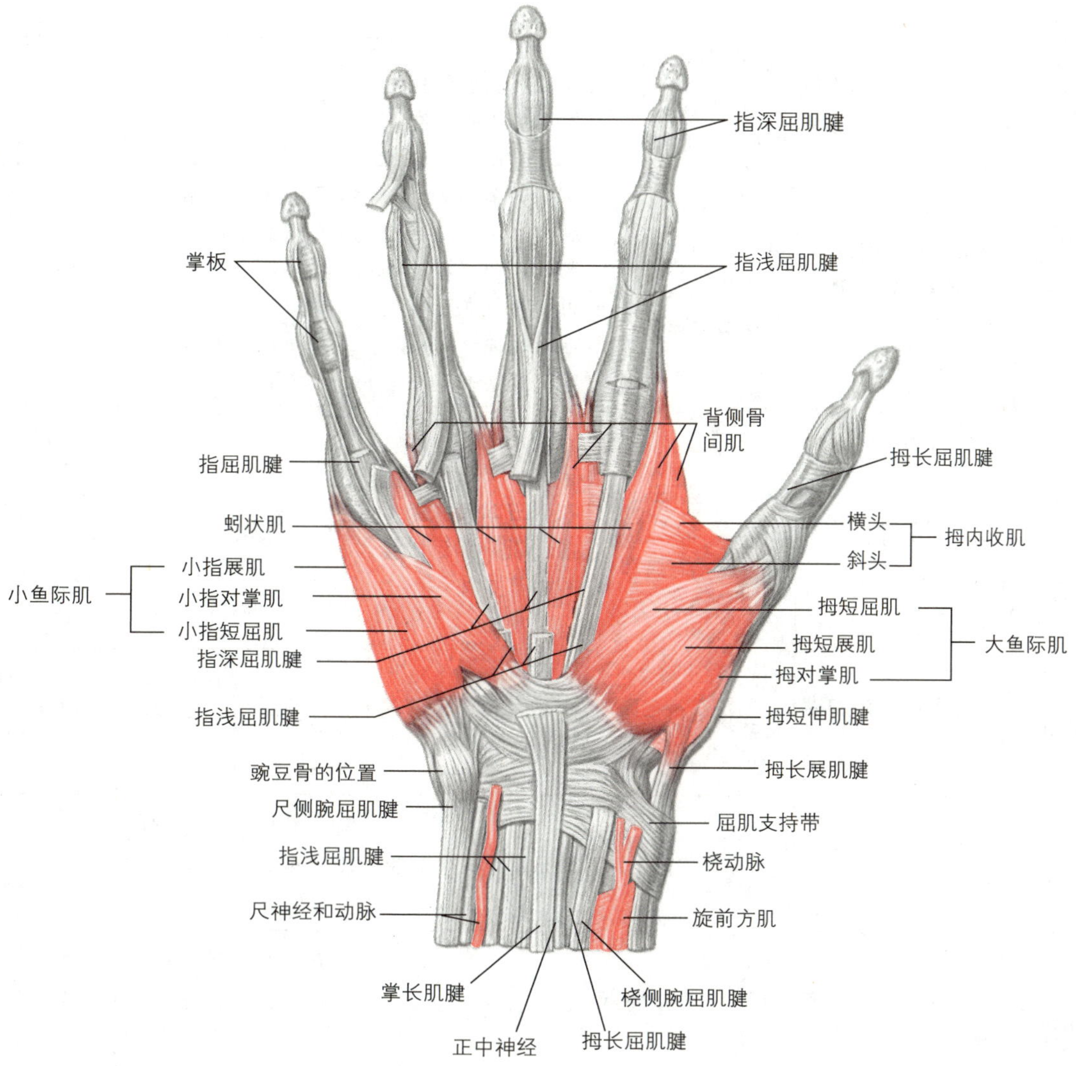

图7.27 右手内在肌。前面观

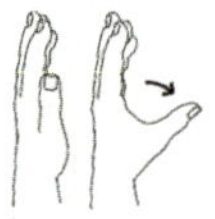

拇指腕掌关节伸展

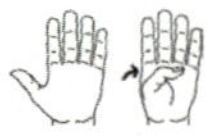

拇指腕掌关节屈曲

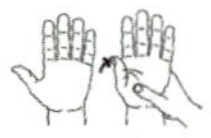

拇指掌指关节屈曲

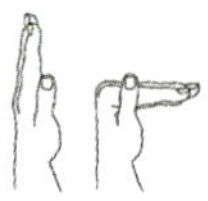

第二到第五掌指关节屈曲

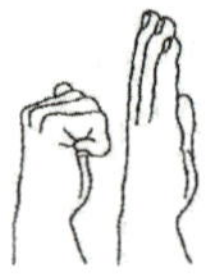

第二到第五掌指关节、近节和远节指间关节伸展

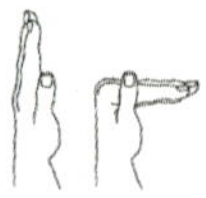

第二到第五指掌指关节伸展

表7.3 手部内在肌群

肌肉		起点	止点	运动	触诊	神经支配
大鱼际肌	拇对掌肌	腕横韧带前面、大多角骨	第一掌骨外侧缘	拇指腕掌关节的对掌运动	拇指与其余手指尖进行对指时，在第一掌骨掌侧面可触及	正中神经（C6、C7）
	拇短展肌	腕横韧带前面、大多角骨、舟状骨	第一近节指骨基底部	拇指腕掌关节外展	第一腕掌关节外展时，在其掌面桡侧缘可触及	正中神经（C6、C7）
	拇短屈肌	浅头：大多角骨和腕横韧带 深头：第一掌骨尺侧缘	第一近节指骨基底部	拇指腕掌关节的屈曲和外展； 拇指掌指关节的屈曲	第一掌指关节抗阻屈曲时，在其近端鱼际隆起的内侧可触及	浅头：正中神经（C6、C7） 深头：尺神经（C8、T1）
	拇内收肌	横头：第三掌骨干前部 斜头：第二和第三掌骨基底部、头状骨、大多角骨	拇指近节指骨尺侧缘	拇指腕掌关节内收； 拇指掌指关节屈曲	第一腕掌关节内收时，在第一掌骨和第二掌骨之间的掌侧面可触及	尺神经（C8、T1）
中间肌	骨间掌侧肌	第二、第四和第五掌骨干及指背腱膜	第二、第四和第五近节指骨基底部及指背腱膜	第二、第四和第五掌指关节的内收	不能被触及	尺神经（C8、T1）
	骨间背侧肌	骨间背侧肌两块头分别起自相邻掌骨干	第二、第三和第四近节指基底部骨及指背腱膜	掌指关节屈曲与外展； 第二、第三和第四近端指间关节与远端指间关节伸展； 第三掌指关节内收	第二、第三、第四掌指关节主动外展内收时，在第一掌骨和第二掌骨背面之间，第二掌骨和第五掌骨之间可触及	尺神经掌侧支（C8、T1）
	蚓状肌	指深屈肌腱掌心部	第二、第三、第四和第五近节指骨桡侧指背腱膜	第二、第三、第四和第五掌指关节屈曲，近端和远端指间关节伸直	不能被触及	第一和第二块蚓状肌：正中神经（C6、C7） 第三和第四蚓状肌：尺神经（C8、T1）
小鱼际肌	小指对掌肌	钩骨及相邻的腕横韧带	第五掌骨内侧缘	小指掌指关节对掌运动	小指与拇指对指时，在小鱼际隆起的桡侧可触及	尺神经（C8、T1）
	小指展肌	豌豆骨和尺侧腕屈肌腱	第五近节指骨基底部尺侧缘	第五掌指关节外展	第五掌指关节外展时在小鱼际隆起的尺侧可触及	尺神经（C8、T1）
	小指短屈肌	钩骨和相邻腕横韧带	第五近节指骨尺侧缘	第五掌指关节屈曲	第五掌指关节抗阻屈曲时，在第五掌骨掌侧面，小指对掌肌外侧可触及	尺神经（C8、T1）
	掌短肌	腕横韧带和掌腱膜内侧缘	掌部尺侧皮肤	绷紧尺侧皮肤	手掌尺侧缘	尺神经（C8、T1）

复习题

1.列出腕、手和手指关节发生以下运动时的运动平面。列出每个平面运动的旋转轴。

a.外展

b.内收

c.屈曲

d.伸展

2.讨论为什么拇指是手部最重要的部分。

3.如何正确指导男孩和女孩做俯卧撑？并证明你的回答是正确的。

a.双手平放在地板上

b.指尖着地

4.肌肉分析表——腕、手和手指

填写表，列出每个动作中主要涉及的肌肉。	
腕、手	
屈曲	伸展
外展	内收
手指，掌指关节	
屈曲	伸展
外展	内收
手指，近端指间关节	
屈曲	伸展
手指，远端指间关节	
屈曲	伸展
拇指，腕掌关节、掌指关节、指间关节	
屈曲	伸展
外展	内收

5.当你在电脑键盘上打字时，想一想小指涉及的肌肉，然后列出。接着，把手腕放置在一个符合人体工程学的位置上，按下左边的Tab键。

6.描述当你伸手转动门把手时手内在肌的重要性。

7.设计对腕管综合征患者适用的灵活性训练，并详细解释应训练的细节。

实践练习

1.在人体骨骼模型和真实人体上定位肱骨、桡骨、尺骨、腕骨和掌骨的以下部分。

a.人体骨骼模型

①内上髁

②外上髁

③外侧髁上嵴

④滑车

⑤桡骨小头

⑥冠突

⑦桡骨结节

⑧桡骨茎突

⑨尺骨茎突

⑩李斯特结节（桡骨远端背侧面结节）

进行第一和第三掌骨

⑫腕骨

⑬第三掌骨的第一节指骨

b.真实人体

①内上髁

②外上髁

③外侧髁上嵴

④李斯特结节

⑤豌豆骨

⑥舟骨（舟状的骨）

2.如何在人体上触诊以下肌肉？

a.拇长屈肌

b.桡侧腕屈肌

c.尺侧腕屈肌

d.指总伸肌

e.拇长伸肌

f.尺侧腕伸肌

3.展示以下腕关节的运动动作，并列出其主要负责的肌肉。

a.屈曲

b.伸展

c.外展

d.内收

4.与同学一起，确定当腕关节进行最大范围的被动屈曲时，为什么所有手指不能保持充分的屈曲。另外，当腕关节全范围被动伸展时，是否所有手指也不能充分伸展？

5.运动分析表——腕、手关节

在分析表中的每一项练习之后，将每个运动阶段分成两个主要的运动阶段，如提升阶段和下降阶段。对于每个阶段，确定手腕和手关节发生的运动，然后列出主要负责引起/控制这些运动或保持姿势的腕、手关节肌肉。在每个动作涉及的每一块肌肉旁，按照以下形式标注收缩的类型：I–等长收缩；C–向心收缩；E–离心收缩。

运动	初始运动（提升）阶段		二次运动（下降）阶段	
	动作	主动肌（收缩类型）	动作	主动肌（收缩类型）
俯卧撑				
引体向上				
卧推				
双杠臂屈伸				
高位下拉				
球握力训练				
飞盘投掷				

6. 运动技能分析表——腕、手关节

分析表中的每一项运动技能，列出主要负责引起/控制运动或保持姿势的手腕和手关节肌肉。在每个动作涉及的每一块肌肉旁，按照以下形式标出收缩的类型：I–等长收缩；C–向心收缩；E–离心收缩。

运动		姿势阶段	准备阶段	运动阶段	后续阶段
棒球投掷	右手				
	左手				
排球发球	右手				
	左手				
网球发球	右手				
	左手				
垒球投掷	右手				
	左手				

续表

网球反手抽击	右手				
	左手				
棒球	右手				
	左手				
保龄球	右手				
	左手				
篮球罚篮	右手				
	左手				

参考文献

Cleland JA, Koppenhaver S, Su J: *Netter's orthopaedic clinical examination: an evidence-based approach,* ed 3, Philadelphia, 2016, Elsevier.

Gabbard CP, et al.: Effects of grip and forearm position on flex arm hang performance, *Research Quarterly for Exercise and Sport,* July 1983.

Gench BE, Hinson MM, Harvey PT: *Anatomical kinesiology,* Dubuque, IA, 1995, Eddie Bowers.

Guarantors of Brain: *Aids to the examination of the peripheral nervous system,* ed 4, London, 2000, Saunders.

Hamilton N, Weimer W, Luttgens K: *Kinesiology: scientific basis of human motion,* ed 12, New York, 2012, McGraw-Hill.

Hislop HJ, Montgomery J: *Daniels and Worthingham's muscle testing: techniques of manual examination,* ed 8, Philadelphia, 2007, Saunders.

Houglum PA, Bertoti DB: *Brunstom's clinical kinesiology,* ed 6, Philadelphia, 2012, FA Davis.

Lindsay DT: *Functional human anatomy,* St. Louis, 1996, Mosby.

Magee DJ: *Orthopedic physical assessment,* ed 6, St. Louis, 2014, Elsevier Saunders.

Muscolino JE: *The muscular system manual: the skeletal muscles of the human body,* ed 3, St. Louis, 2010, Elsevier Mosby.

Norkin CC, Levangie PK: *Joint structure and function—a comprehensive analysis,* ed 5, Philadelphia, 2011, Davis.

Norkin CC, White DJ: *Measurement of joint motion: a guide to goniometry,* ed 4, Philadelphia, 2009, Davis.

Oatis CA: *Kinesiology: the mechanics and pathomechanics of human movement,* ed 2, Philadelphia, 2008, Lippincott Williams & Wilkins.

Putz R, Pabst R: *Sobotta - Atlas of human anatomy one volume edition*, ed 14, Germany, 2008, Elsevier.

Rasch PJ: *Kinesiology and applied anatomy,* ed 7, Philadelphia, 1989, Lea & Febiger.

Raya G, Akelman E: *The hand: anatomy, examination, and diagnosis,* ed 4, Philadelphia, 2011, Lippincott Williams & Wilkins.

Schünke M, Schulte E, Schumacher U: *Thieme atlas of anatomy: general anatomy and musculoskeletal system,* ed 2, New York, 2014, Thieme Medical.

Seeley RR, Stephens TD, Tate P: *Anatomy & physiology,* ed 8, New York, 2008, McGraw-Hill.

Seeley RR, VanPutte CL, Regan JL, Russo AF: *Seeley's anatomy & physiology*, ed 9, New York, 2011, McGraw-Hall.

Sieg KW, Adams SP: *Illustrated essentials of musculoskeletal anatomy,* ed 4, Gainesville, FL, 2002, Megabooks.

Sisto DJ, et al: An electromyographic analysis of the elbow in pitching, *American Journal of Sports Medicine* 15:260, May–June 1987.

Springer SI: Racquetball and elbow injuries, *National Racquetball* 16:7, March 1987.

Stone RJ, Stone JA: *Atlas of the skeletal muscles,* ed 6, New York, 2009, McGraw-Hill.

Van De Graaff KM: *Human anatomy,* ed 6, Dubuque, IA, 2002, McGraw-Hill.

实践练习表

可用于课堂作业、课外作业和测试，请撕下并使用这张表。

练习表1

使用蜡笔或彩色笔标记，在工作表上绘制并标出以下肌肉。分别用“O”和“I”表示每块肌肉的起点和止点。

a.拇长屈肌
b.桡侧腕屈肌
c.尺侧腕屈肌
d.指总伸肌
e.拇长伸肌
f.尺侧腕伸肌
g.拇短伸肌
h.掌长肌
i.桡侧腕长伸肌
j.桡侧腕短伸肌
k.小指伸肌
l.示指伸肌
m.指浅屈肌
n.指伸屈肌
o.拇长展肌

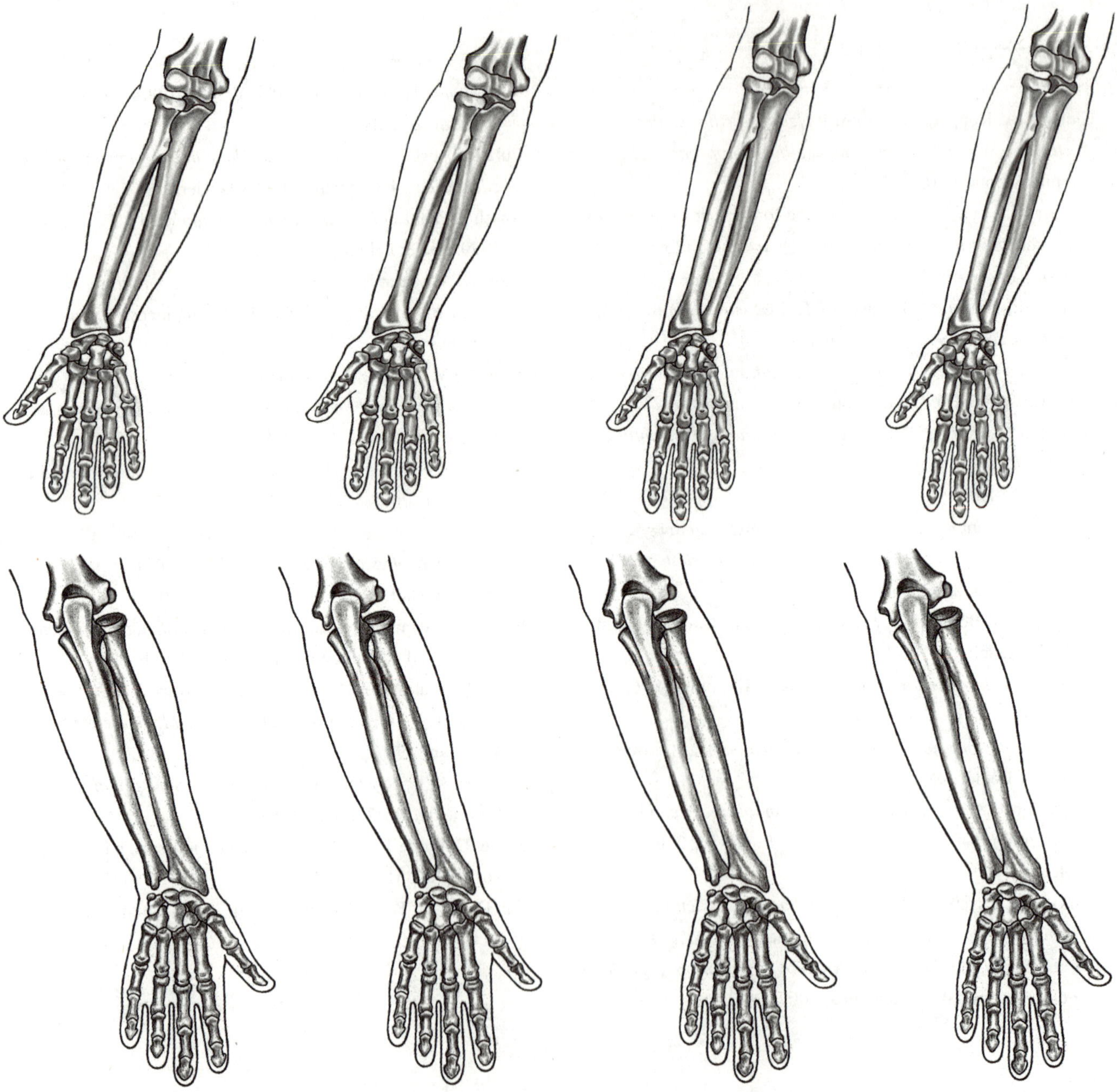

实践练习表

可用于课堂作业、课外作业和测试，请撕下并使用这张表。

练习表2

用箭头标出下列腕手发生的动作。对于每一个运动，列出主动肌、运动发生的平面及其旋转轴。

a.屈曲

b.伸展

c.外展（桡偏）

d. 内收（尺偏）

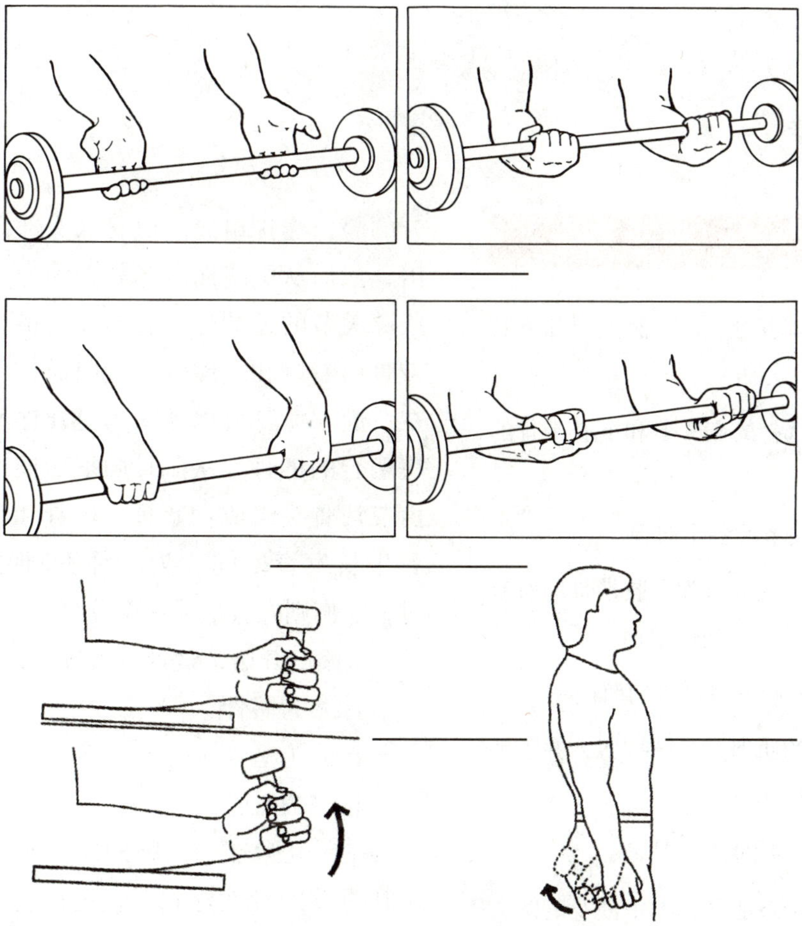

1. a.__________肌肉导致__________发生在__________平面__________轴。
   b.__________肌肉导致__________发生在__________平面__________轴。
2. a.__________肌肉导致__________发生在__________平面__________轴。
   b.__________肌肉导致__________发生在__________平面__________轴。

第八章　髋关节和下肢带骨

本章要求

- 在人体骨骼或在受试者身上标出髋关节和下肢带骨的骨骼特征
- 在骨骼图上标出被选择的髋关节和下肢带骨的骨骼特征
- 在骨骼图上绘制髋关节的各个肌肉
- 使用人体受试者展示髋关节和下肢带骨的所有运动并列出它们各自的运动平面和运动轴
- 在人体上触摸髋关节和下肢带骨的肌肉
- 列出和触摸髋关节的肌肉及其拮抗肌，并了解韧带在提供稳定性方面的作用
- 学习和了解髋关节肌肉的神经支配
- 通过分析，确定所选技能和练习中涉及的髋关节运动和肌肉

髋关节或髋臼股骨关节由于其骨骼结构由强劲的韧带和大块支撑性肌肉组成，是一种相对稳定的关节。它在承重和运动中起作用，臀部的大范围运动显著地增强了这一功能，它提供了跑步、交叉切入、侧步切入、跳跃及进行许多其他方向变化的能力。

骨骼 图 8.1 至图 8.3

髋关节是一种球窝关节，由股骨头和下肢带骨的髋臼连接组成。股骨从头部向大转子侧向伸出，然后从中线向后倾斜，因为它向下延伸以形成膝关节的近端骨。它是体内最长的骨骼。下肢带骨由右侧和左侧骨盆骨组成，由骶骨向后连接在一起。骶骨可以被认为是脊柱的延伸，具有五块融合的椎骨。从骶骨向下延伸的是尾骨。盆骨由三块骨头组成：髂骨、坐骨和耻骨。在出生时和生长发育期间，为三种不同的骨骼。在成熟时，它们则融合形成一个盆骨。

从髋臼开始，盆骨可大致分为三个区域：

上2/5为髂骨

上2/5为坐骨

上1/5为耻骨

在研究臀部和大腿的肌肉时，应将注意力集中在重要的骨性标志上，记住它们作为肌肉关键附着点的目的。骨盆前部通常为参与髋关节屈曲的肌肉提供起点。

具体而言，阔筋膜张肌起源于髂前嵴，缝匠肌起源于髂前上棘，而股直肌起源于髂前下棘。从侧面看，外展臀部的臀中肌和臀小肌起源于髂嵴下方。在后部，臀大肌起源于髂后嵴及后骶骨和尾骨。从后下方看，坐骨结节作为肌腱的起点，延伸了髋关节。在中部，耻骨及其下支是髋内收肌的起点，其中包括大收肌、长收肌、短收肌、耻骨肌和股薄肌。

大腿近端通常是髋部一些短肌的附着点，并且是三个膝伸肌的起点。最值得注意的是，大

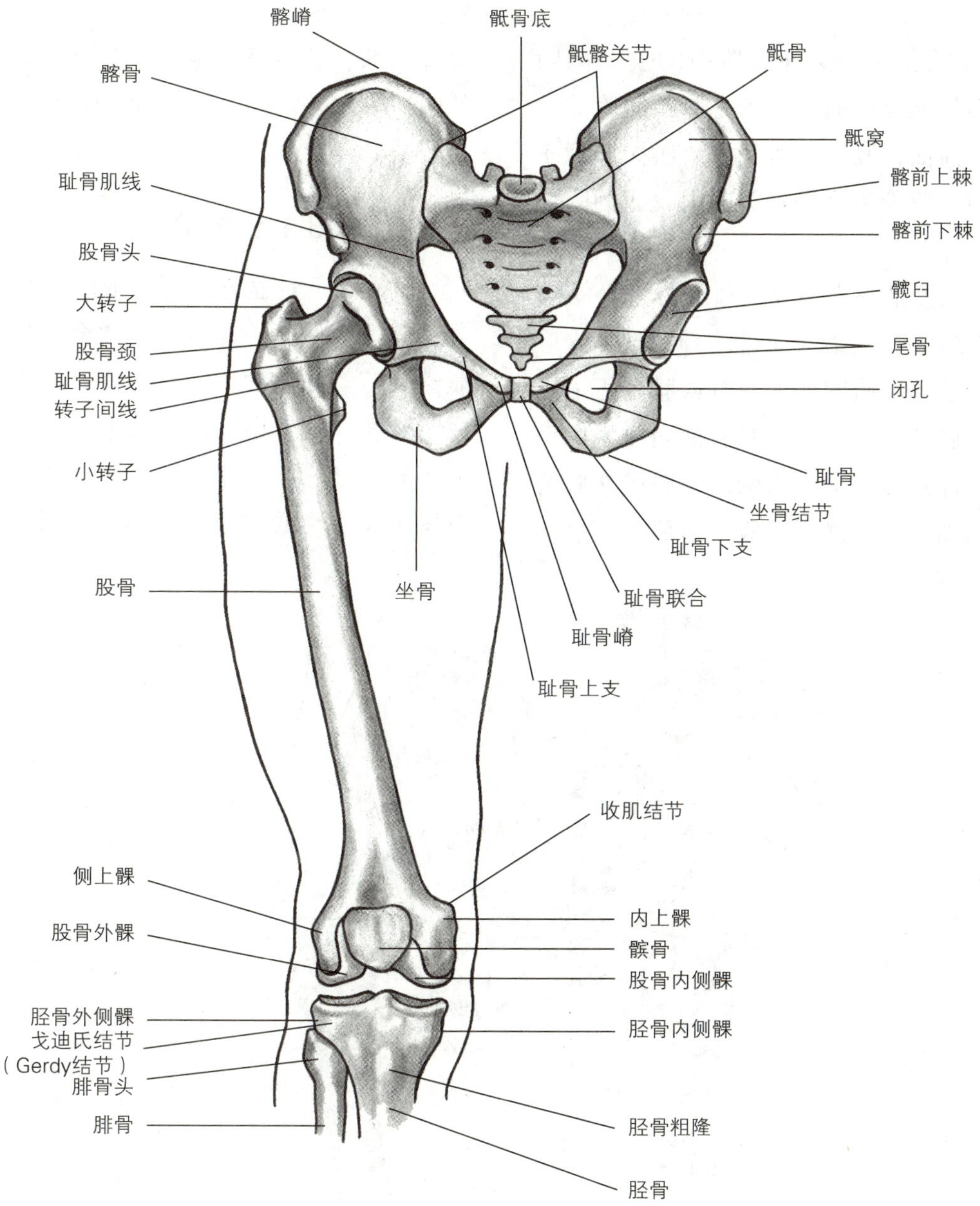

图8.1　右盆骨和股骨。前面观

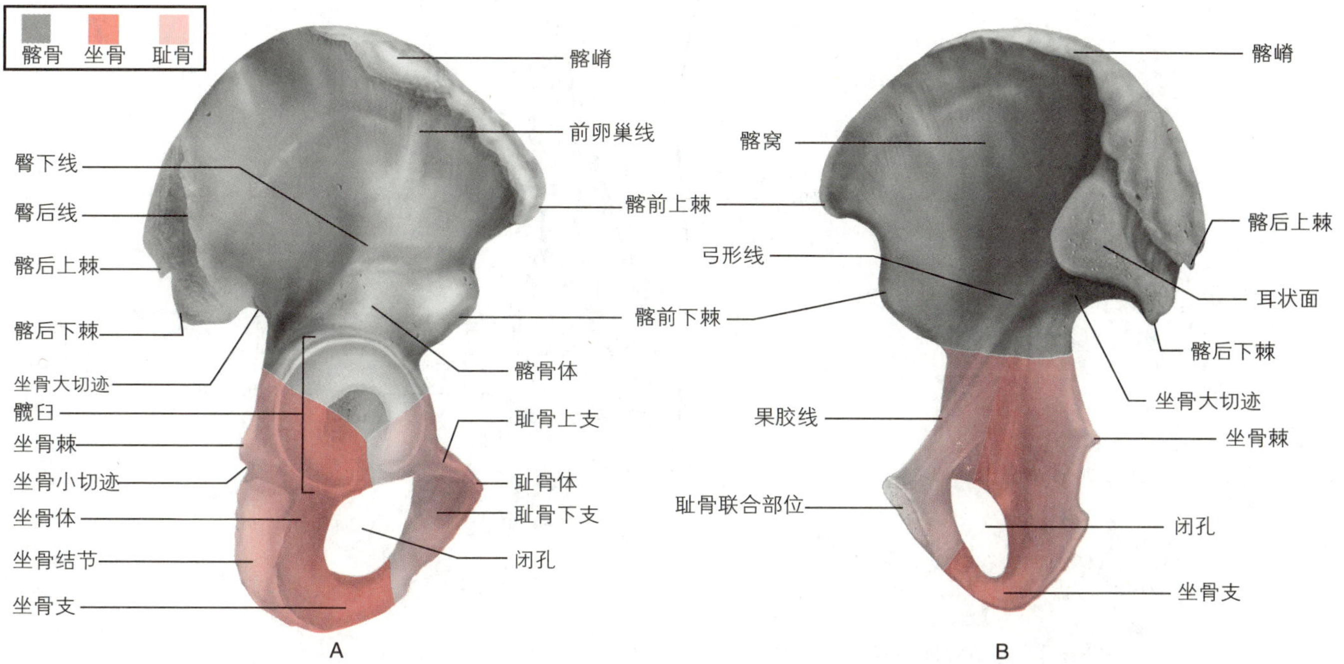

图8.2　右盆骨。A.侧面观；B.内侧面观

转子是所有臀肌和六个深外旋肌中的五个的附着点。虽然不易触及，但小转子是髂腰肌附着的骨性标志。在前面，股四头肌的三块肌肉起源于近端。在后面，股骨粗隆是髋关节内收肌的附着点。

在远端，髌骨是一个主要的骨性标志，被所有四头肌肌肉附着，并最终通过髌骨肌腱插入胫骨结节。其余的臀部肌肉插入胫骨或腓骨近端。缝匠肌、股薄肌和半腱肌插入胫骨前内侧上表面内侧髁下方，穿过膝关节后内侧。半膜肌在胫骨内侧髁后内侧插入。在侧面，股二头肌主要插入腓骨头部，一些纤维附着在胫骨外侧髁上。在前外侧，Gerdy结节为阔筋膜张肌的髂胫束提供了附着点。

关节　图 8.1 至图 8.7

在前面，骨盆骨连接形成耻骨联合，一个两翼关节。在后面，骶骨位于两个盆骨之间并形成骶髂关节。强大的韧带将这些骨头连接起来，形成坚硬的、可轻微活动的关节。骨骼又大又重，大部分都被厚厚的肌肉所覆盖。在这些关节中可以发生非常小的摆动式运动，如屈曲髋关节。然

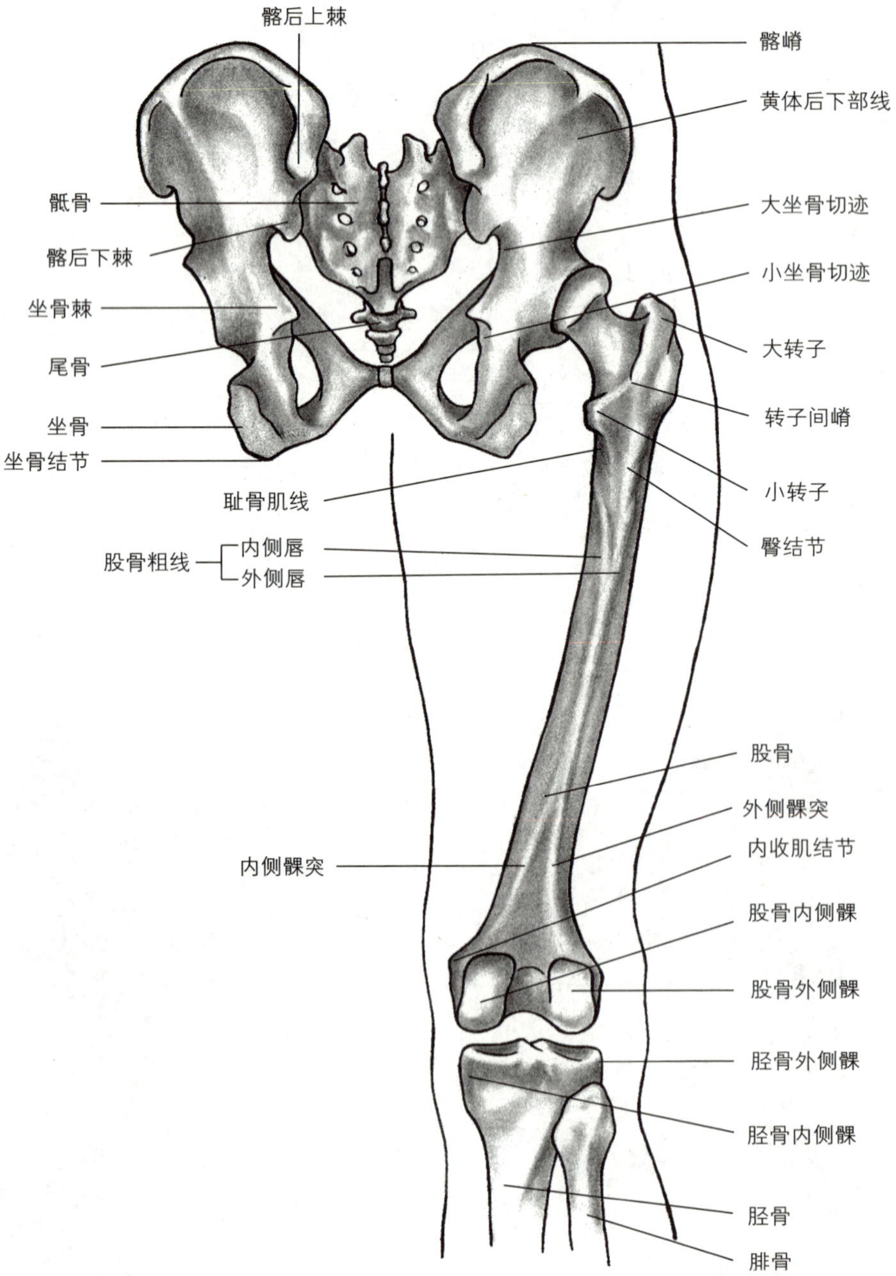

图8.3　右骨盆和股骨。后面观

表 8.1 髋关节和耻骨联合的主要韧带

关节/结构	韧带	近端附着点	远端附着点	功能应用和关节稳定性
髋	腹股沟韧带（Poupart韧带）	耻骨结节（下内侧末端）	髂骨的髂前上棘（ASIS）	构成腹股沟管的底部；可能发生腹股沟区域内的疝气；标志着股三角的上缘和腹股沟三角的下缘；支持走行于其纤维下的肌肉（髂腰肌、耻骨肌），以及股动脉、股静脉和股神经
	髂股韧带（“Y”韧带）	髂前下棘	股骨转子间线的前表面	从前骨盆到股骨斜行的两条带;体内最强的韧带;形状像倒“Y”;加强髋关节关节囊的前表面;防止髋关节伸展并帮助保持姿势
	耻股韧带（耻骨囊韧带）	闭孔嵴，耻骨上支和髂耻隆起	股骨前段的股骨转子间线	加强髋关节的下囊和前囊;限制过度伸展、外展和外旋
	坐股韧带（坐骨囊韧带）	坐骨下髋臼缘上方后部，坐骨结节上缘	轮匝带和转子间线后部	加强髋关节后关节囊的三角形强力纤维带；限制内旋
	股骨头韧带（圆韧带）	沿坐骨和髋臼切迹耻骨缘的髋臼横韧带	股骨头凹	三角形的起点，在其内部包含闭孔动脉的髋臼分支，以供给股骨头和近端颈部；在髋关节过度内收、屈曲和外旋时拉紧
	髋臼横韧带	耻骨的髋臼下缘	坐骨的髋臼下缘	在髋臼后下方和前下方之间起张力带的作用；防止股骨头的下移
耻骨联合	耻骨下韧带（弓状韧带）	在耻骨联合下方的一根耻骨下支	对侧耻骨下支	稳定耻骨联合;保持耻骨联合的上/下滑动和分离/压缩
	耻骨上韧带	耻骨联合上方	耻骨联合上方	稳定耻骨联合;保持耻骨联合的上/下滑动和分离/压缩

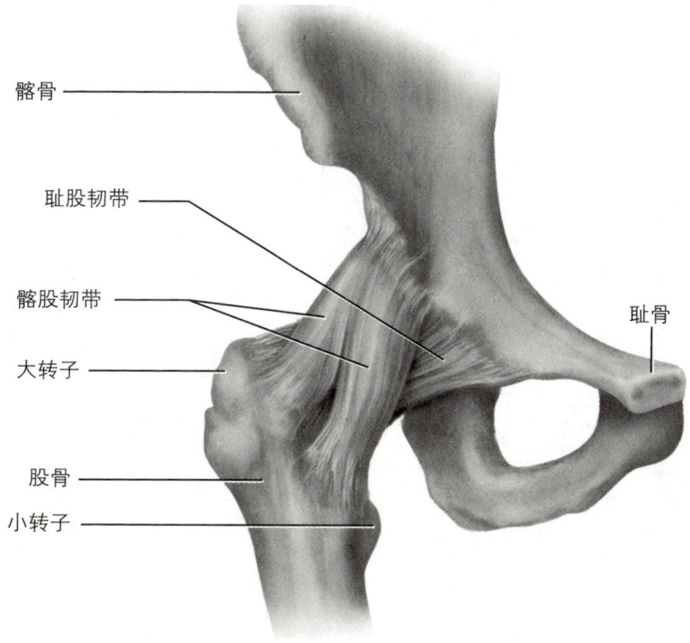

图8.4 右髋关节。前韧带

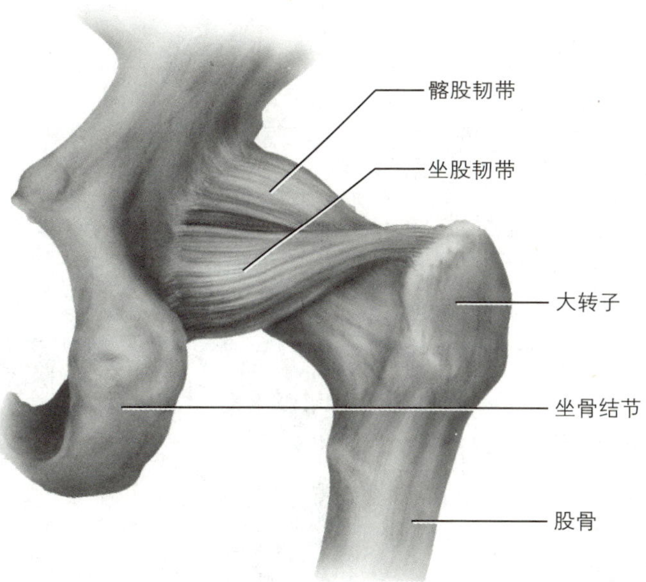

图8.5 右髋关节。后韧带

而，运动通常涉及整个下肢带骨和髋关节。行走时，随着下肢带骨的旋转，会出现髋关节的屈曲和伸展，髋关节屈曲向前，伸展向后。跑步时，运动速度更快，运动范围更大。

踢足球等运动是臀部和骨盆运动的另一个好例子。骨盆旋转有助于增加跑步时的步幅长度；在踢腿时，它可以产生更大的运动范围，转化为更大的距离或更快的踢腿速度。

除了盂肱关节外，髋关节是人体活动度最大的关节之一，这主要是由于它的多轴排列。与盂肱关节不同，髋关节的骨性结构提供了很大的稳定性，因此髋关节半脱位和脱位相对较少。

髋关节被分类为杵臼关节，由股骨头插入骨盆髋臼提供的关节囊形成。关节囊是一种极其坚固且致密的韧带囊，如图8.6和图8.7所示。在前方，髂股韧带或Y韧带可防止髋关节过度伸展。圆韧带从髋臼深处连接到股骨头的凹陷处，并略微限制内收。耻股韧带位于前内侧和下方，限制过度伸展和外展。在后面，三角形的坐股韧带从下方坐骨延伸至股骨转子窝，限制了内旋。

表8.1列出了髋关节和耻骨联合的主要韧带。

类似于肩关节的盂窝，髋臼周围的大部分边缘都有盂唇，以增强稳定性，并提供一定的减震效果。覆盖髋臼的剩余表面及股骨头的是关节软骨，其可能随着年龄和（或）损伤逐渐退化，导致以疼痛、僵硬和有限运动范围为特征的骨关节炎。

由于个体差异，对于髋关节中每个运动的确

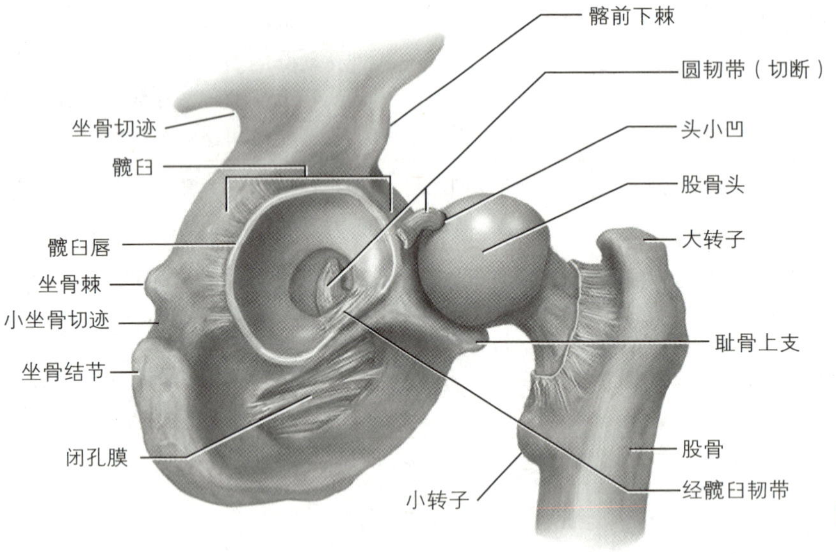

图8.6 右髋关节。侧面观（股骨缩回）

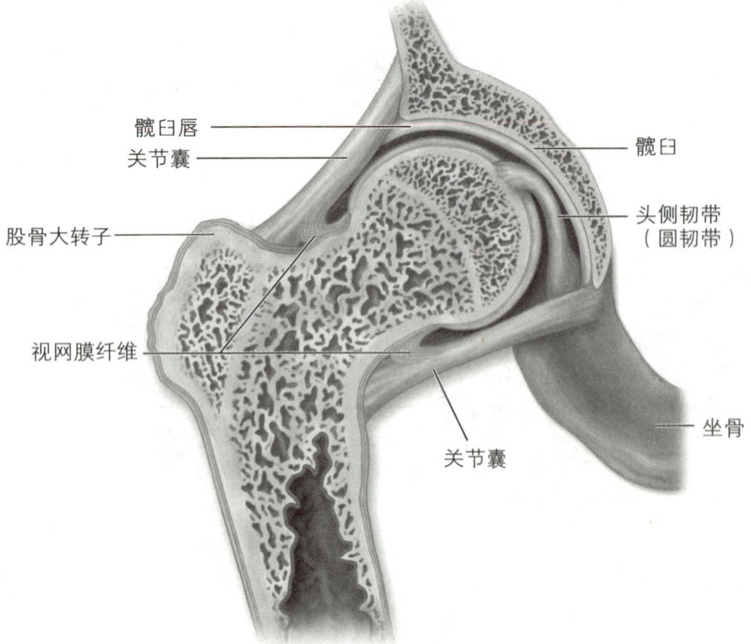

图8.7 右髋关节。冠状切面

切范围存在一些分歧，但其范围通常是0° ~130 °的屈曲，0° ~30° 的伸展，0° ~35° 的外展，0° ~30° 的内收，0° ~45° 的内旋和0° ~50° 的外旋（图8.8）。虽然很少提到明显的运动，但当髋关节屈曲到90° 时，可以在横向平面内收和外展，类似于盂肱关节。这些运动包括大约40° 的水平内收和60° 的水平外展。

下肢带骨在三个平面内来回移动，总共有六种不同的运动。为了避免混淆，分析下肢带骨活动以确定运动的确切位置是非常重要的。所有下肢带骨的旋转实际上是由以下一个或多个位置的运动引起的：右髋，左髋，腰椎。尽管同时在这三个区域中都发生移动并不是必要的，但运动必须在至少一个区域内发生，以使骨盆向任何方向旋转。表8.2列出了经常伴随下肢带骨旋转的髋部和腰椎的运动。

运动 图 8.9、图 8.10

骨盆前后旋转发生在矢状面或前后平面，而骨盆左右侧旋转发生在外侧或冠状面。右横向（顺时针）骨盆旋转和左横向（逆时针）骨盆旋转发生在水平或横向运动平面中。

髋关节屈曲：股骨在矢状面内从任何一点向骨盆前移动。

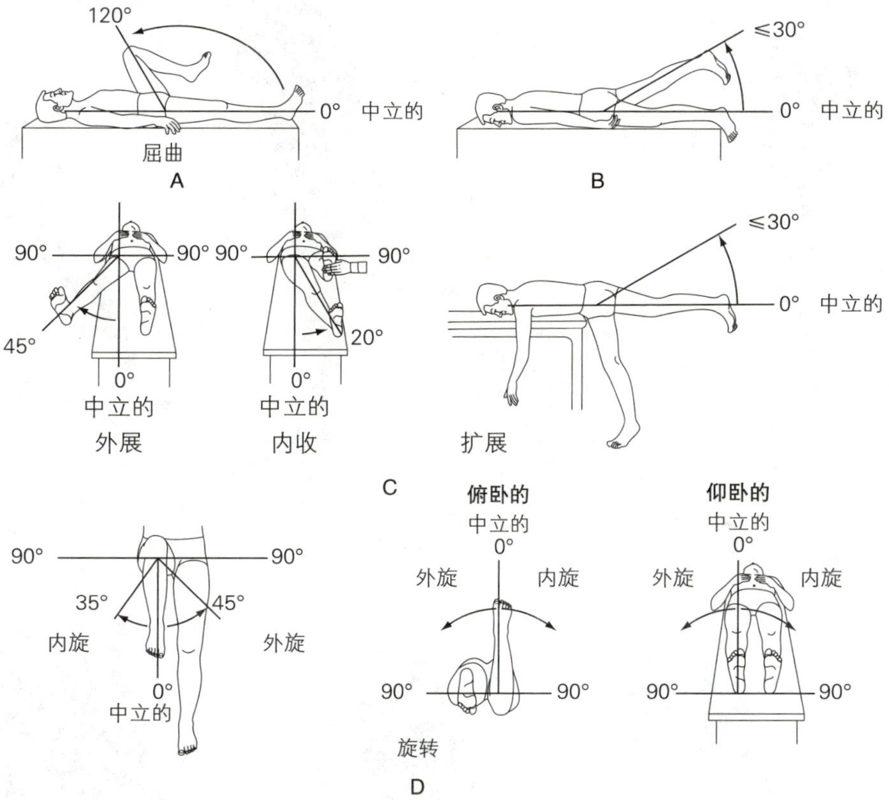

图8.8 臀部的主动运动。A.仰卧位屈曲测量；膝关节可伸展或屈曲。B.伸膝或膝关节超伸通常以伸膝测量。C.外展可在仰卧或侧卧位测量；内收最好在仰卧位测量。D.内旋和外旋可在仰卧或俯卧中测量

表 8.2 伴随骨盆旋转的髋部和腰椎运动

骨盆旋转	腰椎运动	右髋运动	左髋运动
旋前	伸展	屈曲	屈曲
旋后	屈曲	伸展	伸展
右侧旋转	左侧屈曲	外展	内收
左侧旋转	右侧屈曲	内收	外展
右横向旋转	左侧旋转	内旋	外旋
左横向旋转	右侧旋转	外旋	内旋

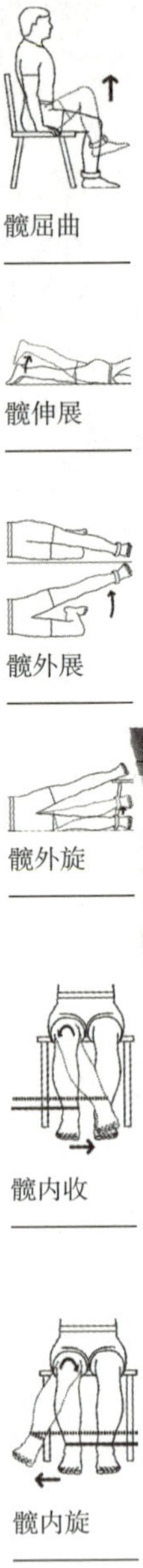

髋关节伸展：股骨在矢状面内从任何一点向骨盆后部移动。

髋关节外展：股骨在冠状面横向移动到远离中线的一侧。

髋关节内收：股骨在冠状面内侧向中线移动。

髋外旋：股骨在水平面上绕其纵轴远离中线的横向旋转运动；横向旋转。

髋内旋：股骨在水平面上绕其纵轴向中线的内侧旋转运动；内侧旋转。

髋对角外展：股骨在一个对角线平面上远离身体中线的运动。

髋对角内收：股骨在对角线平面内向身体中线的运动。

髋水平内收：股骨在水平或横向平面上向骨盆移动。

髋水平外展：股骨在水平或横向平面上远离骨盆的运动。

骨盆旋前：骨盆上部前移；髂嵴在矢状面上向前倾斜；前倾；向下旋转；通过髋关节屈曲和

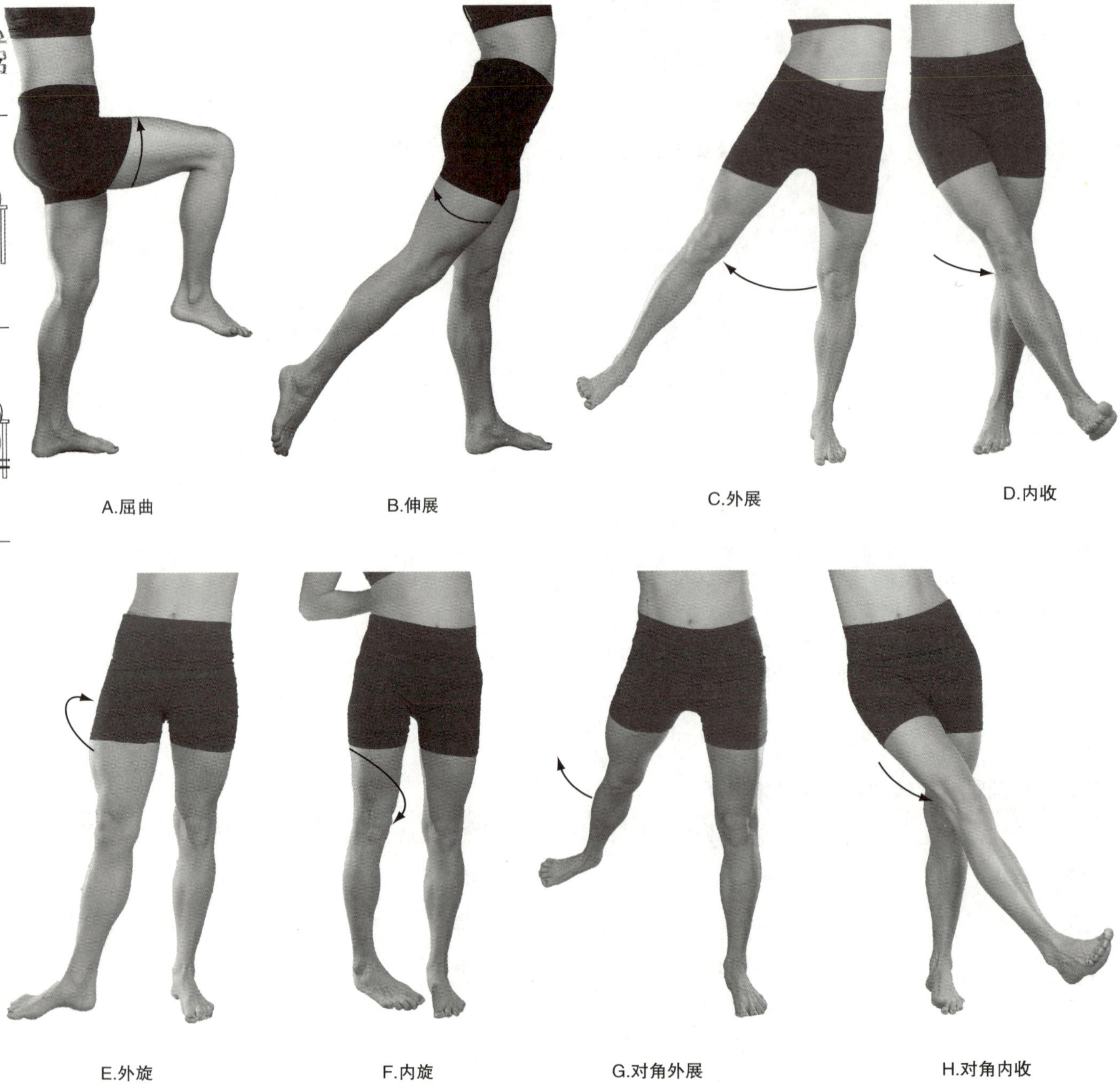

图8.9 髋关节的运动

（或）腰椎伸展完成。

骨盆后旋： 骨盆上部后移；髂嵴在矢状面内向后倾斜；后倾；向上旋转；通过髋关节伸展和（或）腰椎屈曲完成。

左侧骨盆外旋： 在冠状面，左骨盆相对于右骨盆向下移动；左骨盆向下旋转或右骨盆向上旋转；左外侧倾斜；通过左髋外展、右髋内收和（或）右腰椎侧屈完成。

右侧骨盆外旋： 在冠状面，右骨盆相对于左骨盆向下移动；右骨盆向下旋转或左骨盆向上旋转；右侧倾斜；通过右髋外展、左髋内收和（或）左腰椎侧向屈曲完成。

左骨盆横向旋转： 在水平运动面上，骨盆向左旋转；右髂嵴相对于左髂嵴向前移动，左髂嵴向后移动；通过右髋外旋、左髋内旋和（或）右腰椎旋转完成。

右骨盆横向旋转： 在水平运动面上，骨盆向右旋转；左髂嵴相对于右髂嵴向前移动，右髂嵴向后移动；通过左髋外旋、右髋内旋和（或）左腰椎旋转完成。

通过从实际移动的骨盆的角度来考虑这些运动，可以避免在理解和学习下肢带骨运动中的一些困惑。如图8.11所示，把移动骨盆看作驾驶车辆一样，便于理解。

肌肉 图 8.12~ 图 8.14

有7块跨髋关节和膝关节的双关节肌肉。参与髋关节和下肢带骨运动的肌肉在很大程度上取决于运动的方向和身体相对于地球的位置及重力。另外，应该注意的是，运动最多的部位是最不稳定的。

例如，双脚站立并收缩髋关节屈肌时，躯干和骨盆会向前旋转，但仰卧并收缩髋关节屈肌大腿时，中向前屈曲骨盆可保持稳定。

再如，从坐位到站立位时，髋关节屈肌可使大腿朝向躯干移动，而髋关节伸肌离心收缩，使骨盆和躯干在股骨上缓慢向下移动，然后髋关节伸肌向心收缩，躯干自股骨抬起。

在膝关节屈曲运动的向下阶段，臀部和膝关节的动作是屈曲的。主要涉及的肌肉是偏心收缩的髋关节和膝关节伸肌。

此外，要了解特定肌肉对髋关节的作用可以根据当时股骨相对于骨盆的位置而变化。当髋关节在相当大的范围内运动时，特定肌肉的拉力线可能会发生显著变化。

这在内收肌群中最常见。如果髋关节处于屈曲状态，内收肌在向心收缩时往往会引起伸展，如果髋关节处于伸展状态，内收肌则会引起屈曲。

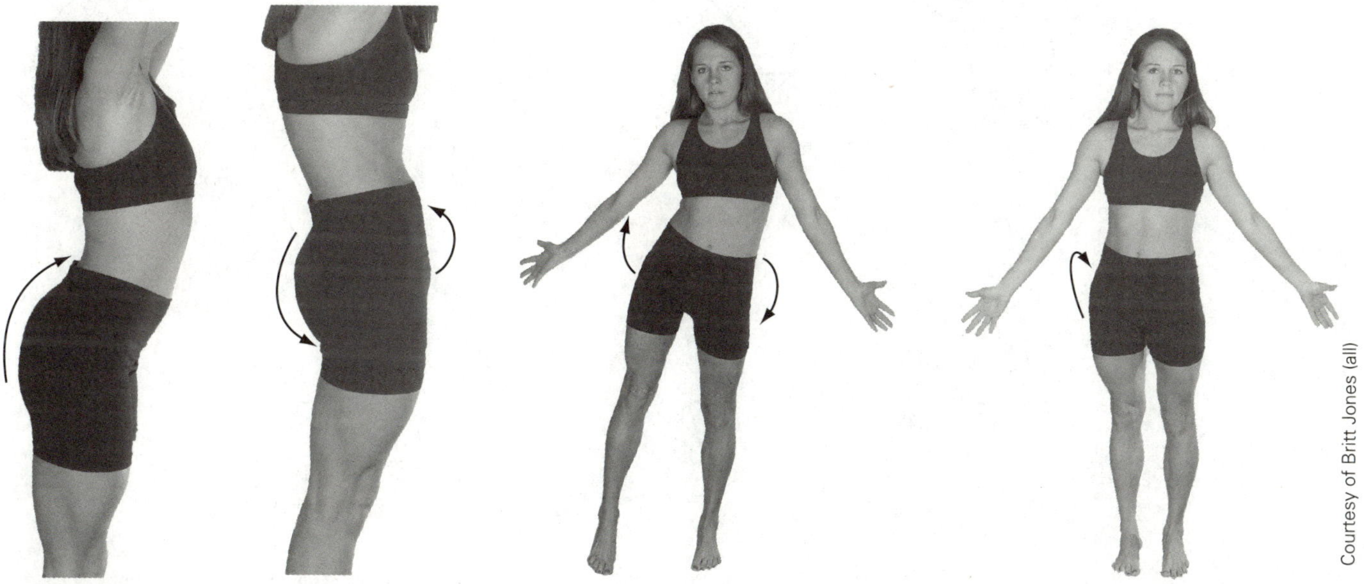

图8.10 下肢带骨运动

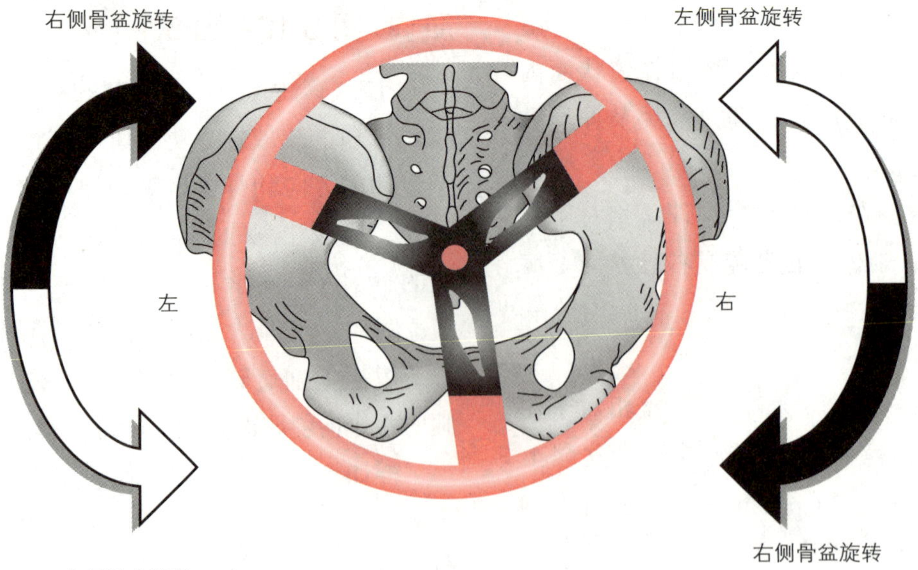

从后方有利位置观察骨盆

B

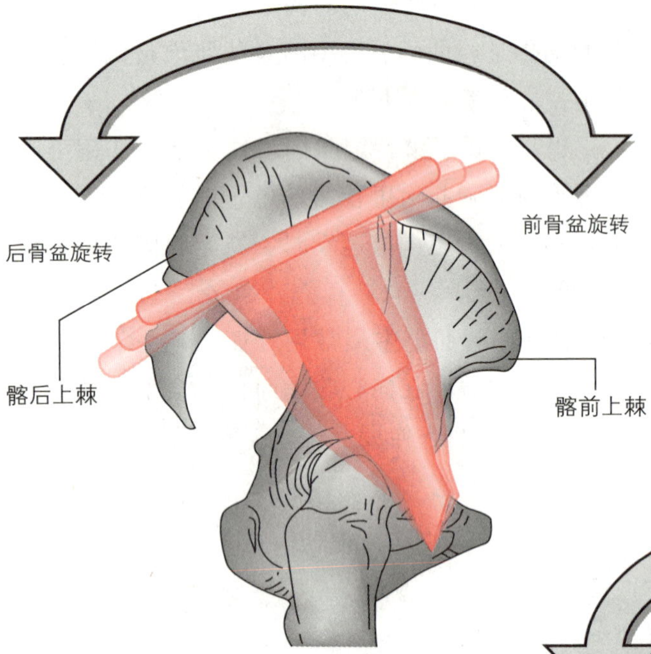

从正确的角度
观察骨盆侧面

A

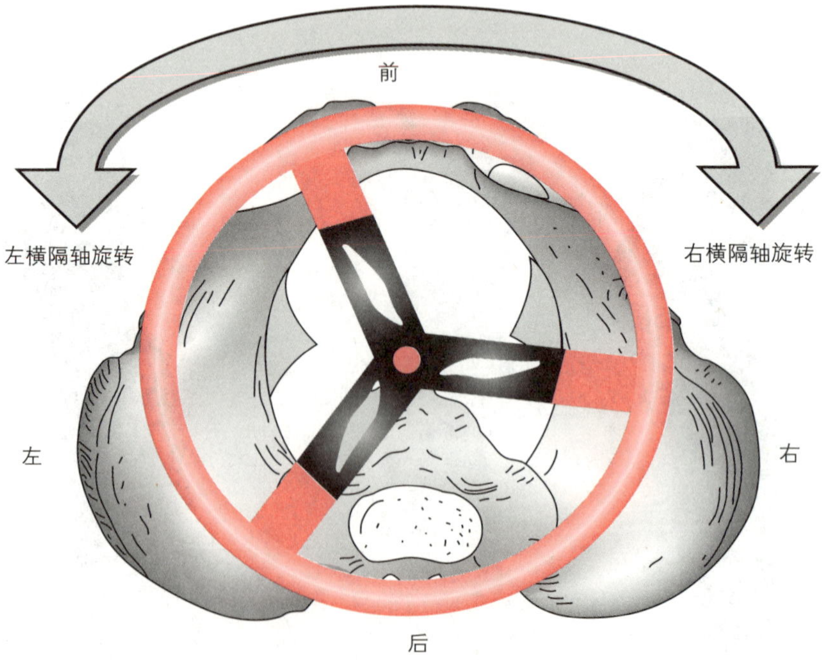

从最有利的角度观察骨盆

C

图8.11　A.前后骨盆旋转；B.左右侧骨盆旋转；C.左右横向骨盆旋转

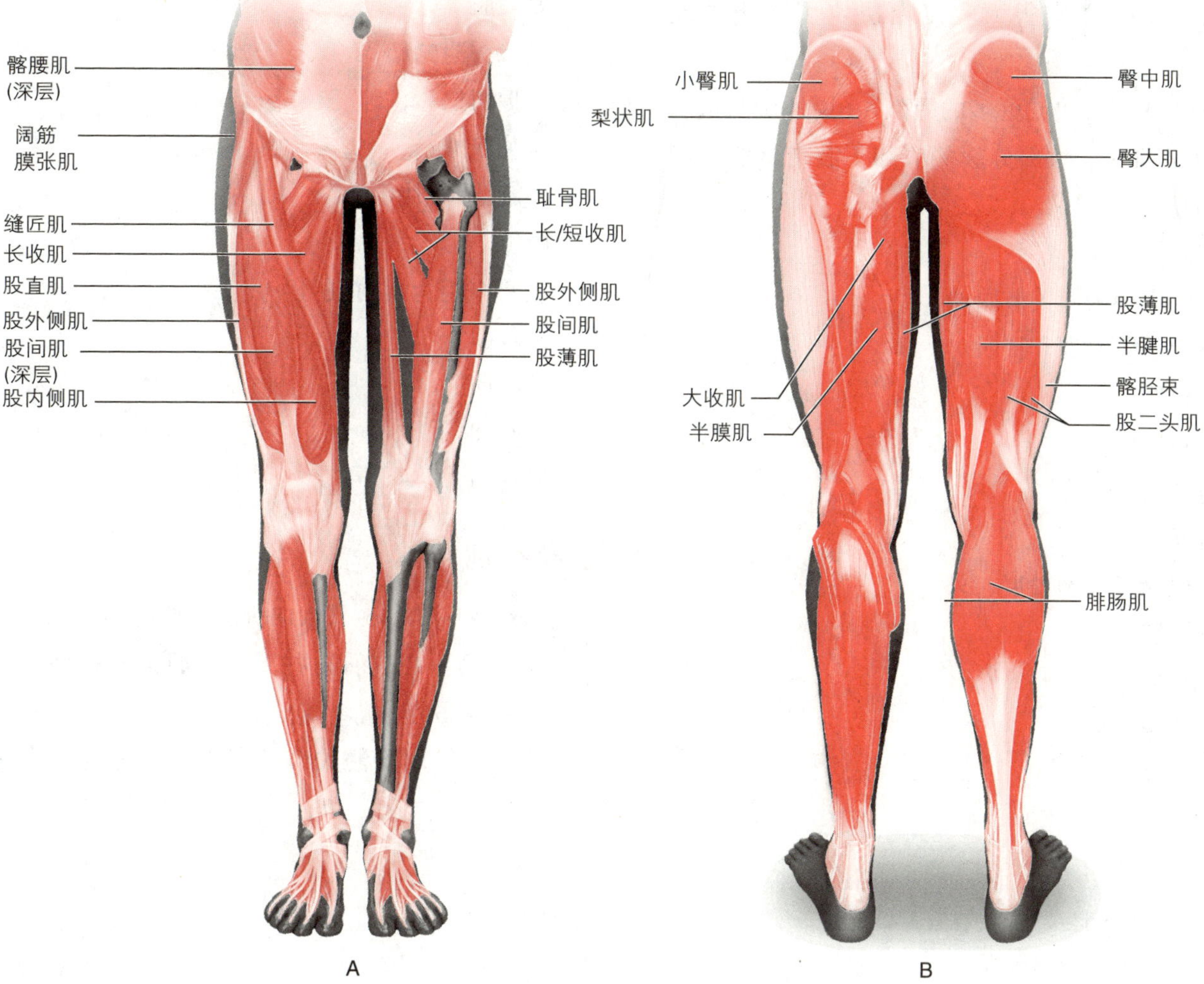

图8.12　下肢浅表和深层肌肉。A.前面观；B.后面观

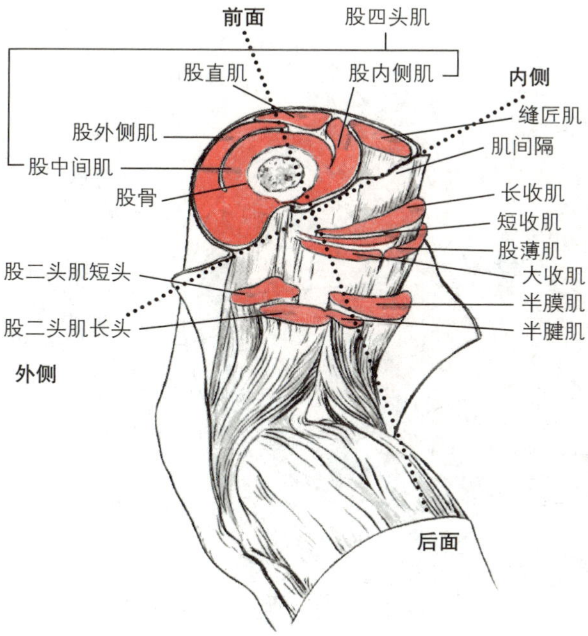

图8.13　左大腿中断横截面

髋关节和下肢带骨的肌肉位置

肌肉的位置在很大程度上决定了肌肉的动作。

该区域有17块或更多的肌肉（6块外旋肌被算作一块肌肉）。大部分髋关节和下肢带骨肌肉都很大而且强壮。

前面

主要作用为髋关节屈曲

髂腰肌（髂肌和腰肌）

耻骨肌

股直肌*†

缝匠肌*†

侧面

主要为髋关节外展、外旋

臀中肌

臀小肌

阔筋膜张肌*†

后侧

主要作用为髋后伸

臀大肌

股二头肌*†

半腱肌*†

半膜肌*†

外旋肌（6块）

内侧

主要作用为髋内收

短收肌

长收肌

大收肌

股薄肌

肌肉鉴别

图8.13、图8.15~图8.18所示肌群协同运动会产生关节活动。在查看这些图中的肌肉时，请将它们与表8.3关联起来。

骨盆中作用于髋关节的肌肉可以分为两个区

---

*：双关节肌肉；膝关节运动在第九章讲述。

†：双关节肌肉。

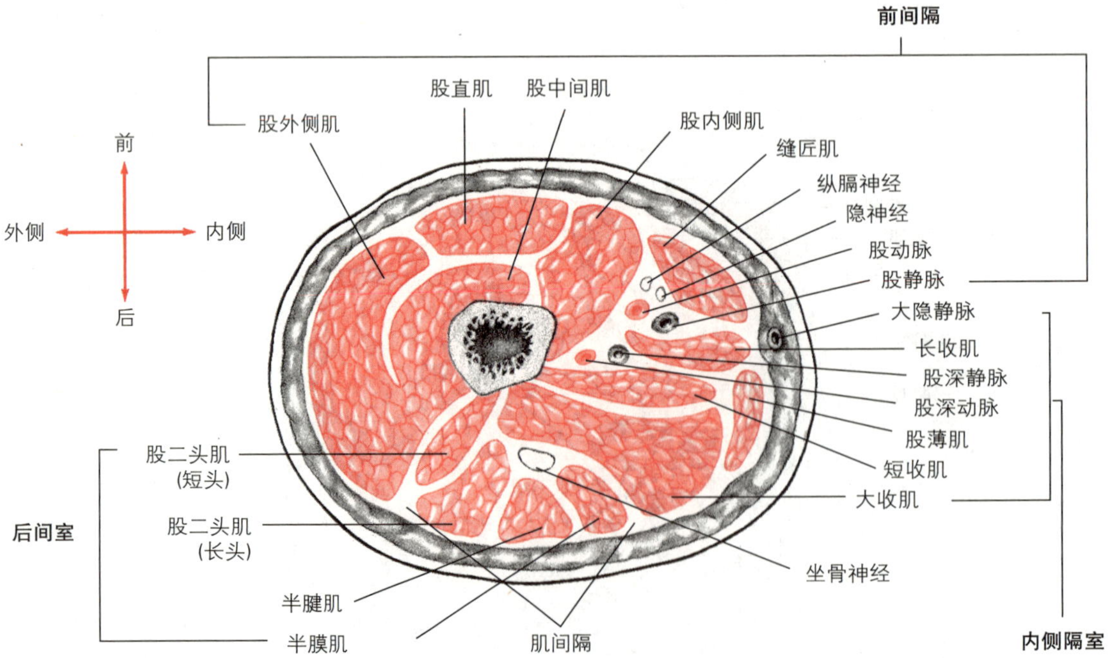

图8.14　左大腿中部的横截面。详细描述了前、后和内侧隔室

域——髂区和臀区。髂区包括能够屈髋的髂腰肌。髂腰肌实际上是两种不同的肌肉：髂肌和腰大肌，尽管部分在讨论时还包括腰小肌。

臀区10块肌肉的功能主要为伸展和旋转髋关节。位于臀区的臀大肌、臀中肌、臀小肌和阔筋膜张肌，以及6块深层外旋肌——梨状肌、闭孔外肌、闭孔内肌、上孖肌、下孖肌和股方肌。

大腿被肌肉隔膜分成三个区域（图8.14）。

前侧包括股直肌、股内侧肌、股中间肌、股外侧肌和缝匠肌。腘绳肌群由股二头肌、半腱肌和半膜肌组成，位于后侧。内侧大腿肌肉主要负责髋关节内收。包括短收肌、长收肌、大收肌、耻骨肌和股薄肌。

神经

臀部和下肢带骨的肌肉由腰骶神经丛支配，统称为腰骶神经丛。腰丛由L1~L4的脊神经前支和L12的部分纤维构成。下腹和前腹及下肢内侧部分由腰丛产生的神经构成。腰丛由L4、L5和S1~S4的前支构成。下背部、骨盆、会阴、大腿后表面、小腿，以及足背和足底表面由骶神经丛产生的神经支配（图8.19）。

从腰丛产生的重要的支配臀部肌肉的主要神经是股神经和闭孔神经。股神经（图8.20）起于腰丛后段，支配大腿前侧肌肉，包括髂腰肌、股直肌、股内侧肌、股中间肌、股外侧肌、耻骨肌和缝匠肌。它同时为大腿前侧和内侧，小腿和脚的

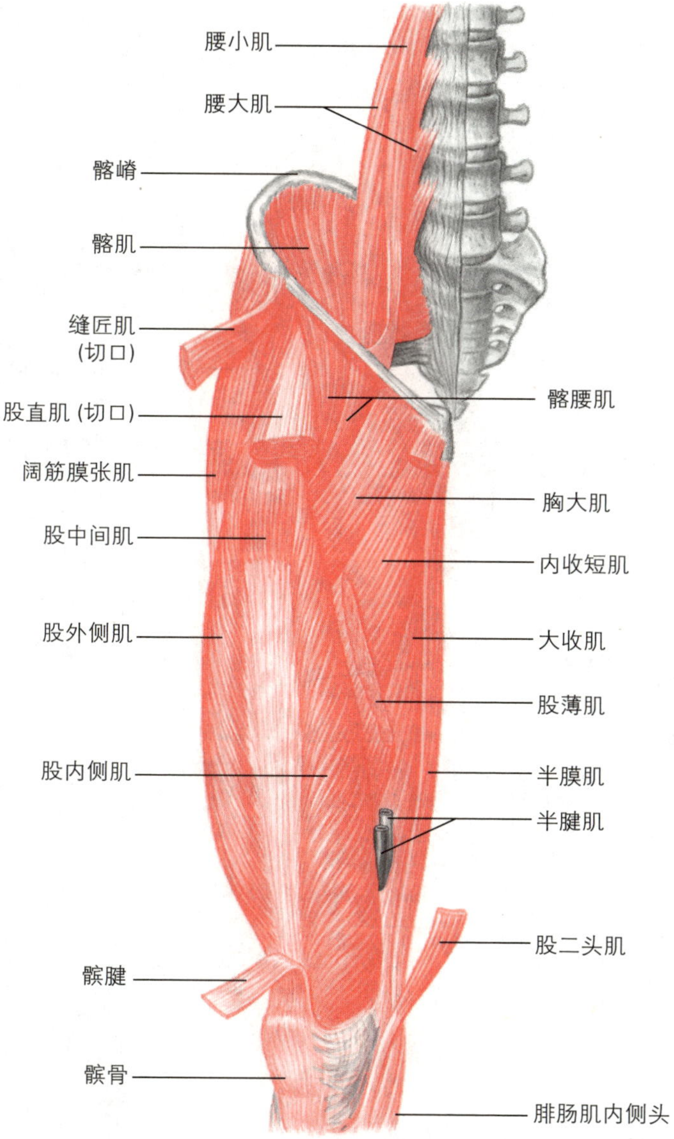

图8.15 骨盆右前侧和大腿内侧的肌肉

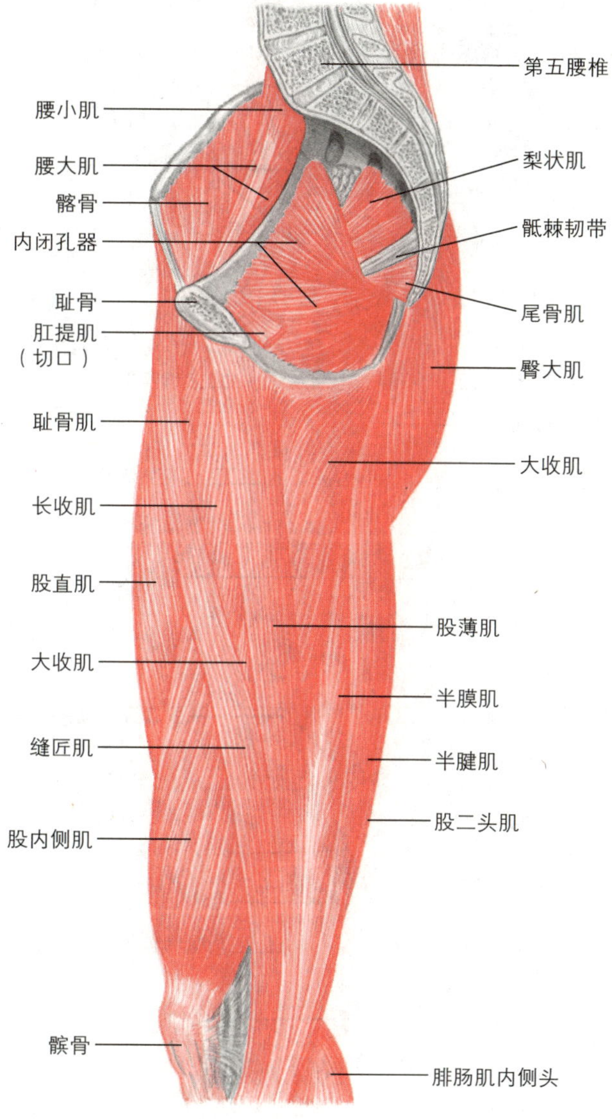

图8.16 大腿右内侧的肌肉

内侧提供感觉。闭孔神经（图8.21）起于腰丛前段，为髋关节内收肌提供神经支配，如短收肌、长收肌、大收肌、股薄肌和闭孔外肌。闭孔神经为大腿内侧提供感觉。

从骶丛产生的支配臀部肌肉的主要神经是臀上神经、臀下神经、坐骨神经和骶丛分支。臀上神经起于L4、L5和S1，支配臀中肌、臀小肌和阔筋膜张肌。臀下神经起于L5、S1和S2，支配臀大肌。骶丛分支支配梨状肌（S1、S2）、上孖肌（L5、S1、S2）、下孖肌和闭孔内肌（L4、L5、S1、S2），以及股方肌（L4、L5、S1）。

坐骨神经由胫神经和腓总神经组成，它们被包裹在一个结缔组织鞘中，直到大约至大腿后半部分。坐骨神经胫骨部（图8.22）支配半腱肌、半膜肌、股二头肌（长头）和大收肌。坐骨神经为小腿前外侧和后外侧及大部分足背和足底提供神经中枢。胫骨部为后外侧小腿和足底提供感觉，腓骨部为前外侧小腿和足背提供感觉。这两种神经都位于下肢，为小腿肌肉提供运动和感觉功能，这将在第九章和第十章讨论。臀部肌肉神经的完整列表见图8.23。

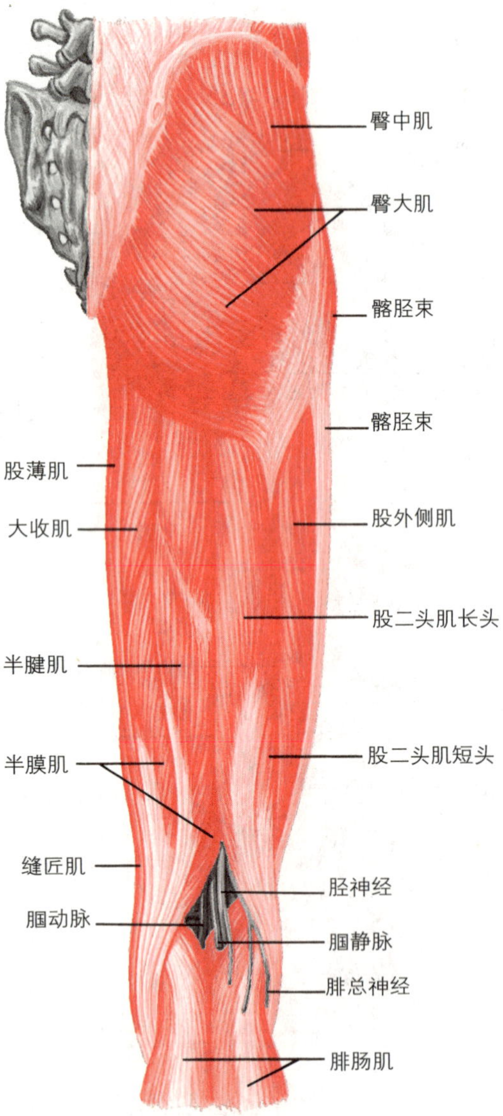

图8.17　大腿右后侧的肌肉

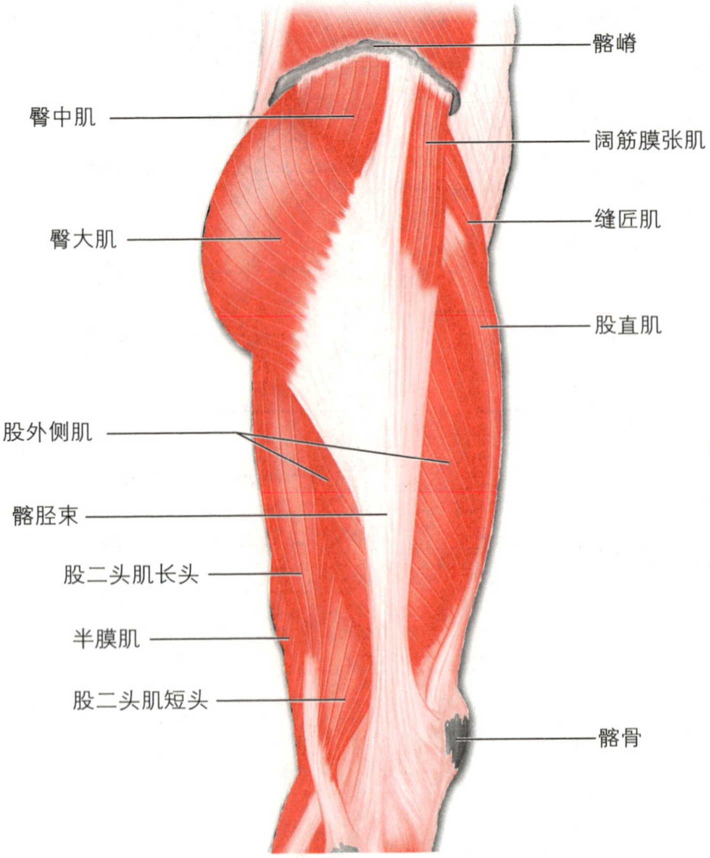

图8.18　大腿右外侧的肌肉

表 8.3 髋关节的主动肌

	肌肉	起点	止点	运动	运动平面	触诊	神经支配
前	髂肌	髂骨内表面	股骨小转子	髋关节屈曲	矢状面	难以触诊；深靠后腹壁；受试者坐下，微微前倾，放松腹肌，主动屈髋，触诊位于髂嵴与十二指肠之间的腰大肌，约在腹直肌与脐中间；在仰卧位屈/伸髋时，触诊髋关节前外侧距腹股沟韧带中心约3.8 cm的髂腰肌远端肌腱，紧靠耻骨外侧、缝匠肌内侧	腰椎神经和股神经（L2~L4）
				骨盆旋前			
				髋关节外旋	水平面		
				当同侧股骨稳定时骨盆横向旋转			
	腰大肌和腰小肌	椎体（L1~L5）的横突下缘，最后一节胸椎（T12）的侧面；腰椎（L1~L5）椎间纤维软骨及骶骨底部	股骨小转子和腰小肌；耻骨肌线和髂耻隆起（腰小肌只与腰椎运动有关）	髋关节屈曲	矢状面		
				骨盆旋前			
				腰椎屈曲			
				髋关节外旋	水平面		
				当同侧股骨稳定时骨盆横向旋转			
				腰椎侧屈	冠状面		
				骨盆向对侧旋转			
	股直肌	髂前下棘和髋臼（后）上缘	髌骨和髌骨肌腱上表面的胫骨粗隆	髋关节屈曲	矢状面	在屈髋/伸膝抗阻的情况下，从髂前下棘垂直大腿前侧向下至髌骨	股神经（L2~L4）
				膝关节后伸			
				骨盆旋前			
	缝匠肌	髂前上棘和椎下切迹	胫骨上端内侧面	髋关节屈曲	矢状面	近端位于阔筋膜张肌内侧，髂腰肌外侧；在结合阻力的情况下，髋关节屈曲、外旋、外展及膝关节屈曲，从髂前上棘至胫骨内侧髁表面触诊	股神经（L2、L3）
				膝关节屈曲			
				骨盆旋前			
				屈髋屈膝时大腿外旋	水平面		
				膝关节微微内旋			
				髋关节外展	冠状面		
内	耻骨肌	距嵴上方，耻骨前部2.5cm宽的地方	从小转子到股骨粗线	髋关节屈曲	矢状面	难以区别于其他内收肌；髋关节前侧距腹股沟韧带中心约3.8cm，仰卧位屈曲内收时长收肌侧面及稍近端和髂腰肌内侧可触及	股神经（L2~L4）
				髋关节内收	冠状面		
				髋关节外旋	水平面		
	短收肌	在长收肌起点下面，耻骨下支前面	股骨的耻骨线下2/3和股骨内侧唇上半部分	髋关节内收	冠状面	深至长收肌，浅至大收肌。难以触诊及区分正好在下面的长收肌；近端位置正好在长收肌外侧	闭孔神经（L3、L4）
				髋关节内收时外旋	水平面		
				协助髋关节屈曲	矢状面		

肌肉		起点	止点	运动	运动平面	触诊	神经支配
内	长收肌	嵴下耻骨前	股骨粗隆中间1/3处	髋关节内收	冠状面	内收位抗阻时，在耻骨下方，大腿前内侧近端最突出的肌肉	闭孔神经（L3、L4）
				髋关节内收时外旋	水平面		
				协助髋关节屈曲	矢状面		
	大收肌	整个耻骨支边缘及坐骨和坐骨结节	整条股骨粗线，股骨内上髁，收肌结节	髋关节内收	冠状面	内收和外展位抗阻时，从坐骨结节到内收肌结节，位于股薄肌和腘绳肌内侧之间的大腿内侧	前侧：闭孔神经（L2~L4） 后侧：坐骨神经（L4、L5、S1~S3）
				髋关节内收时外旋	水平面		
				髋关节后伸	矢状面		
	股薄肌	耻骨降支的前内侧边缘	胫骨髁下前内侧表面	髋关节内收	冠状面	屈膝内收抗阻时，大腿前内侧浅薄肌腱，也就是长收肌后侧和半腱肌内侧	闭孔神经（L2~L4）
				膝关节微微屈曲	矢状面		
				协助髋关节屈曲			
				髋关节内旋	水平面		
				膝关节微微内旋			
后侧	半腱肌	坐骨结节	髁下方的胫骨上端前内侧面	膝关节屈曲	矢状面	股骨远端后内侧面联合屈膝内旋抗阻；俯卧位主动屈膝且髋内旋时的远端坐骨结节	坐骨神经——胫骨部（L5、S1、S2）
				髋关节后伸			
				骨盆后旋			
				髋关节内旋	水平面		
				膝关节屈曲时内旋			
	半膜肌	坐骨结节	胫骨内侧髁后内侧面	膝关节屈曲	矢状面	肌腱大部分被其他肌肉所覆盖，在膝关节屈曲和内旋抗阻时，膝关节后内侧深入至半腱肌可以感受到肌腱	坐骨神经——胫骨部（L5、S1、S2）
				髋关节后伸			
				骨盆后旋			
				髋关节内旋	水平面		
				膝关节内旋			
	股二头肌	长头：坐骨结节 短头：股骨粗线下半部及股骨外上髁	腓骨头和胫骨外侧髁	膝关节屈曲	矢状面	大腿远端后外侧面联合膝关节屈曲外旋阻力；俯卧位时主动屈膝且髋内旋，位于坐骨结节远端	长头：坐骨神经——胫骨部（S1~S3） 短头：坐骨神经——腓骨部（L5、S1、S2）
				髋关节后伸			
				骨盆后旋			
				髋关节外旋	水平面		
				膝关节外旋			
	臀大肌	髂嵴后1/4，髂骨附近的骶骨和尾骨后面，以及腰部筋膜	大转子侧面的斜嵴，以及髂胫束上的阔筋膜张肌	髋关节后伸	矢状面	在后髂嵴上部，肛门裂内侧和臀褶下部之间向下横行，着重髋关节后伸、外旋和外展	臀下神经（L5、S1、S2）
				骨盆后旋			
				髋关节外旋	水平面		
				上部纤维：协助髋关节外展	冠状面		
				下部纤维：协助髋关节内收			

续表

肌肉		起点	止点	运动	运动平面	触诊	神经支配
侧面	臀中肌	髂嵴下髂骨外侧面	股骨大转子后面和中间	髋关节外展	冠状面	大转子上表面和上方几厘米处，站立时对侧骨盆主动抬高，或者侧卧时对侧骨盆主动外展	臀上神经（L4、L5、S1）
				骨盆外旋至同侧			
				前部纤维：髋关节内旋	水平面		
				后部纤维：髋关节外旋			
				前部纤维：髋关节屈曲	矢状面		
				前部纤维：骨盆旋前			
				后部纤维：髋关节后伸			
				后部纤维：骨盆后旋			
	臀小肌	臀中肌起点下的髂骨外侧面	股骨大转子前面	髋关节外展	冠状面	深至臀中肌；在内旋和外展时，被髂嵴前侧和大转子之间的阔筋膜张肌覆盖	臀上神经（L4、L5、S1）
				骨盆外旋至同侧			
				股骨外展时髋关节内旋	水平面		
				髋关节屈曲	矢状面		
				骨盆旋前			
	阔筋膜张肌	髂嵴前，髂嵴下髂骨表面	沿着大腿向下1/4的地方并入髂胫束，髂胫束又插入胫骨前外侧髁的胫骨前肌结节	髋关节外展	冠状面	在屈曲、内旋和外展时，在髂嵴前侧和大转子之间的前外侧	臀上神经（L4、L5、S1）
				骨盆旋前至同侧			
				髋关节屈曲	矢状面		
				骨盆旋前			
				髋关节屈曲时内旋	水平面		
深后部	梨状肌	骶骨前侧，坐骨后部和闭孔	大转子上面和后面	髋关节外旋	水平面	随着受试者俯卧且臀大肌放松，当股骨被动地内/外旋时，深入触诊在大转子和骶骨之间的后上方	第一和第二骶神经（S1、S2）
	上孖肌	坐骨棘	大转子后面，紧靠梨状肌下面	髋关节外旋	水平面	随着受试者俯卧且臀大肌放松，当股骨被动地内/外旋时，深入触诊在大转子和坐骨棘之间的后上方	骶神经（L5、S1、S2）

续表

肌肉		起点	止点	运动	运动平面	触诊	神经支配
深后部	下孖肌	坐骨结节	大转子后面和上孖肌一起	髋关节外旋	水平面	随着受试者俯卧且臀大肌放松，当股骨被动地内/外旋时，深入触诊在大转子和坐骨结节之间的后方	骶丛分支（L4、L5、S1、S2）
	闭孔内肌	闭孔边缘	大转子后面和闭孔内肌一起	髋关节外旋	水平面	随着受试者俯卧且臀大肌放松，当股骨被动地内/外旋时，深入触诊在大转子和闭孔之间的后上方	骶丛分支（L4、L5、S1、S2）
	闭孔外肌	闭孔下缘	大转子后面紧靠闭孔内肌下面	髋关节外旋	水平面	随着受试者俯卧且臀大肌放松，当股骨被动地内/外旋时，深入触诊在大转子和闭孔之间的内后方	闭孔神经（L3、L4）
	股方肌	坐骨结节	股骨转子间嵴	髋关节外旋	水平面	随着受试者俯卧且臀大肌放松，当股骨被动地内/外旋时，深入触诊在大转子和坐骨结节之间的内后方	骶丛分支（L4、L5、S1）

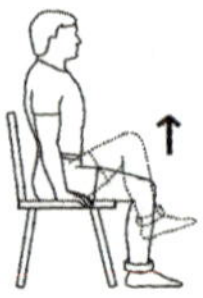
髋屈曲

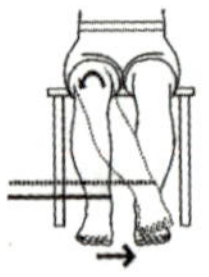
髋外旋

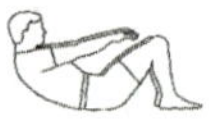
腰椎屈曲

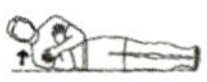
腰椎侧屈

髂腰肌　图 8.24

起点

髂肌：髂骨内表面。

腰大肌和腰小肌：腰椎横突的下缘（L1~L5），最后一节胸椎（T12）椎体两侧，腰椎（L1~L5）椎间纤维软骨和骶骨基部。

止点

髂肌和腰大肌：股骨小转子及其下部骨干。

腰小肌：耻骨肌线（耻骨）和髂耻隆起。

运动

髋关节屈曲。

骨盆旋前。

髋关节外旋。

当同侧股骨固定时，骨盆向对侧旋转。

腰椎屈曲（腰大肌和腰小肌）。

腰椎侧屈（腰大肌和腰小肌）。

骨盆向对侧旋转（腰大肌和腰小肌）。

触诊

髂腰肌位置较深，紧贴后腹壁，难以触诊。

触诊腰大肌：当受试者坐下并将躯干略微向前倾以放松腹部肌肉时，触诊髂嵴和第十二肋之间，约为髂前上棘和脐正中间深部，并引导患者主动屈曲髋关节。

触诊髂腰肌远端肌腱：患者仰卧，在患者主动屈曲或伸展髋关节时触诊髋关节前方，腹股沟韧带中心点下方3～4cm处，紧邻耻骨肌外侧与缝匠肌内侧。

神经支配

腰神经和股神经（L2~L4）。

临床应用、强化和柔韧性练习

我们通常谈及髂腰肌时， 多认为髂腰肌是一块肌肉，但它实际上由髂肌和腰大肌组成。一些解剖学书籍对其进行了区分并单独列出了每个肌肉。腰小肌由于连接在髋关节上方的耻骨上，因此不会作用于髋关节。大多数权威资料在提到髂腰肌时，均未将腰小肌纳入髂腰肌中。

髂腰肌在诸如仰卧举腿等动作中是非常强有力的。由于腰大肌起点位于腰椎，腰大肌收缩时往往会移动腰部向前或在仰卧举腿时拉起下背部。出于这个原因，这种动作往往会加重腰部问题，通常不建议练习双腿仰卧直腿抬高。腹部肌肉可通过从前侧提拉骨盆，从而减少腰大肌对下背部的移动，来防止这种下背部拉伤。抬腿主要是髋关节屈曲而不是腹部活动。由于髂腰肌会将腰椎拉伸至过伸并增加腰椎前凸曲线，特别是在腹部肌肉无法从前侧提供足够稳定的情况下，背部可能会因剧烈和长时间的举腿运动而受伤。髂腰肌在仰卧起坐时能够强烈地向心和离心收缩，

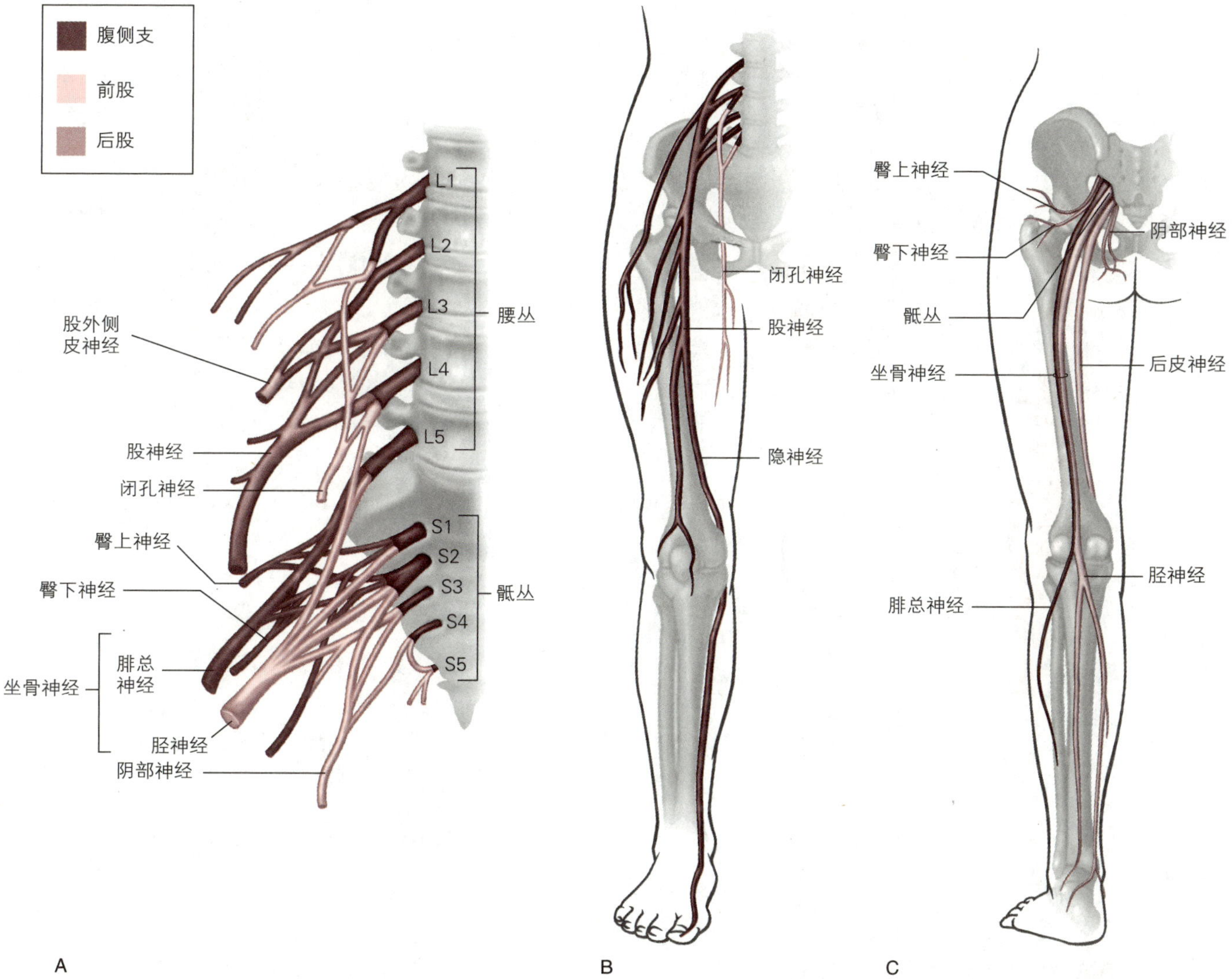

图8.19　腰骶丛的神经。A.特写；B.前面观；C.后面观

特别是在髋关节没有处在屈曲位置时。腹部强化锻炼时，当髋部屈曲和（或）髋部外展越多，髂腰肌激活越少。

髂腰肌可以通过在直立举腿器或双杠上支撑手臂然后通过屈曲髋关节以抬起双腿来锻炼。初始训练时，可以通过弯曲膝关节并折叠小腿的方式减小阻力。随着肌肉变得更加强壮，可将膝关节伸直，增加力臂长度以增加更多阻力。通过改变阻力臂来增加或减少阻力的概念已在第三章中进行解释。有关本章中髂腰肌和其他肌肉的更多常用练习，请参阅附录2。

髂腰肌经常因过度举腿和仰卧起坐而出现肌肉紧张并导致骨盆前倾。为了拉伸髂腰肌，必须后伸髋部以使股骨位于身体正中冠状面后侧。避免膝关节完全屈曲，可以更加有针对性地锻炼髂腰肌。髋关节伸展旋内，可以轻微增加拉伸效果。

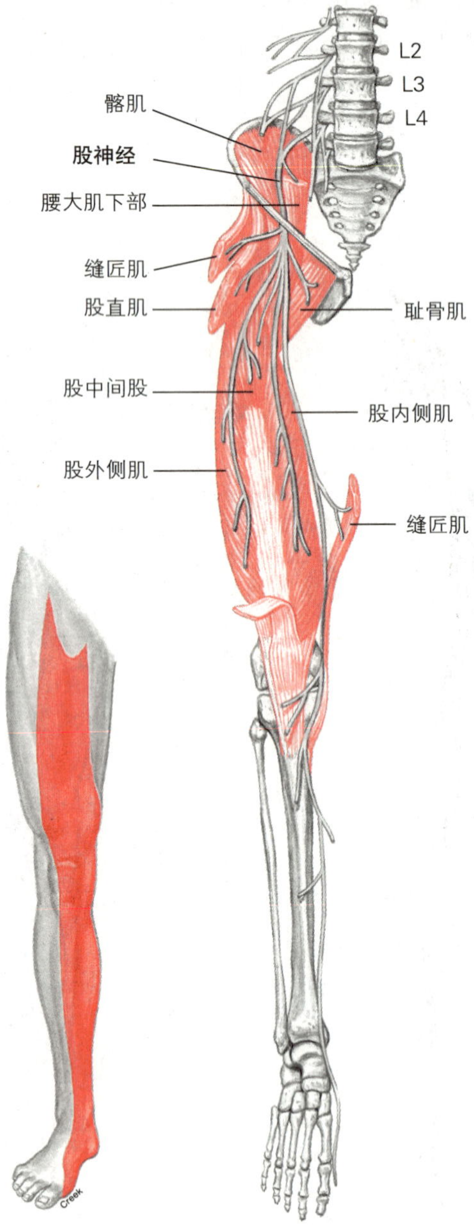

图8.20 股神经的肌肉和皮肤分布

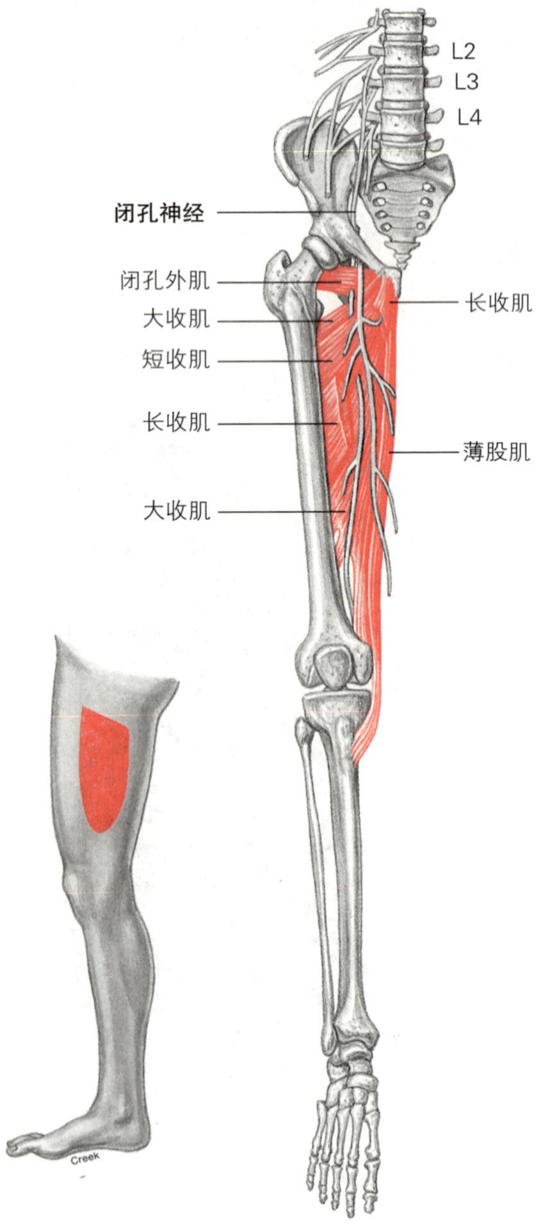

图8.21 闭孔神经的肌肉和皮肤分布

股直肌　图 8.25

起点

髂骨的髂前下棘和髋臼上方的凹槽（后侧）。

止点

髌骨上部及通过髌腱连接的胫骨粗隆。

运动

髋关节屈曲。

膝关节伸展。

骨盆旋前。

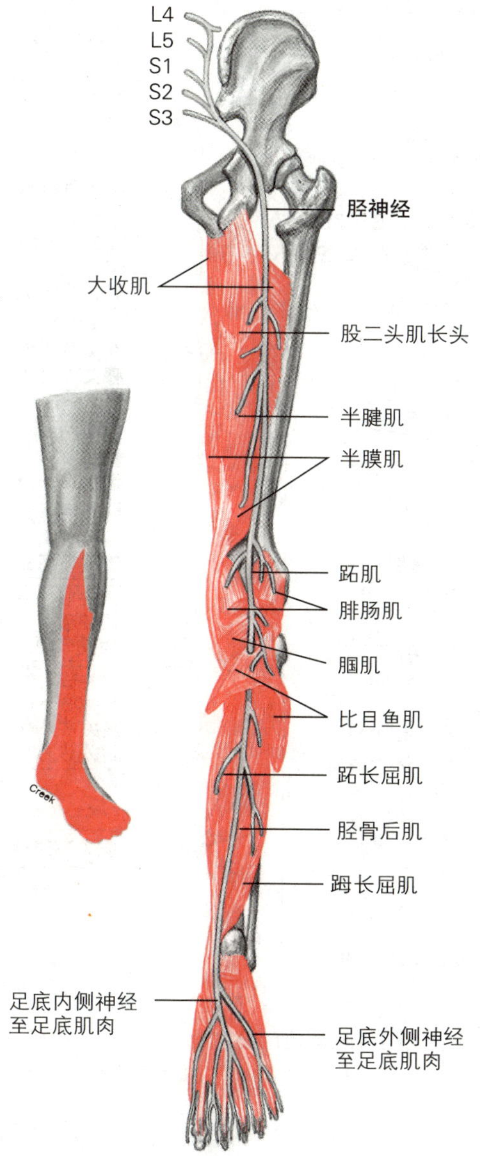

图8.22　胫神经的肌肉和皮肤分布

触诊

引导患者抗阻屈髋和伸膝动作时，直接从髂前下棘往下触诊至髌骨。

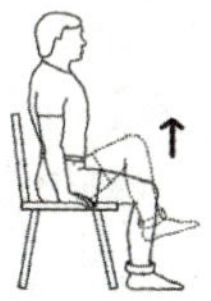

神经支配

股神经（L2~L4）。

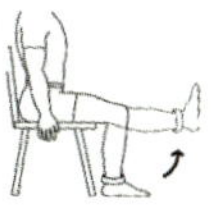

临床运用、强化和柔韧性练习

由于起点在髂前下棘，股直肌同样具有收缩时使骨盆旋前的倾向（骨盆前侧下降，后侧抬高）。只有腹部肌肉能防止这种情况发生。一般而言，在谈到屈髋肌群时，可以说许多人默认骨盆会随着年龄的增长而永久地向前倾斜。松弛的腹壁不能保持骨盆位置；因此，腰椎曲线增加。

通常，随着肌肉收缩、变短，肌肉产生力的能力会减小。这解释了为什么股直肌在髋关节处于伸展时是膝关节的强大伸肌，但在髋关节屈曲时肌力会相应变弱。股直肌在跑步、跳跃、单脚跳和跳绳等运动中，与股四头肌的其他头一起处于活跃状态。在这些运动中，由于臀大肌和股后肌群强有力地将髋关节伸展，从而抵消了股直肌在伸膝的同时屈曲髋关节的趋势。它通常被认为是股四头肌之一。股直肌是通过进行髋关节屈曲或膝关节伸展的抗阻运动来进行训练的。

在拉伸股直肌时可处于侧卧位，请周围其他人帮助保持膝关节完全屈曲并同时使髋关节伸展。

缝匠肌　图 8.26

起点

髂前上棘和椎下切迹。

止点

胫骨内侧髁下方的胫骨前内侧表面。

运动

收缩动作。

髋关节屈曲。

屈膝。

在屈髋屈膝的同时大腿外旋。

髋关节外展。

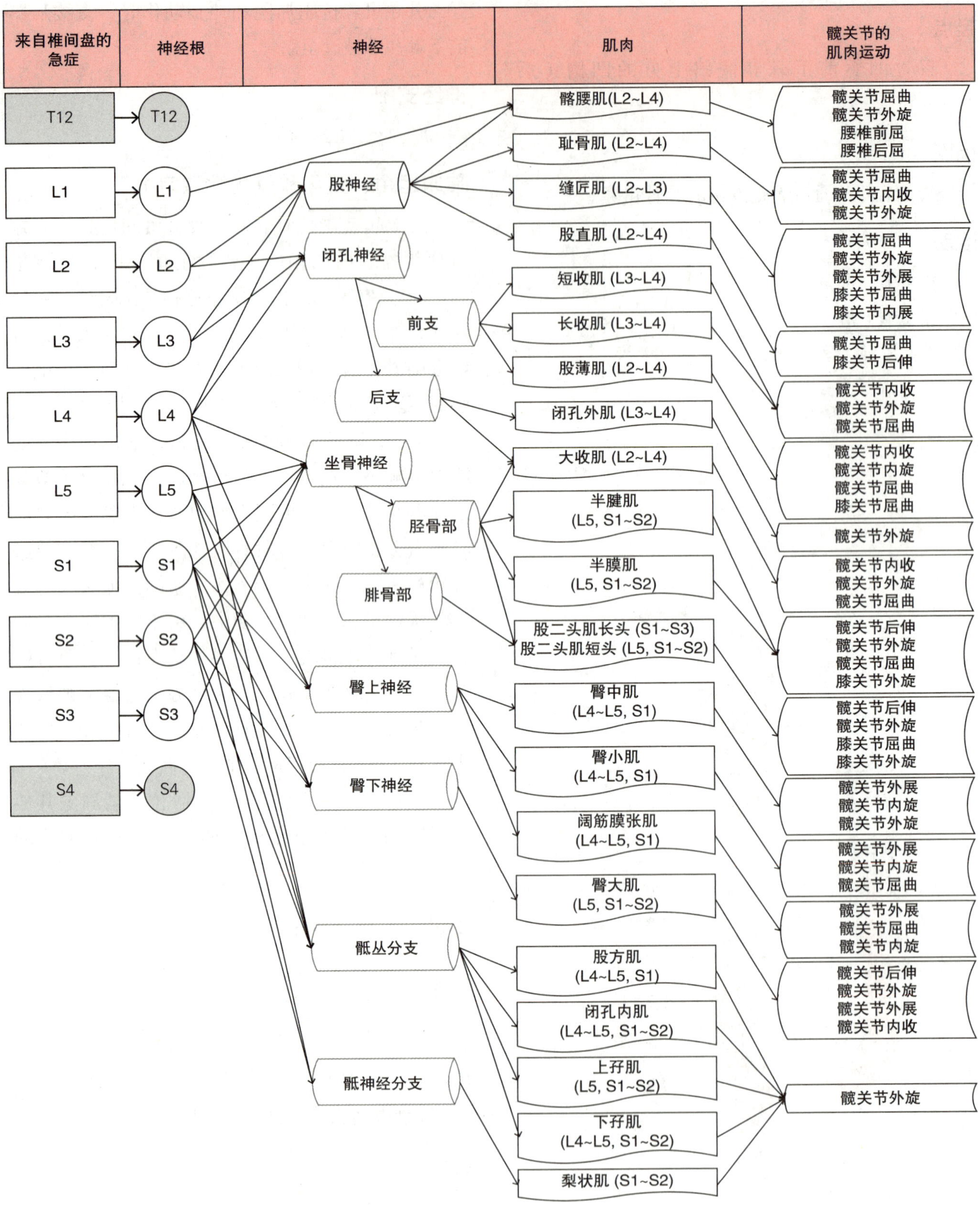

图8.23 髋关节肌肉的神经支配及其作用。髋关节主要运动相关的神经肌肉结构及其运动已加粗

骨盆旋前。

较弱的膝关节旋内。

触诊

近端位于阔筋膜张肌的内侧和髂腰肌的外侧；在髋关节屈曲/外旋/外展和仰卧位膝关节屈曲的抗阻运动时，从髂前上棘到胫骨内侧髁触诊。

神经支配

股神经（L2、L3）。

临床应用、强化和柔韧性练习

缝匠肌收缩时，对髂前上棘及其正下方的凹陷施加拉力，同样会倾向于使骨盆前倾（前侧向下）。必须通过腹部肌肉收缩使骨盆旋后以阻止

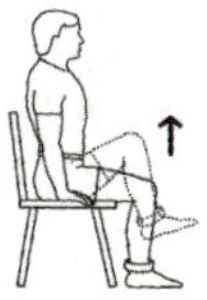
髋屈曲

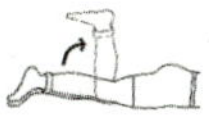
膝伸展

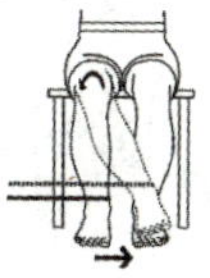
髋外旋

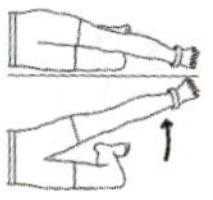
髋外旋

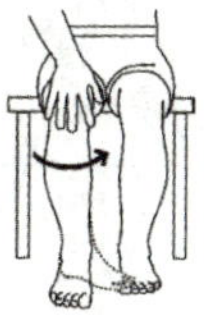
膝内旋

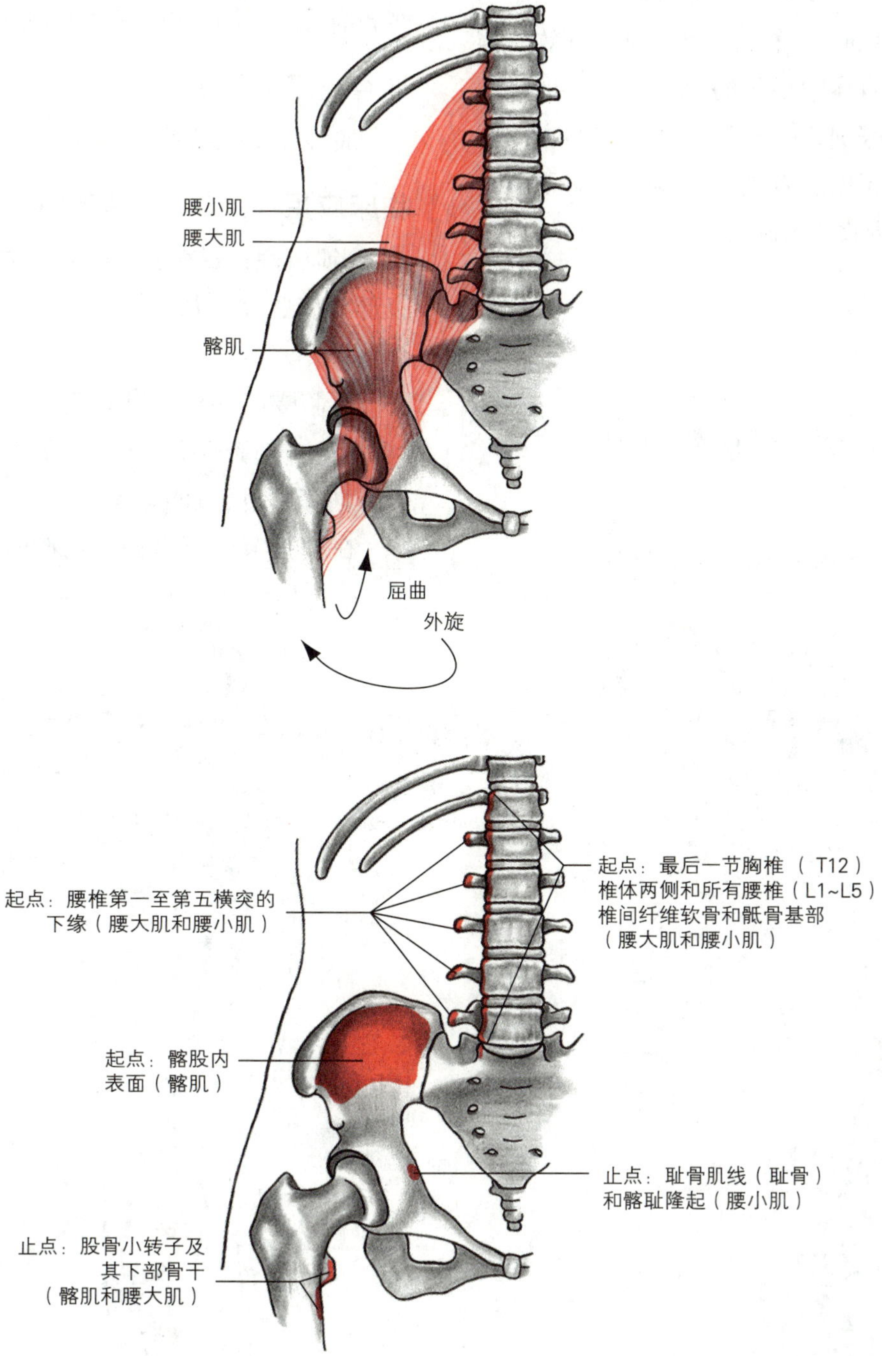

图8.24　髂腰肌。前面观

这种趋势（在前侧拉起骨盆），从而保持背部正常曲线。

缝匠肌是一种双关节肌肉，能有效屈髋或屈膝。

被称为缝匠肌是由于其参与裁缝在坐姿中的所有膝关节和髋关节运动。在同时屈髋和屈膝时，它的肌力很弱。在观察中，当人们在坐姿时试图跷二郎腿时，会习惯性地向后仰，从而抬起起点以拉伸缝匠肌，使其能够更有效地屈膝。当膝关节处于伸展位时，缝匠肌则成为更有效的髋关节屈肌。它是身体中最长的肌肉，通过训练髂腰肌的相同方式来训练。在保持膝关节伸直的同时，治疗师可以帮助患者被动拉伸，从而使髋关节保持在伸展、内收和内旋的位置。

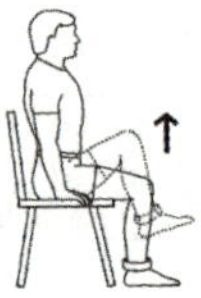

髋屈曲

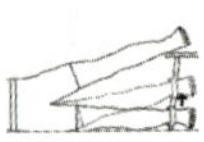

髋外展

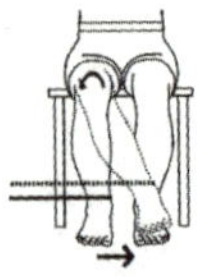

髋外旋

耻骨肌　图 8.27

起点

耻骨前侧耻骨嵴旁开2.5 cm处（耻骨线）。

止点

约为股骨小转子向下延伸至股骨粗线。

运动

髋关节屈曲。

髋关节内收。

髋关节外旋。

骨盆旋前。

触诊

很难与其他内收肌群区分开来；髋关节前侧腹股沟韧带中心下约3.8 cm。在仰卧位，髋关节屈曲和内收时，触诊位置在长收肌和髂腰肌之间。

神经支配

股神经（L2~L4）。

临床应用、强化和柔韧性练习

当耻骨肌收缩时，它也倾向于使骨盆旋前。腹部肌肉收缩，从前侧上提骨盆可以控制这种旋前动作。

与髂腰肌一样，耻骨肌可以在仰卧举腿等屈髋运动中进行练习，髋关节屈曲和髋关节内收的抗阻训练可用于加强耻骨肌。

在髋关节处于后伸并内旋时充分外展可拉伸

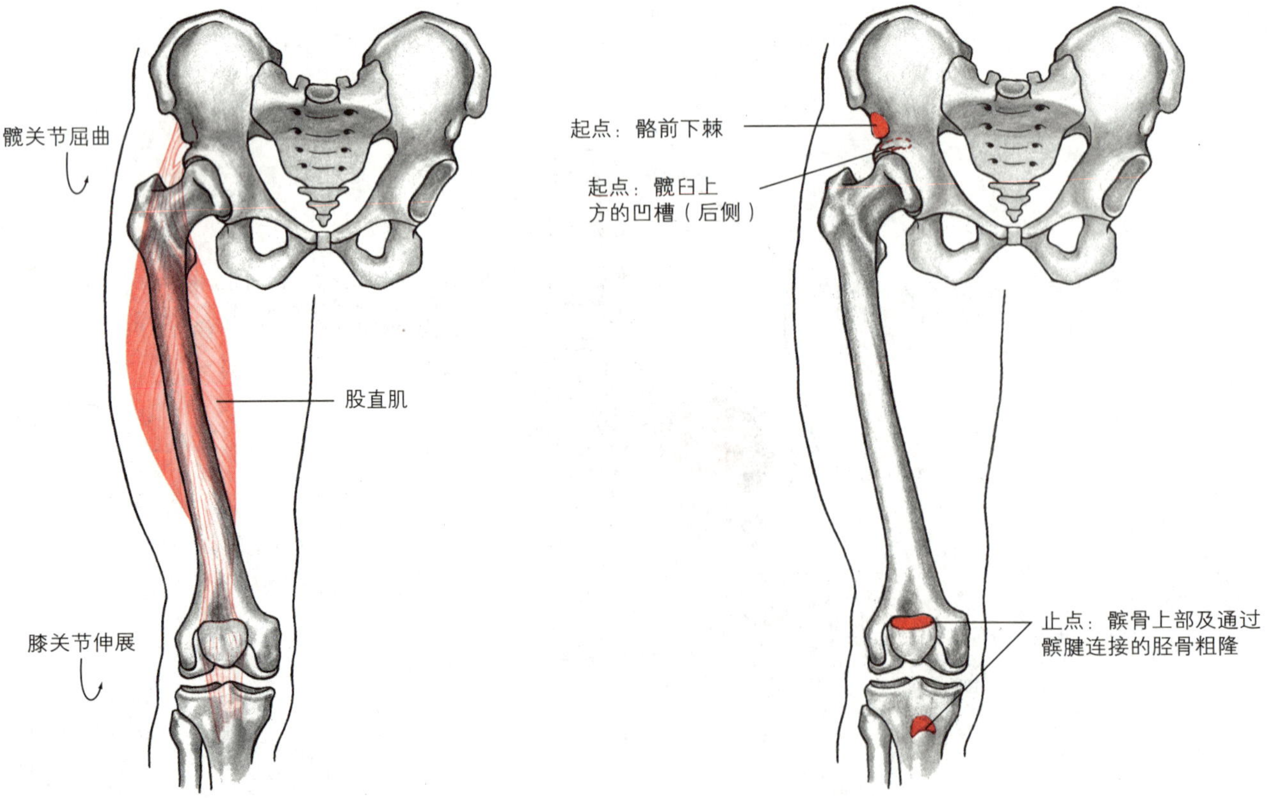

图8.25　股直肌。前面观

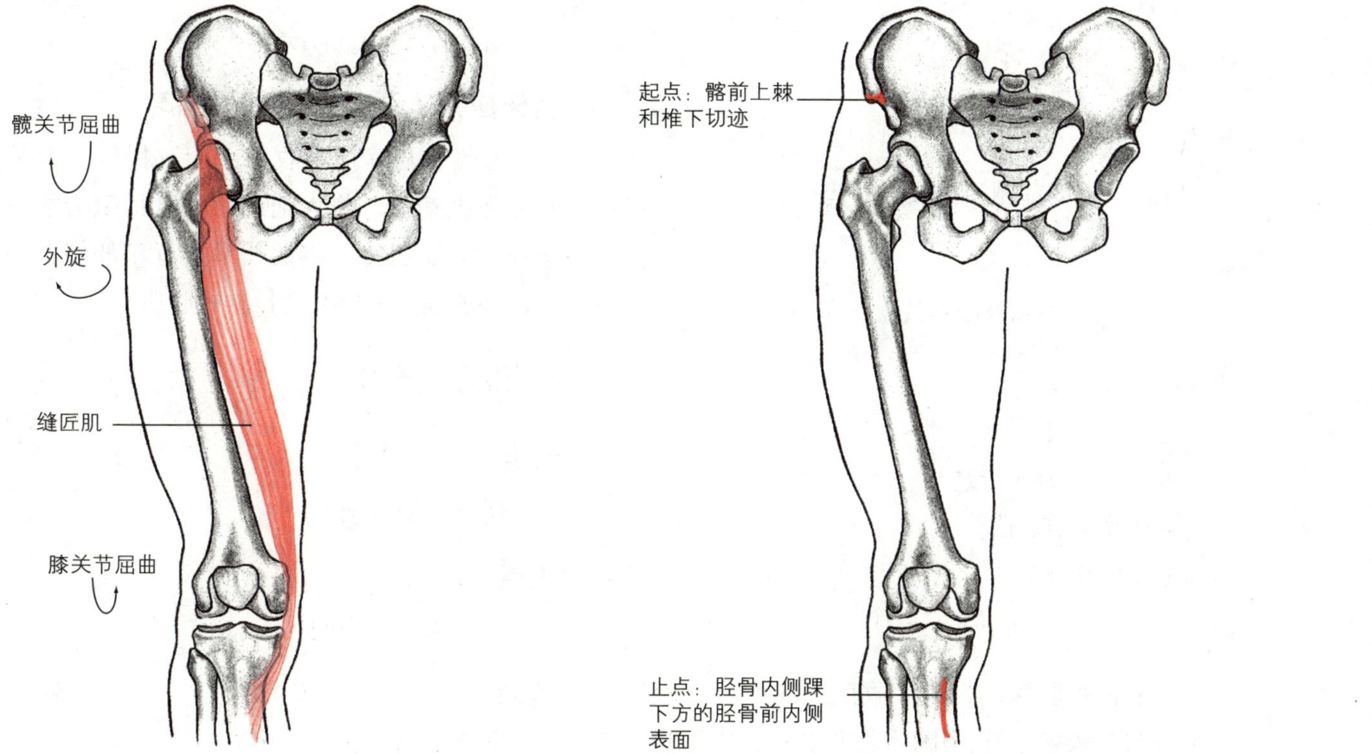

图8.26 缝匠肌。前面观

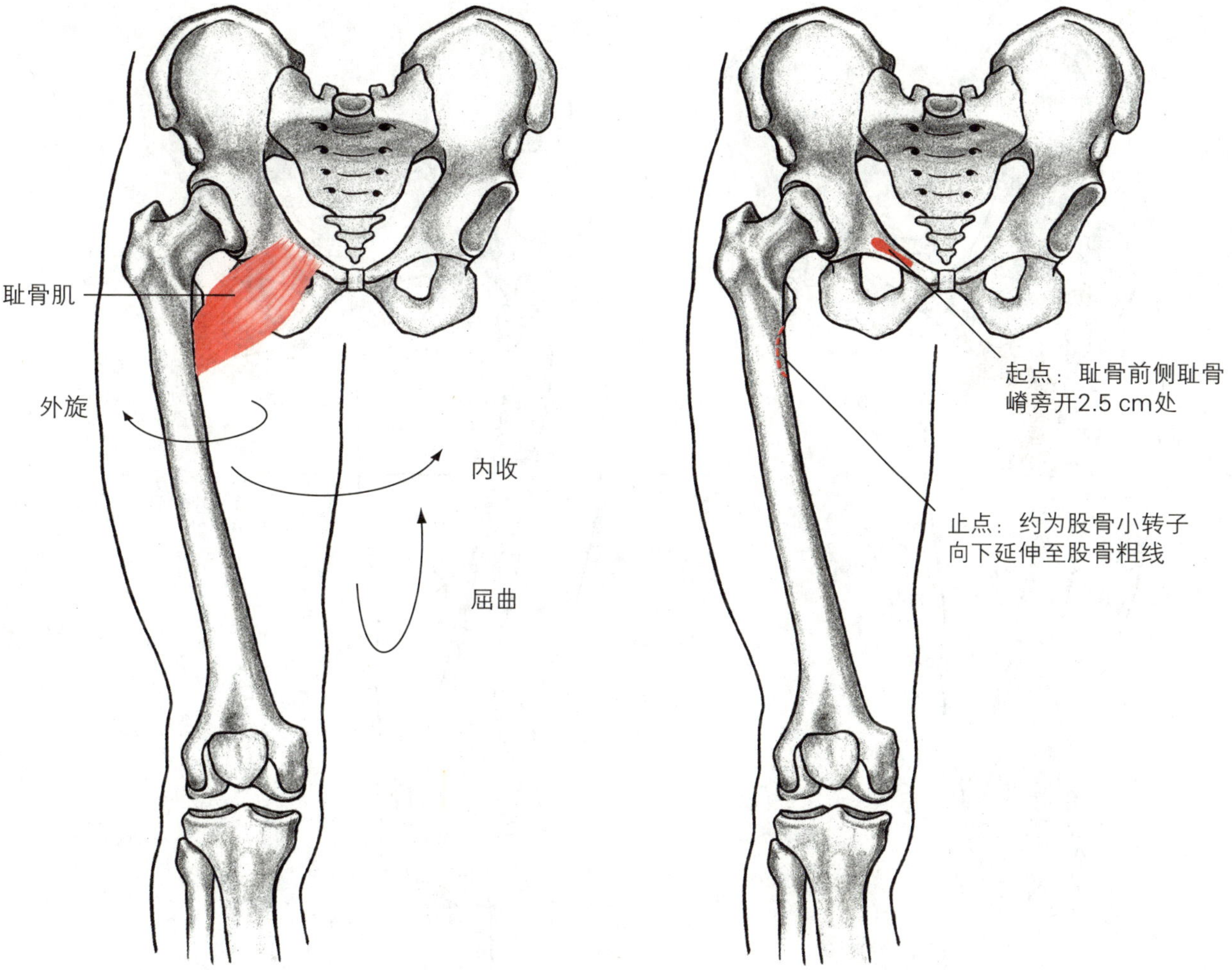

图8.27 耻骨肌。前面观

耻骨肌。

短收肌　图 8.28

起点

耻骨下支的前侧，长收肌的起点下方。

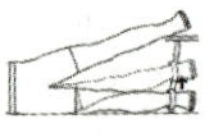
髋外展

止点

股骨线下2/3和内侧粗线上半部分。

运动

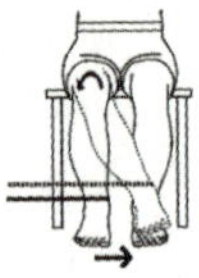
髋外旋

髋关节内收。

髋关节内收时外旋。

协助髋关节屈曲。

协助骨盆旋前。

触诊

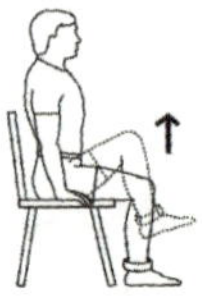
髋屈曲

位于长收肌深部，与大收肌之间；难以触诊且难以与长收肌区分， 因为它紧贴长收肌下侧；近端部分也与长收肌外侧相邻。

神经支配

闭孔神经（L3、L4）。

临床应用、强化和柔韧性练习

短收肌与其他内收肌一起，提供了髋关节内收的强大动力。将大腿内收并抵抗阻力能够有效增强短收肌肌力。将髋关节放置于伸展并内旋位时，外展髋关节能有效拉伸短收肌。

长收肌　图 8.29

起点

嵴下，耻骨前。

止点

股骨粗隆的中间1/3。

运动

髋关节内收。

髋关节内收时外旋。

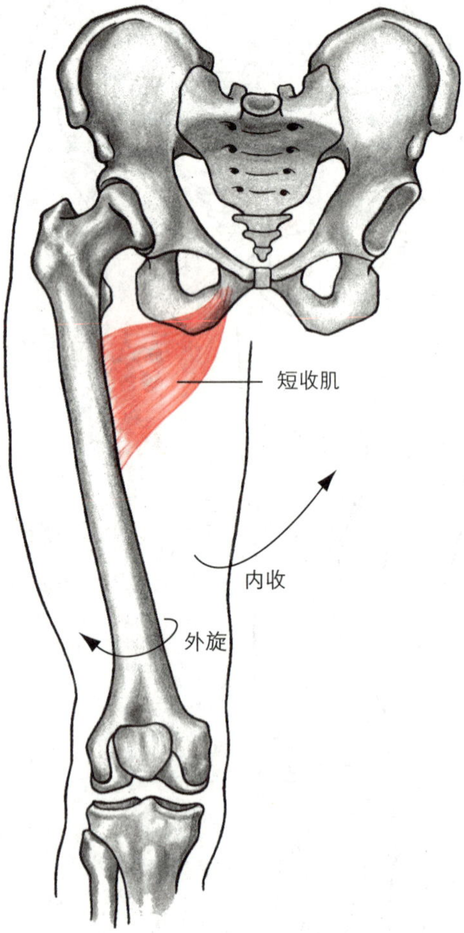

图8.28 短收肌。前面观

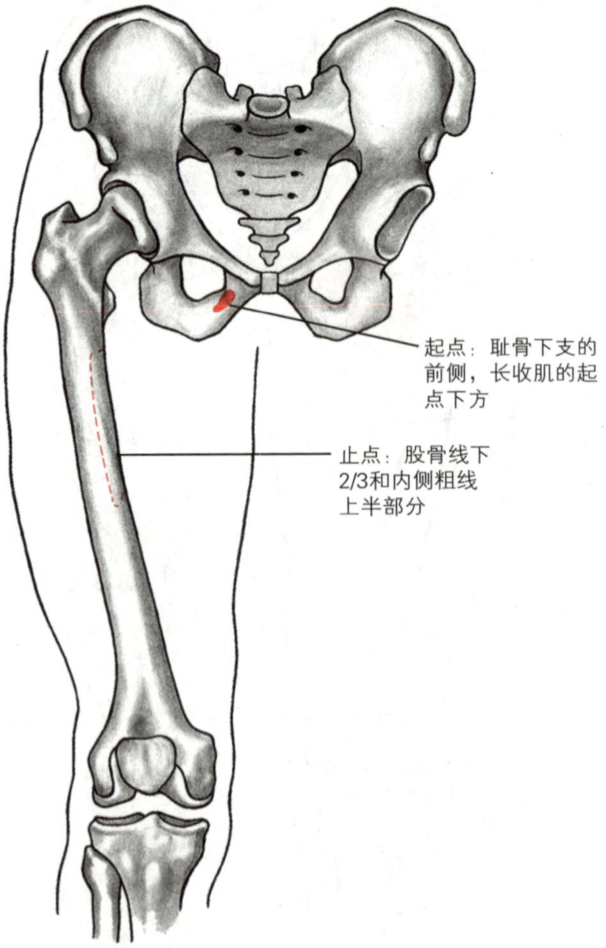

协助髋关节屈曲。

协助骨盆旋前。

触诊

髋关节内收抗阻时，从耻骨下侧向大腿前侧触诊，长收肌是内收时最突出的肌肉。

神经支配

闭孔神经（L3、L4）。

临床应用、强化和柔韧性练习

通过使用剪式训练可以增强长收肌肌力，这需要受试者坐在地板上，展开双腿，同时需他人将他们的腿或手臂放在受试者的两腿内侧以提供阻力。当受试者尝试将双腿内收并拢时，他人在整个运动范围内提供手动阻力。该练习可用于单侧或双侧同时练习。拉伸方式与短收肌相同。

大收肌　图 8.30

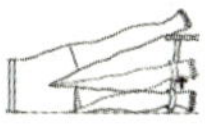

起点

整个耻骨下支和坐骨及坐骨结节。

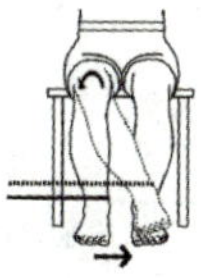

止点

整个股骨粗线、内侧髁突脊和收肌结节。

运动

髋关节内收。

髋关节内收的同时外旋。

髋关节伸展。

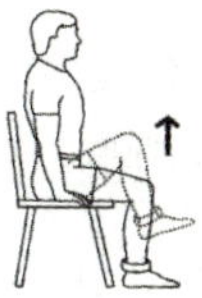

触诊

从髋关节外展位抗阻内收时，触诊大腿内侧坐骨结节和收肌结节之间，在股薄肌与内侧腘绳肌之间。

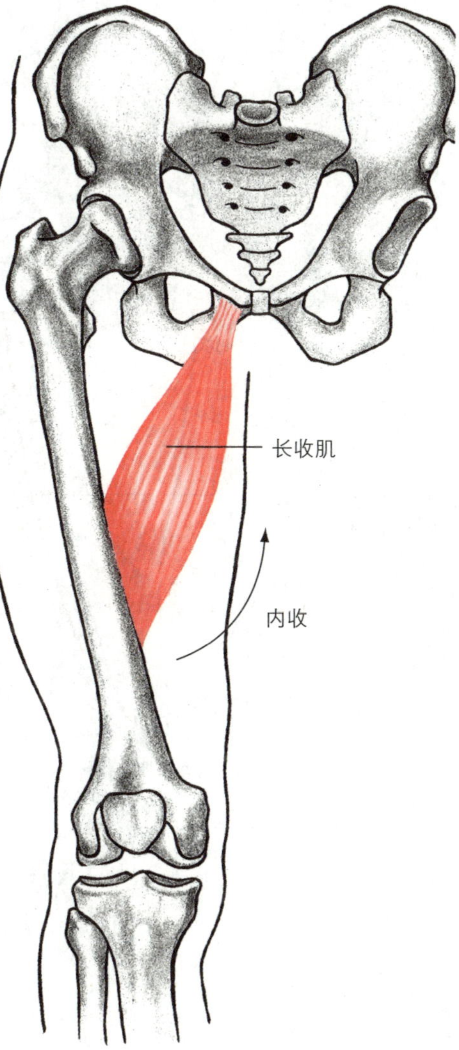

图8.29 长收肌。前面观

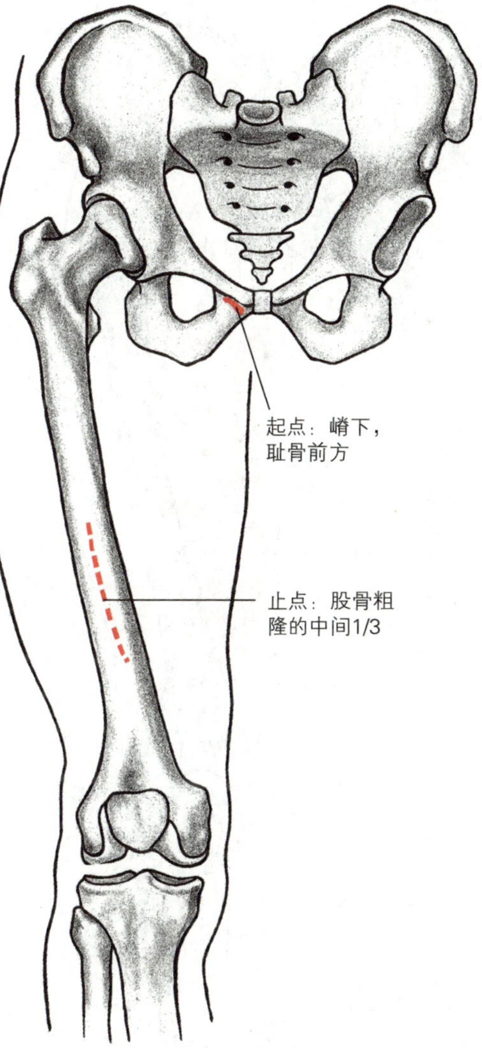

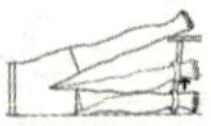

髋外展

神经支配

前部：闭孔神经（L2~L4）。

后部：坐骨神经（L4、L5、S1~S3）。

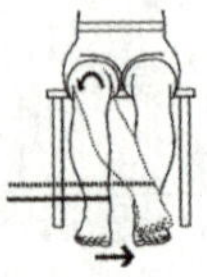

髋外旋

临床应用、强化和柔韧性练习

起源于耻骨坐骨下支的大收肌上部有时被列为小收肌，只有起点于坐骨结节的部分被列为大收肌。只有小收肌部分被称为内收肌部分，而其余大部分则被称为腘绳肌部分。

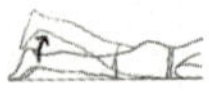

髋伸展

大收肌在蛙泳踢腿和骑马运动中较常用到。由于内收肌（大收肌、长收肌、短收肌和股薄肌）在普通运动中不会被频繁使用，因此应该开出有针对性的运动处方来加强这些肌肉。现在的一些运动器材设计提供了能够练习内收肌的阻力。那些用于加强长收肌和短收肌的髋关节内收运动也同样可以用于训练大收肌。大收肌可以用拉伸长收肌和短收肌的方式进行拉伸。

股薄肌　图 8.31

起点

耻骨下行支的前内侧缘。

止点

胫骨的前内侧表面内侧髁下方。

运动

髋关节内收。

膝关节屈曲。

髋关节内旋。

协助髋关节屈曲。

较弱的膝关节内旋。

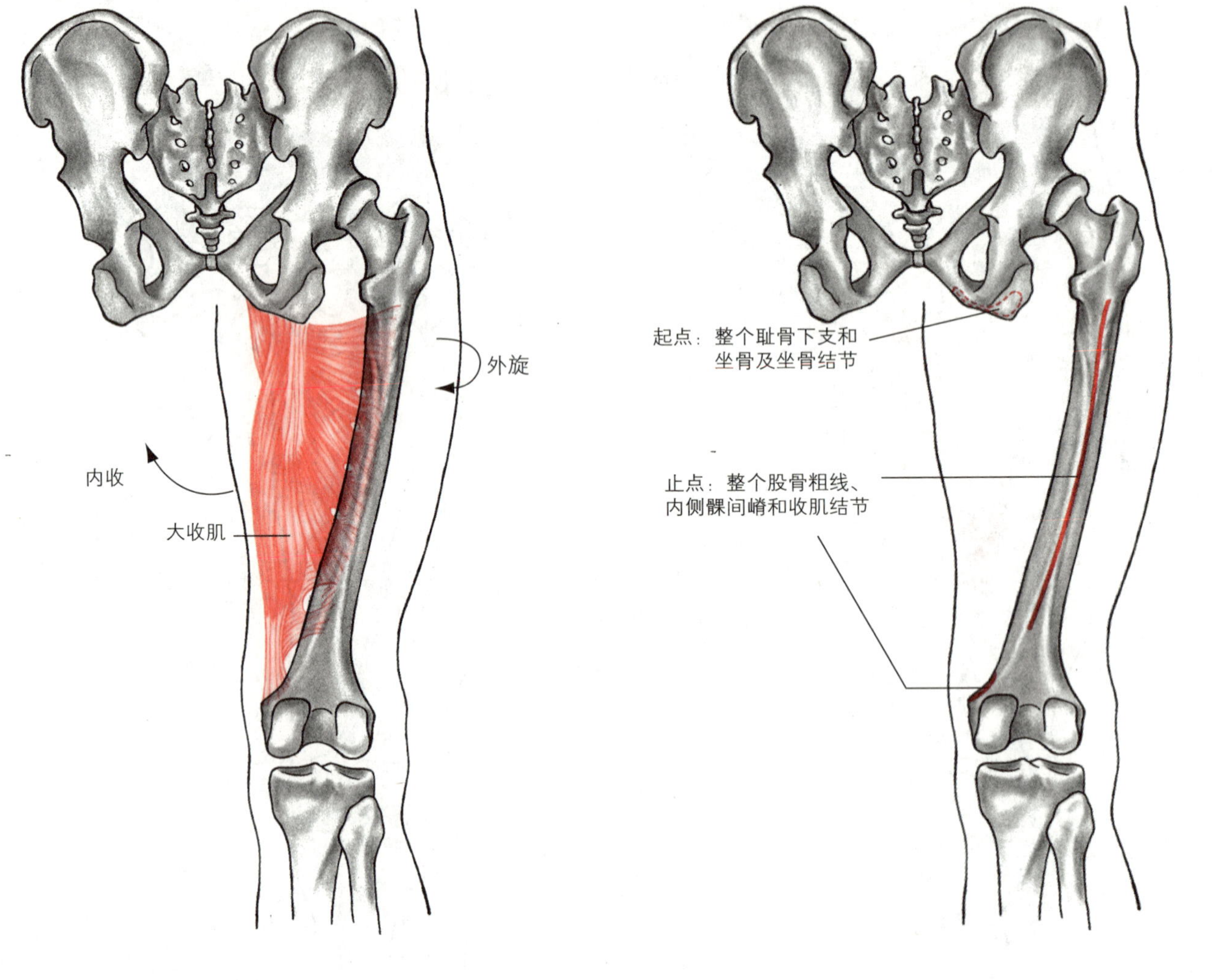

图8.30　大收肌。后面观

触诊

前内侧大腿上的一个薄肌腱，在膝关节屈曲并且抗阻髋内收时，位于长收肌后侧和半腱肌内侧。

神经支配

闭孔神经（L2~L4）。

临床应用、肌力及柔韧性练习

股薄肌与其他内收肌具有相同的功能，但能够较弱地屈曲膝关节。

内收肌肌群（大收肌、长收肌、短收肌和股薄肌）在骑马和蛙泳踢腿时会频繁用到。增强内收肌肌群的肌力可预防参加这些运动后的疼痛。股薄肌可通过使用与其他内收肌群相同的方法来训练。可以以类似于其他内收肌拉伸的方式来进行拉伸股薄肌， 但应注意保持膝关节处于伸展位。

半腱肌　图 8.32

起点

坐骨结节。

止点

胫骨的前内侧表面，正好在内侧髁下方。

运动

膝关节屈曲。

髋关节伸展。

髋关节内旋。

屈膝时膝内旋。

骨盆后旋。

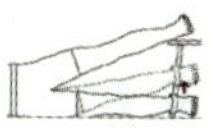
髋外展

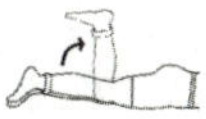
膝屈曲

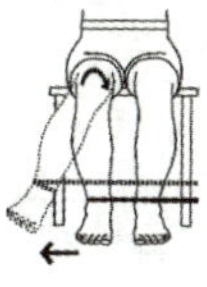
髋内旋

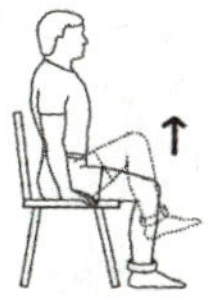
髋屈曲

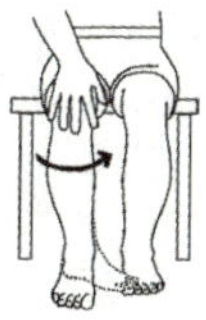
膝内旋

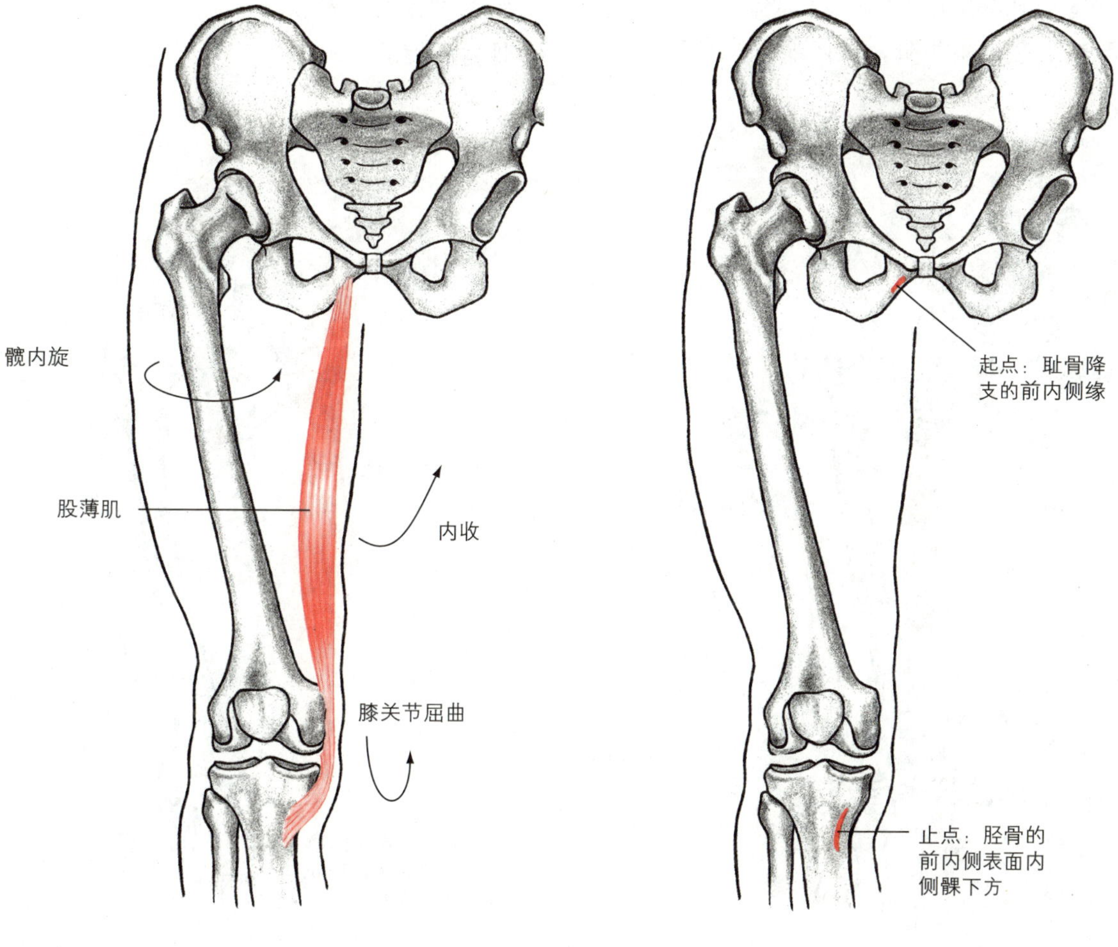

图8.31　股薄肌。前面观

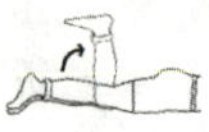

触诊

俯卧位触诊大腿远端的后内侧面，引导受试者膝关节屈曲和内旋抗阻，同时髋关节在膝关节屈曲时内旋，触诊点位于坐骨结节下方。

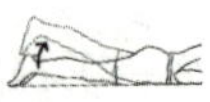

神经支配

坐骨神经——胫骨部（L5、S1、S2）。

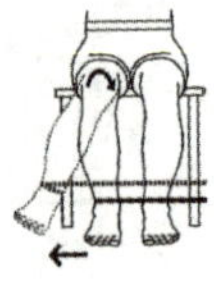

临床应用、强化和柔韧性练习

半腱肌作为双关节肌肉，在伸展髋关节或屈曲膝关节时，都是强有力的。但是当同时伸展髋关节和屈曲膝关节时，就变得较弱了。当躯干前倾并且保持膝关节伸直时，腘绳肌会在骨盆后侧产生强大的拉力，全力收缩时将会后旋骨盆。如果屈曲膝关节做相同动作，则可以观察到该动作换由臀大肌完成。

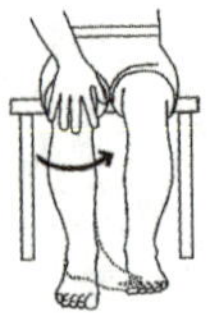

另一方面，当腘绳肌全力收缩屈膝时，如屈膝倒挂时，髋部的屈肌则会参与，并抬高这些肌肉的起点以提高它们的收缩效率。如果在这个动作过程中伸髋，则屈膝肌群的肌力会变弱。这些肌肉在步态中作为髋部伸肌，可以使臀大肌在步行中放松。

半腱肌最好通过膝关节屈曲运动来抗阻练习。通常称为屈膝或屈腿运动，可通过在屈膝机上俯卧屈腿或脚踝负重站立屈腿的方式练习。在屈膝时保持膝关节内旋可以针对性地练习半腱肌。因为内旋时可以使其起止点对齐。

可以通过伸膝同时屈曲、内旋和稍外展髋关节，以最大限度地拉伸半腱肌。

半膜肌　图 8.33

起点

坐骨结节。

止点

胫骨内侧髁后内侧面。

运动

膝关节屈曲。
髋关节伸展。
髋关节内旋。
屈膝时膝关节内旋。
骨盆后旋。

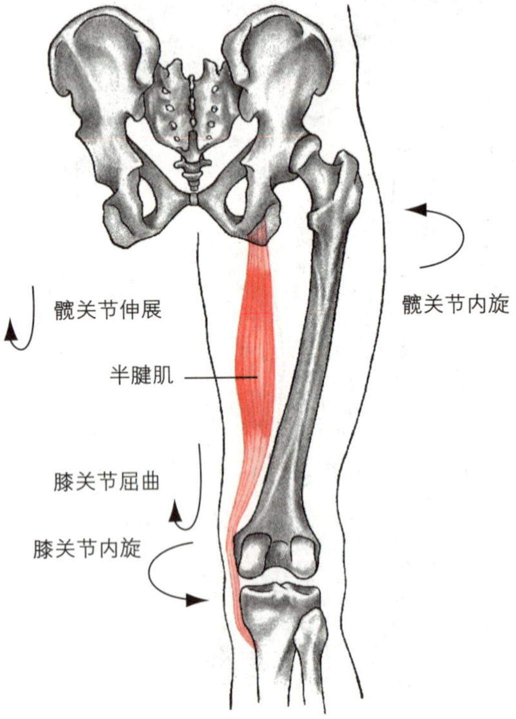

图8.32　半腱肌。后面观

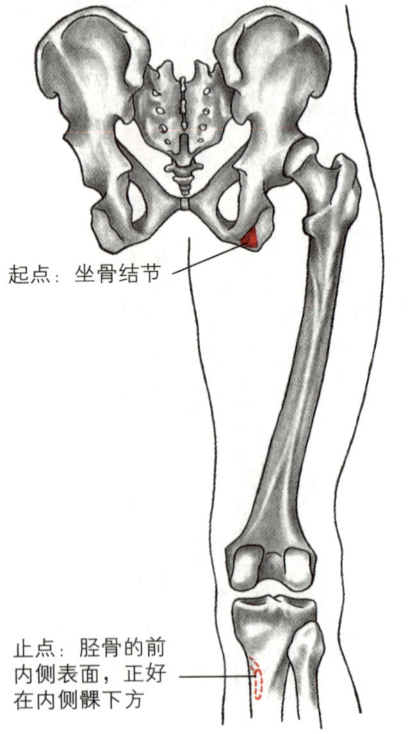

触诊

大部分被其他肌肉所覆盖，在屈曲同时内旋膝关节抗阻时，肌腱可以在膝关节的后内侧半腱肌肌腱深部触诊。

神经支配

坐骨神经——胫骨部（L5、S1、S2）。

临床应用、强化和柔韧性练习

半腱肌和半膜肌与腘绳肌一起，均为膝关节的内旋肌。由于它们穿过膝关节的方式，这些肌肉在提供膝关节内侧动态稳定性的方面非常重要。

半膜肌最好通过屈膝运动来加强。在整个运动过程中保持膝关节的内旋可以针对性地练习半膜肌。半膜肌可用与半腱肌相同的方式拉伸。

股二头肌　图 8.34

起点

长头：坐骨结节。

短头：股骨粗线的下半部分和外侧髁突脊。

止点

胫骨外侧髁和腓骨小头。

运动

膝关节屈曲。

髋关节伸展。

髋关节外旋。

屈膝时膝关节外旋。

骨盆后旋。

触诊

远端：在膝关节屈曲和外旋抗阻运动时，位于大腿远端的后外侧面。

近端：在俯卧位屈膝时外旋髋关节，位于坐骨结节下方。

神经支配

长头：坐骨神经——胫骨部（S1~S3）。

短头：坐骨神经——腓骨部（L5、S1、S2）。

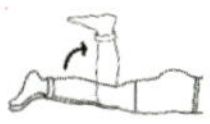
膝屈曲

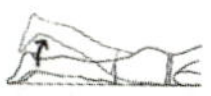
髋伸展

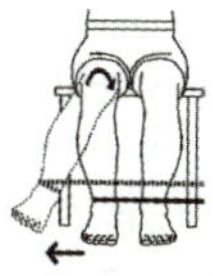
髋内旋

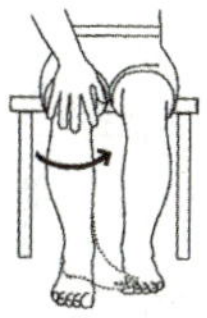
膝内旋

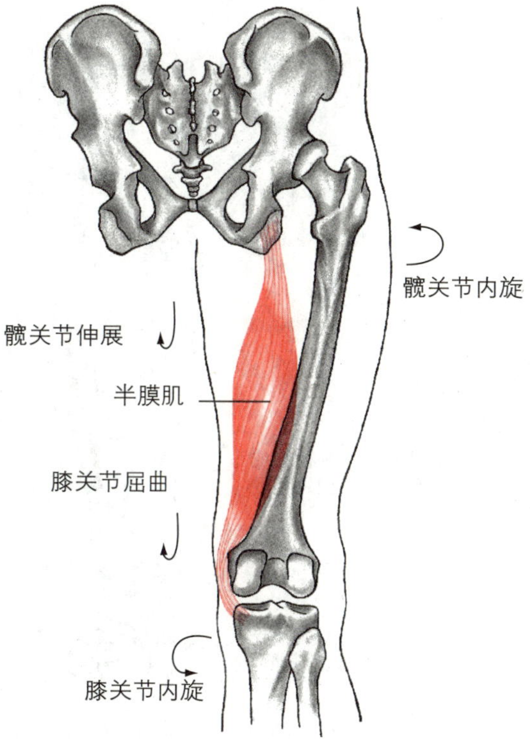

图8.33　半膜肌。后面观

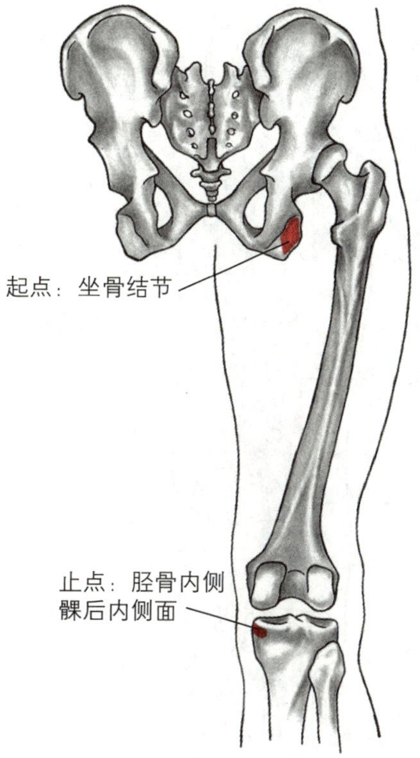

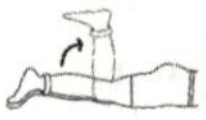

膝屈曲

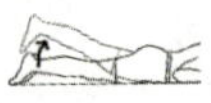

髋伸展

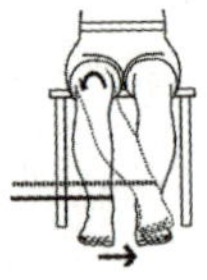

髋外旋

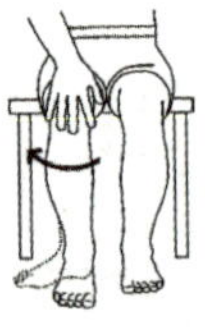

膝外旋

临床应用、强化和柔韧性练习

半腱肌、半膜肌和股二头肌被称为腘绳肌。

当膝关节伸直或接近伸直时，腘绳肌与臀大肌一起参与髋关节伸展。因此，在跑步、跳跃、跳绳和单腿跳中，这些肌肉会同时发力。当膝关节屈曲做髋关节主动伸展时，则更多地激活臀大肌而不是腘绳肌。这种情况通常发生在从屈膝跪姿到站起的过程中。

股二头肌最好通过如训练半腱肌相同的屈膝运动来练习，但如果膝关节在整个运动范围内保持外旋，则更加针对性地练习股二头肌，因为这样可以使起点和止点对齐，从而更好地让股二头肌发力。通过最大限度地伸展膝关节来拉伸股二头肌，同时屈曲、外旋和略微内收髋关节会更加针对性地练习股二头肌。

臀大肌　图 8.35

起点

髂嵴的后1/4，髂骨的后表面和髂骨附近的尾骨，以及腰部筋膜。

止点

大转子侧面的斜嵴（臀肌结节）和髂胫束。

运动

髋关节伸展。

髋关节外旋。

上部纤维：协助髋关节外展。

下部纤维：协助髋关节内收。

骨盆后旋。

触诊

肌肉向外下走行，上缘至髂嵴后侧，内缘至臀中线，下缘至臀肌褶皱，可完成髋关节后伸、外旋和外展。

神经支配

臀下神经（L5、S1、S2）。

临床应用、强化和柔韧性练习

当髋关节运动接近并超过后伸15° 时，臀大肌开始激活。因此，臀大肌在日常步行中不会频繁使用。在髋关节外旋同时做伸髋时，臀大肌有

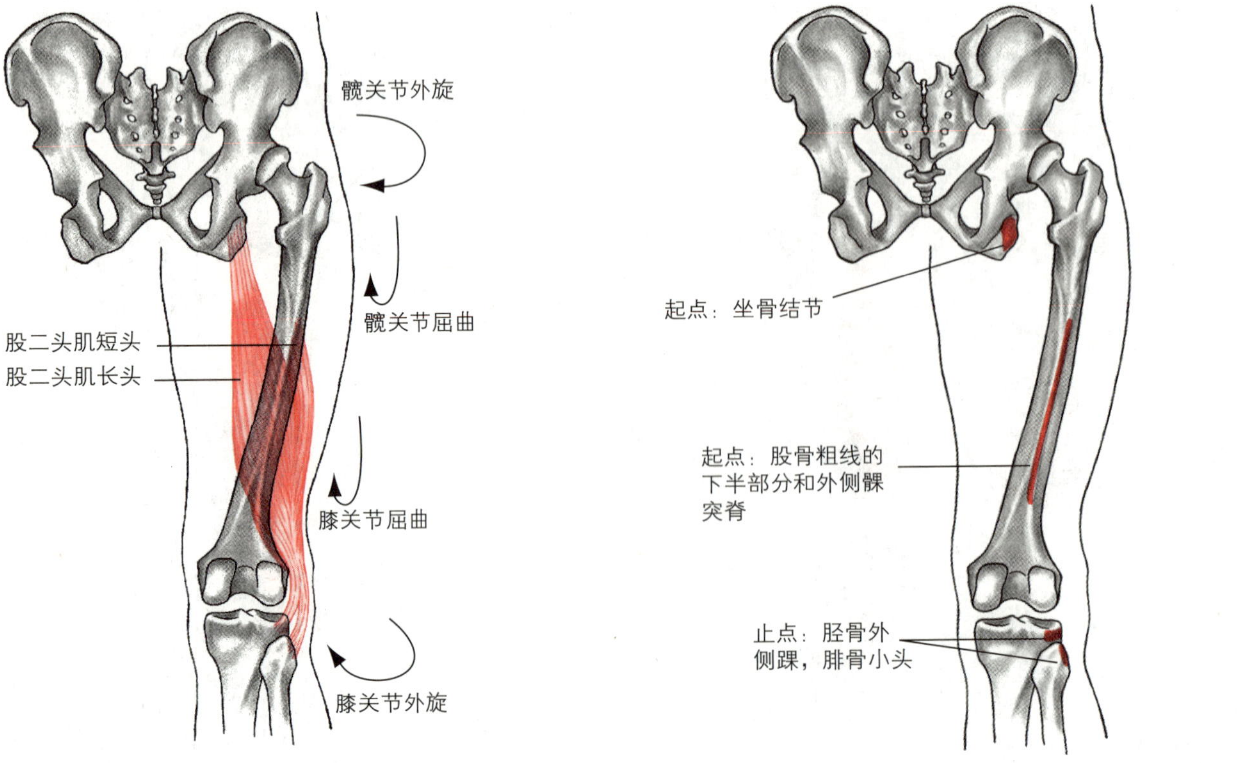

图8.34　股二头肌。后面观

着很重要的作用。

在跑步、跳跃、单脚跳和跳绳中可以看到臀大肌的强烈收缩。负重深蹲时，也通过臀大肌的收缩带动大腿强有力地后伸，从而从下蹲姿势恢复到站姿。

通过前倾或俯卧位的髋关节伸展运动可训练臀大肌。

在膝屈曲大于30°，以减少腘绳肌参与时，从髋关节屈曲伸髋并外展髋关节直至最大运动范围，可以最大限度针对性地训练臀大肌。

臀大肌在仰卧位拉伸，屈膝并将髋关节完全屈曲到同侧腋窝，然后再向对侧腋窝拉伸，同时髋关节内旋，可加强拉伸效果。

臀中肌　图 8.36

起点

髂嵴下方的髂骨内侧表面。

止点

股骨大转子的后表面和中部表面。

运动

髋关节外展。

骨盆向同侧侧旋。

前部纤维：内旋，髋关节屈曲和骨盆旋前 。

后部纤维：外旋，髋关节伸展和骨盆后旋。

触诊

股骨大转子稍前上方几厘米处，站立位时主动抬高对侧骨盆或侧卧位主动外展下肢。

神经支配

臀上皮神经（L4、L5、S1）。

临床应用、强化和柔韧性练习

步行中的动作是臀中肌和臀小肌的典型运动。由于身体的重量施加在单侧腿上，臀中肌和臀小肌可防止骨盆向对侧下垂。臀中肌和臀小肌的肌力不足可导致特伦德伦堡步态，其特征为当单腿站立时对侧骨盆下垂且躯干向弱侧倾斜。

有臀中肌和臀小肌肌力不足的受试者，对侧

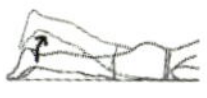
髋伸展

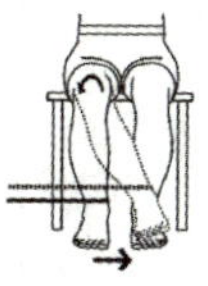
髋外旋

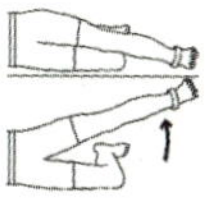
髋外展

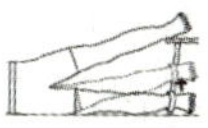
髋内收

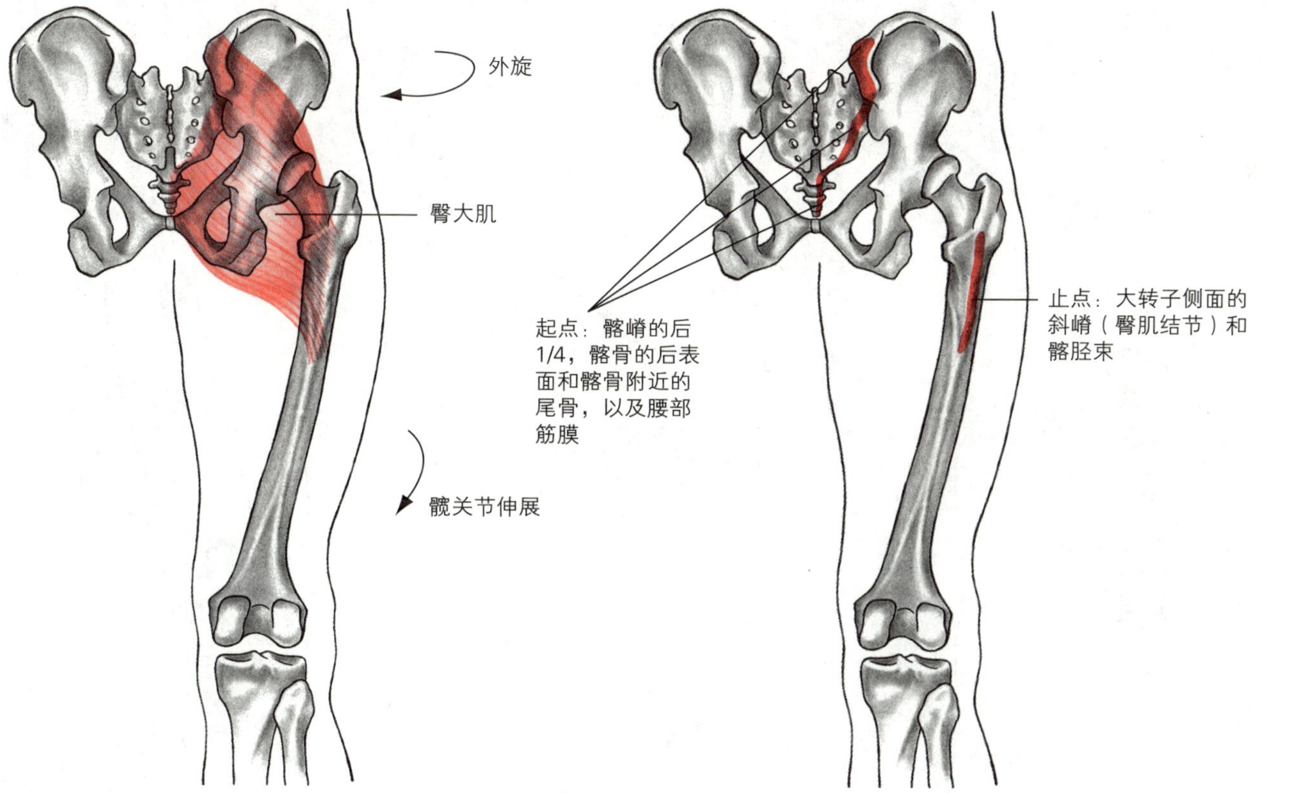

图8.35　臀大肌。后面观

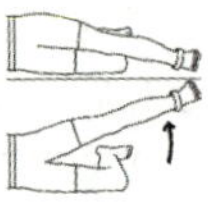

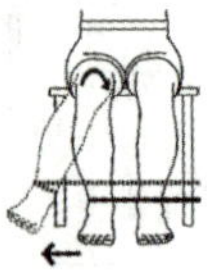

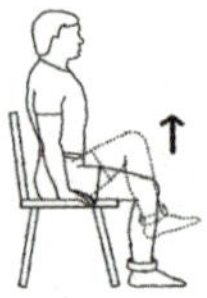

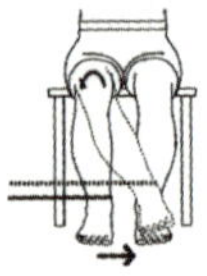

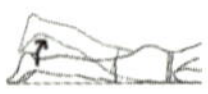

骨盆在承重时会下垂，因为承重侧的髋关节外展肌肌力不足以将对侧骨盆保持在水平或接近水平的位置。

髋关节外旋抗阻运动可以用来增强臀中肌肌力，但最好的方式还是通过进行如张力筋膜拉伸所描述的侧卧抬腿或髋关节外展练习来加强。通过将拉伸侧的大腿内收与对侧肢体从前侧交叉，然后再从后侧交叉，可以最好地拉伸臀中肌。

臀小肌　图 8.37

起点

髂骨的外侧表面，位于臀中肌起点下方。

止点

股骨大转子的前侧表面。

运动

髋关节外展。

骨盆向同侧侧旋。

在髋关节外展过程中内旋。

髋关节屈曲。

骨盆旋前。

触诊

位于臀中肌深处；在内旋和外展髋关节过程中，触诊髂嵴和大转子之间，被阔筋膜张肌所覆盖。

神经支配

臀上皮神经（L4、L5、S1）。

临床应用、强化和柔韧性练习

臀小肌和臀中肌一起，在跑步时能有力地保持适当的髋关节外展以保持骨盆位置。因此，臀中肌和臀小肌在跑步、单脚跳和跳绳中得到有效的锻炼。因为这些运动会强制受试者保持单脚站立从而使体重从支撑侧传递到另一侧。臀中肌和

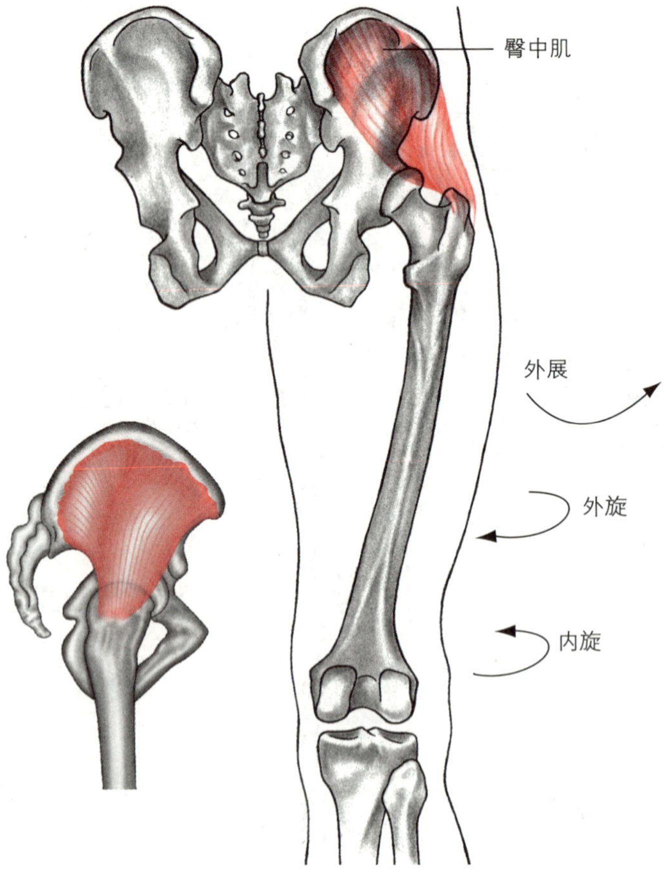

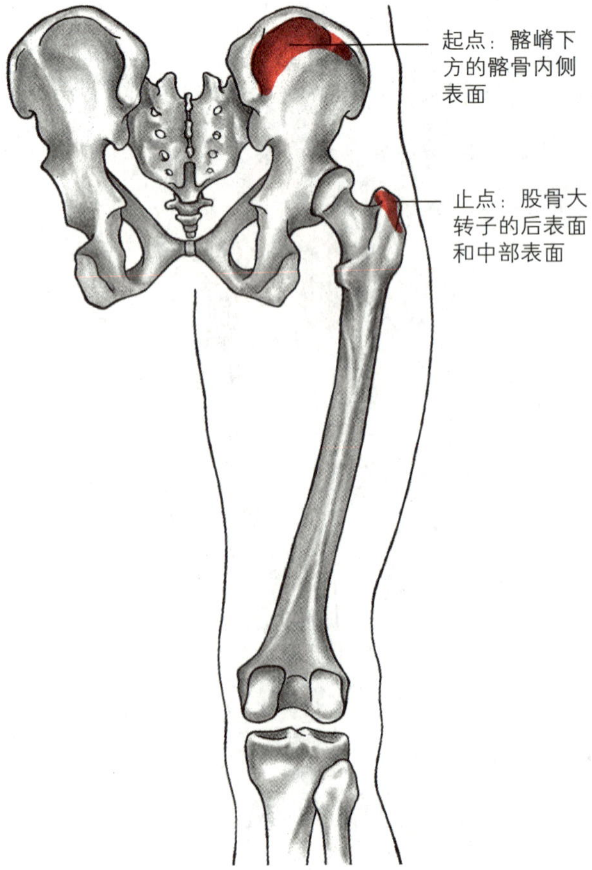

图8.36　臀中肌。后面观

臀小肌的肌力会随年龄增长而下降。就保持髋关节健康而言，臀中肌和臀小肌的肌力至关重要。充足的肌力能够使受试者更好地行动。

臀小肌可以通过类似训练臀中肌和阔筋膜张肌的髋关节外展运动来进行练习。也可以通过髋关节内旋抗阻运动来进行训练。拉伸则是通过最大限度的髋关节内收加适当的外旋完成的。

阔筋膜张肌　图 8.38

起点

髂嵴前部和髂嵴下方的髂骨表面。

止点

沿大腿下行至大腿1/4长度，并入髂胫束，后者止于胫骨前外侧髁的胫骨前肌结节。

运动

髋关节外展。

髋关节屈曲。

骨盆向同侧侧旋。

屈髋的同时有髋内旋的倾向。

骨盆旋前。

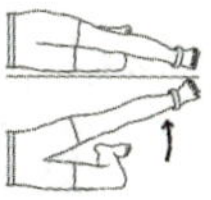

触诊

在髋内旋、屈曲和外展时，位于髂嵴前方与大转子前内侧。

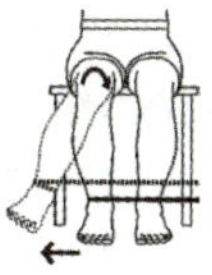

神经支配

臀上皮神经（L4、L5、S1）。

临床应用、强化和柔韧性练习

当髋关节被其他屈肌屈曲时，阔筋膜张肌能阻止髋关节因其他屈肌收缩产生外旋。

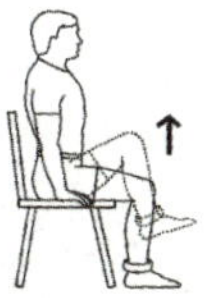

它是髋关节的屈肌和内旋肌。虽然这个动作看似微不足道，但在步行和跑步时，对引导腿部向前，防止内/外八字步态有着非常重要的作用。

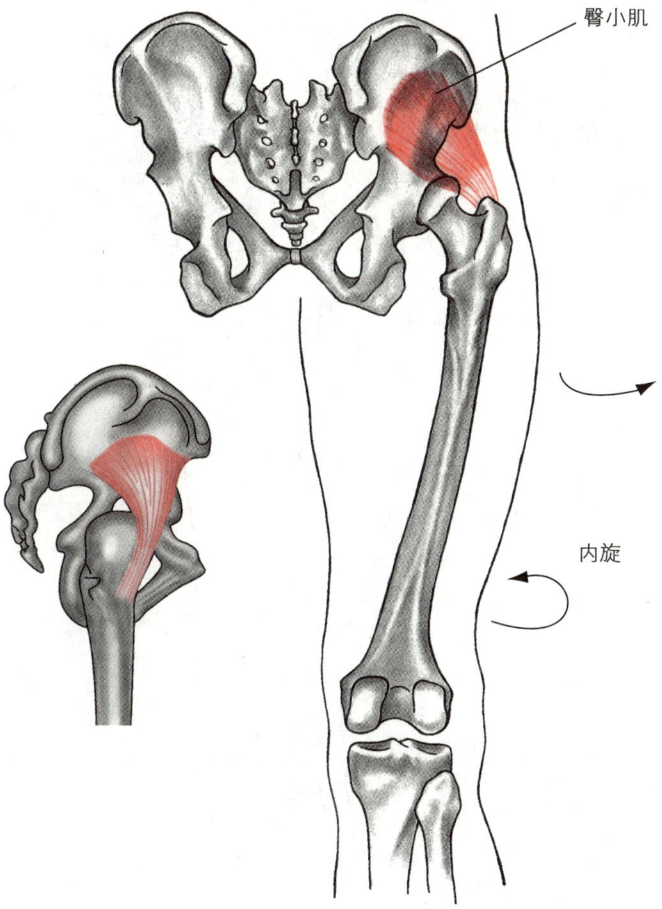

图8.37　臀小肌。后面观

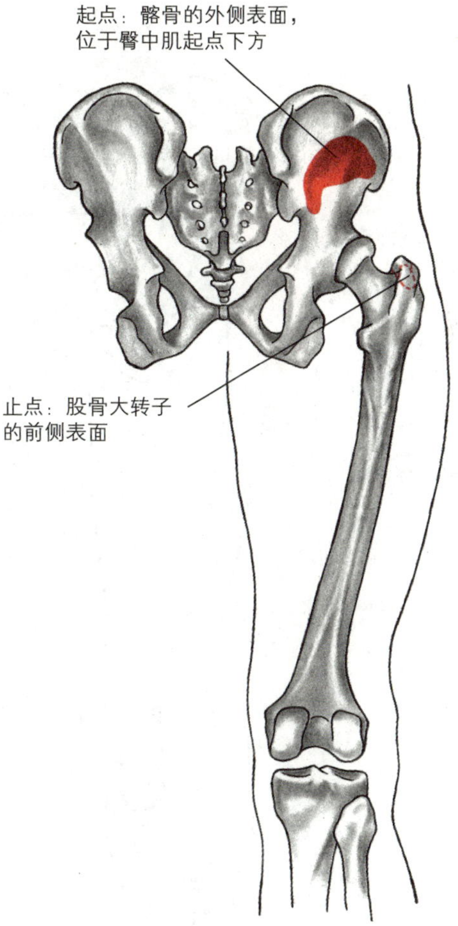

因此，仰卧直膝举腿时内旋可激活阔筋膜张肌。

阔筋膜张肌可以通过在侧卧位置进行抗重力和阻力的髋关节外展练习来训练。

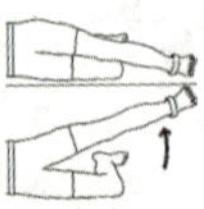
髋外展

侧卧时外展靠上侧的髋关节以举腿，并缓慢放下以回到初始位置。

拉伸时同样可以采用侧卧位，治疗师被动伸展、内收和外旋髋关节以达到拉伸阔筋膜张肌的效果。

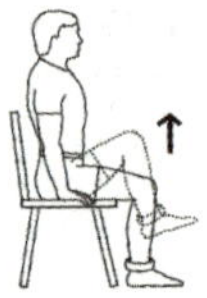
髋屈曲

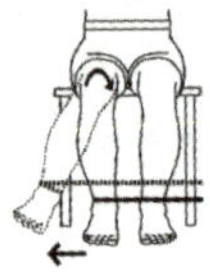
髋内旋

6 块深部外旋肌（梨状肌、上孖肌、下孖肌、闭孔外肌、闭孔内肌、股方肌）图 8.39

起点

骶骨前部、坐骨后部和闭孔；坐骨棘；坐骨结节；闭孔边缘；闭孔下缘；坐骨结节。

止点

大转子的上部和后部；梨状肌下方的大转子后部；大转子闭孔内肌后部；大转子上孖肌后部；闭孔内肌下方的大转子后部；股骨转子间嵴。

运动

髋关节外旋。

触诊

尽管不能直接触诊，但是在受试者俯卧位并放松臀大肌时，受试者屈膝，让测试者被动内旋/外旋髋关节，或让受试者主动收缩/放松外旋肌，此时在大转子后上部和闭孔之间往深部触诊，可能触诊到这几块深部外旋肌。

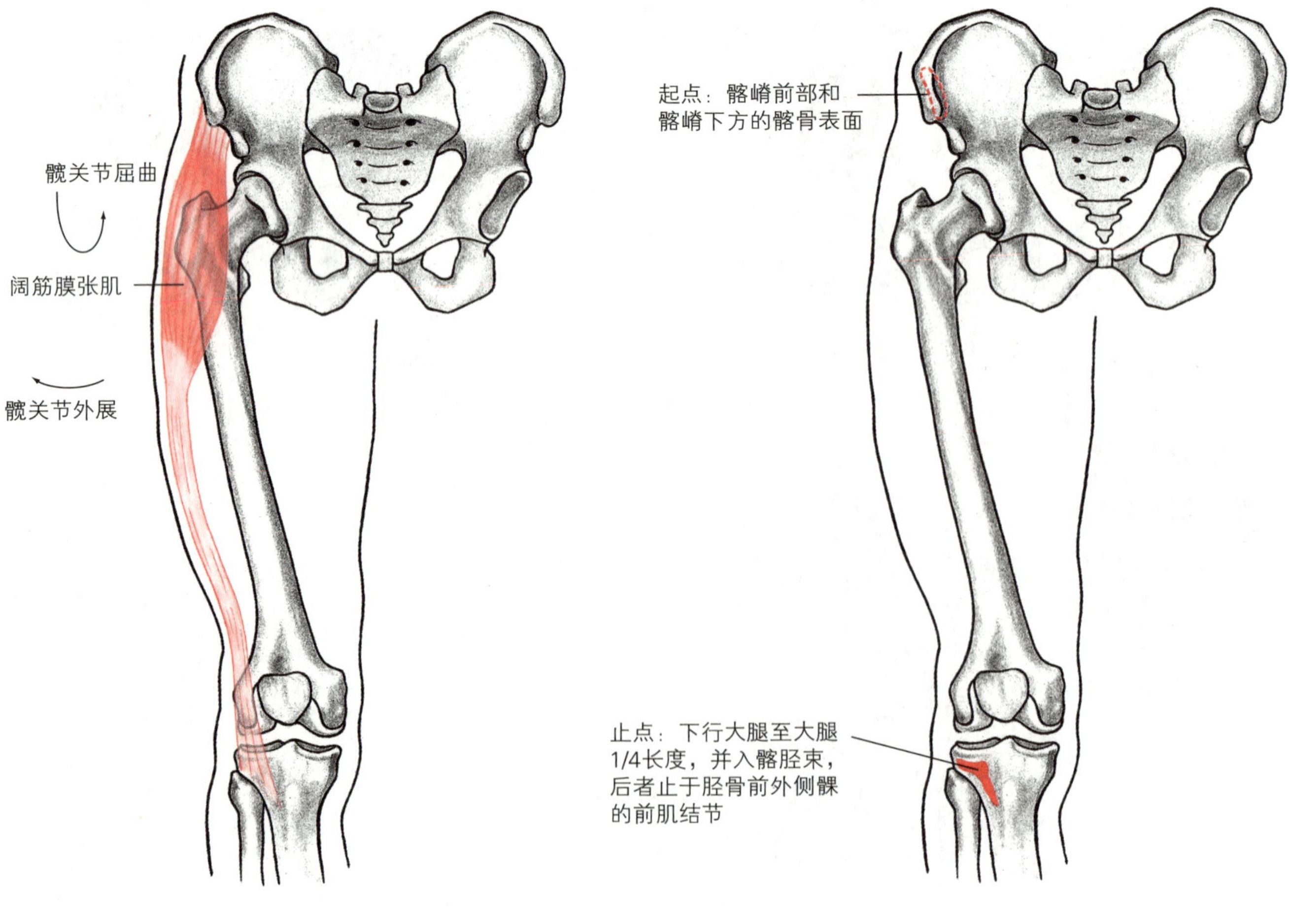

图8.38 阔筋膜张肌。前面观

神经支配

梨状肌：第一和第二骶神经（S1、S2）。

上孖肌：骶神经（L5、S1、S2）。

下孖肌：骶丛神经分支（L4、L5、S1、S2）。

闭孔外肌：闭孔神经（L3、L4）。

闭孔内肌：骶丛神经分支（L4、L5、S1、S2）。

股方肌：骶丛神经分支（L4、L5、S1）。

临床应用、强化和柔韧性练习

6块外旋肌能够使髋关节有力地外旋，如在体育运动中，人们单腿起跳的起始动作时髋关节内旋，发力起跳时强有力地外旋。又如，投掷棒球或挥动棒球棒时，髋关节外旋都会参与运动动作，这些都是典型的例子。

单腿站立，通过收缩这些肌肉以使躯干转向远离支撑腿的方向时（髋关节外旋）这些肌肉会收缩，因此可以重复该动作以用于训练目的。随着肌力的增强，可让他人协助提供阻力。这6块深部外旋肌可以通过仰卧位让他人协助内旋并小幅屈曲髋关节的方式来拉伸。

值得注意的是，坐骨神经通常在梨状肌下方通过但也可能穿过梨状肌。因此，过度紧张可能导致坐骨神经受压。可以通过使受试者躺在非拉伸侧，让他人协助被动地将髋部内旋与内收，同时小幅至中度被动屈髋的方式进行梨状肌拉伸。

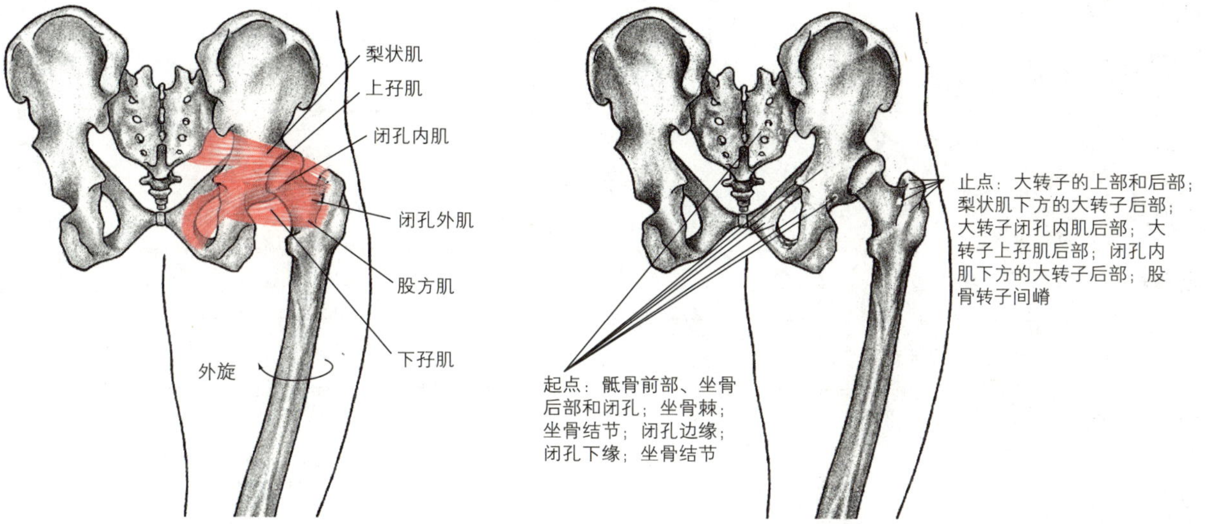

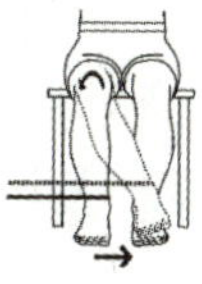

髋外旋

图8.39 6块深部外旋肌（梨状肌、上孖肌、下孖肌、闭孔外肌、闭孔内肌、股方肌）。后面观

复习题

1.列出发生以下每个髋关节运动的平面。列出每个平面中每个运动的相应旋转轴。

a.屈曲

b.伸展

c.内收

d.外展

e.外旋

f.内旋

2.从使用髋关节肌肉动作和动作范围的角度来说，步行与跑步有什么不同？

3.研究常见的髋关节疾病，如骨关节炎，股骨髋臼撞击症，髂腰肌肌腱病，腹股沟拉伤，腘绳肌拉伤，大转子滑囊炎和股骨骺滑脱。在课堂上报告你的发现。

4.肌肉分析表——髋关节

请在下表中填写每个动作的主要肌肉。	
屈曲	伸展
外展	内收
外旋	内旋

5.拮抗肌活动表——髋关节和下肢带骨

列出左侧肌肉的拮抗肌。

主动肌	拮抗肌
臀大肌	
臀中肌	
臀小肌	
股二头肌	
半膜肌/半腱肌	
大收肌/短收肌	
长收肌	
股薄肌	
外旋肌群	
股直肌	
缝匠肌	
耻骨肌	
髂腰肌	
阔筋膜张肌	

实践练习

1.在人体骨骼和受试者上找到下肢带骨和髋关节的以下部分。

a.骨骼

①髂骨

②坐骨

③耻骨

④耻骨联合

⑤髋关节窝

⑥耻骨支（上行和下行）

⑦闭孔

⑧坐骨结节

⑨髂前上棘

⑩髂后上棘

⑪大转子

⑫小转子

b.受试者

①髂嵴

②髂前上棘

③髂后上棘

④坐骨结节

⑤大转子

2.以下肌肉如何以及在何处可在受试者身上触诊。

a.股薄肌

b.缝匠肌

c.臀大肌

d.臀中肌

e.臀小肌

f.股二头肌

g.股直肌

h.半膜肌

i.半腱肌

j.大收肌

k.长收肌

l.短收肌

3.准备好在人体骨骼上使用橡皮筋展示每个肌肉的起点和止点。

4.区分髋关节屈曲和躯干屈曲，先分别尝试单个运动，然后两者同时进行。

5.展示运动并列出主要负责以下髋关节运动的肌肉。

a.屈曲

b.伸展

c.内收

d.外展

e.外旋

f.内旋

6.臀中肌无力将如何影响步态？请展示臀中肌无力可能的步态模式。回答这种步态的名称是什么。

7.双侧髂腰肌紧张将如何影响站立时腰椎的姿势和运动？与同学一起讨论。

8.双侧腘绳肌紧张将如何影响腰椎在站立时的姿势和运动？与同学一起讨论。

9.运动分析表——髋关节

在分析表中的每个练习之后，将每个练习分为两个主要运动阶段，如上升阶段和下降阶段。对于每个阶段，思考会发生哪些髋关节运动，然后列出主要负责引起/控制这些运动的髋关节肌肉。在每个动作的每个肌肉旁边，标出收缩的类型：I–等长收缩；C–向心收缩；E–离心收缩。

运动	初始运动（上升）阶段		第二运动（下降）阶段	
	运动	主动肌（收缩类型）	运动	主动肌（收缩类型）
俯卧撑				
深蹲				
硬拉				
臀腿训练				
弓步下蹲				
划船运动				
楼梯机				

10.运动技能分析表——髋关节

分析表中的每项技能，并列出技能每个阶段中右髋关节和左髋关节的运动。你可以先列出髋关节在站立阶段的初始位置。每项运动后，列出主要负责引起/控制运动的髋关节肌肉。在每个运动的每个肌肉旁边，标出收缩的类型：I–等长收缩；C–向心收缩；E–离心收缩。可能需要在第十二章中查阅各个阶段的分析方法

运动		站姿阶段	准备阶段	动作阶段	后续阶段
投掷棒球	右				
	左				
抛掷并踢出橄榄球	右				
	左				
步行	右				
	左				
投掷垒球	右				
	左				
足球传球	右				
	左				
棒球挥棒	右				
	左				
保龄球	右				
	左				
篮球投篮	右				
	左				

参考文献

Cerezal L, Kassarjian A, Canga A, et al. Anatomy, biomechanics, imaging, and management of ligamentum teres injuries. *Radiographics: Review Publication Radiological Society of North America* 30:1637–1651, 2010.

Cleland JA, Koppenhaver S, Su J: *Netter's orthopaedic clinical examination: an evidence-based approach,* ed 3, Philadelphia, 2016, Elsevier.

Field D: *Anatomy: palpation and surface markings,* ed 3, Oxford, 2001, Butterworth-Heinemann.

Hamilton N, Weimer W, Luttgens K: *Kinesiology: scientific basis of human motion,* ed 12, New York, 2012, McGraw-Hill.

Hislop HJ, Montgomery J: *Daniels and Worthingham's muscle testing: techniques of manual examination,* ed 8, Philadelphia, 2007, Saunders.

Houglum PA, Bertoti DB: *Brunstom's clinical kinesiology,* ed 6, Philadelphia, 2012, FA Davis.

Kendall FP, McCreary EK, Provance PG, Rodgers MM, Romani WA: *Muscles: testing and function, with posture and pain,* ed 5, Baltimore, 2005, Lippincott Williams & Wilkins.

Lindsay DT: *Functional human anatomy,* St. Louis, 1996, Mosby.

Lysholm J, Wikland J: Injuries in runners, *American Journal of Sports Medicine* 15:168, September–October 1986.

Magee DJ: *Orthopedic physical assessment,* ed 6, St. Louis, 2014, Elsevier Saunders.

Muscolino JE: *The muscular system manual: the skeletal muscles of the human body,* ed 3, St. Louis, 2010, Elsevier Mosby.

Nam D, Osbahr DC, Choi D, Ranawat AS, Kelly BT, Coleman SH: Defining the origins of the iliofemoral, ischiofemoral, and pubofemoral ligaments of the hip capsuloligamentous complex utilizing computer navigation. *HSS Journal,* 7(3):239–243, 2011.

Noahes TD, et al: Pelvic stress fractures in long distance runners, *American Journal of Sports Medicine* 13:120, March–April 1985.

Oatis CA: *Kinesiology: the mechanics and pathomechanics of human movement,* ed 2, Philadelphia, 2008, Lippincott Williams & Wilkins.

Prentice WE: *Principles of athletic training: a competency-based approach,* ed 15, New York, 2014, McGraw-Hill.

Putz R, Pabst R: *Sobotta - atlas of human anatomy one volume edition,* ed 14, Germany, 2008, Elsevier.

Saladin KS: *Anatomy & physiology: the unity of form and function,* ed 5, New York, 2010, McGraw-Hill.

Schünke M, Schulte E, Schumacher U: *Thieme atlas of anatomy: general anatomy and musculoskeletal system,* ed 2, New York, 2014, Thieme Medical.

Seeley RR, Stephens TD, Tate P: *Anatomy & physiology,* ed 8, New York, 2008, McGraw-Hill.

Seeley RR, VanPutte CL, Regan JL, Russo AF: *Seeley's anatomy & physiology,* ed 9, New York, 2011, McGraw-Hill.

Shier D, Butler J, Lewis R: *Hole's human anatomy and physiology,* ed 12, New York, 2010, McGraw-Hill.

Sieg KW, Adams SP: *Illustrated essentials of musculoskeletal anatomy,* ed 4, Gainesville, FL, 2002, Megabooks.

Stone RJ, Stone JA: *Atlas of the skeletal muscles,* ed 6, New York, 2009, McGraw-Hill.

Thibodeau GA, Patton KT: *Anatomy & physiology,* ed 9, St. Louis, 1993, Mosby.

Van De Graaff KM: *Human anatomy,* ed 6, Dubuque, IA, 2002, McGraw-Hill.

实践练习表

可用于课堂作业、课外作业和测试，请撕下并使用这张表。

练习表1

使用蜡笔或彩色笔标记，在练习表上绘制并标出以下肌肉。分别用“O”和“I”表示每个肌肉的起点和止点，并在骨骼图的另一侧绘制起点和止点。

a.髂腰肌

b.股直肌

c.缝匠肌

d.耻骨肌

e.短收肌

f.长收肌

g.大收肌

h.股薄肌

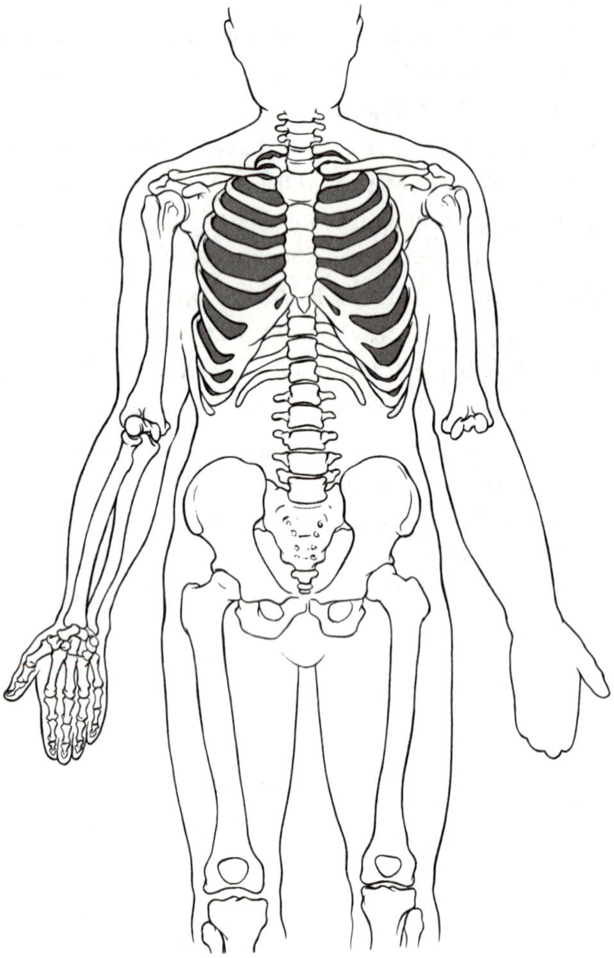

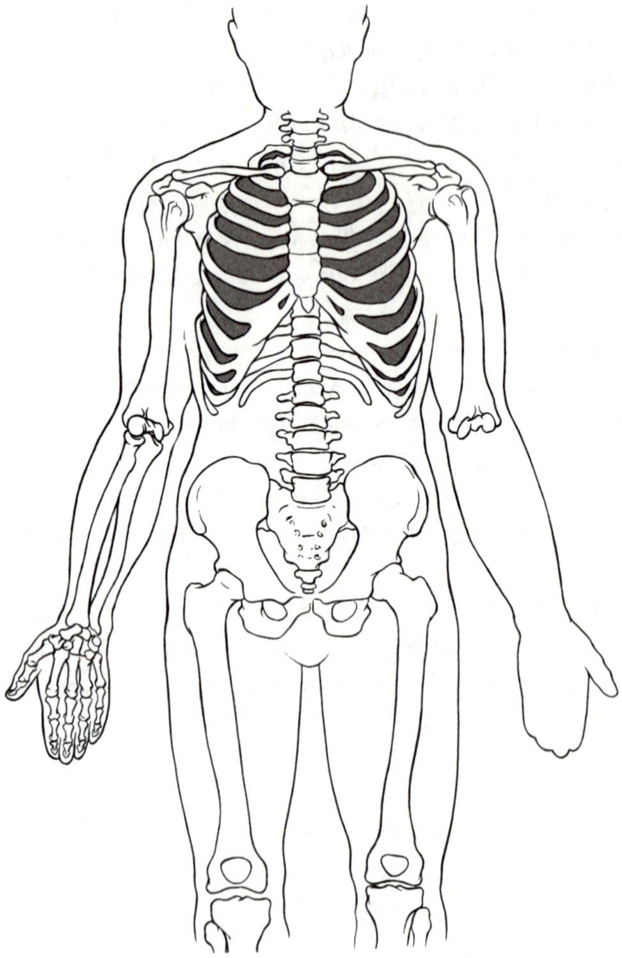

实践练习表

可用于课堂作业、课外作业和测试，请撕下并使用这张表。

练习表2

使用蜡笔或彩色笔标记，在工作表上绘制并标出以下肌肉。分别用“O”和“I”表示每个肌肉的起点和止点，并在骨骼图的另一侧绘制起点和止点。

a.半腱肌

b.半膜肌

c.股二头肌

d.臀大肌

e.臀中肌

f.臀小肌

g.阔筋膜张肌

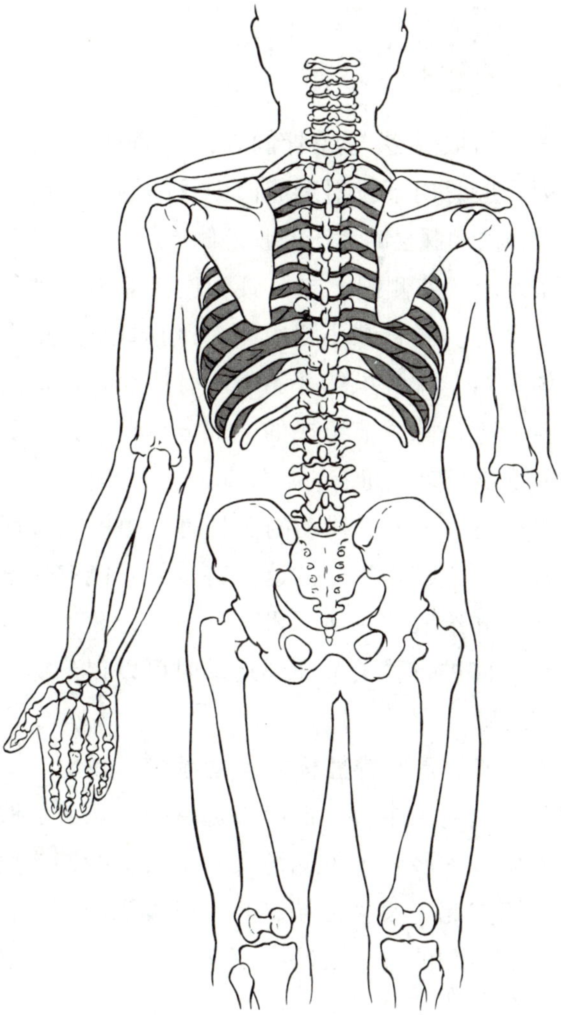

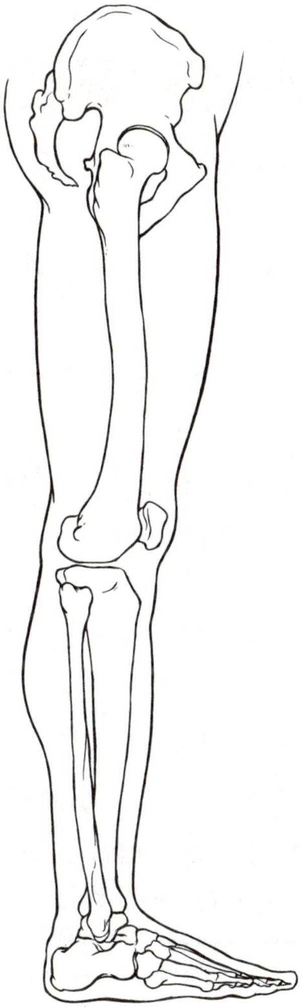

第九章 膝关节

本章要求

- 能够在人体骨骼标本中鉴别并标出膝关节的解剖学结构
- 能够理解膝关节中软骨及韧带对于膝关节稳定性的影响
- 能够在人体解剖图中绘制和标出膝关节的相关肌肉与韧带
- 能在受试者身上触诊膝关节的浅表结构和肌肉
- 能演示和触诊膝关节的运动，并列出它们的运动平面和旋转轴
- 能够掌握股四头肌及股后肌群在膝关节运动中的重要作用
- 能够列举影响膝关节运动的肌肉及其拮抗肌
- 学习及掌握膝关节肌肉的神经支配
- 能够通过分析得出在特定运动或训练中涉及的膝关节运动及肌肉活动

膝关节是人体中最大的可动关节，其结构十分复杂。膝关节在其构成上主要为屈戌关节。负重和运动的综合作用使膝关节承受相当大的应力、应变、压缩和扭转力。在多数情况下，膝关节强大的屈、伸肌群，与有力的膝关节韧带共同协作，保证了膝关节强大的功能性。

骨骼　图 9.1

增大的股骨髁与胫骨髁在水平面上形成关节。因为股骨向下投射形成向中线的倾斜角度，导致股骨内侧髁会略大于股骨外侧髁。

胫骨内、外侧髁上与股骨相连接的面，被称为胫骨平台。胫骨在小腿内侧，比腓骨承受更多的身体重量。腓骨虽然并不与股骨或髌骨形成关节，甚至不是膝关节组成的一部分，但它是一些膝关节重要肌肉、韧带的附着点。

髌骨是一块（可移动的）籽骨，由股四头肌肌群及髌腱连接。髌骨的这一特点使它能够像滑轮结构一样给股四头肌提供更好的拉力角度。这使得在人体进行膝关节屈伸运动时可以得到更大的机械力臂。

膝关节的重要骨性标志包括髌尖、髌底、胫骨粗隆、戈迪氏结节（髂胫束远端附着点）、股骨内外侧髁、胫骨内外侧髁及腓骨头。股四头肌中三块肌肉起于股骨近端，并与股直肌汇于髌骨尖。它们分别的止点又略有不同，股内侧肌与股外侧肌分别止于髌骨的上内侧与上外侧。浅层的股直肌与其稍深层股中间肌，共同从髌骨正上方止于髌骨。它们于此进入髌骨，并于其下方形成髌腱，并最终止于胫骨粗隆。戈迪氏结节位于胫骨外侧髁前外侧，它是重要的髂胫束附着点。

胫骨上端位于内侧髁前内侧的平面，作为缝匠肌、股薄肌及半腱肌的止点。半膜肌止于胫骨

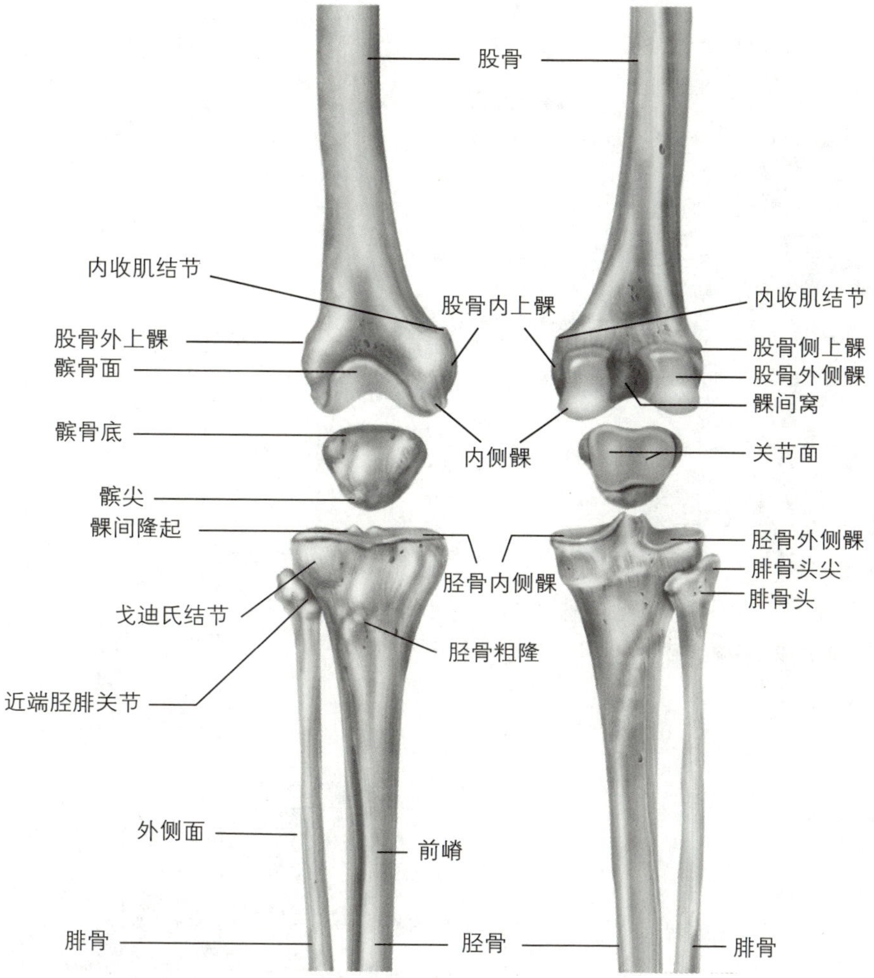

图9.1　右膝骨性结构（股骨、髌骨、胫骨和腓骨）。A. 前面观；B. 后面观

内侧髁的后内侧面。腘肌则起于股骨外侧髁稍外侧。

胫骨侧副韧带起于股骨内侧髁上内侧面，止于胫骨内侧面。在外侧，相对较短的腓骨副韧带起于股股外侧髁的外侧面（邻近腘肌起点），止于腓骨头。

关节　图 9.2、图 9.3

膝关节（胫股关节），由于其工作功能与铰链相似，被分类为铰链关节。膝关节活动主体上只有屈伸运动而无外展、内收。然而由于膝关节于屈伸运动中会伴随内、外旋，又被称为旋转铰链关节。部分专家认为因其双髁结构，膝关节应被认为是髁状关节或双髁状关节。另一方面，髌股关节由于髌骨在股骨髁上的滑动特性，被划分为滑动关节。

膝关节的韧带为其提供了静态稳定性，而膝关节股四头肌及股后肌群的收缩又为膝关节提供了动态稳定性。股骨与胫骨之间的关节面，像所有活动关节一样，被关节软骨覆盖保护。除了骨末端附有的一般关节软骨外，膝关节还拥有其特殊的软骨——半月板（图9.2）。半月板与胫骨平台相连，并加深胫骨关节窝的深度，从而进一步增强了膝关节的稳定性。

膝关节内侧半月板位于胫骨平台内侧，并向内凹陷容纳股骨内侧髁。相对的，外侧半月板位于胫骨平台外侧，与股骨外侧髁形成关节。两块半月板皆于外侧缘较厚，向内逐渐减少从而形成较薄的内侧缘。半月板可在一定程度上位移，但其周围各个小韧带将会限制其过度位移。内侧半月板相较外侧更大，呈开口较大的“C”字形，外侧半月板则开口较小。两块半月板中的一个或两个，同时在不同应力作用下发生撕裂，会造成不同程度的损伤，其严重性也各有不同。这些损伤

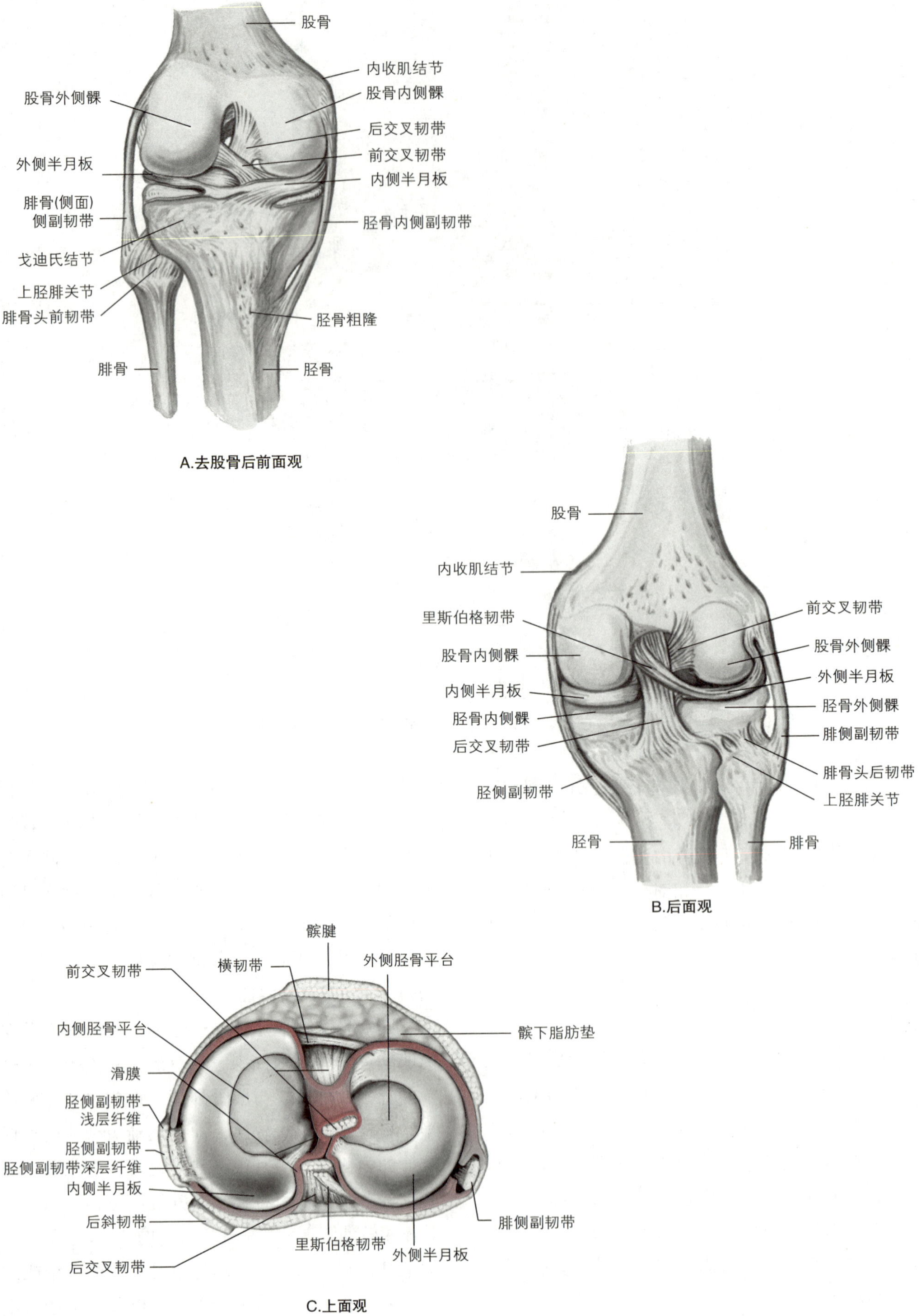

A.去股骨后前面观

B.后面观

C.上面观

图9.2　半月板

多由于膝关节在跑步中快速屈伸以转换方向时，产生的重大挤压力及剪切力造成。

膝关节的两条重要韧带包括：前交叉韧带与后交叉韧带，其命名源于这两条韧带于膝关节内，在股骨与胫骨间交叉的走向。前后交叉韧带对于膝关节前后的稳定性，以及旋转稳定性都起到了不可或缺的作用（图9.2）。

前交叉韧带（ACL）撕裂是膝关节最常见的严重损伤之一，并且研究表明，该损伤在女性中，较男性在相同运动下（如足球与篮球），更为常见。损伤机制一般包含运动中过人、突破，以及在膝外翻状态下落步时产生的非接触性旋转力。研究表明，前交叉韧带的损伤多由膝关节过伸，或股四头肌猛烈收缩导致胫骨向前过度位移造成。近期的研究表明，针对神经肌肉协调性，股四头肌及股后肌群的收缩控制，保持膝关节正确排列，以及使用正确落地技巧的训练，能够有效降低膝关节损伤风险。

幸运的是，后交叉韧带（PCL）并不会普遍损伤。后交叉韧带的损伤多是由于与对手或场地的直接接触，并且大多数后交叉韧带的损伤都是不完全断裂，并较少涉及其他组织结构。很多情况下即使后交叉韧带发生完全断裂，运动员也可以在一段时间的保守治疗与康复后恢复较高的竞技水平。

内侧副韧带（MCL，图9.2）位于膝关节内侧（胫骨侧），限制膝关节外展或过度外翻，对于膝关节内侧稳定性起到重要作用。内侧副韧带损伤较为常见，尤其在身体接触的竞技项目中，队员或对手从膝关节或腿外侧倒向患者，导致膝关节内侧打开，且（或）小腿外旋，造成内侧副韧带被过度牵拉。内侧副韧带深层纤维与内侧半月板相连，这导致在一些内侧副韧带损伤中，内侧半月板功能也会同时被影响。

在膝关节的外侧（腓骨侧），外侧副韧带（LCL）连接股骨与腓骨，其损伤较为罕见。

除以上讨论的四条韧带外，膝关节还包括许多其他韧带（图9.2与表9.1），这些韧带相对不重要，并不会独立损伤，因此不再详述。

膝关节（图9.3）有滑液腔分泌的滑液填充，滑液腔位于髌骨后侧，且在胫骨与股骨关节面之间。通常情况下，滑液腔又被称为膝关节关节囊。位于髌腱后方的髌下脂肪垫，由于其通常为滑膜褶皱的附着点，又被称为滑膜皱襞。滑膜皱襞会在运动中由于运动损伤或过度训练而被激惹发炎，但此解剖结构的存在因人而异。在膝关节周围分布着数十个滑囊与关节囊相连，在运动中对膝关节起到缓冲及减少摩擦的重要作用。

膝关节一般可以180° 伸展成一条直线，甚至在部分人群中可见超过水平线10° 以上的过伸。当膝关节完全伸展时，可由此起始位进行屈曲到达150° 。从膝关节屈曲30° 开始，随着膝关节的继续屈曲，约30° 内旋与45° 外旋将会相继产生（图9.4）。

由于股骨内侧髁的解剖学特性，膝关节需“拧紧”，以达到完全伸直。当膝关节接近完全伸直状态时，胫骨需向外旋约10° 以使股骨髁与胫骨平台达到契合。在膝关节完全伸展状态下，由于上述关节面的完全契合，膝关节无法再进行旋转。如膝关节从这一位置开始屈曲，胫骨将（由其外旋位）开始内旋，从而达到膝关节的“解锁”。

运动　图 9.5

膝关节的屈与伸发生于矢状面，而内旋、外旋则发生于水平面，并且只发生于膝关节屈曲超过20° ~30° 时。

屈： 弯曲，或缩小大小腿间夹角的运动；其特点为脚跟向臀部移动靠近。

伸： 伸展，或增加大小腿间夹角的运动。

外旋： 小腿由中线向外侧旋转的运动。

内旋： 小腿由中线向内侧旋转的运动。

肌肉　图 8.12

部分造成或影响膝关节运动的肌肉，由于其跨双关节的特性，我们在第八章已有讨论，因此在本章不再赘述。

膝关节伸肌： 股直肌。

膝关节屈肌： 缝匠肌、股二头肌、半腱肌、半膜肌、股薄肌。

表 9.1　膝关节主要韧带

关节/结构	韧带	近端附着点	远端附着点	对关节稳定性的作用
股胫关节	胫侧副韧带（MCL）	股骨内上髁，内收肌结节下方	胫骨内侧髁内侧面，位于“鹅足”深层	由浅层和深层纤维组成，外翻及外旋时对膝关节内侧起到稳定作用
	腓侧副韧带（LCL）	股骨外上髁上缘	腓骨头	囊外韧带，不是膝关节关节囊的组成部分；由腘肌起点肌腱浅层经过；内翻时对膝关节外侧起到稳定作用
	前交叉韧带（ACL）	股骨外侧髁外缘内侧	胫骨髁间隆起前部	限制胫骨相对于股骨在任何位置下前移，以及限制旋转
	后交叉韧带（PCL）	股骨内侧髁前外缘，位于髁间窝内	胫骨后部位于关节线下约1 cm处	限制胫骨相对于股骨在任何位置下后移，以及限制旋转
	后斜韧带（POL）	股骨内收肌结节	胫骨后内侧及关节囊后部	在外翻时提供后内侧稳定性；防止胫骨后内侧位移
	板股前韧带（汉弗莱韧带）	外侧半月板后角	股骨内侧髁外缘	从PCL前内侧经过；稳定及保护膝关节后外侧角及外侧半月板后角
	板股后韧带（里斯伯格韧带）	外侧半月板后部	股骨内侧髁外缘	从PCL上内侧经过；稳定及保护膝关节后外侧角及外侧半月板后角
	腘弓状韧带	股骨外上髁及后斜韧带	腓骨头后部	“Y”型；稳定膝关节后外侧角，防止膝关节外翻过伸
	横韧带	内侧半月板前角	外侧半月板前凸	防止内侧半月板向前位移
髌股关节	内侧髌股韧带	股内侧斜肌囊纤维位于内收肌结节处	髌骨上内侧	保持髌骨位于滑车沟内，防止向外侧半脱位
胫腓近端关节	腓骨前韧带	腓骨头	胫骨外侧髁	2~3条平、宽韧带，斜向下从胫骨外侧髁前部到腓骨头；稳定胫腓近端关节
	腓骨后韧带	腓骨头	胫骨外侧髁	一到两条平、宽韧带，斜向下从胫骨外侧髁后部到腓骨头；由腘肌肌腱加强；稳定胫腓近端关节

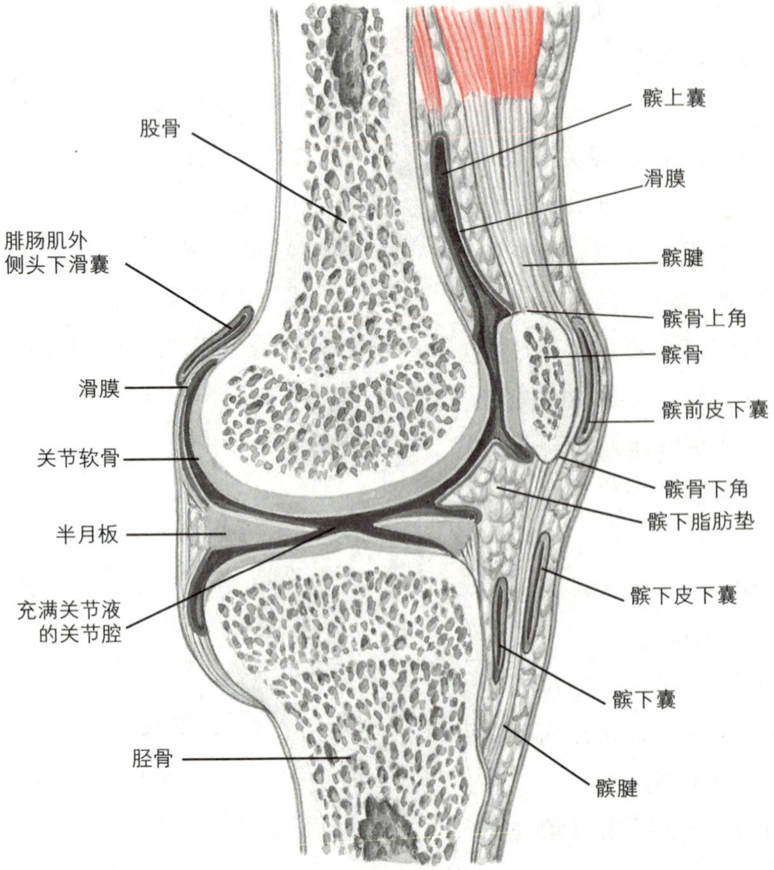

图9.3　膝关节。矢状面

在第十章中讨论的小腿腓肠肌也对膝关节屈曲起到了少部分帮助作用。

对于膝关节伸展运动起到主要作用的肌群位于大腿前侧，被称为股四头肌肌群，包括：股直肌、股外侧肌、股中间肌及股内侧肌。四块肌肉共同协作收缩将髌骨向上方提拉，由于髌腱附着于胫骨粗隆之上，股四头肌拉力传导至胫骨，并最终引起膝关节伸展。

股四头肌拉力中心线起于髂前上棘（ASIS），止于髌骨中点。而髌腱拉力中心线起于髌骨中点，止于胫骨粗隆中点。这两条拉力线在髌骨的交汇处所形成的夹角被称为股四头肌夹角或Q角（图9.6）。解剖学角度讲，由于女性的骨盆宽度比例较大，男性Q角的角度一般小于15°，女性一般小于20°。运动中的Q角则在不同膝关节活动状态下差异显著。较大的Q角一般会在不同程度上导致包括髌骨半脱位、髌骨脱位、髌骨挤压综合征、髌骨软化症及韧带损伤在内的膝关节损伤风险增加。

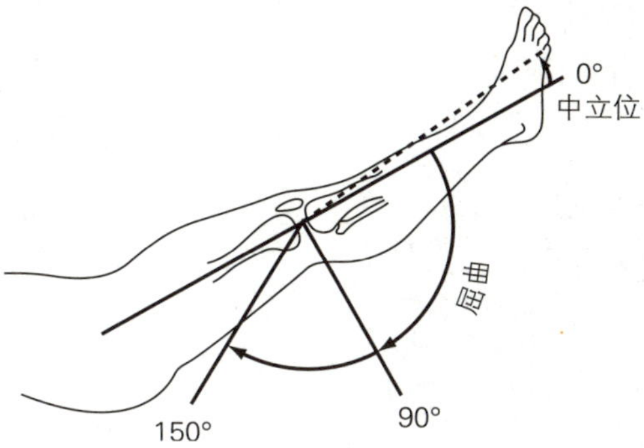

图9.4 膝关节的主动运动。受试者俯卧或角度以0°为测量起始角度，膝关节伸展超过0°的位置为过度伸展度数

股后肌群位于大腿后侧，负责膝关节的屈曲运动。股后肌群由三块主要肌肉组成，它们分别为：半腱肌、半膜肌及股二头肌。半腱肌、半膜肌（内侧股后肌群）与腘肌共同工作完成膝关节的内旋；而股二头肌（股后肌群外侧）则是主要的膝关节外旋肌。阔筋膜张肌连接至戈迪氏结节前外侧，导致了其拉力线由后外侧穿过膝关节，尤其当膝关节屈曲时。这就导致了有些学者认为阔筋膜张肌对膝关节的外旋起到了一定作用，而另一部分学者则持反对意见。

跨双关节肌肉一般在起始端或终末端稳定时，因一端固定，肌肉收缩更为有效。另外，肌肉的收缩能力在肌纤维拉长状态下，较收缩状态下更为有力。上述讨论的半腱肌、半膜肌、股二头肌、股直肌、缝匠肌及股薄肌，皆为跨双关节肌肉。

缝匠肌在骨盆后倾状态下，由于腹部肌肉收

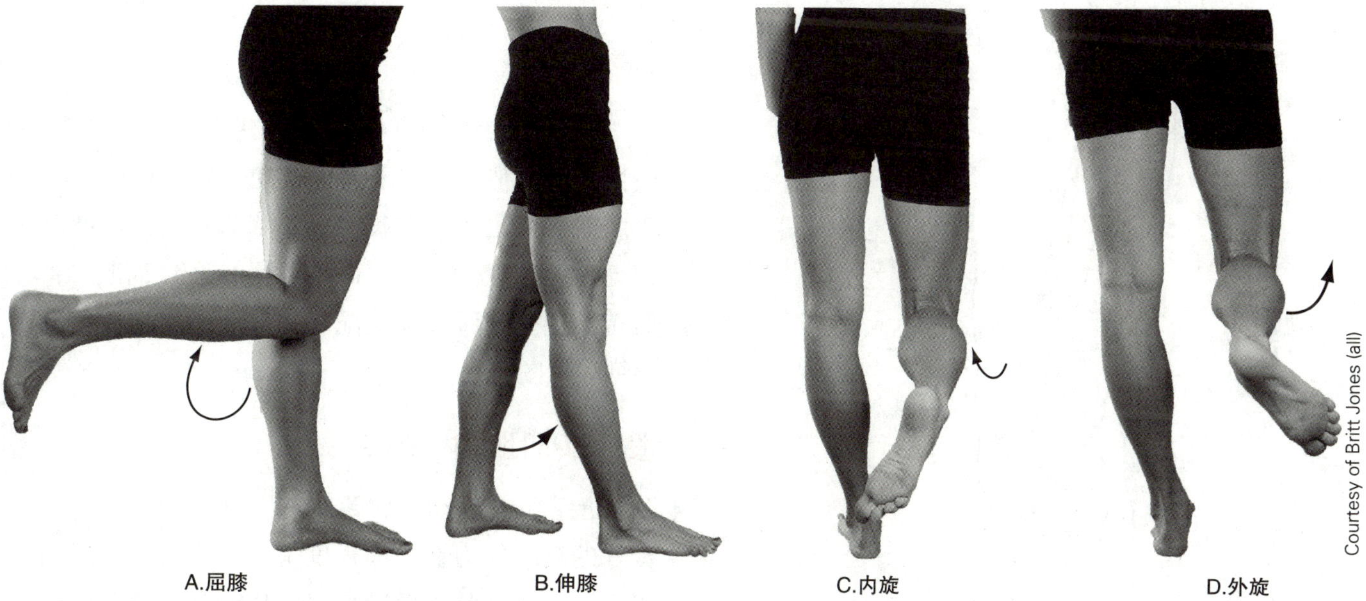

图9.5 右膝的运动

缩稳定骨盆，并且缝匠肌起始点距离被拉长，缝匠肌对于膝关节的收缩作用将更为有效。举例来说，人体在坐姿状态下进行屈膝盘腿动作时，通常会先身体后倾以完成屈膝屈腿的动作。同样的，运动员在踢足球时总会首先身体后仰以抬高并固定股直肌起点，从而达到更有效的伸膝动作。在青少年中，我们会看到双膝倒挂的动作，他们会屈髋使股后肌群起点升高，以获得更为有效的膝关节屈曲力。

缝匠肌、股薄肌及半腱肌在远端，其肌腱交汇形成“鹅足”并连接于位于胫骨粗隆下的前内侧面。由于“鹅足”的附着位置，这些肌肉组成的肌拉力线位于膝关节后内侧，使其可以更加有效地为屈膝提供动力，并且在膝关节屈曲位，股骨外旋的位置下提供最大拉力。腓肠肌的内、外侧头分别连接于股骨内、外侧髁，这使得小腿腓肠肌在膝关节形成了肌拉力线，并辅助屈膝运动。类似的，跖肌起于股骨外髁上嵴下部，位于外腓肠肌内侧，深于外腓肠肌肌纤维，浅于比目鱼肌肌纤维，并于跟腱稍内侧位置止于跟骨。

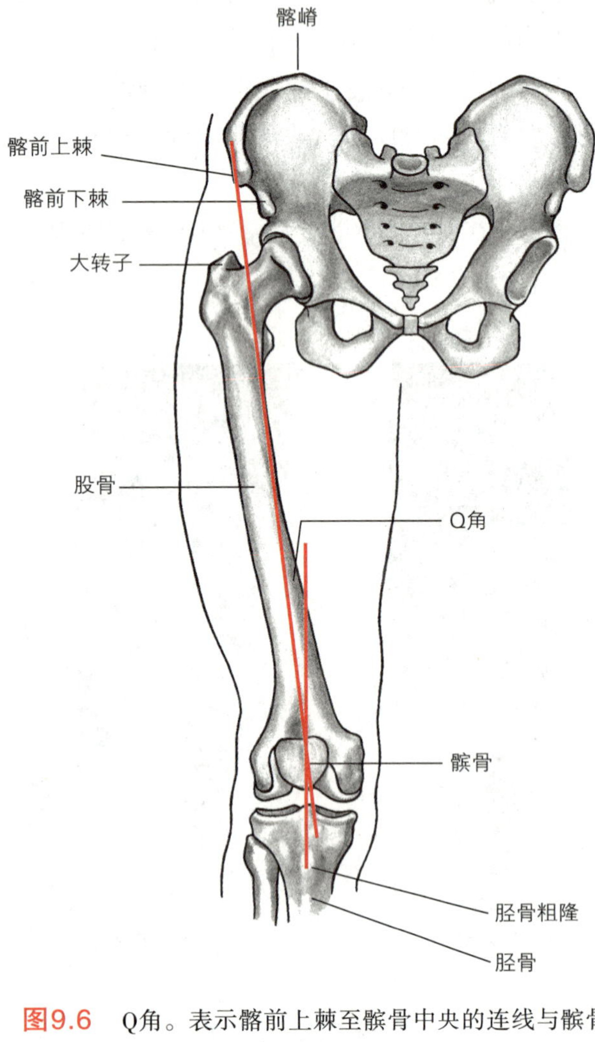

图9.6　Q角。表示髂前上棘至髌骨中央的连线与髌骨中央至胫骨粗隆的连线之间形成的夹角

膝关节肌肉——位置分布

肌肉的功能与其位置紧密相关。请联系图8.12与表9.2进行分析。

前部

主要伸膝肌

股直肌*

股内侧肌

股中间肌

股外侧肌

后部

主要屈膝肌

股二头肌*

半膜肌*

半腱肌*

缝匠肌*

股薄肌*

腘肌

腓肠肌*

跖肌*

*跨双关节肌：髋关节部分详见第八章；踝关节部分详见第十章。

神经

股神经（图8.20）分布于伸膝肌——股直肌、股内侧肌、股中间肌及股外侧肌；包括半腱肌、半膜肌、股二头肌（长头）、腘肌在内的屈膝肌则受到坐骨神经的胫丛（图8.22）支配；而股二头肌短头则受到腓神经支配。膝关节肌肉神经的完整列表见图9.7。

股四头肌肌群　图 9.8

近乎所有运动中，跳跃能力都极为重要。而良好的跳跃能力在极大程度上取决于股四头肌的肌力。在运动员需要减速以完成变向，或落地时减速防止跌倒的过程中，股四头肌进行离心收

表 9.2　膝关节主动肌

肌肉		起点	止点	运动	运动平面	触诊	神经支配
前侧肌肉	股直肌	髂前下棘稍下部，与髋臼沟后上方之间	由髌腱连接，过髌骨，最终止于胫骨粗隆	后伸髋关节	矢状面	自髂前下棘至髌骨的直接连线，在抗阻屈髋伸膝动作下较易触诊	股神经（L2~L4）
				伸膝关节			
				骨盆前旋			
	股中间肌	股骨前缘上2/3处	髌骨体上侧及通过髌腱连接于胫骨粗隆	伸膝	矢状面	在伸膝状态下，特别是抗阻状态下完全伸膝，可于大腿正上方前内侧远端1/3处触诊，肌纤维位于髌骨上内侧方股直肌深层	股神经（L2~L4）
	股外侧肌	转子间线、股骨大转子前下缘、臀肌粗隆、股骨粗线上半部及整个外侧肌间隔	髌骨外侧缘及通过髌腱连接于胫骨粗隆	伸膝	矢状面	在伸膝状态下，特别是完全抗阻伸膝状态下，通过股骨大转子稍远端向下沿大腿前外侧行至髌骨上外侧	股神经（L2~L4）
	股内侧肌	股骨粗线及股骨内侧髁	髌骨上缘内侧及通过髌腱连接于胫骨粗隆	伸膝	矢状面	在伸膝状态下，特别是抗阻状态下完全伸膝，可于大腿正上方前内侧，髌骨内缘上方处触诊	股神经（L2~L4）
后侧肌肉	股二头肌	长头：坐骨结节；短头：股骨粗线下部及股骨外侧髁	胫骨外上髁及腓骨头	屈膝	矢状面	屈膝状态下膝关节抗阻外旋时，可于股骨远端后外侧触诊；在俯卧位主动屈膝髋内旋时，可于坐骨结节稍远端触诊	长头:坐骨神经胫神经分支（S1~S3）；短头：坐骨神经腓神经分支（L5、S1、S2）
				伸髋			
				骨盆后旋			
				膝外旋	水平面		
				髋外旋			
	腘肌	股骨外侧髁后缘	胫骨后内侧缘上部	屈膝下内旋	水平面	在坐位，膝关节屈曲90°，膝关节内旋时，由腓肠肌内侧、胫骨后侧近端，向胫骨外上髁上外侧，深于腓骨侧副韧带可触诊	胫神经
				屈膝	矢状面		
	半膜肌	坐骨结节	胫骨内侧髁后内侧	伸髋	矢状面	大部分被其他肌肉所覆盖，可在膝关节在屈曲状态下抗阻内旋时，于膝关节后内侧、半腱肌肌腱稍深处触诊其肌腱	坐骨神经胫神经分支（L5、S1、S2）
				屈膝			
				骨盆后旋			
				髋内旋	水平面		
				膝内旋			
	半腱肌	坐骨结节	胫骨内侧髁下方的胫骨内侧缘前上部	伸髋	矢状面	膝关节屈曲状态下抗阻内旋时，可于股骨远端后内侧触诊；在俯卧位主动屈膝髋内旋时，可于坐骨结节稍远端触诊	坐骨神经胫神经分支（L5、S1、S2）
				屈膝			
				骨盆后旋			
				髋内旋	水平面		
				膝内旋			

注：缝匠肌与股薄肌虽不是主要屈膝肌，但也辅助屈膝和膝内旋，这两块肌肉已在第八章进行过详细的讨论。另外，有部分解剖学者将阔筋膜张肌列为辅助膝外旋肌。将会在第十章讨论的腓肠肌和跖肌，也在一定程度上辅助屈膝

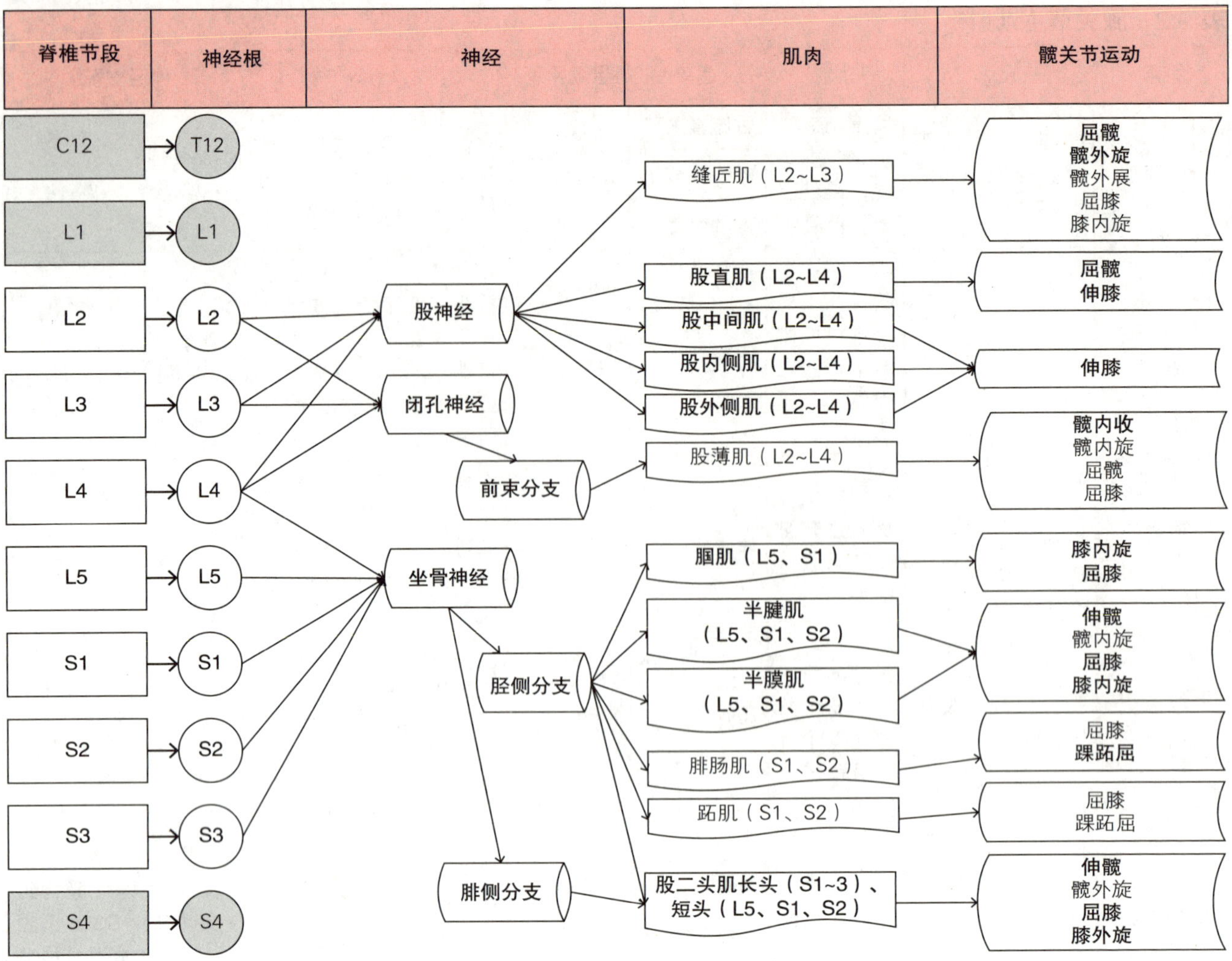

图9.7　膝关节周围肌群中的神经支配及作用

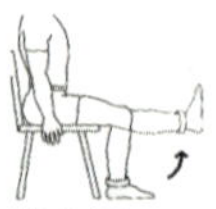

膝伸展

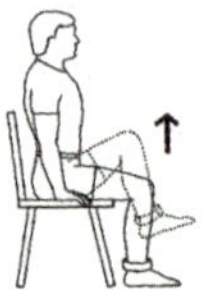

髋屈曲

缩，控制并减速上一个运动动作。

股四头肌肌群包括的肌肉有：股二头肌（股四头肌中唯一跨双关节的肌肉）、股外侧肌（股四头肌中最大的肌肉）、股中间肌及股内侧肌。这些肌肉最终将全部汇于髌骨，并由髌腱连接至胫骨粗隆。这四块肌肉，除了位于股直肌下部的股中间肌外，全部为浅层肌肉，并且可以被触诊。垂直起跳可以作为一个简单有效的股四头肌肌力测试。一般预计股四头肌肌力应比股后肌群肌力高出25%~33%。

缺乏髌股稳定性对于很多想要保持运动的人来说是一个普遍的问题，而增加股四头肌肌群或股四头肌的肌力及耐力对于保持较高的髌股稳定性具有重要的作用。如果股四头肌肌力不足，损伤就更容易发生。股四头肌肌力的训练可以通过坐位抗阻伸膝运动来完成，进行功能性的负重练习，如台阶训练、深蹲等，都会对股四头肌的力量与耐力起到增长作用。但是需注意，在某些特定的髌骨损伤人群中，完全伸膝至180°可能是禁忌证。

股直肌　图 8.25

起点

于髂前下棘稍下部，与髋臼沟后上方之间。

止点

由髌腱连接过髌骨最终止于胫骨粗隆。

运动

后伸髋关节。

伸膝关节。

骨盆旋前。

触诊

自髂前下棘至髌骨的直接连线，在抗阻屈髋伸膝动作下较易触诊。

神经支配

股神经（L2~L4）。

临床应用、强化和柔韧性练习

当髋关节屈曲时，股直肌变短，由于解剖学起止点变近，其作为伸膝肌的作用减少。在此起始位下，伸膝动作主要由股内侧肌、股外侧肌和股中间肌完成。

另外请参考本书在第八章关于股直肌的更多讨论（图8.25）。

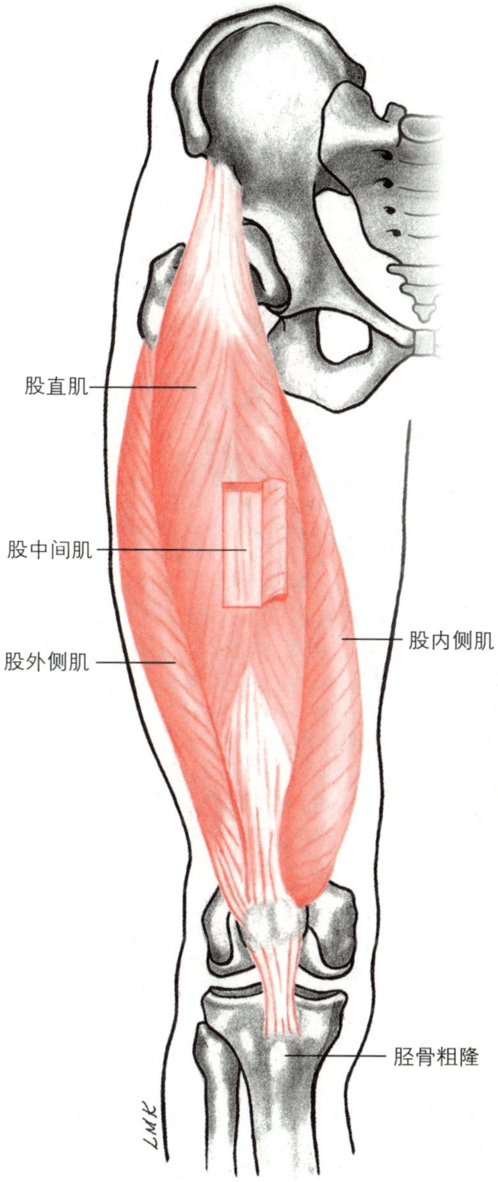

图9.8　股四头肌。前面观

股外侧肌　图 9.9

起点

转子间线、股骨大转子前下缘、臀肌粗隆、股骨粗线上半部及整个外侧肌间隔。

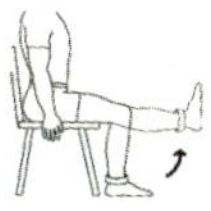

止点

髌骨外侧缘及通过髌腱连接于胫骨粗隆。

运动

伸膝。

触诊

在伸膝状态下，特别是完全抗阻伸膝状态下，通过股骨大转子稍远端向下沿大腿前外侧行至髌骨上外侧。

神经支配

股神经（L2~L4）。

临床应用、强化和柔韧性练习

股内侧肌、股外侧肌和股中间肌与股直肌协同完成伸膝动作。这些肌肉在走及跑步运动中被人体激活使用以保证伸膝动作的完成。由于股外侧肌对髌骨有轻微的上外侧拉力，因此，有时被认为是常见的髌骨外侧半脱位和脱位的部分原因。

股外侧肌肌力可以通过抗阻伸膝运动得到提升。股外侧肌的拉伸，可以通过膝关节最大屈曲状态，例如，单腿站立下，将另一条腿向后拉至臀部完成。

股中间肌　图 9.10

起点

股骨前缘上2/3处。

止点

髌骨体上侧及通过髌腱连接于胫骨粗隆。

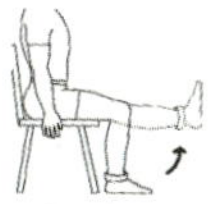

运动

伸膝。

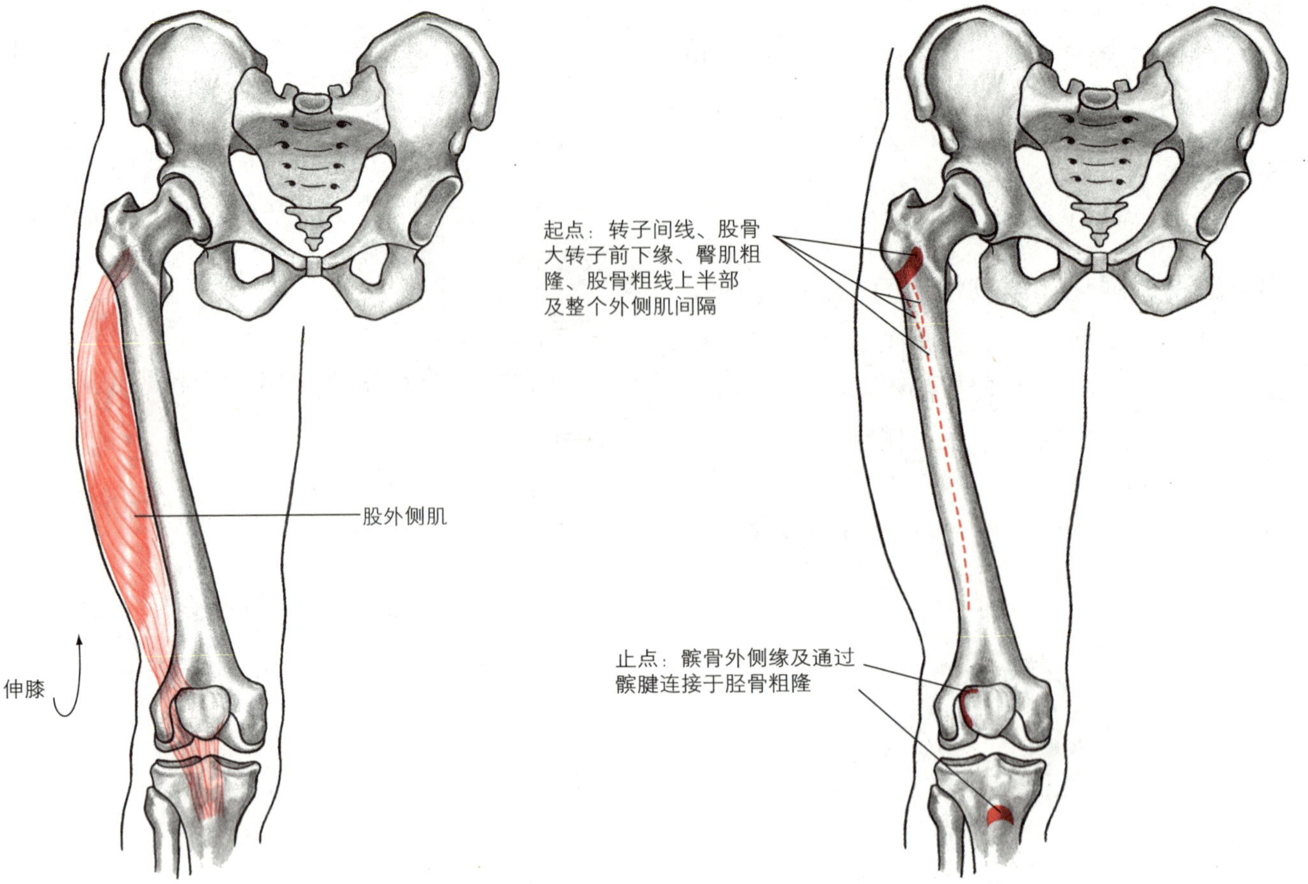

图9.9　股外侧肌。前面观

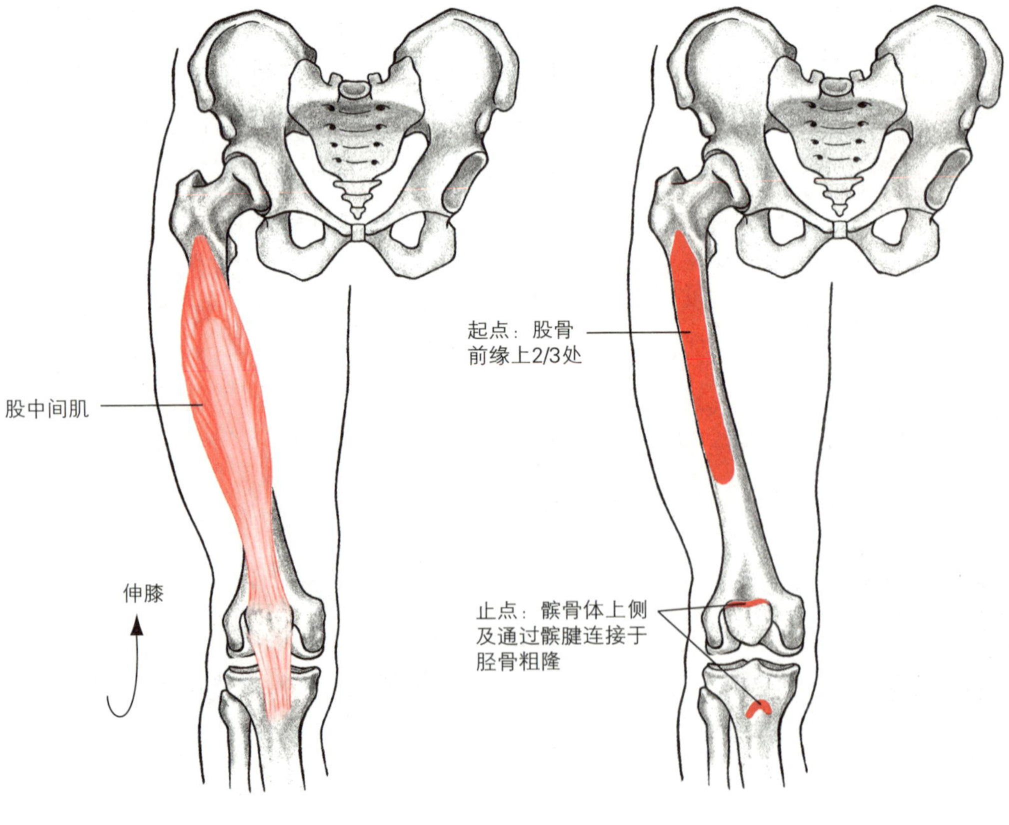

图9.10　股中间肌。前面观

触诊

在伸膝状态下，特别是抗阻状态下完全伸膝，可于大腿正上方前内侧远端1/3处触诊，肌纤维位于髌骨上内侧方股直肌深层。

神经支配

股神经（L2~L4）。

临床应用、强化和柔韧性练习

股内侧肌、股外侧肌和股中间肌协同完成伸膝动作。在跑步、跳跃、行走时，与股直肌协同收缩完成动作。这三块肌肉在髋关节屈曲位时，对伸膝动作起到主要作用。因此，在训练这三块肌肉时应采用屈髋起始位抗阻伸膝，从而减少股直肌作用。

如果动作正确，杠铃负重深蹲，根据不同个体的力量选用不同负重重量，是强化股四头肌肌力的完美方法。当然，训练过程中需注意动作的正确以免膝关节及下腰部的运动损伤。除此之外，利用器械的腿推举训练也是不错的增强股四头肌肌力的方法。至于拉伸，膝关节的完全屈曲，可以对四块股四头肌肌肉起到拉伸作用。

股内侧肌　图 9.11

起点

股骨粗线及股骨内侧髁。

止点

髌骨上缘内侧及通过髌腱连接于胫骨粗隆。

运动

伸膝。

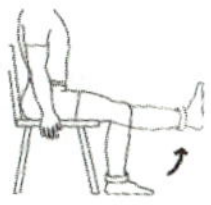

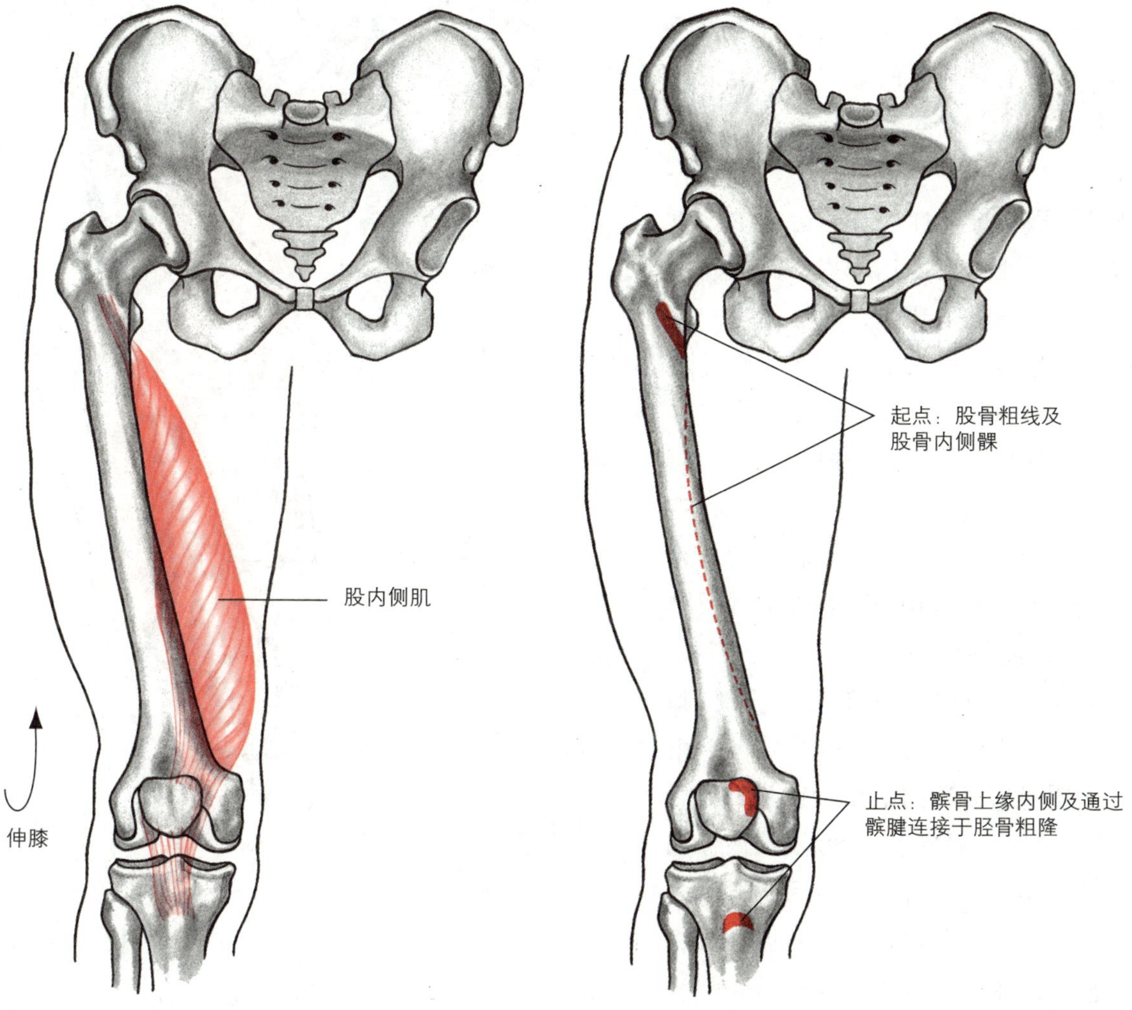

图9.11　股内侧肌。前面观

触诊

在伸膝状态下，特别是抗阻状态下完全伸膝，可于大腿正上方前内侧，髌骨上内缘上方处触诊。

神经支配

股神经（L2~L4）。

临床应用、强化和柔韧性练习

股内侧肌由于其远端肌纤维的倾斜及止点位于髌骨上内侧缘，导致其对于保持髌股稳定性起到极为重要的作用。这一部分的股内侧肌又被称为股内侧斜肌（VMO）。股内侧肌的训练与其他股四头肌的训练较为相似，主要通过深蹲、伸膝、腿推举完成，但是股内侧斜肌只会在伸膝末端10°~20°时被激活。至于拉伸，膝关节的完全屈曲，可以对4块股四头肌肌肉起到拉伸作用。

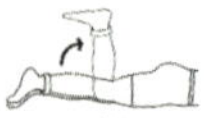
膝屈曲

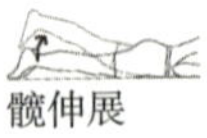
髋伸展

股后肌群　图 9.12

包括股二头肌、半腱肌、半膜肌在内的股后肌群，已在第八章中有过完整的介绍，但由于其对屈膝的重要性，本章将会对其进行更深一步的讨论。

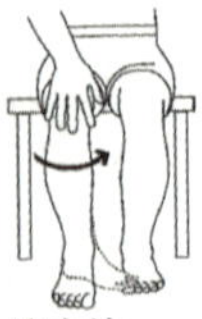
膝内旋

在足球及其他需要爆发性冲刺的运动中，股后肌群的肌肉拉伤是很常见的运动损伤。这些肌群由于其对加速跑动作的重要性，又被称为“跑步肌肉”。因股后肌群在膝关节部索状的肌腱附着点，又被称为“绳腱”，是股四头肌的拮抗肌。所有股后肌群肌肉，除股二头肌短头外，均起于骨盆的坐骨结节。股二头肌短头起于股骨粗线下部及股骨外侧髁。半腱肌及半膜肌分别止于胫骨前、后内侧。股二头肌止于胫骨外上髁及腓骨头。所以有着“两内一外”的说法。

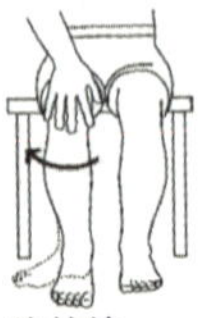
膝外旋

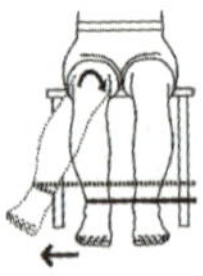
髋内旋

针对股后肌群肌力及拉伸的训练对于减少膝关节损伤有着重要的作用。无法在伸膝状态下用手指触碰地面表明股后肌群的柔韧性较差。股后肌群的肌力训练可以通过在抗阻状态下屈膝完成。一些专家认为诺蒂科训练法对股后肌群肌力增长有着显著的作用。诺蒂科训练法：运动员跪姿软垫准备，同伴双手抓住并稳定运动员脚踝，运动员在保持躯干伸直、髋关节伸直状态下离心收缩股后肌群并下降躯体，直到失去控制，然后回到起始位重复这一动作。股后肌群过度紧张或柔韧性较差也是膝关节和下腰疼痛症状的影响因素。股后肌群的柔韧性可以通过缓慢的，或静力性拉伸训练完成，例如，坐姿状态下保持膝关节伸直并屈髋。

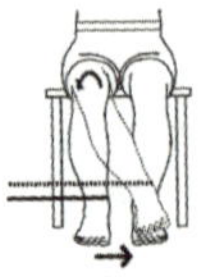
髋外旋

股后肌群在屈膝的同时，也起到伸髋的作用。膝关节的旋转，可在膝关节屈曲位下发生。一旦膝关节屈曲超过20°，在股后肌群的作用下，膝关节就会产生旋转。股二头肌会向外侧旋

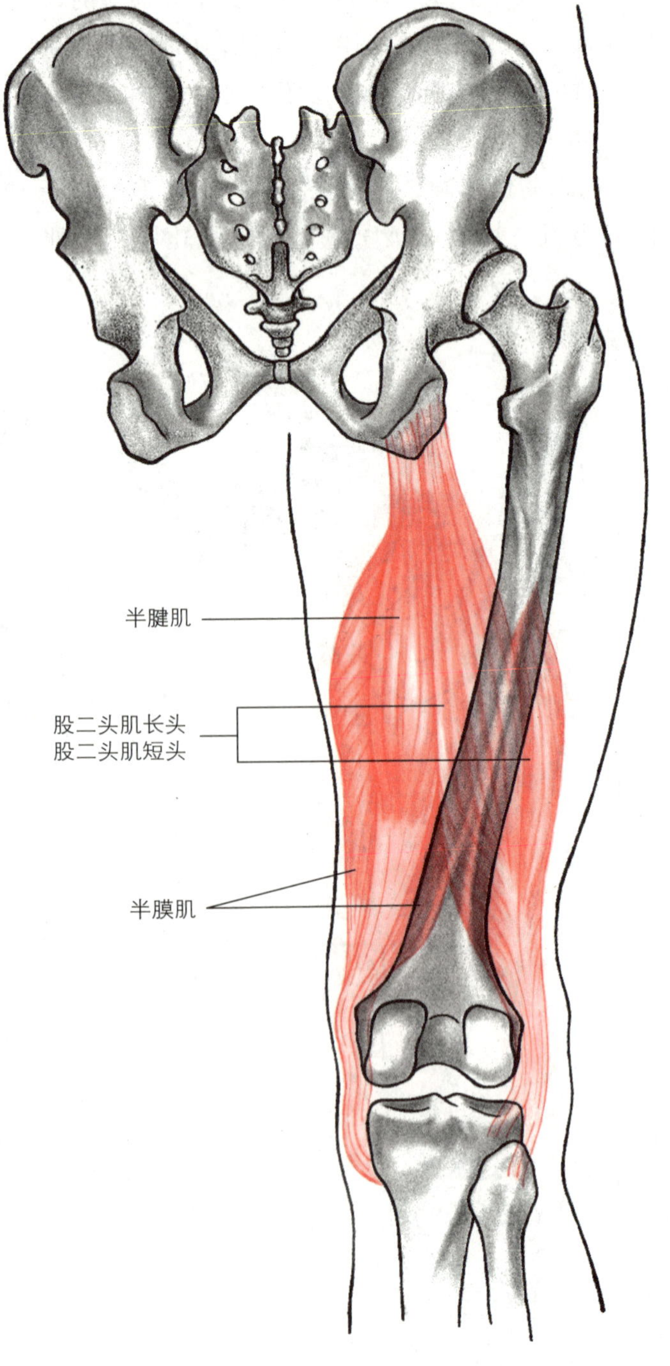

图9.12　股后肌群。后面观

转膝关节。半腱肌及半膜肌会向内旋转膝关节。膝关节旋转时的人体得以完成旋转动作。膝关节的这一旋转功能，对于适应由于在转向动作中髋关节或踝关节产生的旋转力起到尤为重要的作用，可以使得动作的完成更具功能性，并且更加流畅。股后肌群的图解，关于半腱肌、半膜肌及股二头肌，请分别参照图8.32~图8.34。

腘肌　图 9.13

起点

股骨外侧髁后缘。

止点

胫骨后内侧缘上部。

运动

屈膝。

屈膝状态下内旋。

触诊

坐位，膝关节屈曲90°，向内旋膝关节时，由腓肠肌内侧，胫骨后侧近端，向胫骨外上髁上外侧，深于腓骨侧副韧带可触诊。

神经支配

胫神经。

临床应用、强化和柔韧性练习

腘肌是膝关节唯一的屈肌，其他膝关节屈肌皆为跨多关节肌肉。腘肌由于其起止点，对于膝关节后外侧稳定性十分重要。腘肌帮助半腱肌、半膜肌协同工作完成膝关节的内旋，并且在膝关节从全伸位内旋“解锁”时起到至关重要的作用。

膝关节屈曲于单杠倒挂动作对腘肌肌力训练

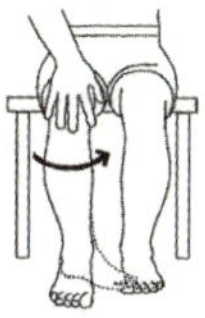
膝内旋

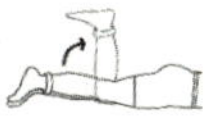
膝屈曲

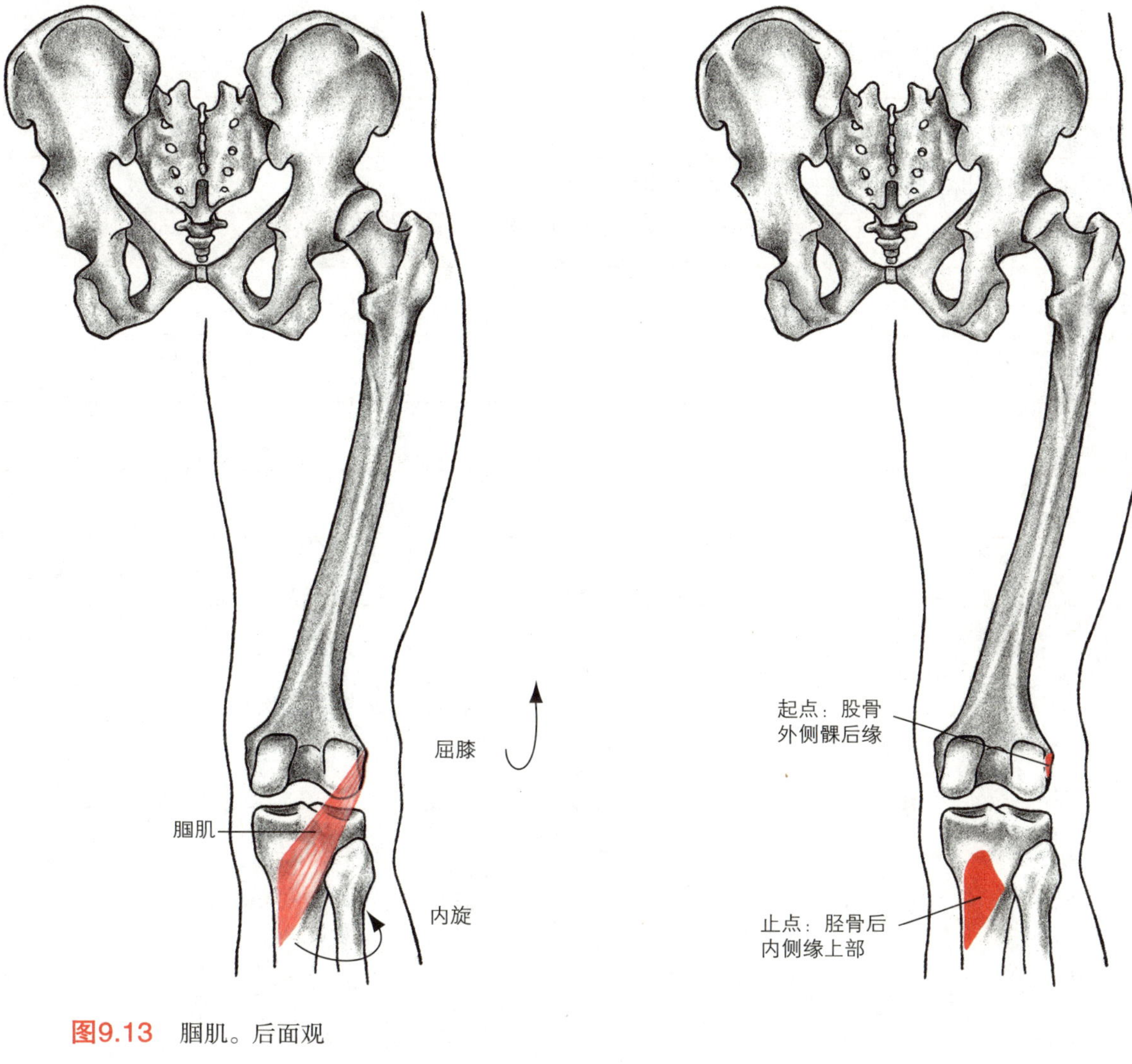

图9.13　腘肌。后面观

极为有效。另外走路、跑步对训练此肌肉皆有效果。想要特别训练腘肌，就要考虑到它的解剖学起止点及功能，由此可知在膝关节屈曲并内旋的抗阻训练中，该肌肉将得到最有效的训练。腘肌的拉伸比较困难，但是可以通过在不屈髋的情况下被动完全伸直膝关节来达到拉伸效果。在膝关节屈曲20° ~30° 的位置下，被动进行最大限度的膝关节外旋也可以起到有效的拉伸作用。

复习题

1.请列出下列运动的活动面，并列出每种运动的运动轴。

A.伸膝

B.屈膝

C.膝关节内旋

D.膝关节外旋

2.研究深屈膝运动和“鸭步运动”在体育项目中的可接受性，并在课堂上报告你的发现。

3.从下列主题中选取一个做报告：前交叉韧带损伤，半月板损伤，内侧副韧带损伤，髌腱腱鞘炎，滑膜皱襞综合征，前侧膝关节疼痛，剥脱性骨软骨炎，髌骨脱位/半脱位，膝关节支撑架，股四头肌康复。

4.查阅相关文献，找出膝关节损伤的预防与康复方法，并在课堂上报告你的发现。

5.对于膝关节前交叉韧带受损的运动员来讲，强化膝关节的哪块肌肉最为重要？为什么？对于后交叉韧带受损的运动员呢？为什么？

6.肌肉分析表——膝关节

请列出每个动作的主要肌肉。	
屈膝	伸膝
内旋	外旋

7. 拮抗肌肌肉表——膝关节

请在右侧栏中列出左侧栏肌肉在运动中的拮抗肌。

主动肌	拮抗肌
股二头肌	
半腱肌	
半膜肌	
腘肌	
股直肌	
股外侧肌	
股内侧肌	
股中间肌	

实践练习

1.在人体骨骼标本及人体模特上找到下列解剖学标志。

a.骨骼标本

①股骨头/股骨颈

②股骨大转子

③股骨干

④股骨小转子

⑤股骨粗线

⑥内收肌结节

⑦股骨内侧髁

⑧股骨外侧髁

⑨髌骨

⑩腓骨头

⑪胫骨内上髁

⑫胫骨外上髁

⑬胫骨粗隆

⑭戈迪氏结节

b.人体模特

①股骨大转子

②内收肌结节

③股骨内侧髁

④股骨外侧髁

⑤髌骨

⑥腓骨头

⑦胫骨内上髁

⑧胫骨外上髁

⑨胫骨粗隆

⑩戈迪氏结节

⑪髌骨下角

2.在人体模特上找出并触诊下列肌肉。

a.缝匠肌

b.股薄肌

c.股二头肌

d.半腱肌

e.半膜肌

f.股直肌

g.股外侧肌

h.股中间肌

i.股内侧肌

j.腘肌

3.在骨骼标本上找出问题2所涉及的肌肉的起点、止点。

4.展示下列动作，并列出该动作的主动肌。

a.伸膝

b.屈膝

c.膝内旋

d.膝外旋

5.小组讨论，回答为什么在膝关节伸直状态下，无论是主动还是被动屈髋的关节活动度都会减小。保持最大髋关节屈曲位是否也会导致膝关节完全伸直受限？

6.小组讨论，回答为什么在膝关节屈曲状态下，无论是主动还是被动伸髋的关节活动度都会减小。保持最大髋关节伸直位是否也会导致膝关节完全屈曲受限？

7.找出膝关节内侧与外侧在骨性标志、韧带、关节结构及软骨结构上的相似与不同。

8.运动分析表——膝关节

分析表中所列出的动作，并把该动作拆分成两个主要阶段，如上举阶段和下落阶段。然后在每个阶段，列出膝关节发生了哪些运动，并列出这些运动的主动肌，最后在肌肉旁标出它的收缩形式，如向心收缩、离心收缩或等长收缩。

运动	第一阶段		第二阶段	
	膝关节运动	主动肌（收缩类型）	膝关节运动	主动肌（收缩类型）
俯卧撑				
蹲起				
蹲举				
腿推举				
前弓步				
划船运动				
台阶训练				

9.运动分析表——膝关节

分析表中每种运动，列出在每一阶段中左膝和右膝的运动。你可以先写出膝关节在站立阶段的起始位置。接下来每个动作完成后，列出该动作的主动肌，最后在肌肉旁标出它的收缩形式，如向心收缩、离心收缩或等长收缩。如不确定可先预习关于第十二章的运动分析部分。

运动		站立阶段	准备阶段	运动阶段	结束阶段
棒球投掷	右				
	左				
足球发球	右				
	左				
走路	右				
	左				
垒球投球	右				
	左				
足球传球	右				
	左				
棒球击球	右				
	左				
保龄球滚球	右				
	左				
篮球跳投	右				
	左				

参考文献

Baker BE, et al.: Review of meniscal injury and associated sports, *American Journal of Sports Medicine* 13:1, January–February 1985.

Field D: *Anatomy: palpation and surface markings,* ed 3, Oxford, 2001, Butterworth-Heinemann.

Garrick JG, Regna RK: Prophylactic knee bracing, *American Journal of Sports Medicine* 15:471, September–October 1987.

Hamilton N, Weimer W, Luttgens K: *Kinesiology: scientific basis of human motion,* ed 12, New York, 2012, McGraw-Hill.

Hislop HJ, Montgomery J: *Daniels and Worthingham's muscle testing: techniques of manual examination,* ed 8, Philadelphia, 2007, Saunders.

Kelly DW, et al: Patellar and quadriceps tendon ruptures—jumping knee, *American Journal of Sports Medicine* 12:375, September–October 1984.

Lysholm J, Wikland J: Injuries in runners, *American Journal of Sports Medicine* 15:168, September–October 1986.

Magee DJ: *Orthopedic physical assessment,* ed 6, St. Louis, 2014, Elsevier Saunders.

Muscolino JE: *The muscular system manual: the skeletal muscles of the human body,* ed 3, St. Louis, 2010, Elsevier Mosby.

Oatis CA: *Kinesiology: the mechanics and pathomechanics of human movement,* ed 2, Philadelphia, 2008, Lippincott Williams & Wilkins.

Prentice WE: *Principles of athletic training: a competency based approach,* ed 15, New York, 2014, McGraw-Hill.

Seeley RR, Stephens TD, Tate P: *Anatomy & physiology,* ed 8, New York, 2008, McGraw-Hill.

Shier D, Butler J, Lewis R: *Hole's human anatomy and physiology,* ed 12, New York, 2010, McGraw-Hill.

Sieg KW, Adams SP: *Illustrated essentials of musculoskeletal anatomy,* ed 4, Gainesville, FL, 2002, Megabooks.

Stone RJ, Stone JA: *Atlas of the skeletal muscles,* ed 6, New York, 2009, McGraw-Hill.

Van De Graaff KM: *Human anatomy,* ed 6, Dubuque, IA, 2002, McGraw-Hill.

Wroble RR, et al: Pattern of knee injuries in wrestling, a six-year study, *American Journal of Sports Medicine* 14:55, January–February 1986.

实践练习表

可用于课堂作业、课外作业和测试，请撕下并使用这张表。

练习表1

使用蜡笔或者彩色笔，在练习表上绘制并标出以下肌肉。分别用“O”和“I”表示每块肌肉的起点和止点。

a.股直肌
b.股外侧肌
c.股中间肌
d.股内侧肌
e.股二头肌
f.半腱肌
g.半膜肌
h.腘肌

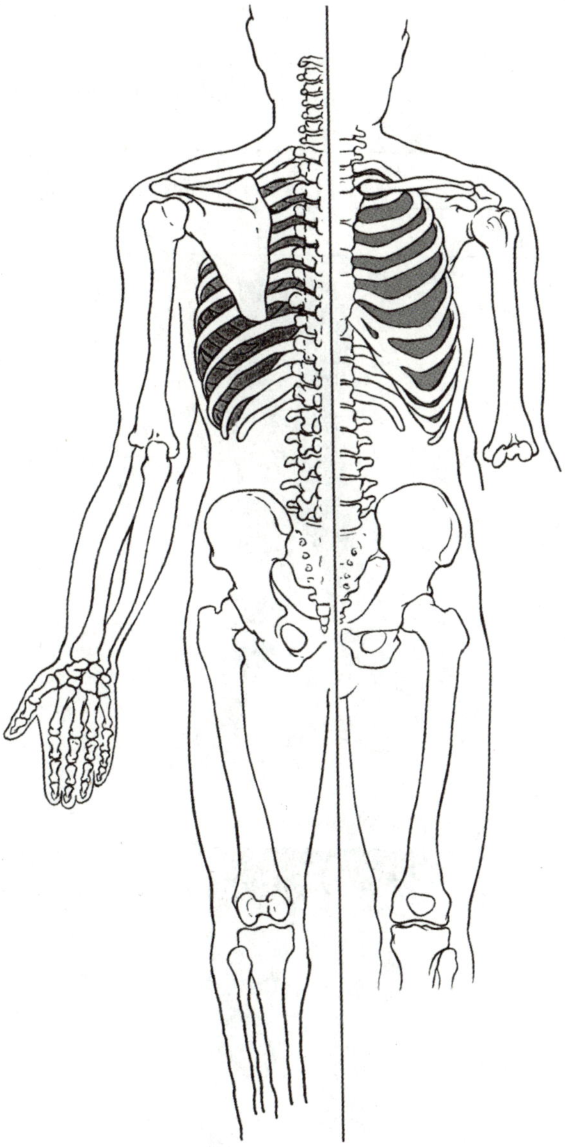

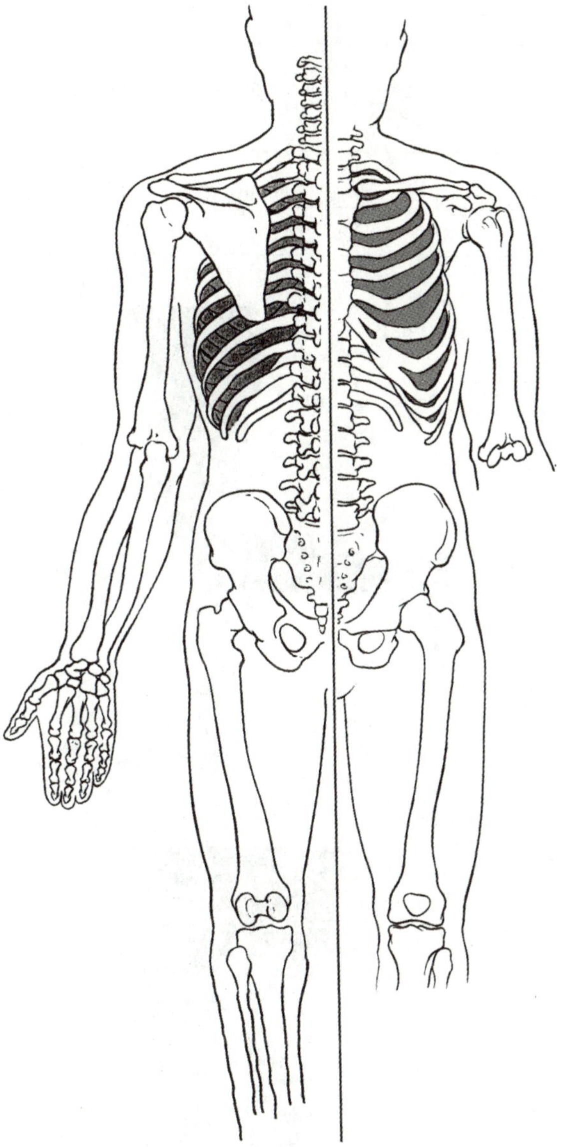

实践练习表

可用于课堂作业、课外作业和测试，请撕下并使用这张表。

练习表2

标出膝关节的运动（下图），并根据每个动作发生的运动平面、转动轴及引起动作的主动肌来完成下列句子。

a.屈曲发生在____________平面，绕___轴，且通过__________________________肌肉向心收缩引起该动作____。

b.伸展发生在____________平面，绕___轴，且通过________________________肌肉向心收缩引起该动作____。

c.内旋发生在____________平面，绕___轴，且通过________________________肌肉向心收缩引起该动作____。

d.外旋发生在____________平面，绕___轴，且通过________________________肌肉向心收缩引起该动作____。

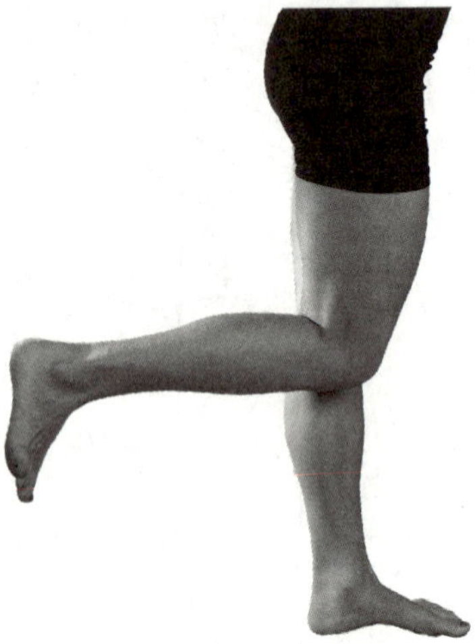

a

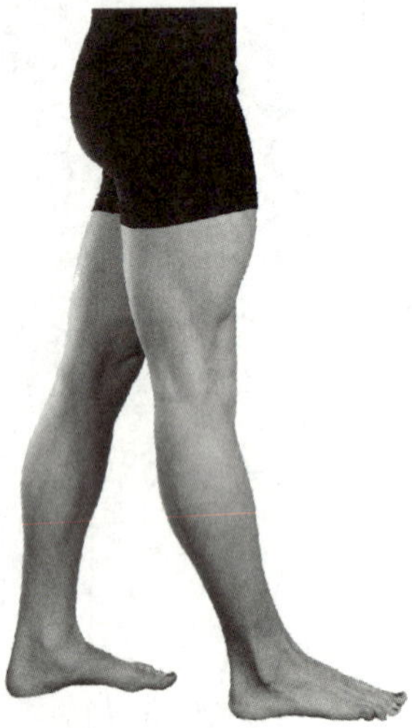

b

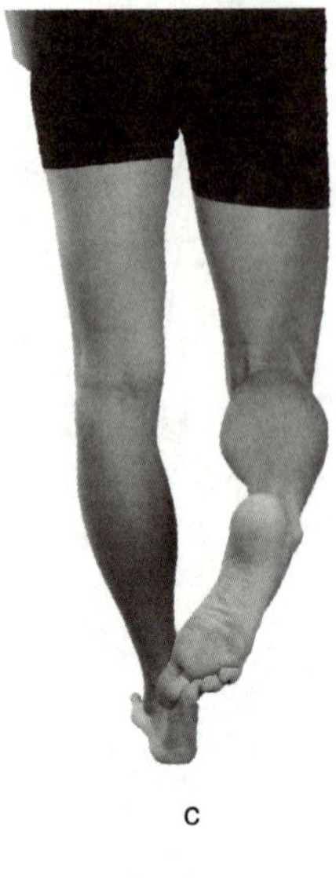

c

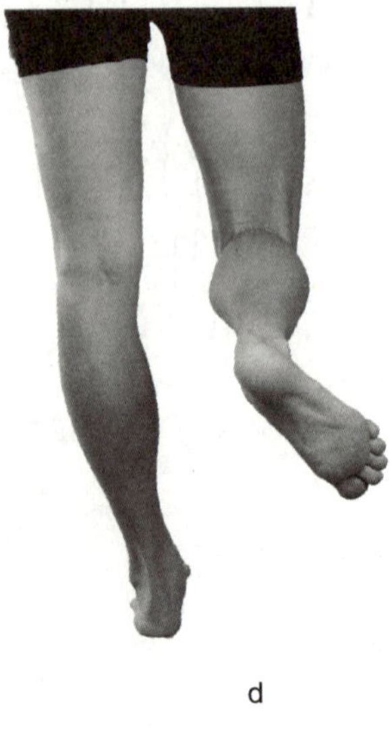

d

第十章　踝关节和足关节

本章要求

- 识别足踝骨骼特征、韧带及足弓
- 在骨骼图上绘制并标出足踝部的肌肉
- 确定、列出和触诊踝关节及足部的肌肉及其拮抗肌
- 演示和触诊足踝关节的运动，并列出它们各自的运动平面和旋转轴
- 在受试者身上触诊包括韧带在内的浅表关节结构，并了解它们在提供关节稳定性方面的作用
- 列出和梳理产生足踝关节运动的肌肉及其拮抗肌
- 学习并理解足踝关节肌肉的神经支配
- 通过分析，确定在特定的技能和运动中，足踝的运动和所涉及的肌肉

足部是由26块骨头、19块大肌肉、许多（固有）肌肉和100多个韧带构成的复杂结构。

足的两个功能是支撑和推进。对每个人来说，正常的足部功能、足部肌肉的充分发育及正确的足部力学训练是必不可少的。在现代社会，足部问题是最常见的疾病之一。很多时候，不合适的鞋子或者其他问题，会间接导致人们出现不良的足部力学或者异常步态。早期不良的足部力学会产生后期足部不可避免的不适及病理状态。

步行可分为站立和摆动阶段（图10.1）。站立阶段进一步分为三个部分：足跟着地、站立中期和足尖离地。站立中期又进一步分为预承重期、支撑中期、支撑末期。通常状况下，足跟着地期时，足跟触地，足处于旋后位，腿处于外旋位。在站立中期时，足处于旋前位，腿处于内旋位。在足尖离地前和离地过程中，足又恢复旋后位，腿恢复外旋位。摆动阶段发生在足离开地面，腿向前移动到另一个接触点时。摆动阶段可分为摆动初期、摆动中期和摆动末期。当足部过于僵硬且没有充分的内旋，或者当足部超过站立中期仍处于内旋时，通常会出现问题。如果足部仍然过于僵硬，不能充分内旋，那么冲击力将不会通过步态被缓冲吸收，从而导致冲击力被传递到运动链上。如果足过度旋前或在站立中期后仍过于旋前，则会减弱足部推进力，并在动力链上施加额外的应力。步行与跑步不同的是，步行中一只脚总是与地面接触，并且有一个时间点双脚都与地面接触。而在跑步中，有一个时间点双脚都不与地面接触，而且双脚永远不会同时与地面接触。

在过去40年中发生的健身革命使运动鞋和休闲鞋有了巨大的改进。在过去，一双运动鞋就可以满足大多数活动。现在有篮球鞋、棒球鞋、橄榄球鞋、慢跑鞋、足球鞋、网球鞋、步行鞋和交

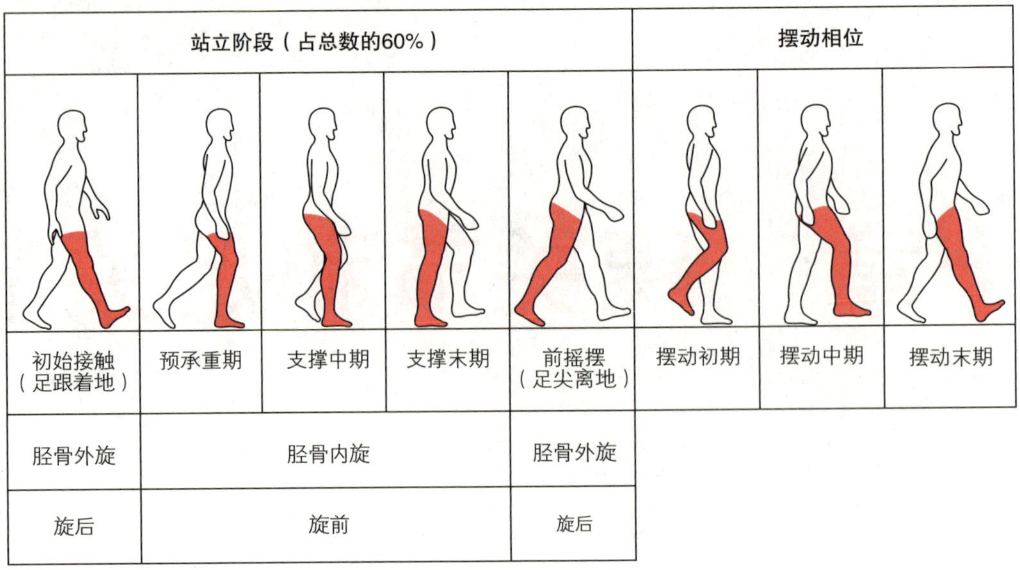

图10.1　步态周期

叉训练鞋。好的鞋子很重要，但是任何鞋子都不能替代肌肉的充分发育、足够的肌肉力量，以及正确的足部生物力学。

骨骼

每只脚有26块骨头，它们共同形成一个拱形。它们通过腓骨和胫骨与大腿和身体其余部分相连。身体的重量沿胫骨传递到距骨和跟骨。应该指出的是，距骨是少数与运动有关的，但没有肌肉连接的骨骼之一。

距骨的前部比后部宽，这是使踝关节在背屈时比在跖屈时要更稳定的一个因素。

除了距骨和跟骨外，后足和中足还有5块骨头，称为跗骨。舟骨位于距骨和3块楔骨之间。骰骨位于跟骨和第四、第五跖骨之间。跗骨的远端是5块跖骨，它们依次对应5个脚趾。脚趾被称为趾骨。除了大脚趾只有2块骨头外，其他每个趾骨都有3块独立的骨头。这些骨头中的每一块都被称为趾骨。最后，在第一跖趾关节下方有2块籽骨，位于𧿹短屈肌腱内（图10.3）。

胫骨和腓骨的远端向下和水平方向增大和突出。这些骨性突起称为内、外踝，是直接走行于其后方的肌腱的滑车。具体来说，腓骨短肌和腓骨长肌紧贴外踝的后面。内踝后面的肌肉有胫骨后肌、趾长屈肌、𧿹长屈肌。内、外踝增加了这些肌肉在分别进行外翻和内翻动作时的力学优势。第五跖骨的基底部扩大并突出，是腓骨短肌和第三腓骨肌的附着点。

内侧楔骨的内面和第一跖骨的基底部是胫骨前肌的附着点，而这两块骨的底面是腓骨长肌的附着点。胫骨后肌在舟状骨、楔骨和第二至第五跖骨基底部的下内面有多个附着点。第二至第五远节趾骨底部的顶面和底面分别为趾长伸肌和趾长屈肌的附着点。同样，第一远节趾骨底部的顶面和底面分别为𧿹长伸肌和𧿹长屈肌的附着点。

跟骨后面非常突出，是由腓肠肌-比目鱼肌汇合成的跟腱的附着点。

关节

胫骨和腓骨形成了胫腓关节，一个有联合韧带的微动关节（图10.2）。胫骨与腓骨在近端胫腓关节和远端胫腓关节形成连接。除了支撑这两个关节的韧带外，在两骨之间还有一层结实而致密的骨间膜。尽管在两骨之间只存在极小的运动，但是在像足球这样的剧烈接触运动中，远端关节偶尔会扭伤。造成这种损伤常见的一个原因是踝关节或距小腿关节处于背屈状态，背屈使踝关节更加稳定，当背屈的踝关节被迫进行外旋时，使韧带的压力转移到联合关节。这种损伤，是联合韧带扭伤，通常被称为高位踝关节扭伤，主要累及胫腓前下韧带。如果损伤更严重，可能涉及胫腓后韧带、骨间韧带和骨间膜。

踝关节，确切意义上是距小腿关节，是一种铰链或屈戌型关节（图10.4）。具体来说，它是由距骨、胫骨远端和腓骨远端组成的关节。踝关节允许大约50° 的跖屈和15° ~20° 的背屈（图10.5）。当膝关节屈曲时，尤其是负重时，踝关节可以有更大范围的背屈，因为膝关节屈曲会降低

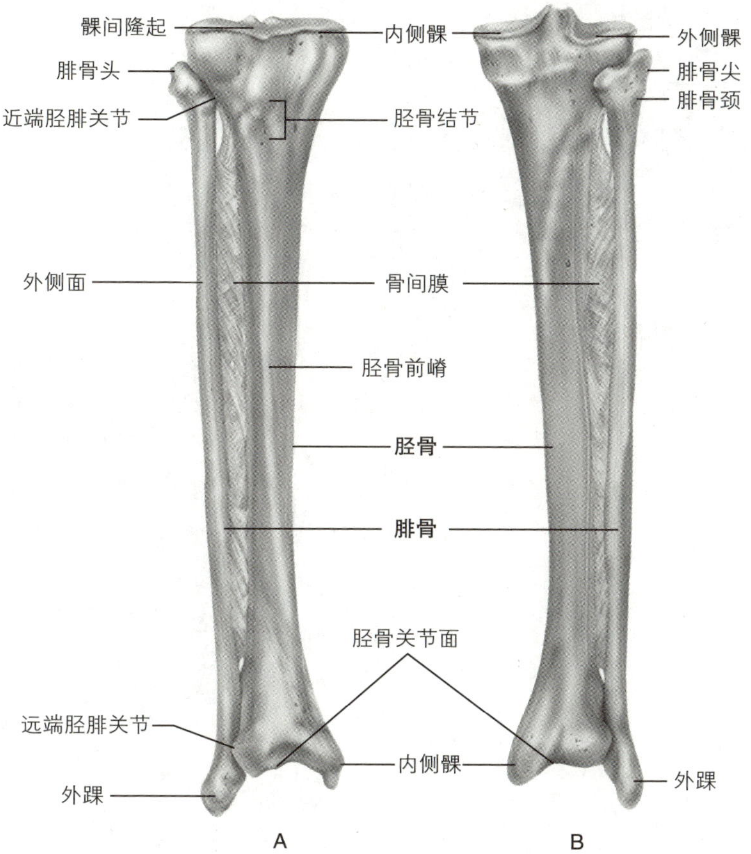

图10.2 右胫骨和腓骨。A.前面观；B.后面观

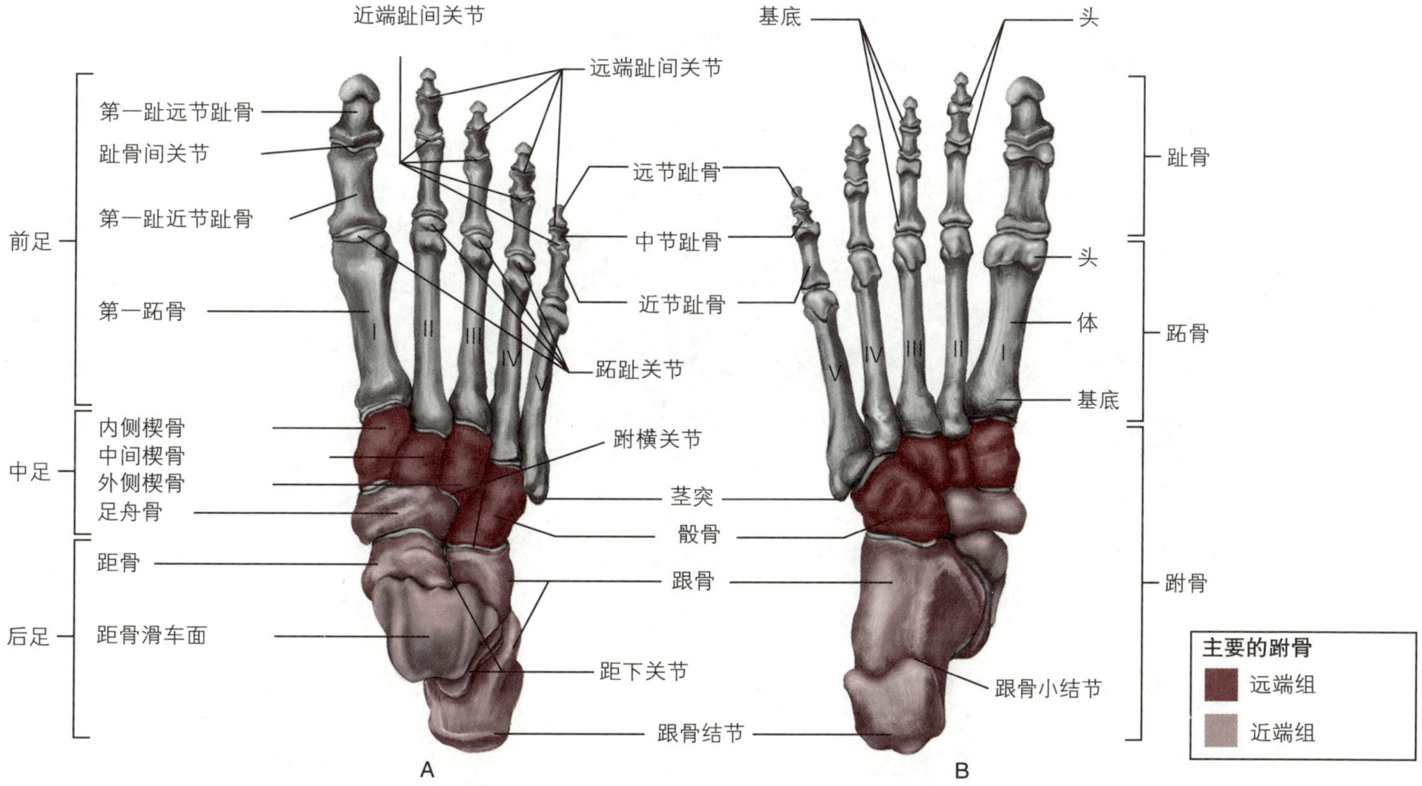

图10.3 右足。A.上（背）面观；B.下（足底）面观

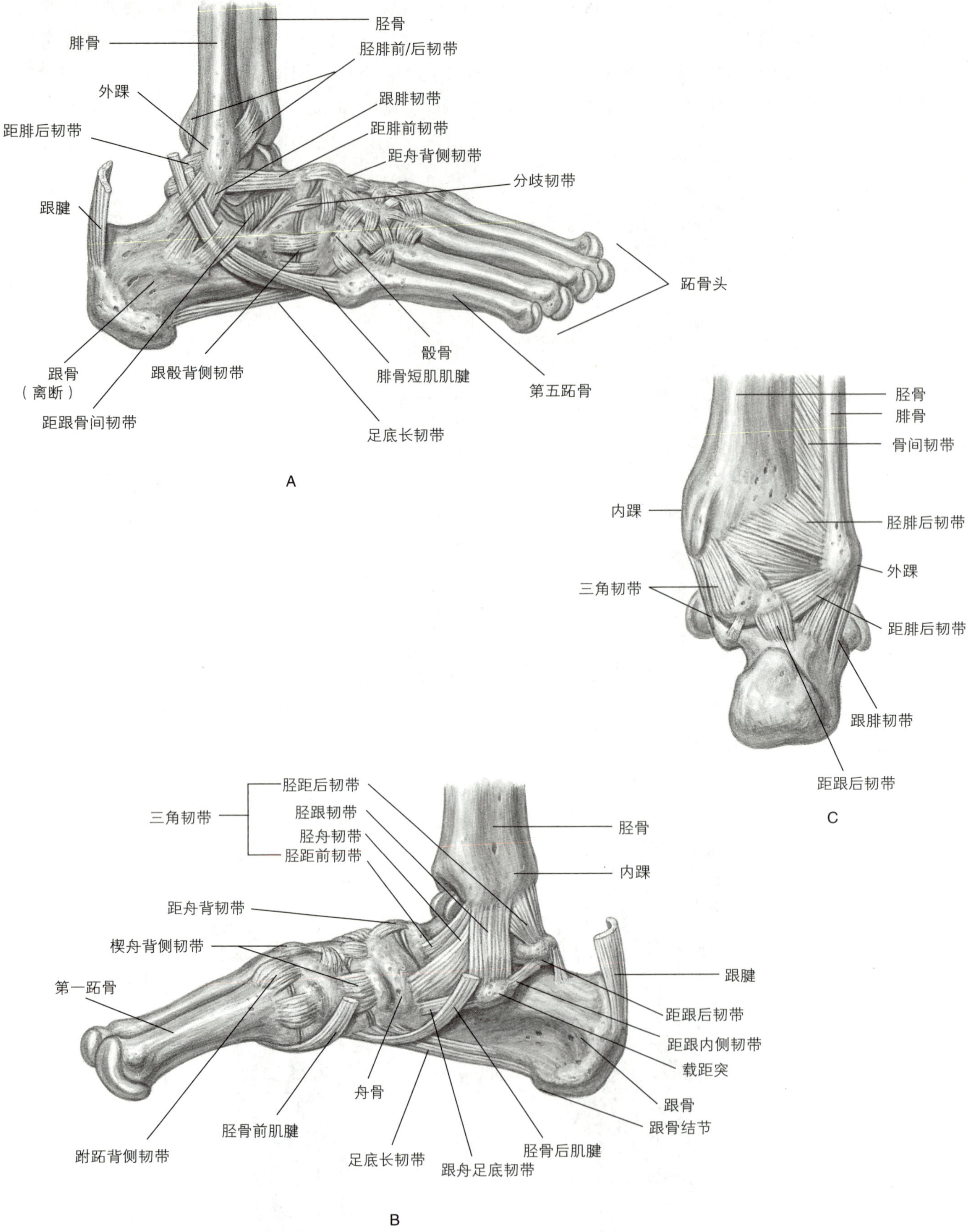

图10.4　右踝关节。A.外侧观；B.内侧面观；C.后面观

跨双关节的腓肠肌的张力。踝关节背屈时，腓骨外旋3°～5°；跖屈时，腓骨内旋3°～5°。在完全背屈时，胫腓联合关节扩大1~2 mm。

内翻和外翻，虽然通常被认为是踝关节的运动，但发生在距骨下关节（距跟关节）和跗横关节（距舟和跟骰关节），也被称为肖帕尔氏关节。这些关节，分为滑动关节或关节面关节，联合起来允许20°～30°的内翻和5°～15°的外翻。而跗骨间关节和跗跖关节的其余部分，尤其是内侧关节，几乎没有运动。

趾骨与跖骨连接形成跖趾关节，属于椭圆关节。踇趾的跖趾关节（MP）可屈曲45°，背伸70°，而趾间关节（IP）可从完全背伸0°到屈曲90°。其余四趾的MP关节允许大约40°的屈曲和40°的背伸。MP也能最小限度地外展和内收。小趾近端指间关节（PIP）可从0°伸展到35°屈曲；远端指间关节（DIP）可屈曲60°，背伸30°。在所有这些关节中，关节与关节之间及人与人之间都有很大的差异。

踝关节扭伤是运动人群中最常见的损伤之一。扭伤涉及一个或多个韧带的拉伸或撕裂。在本文中有相当多的足部和踝部韧带需要讨论，其中的一部分韧带如图10.4所示，更多细节见表10.1。毫无疑问，最常见的踝关节扭伤通常是在踝跖屈到一定角度，踝关节过度内翻造成的。这通常会导致距腓前韧带的损伤，尤其是在踝充分跖屈时。当接近跖屈/背伸中立位时，内翻机制会对跟腓韧带施加更多的压力。过度外翻导致踝内侧三角肌韧带的损伤是不常见的。

足部和踝部的韧带有助于稳定和维持足弓的位置。足部的26块骨都与韧带相连。在这里简要对纵弓和横弓进行讨论。纵弓分为内侧纵弓和外侧纵弓（图10.6）。内侧纵弓位于足内侧，从跟骨延伸至距骨、舟骨、3块楔骨和第一至三跖骨的远端，对缓冲震荡具有重要作用。内侧纵弓主要由胫骨后肌和胫骨前肌动态支撑，常涉及各种足部问题。外侧纵弓位于足外侧，从跟骨延伸至骰骨和第四、第五跖骨远端，在平衡中起重要作用。个体不同纵弓的高度可能会是高、中或低，但足弓低并不一定足弓弱。

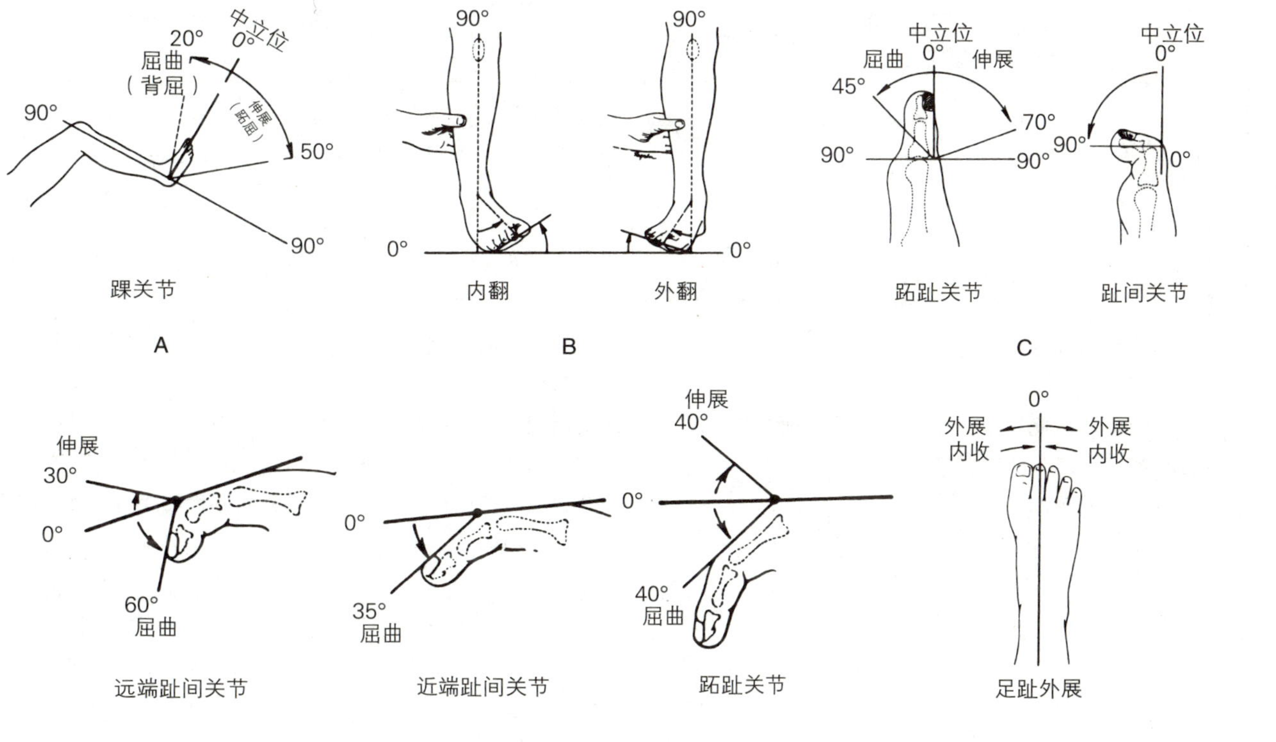

图10.5 踝、足和足趾的主动运动。A.背屈和跖屈的测量单位为与对侧踝关节相比，与直角中立位置或运动百分比的角度；B.内翻和外翻通常用度数估算或用与对侧足相比的百分比表示；C.踇趾的屈曲和伸展；D.外侧四个足趾的关节活动度（ROM）

表 10.1 足、踝关节的主要韧带

关节/结构	韧带		近端附着点	远端附着点	功能和关节稳定性
胫腓关节	胫腓前韧带		胫骨前外侧结节	外踝前方纵向结节	纤维向下和横向延伸，最远端的纤维最长；防止腓骨过度运动，尤其是外旋，并阻止外侧距骨旋转
	胫腓后韧带		广泛地附于胫骨的后结节上	外踝后缘	浅表纤维倾斜，向远端和横向延伸，使腓骨靠近胫骨的腓骨沟
	胫腓横韧带（深部胫腓后韧带）		胫骨后缘	腓骨远端后内侧和内侧边缘的骨软骨交界处	厚而坚固的螺旋纤维结构;防止距骨向后翻转
	骨间韧带		胫骨远端外侧面	腓骨远端内侧面的前下三角区	骨间膜远端增厚，防止过度背屈时腓骨向胫骨过度分离
踝关节（距骨关节）	三角韧带	胫距前韧带	胫骨内踝的前部	距骨前缘	限制过度外翻，特别是在跖屈时；也限制过度跖屈和外旋
		胫舟韧带	胫骨内踝的前部	舟骨结节	加强踝关节和距下关节；限制过度外翻和跖屈
		胫跟韧带	胫骨内踝的中间部分	跟骨支撑带的全长	加强踝关节和距下关节；限制过度外翻和背屈
		胫距后韧带	胫骨内踝的后部	距骨后表面突出结节，在拇长屈肌腱沟内侧	限制过度外翻，特别是在背屈时，也限制过度背屈和外旋
	踝关节外侧副韧带(通常指单个韧带名称)	距腓前韧带（ATFL）	腓骨的前下缘，恰好位于踝关节前关节线的远端	距骨颈的前外侧面，位于关节面的远端	最薄弱的外侧韧带;限制跖屈时内翻；限制距骨的前向平移
		距腓后韧带（PTFL）	腓骨外踝后缘	距骨的后外侧结节	最强的外侧韧带；限制距骨后移和外旋
		跟腓韧带（CFL）	外踝前缘，距远端约1 cm	跟骨外侧距下关节远端的结节，远至腓骨肌腱鞘	加强踝关节和距下关节；限制中立位或背屈时的过度内翻
距下关节（距跟关节）	距跟外侧韧带		距骨外侧面	跟骨外侧面	跟腓韧带的前部和内侧；加强踝关节；限制过度内翻
	距跟前韧带		距骨外侧突	跟骨外侧上面	加强距下关节和跟腓韧带深层；限制过度内翻
	距跟内侧韧带		距骨结节内侧	距突后面和跟骨内侧面	加强距下关节；限制过度外翻
	距跟骨间韧带		距骨下关节面的凹槽	跟骨相应的凹陷	牢固地束紧跟骨和距骨，外翻时紧张
	距舟韧带（距舟背侧韧带）		距骨颈	舟骨的上表面	稳定跟距舟关节

续表

关节/结构	韧带		近端附着点	远端附着点	功能和关节稳定性
跟跗关节	分歧韧带	跟骰韧带	跟骨前突	骰骨内侧	稳定跟骰关节；限制内收、跖屈和内旋
		跟舟背侧韧带	跟骨前突	舟骨外侧	稳定跟舟关节；限制内收和内旋
	跟骰足底韧带（足底短韧带）		跟骨前结节及其前方凹陷	骰骨足底面腓骨长肌腱鞘后方	足底长韧带深面；支撑足的纵弓
	足底跟舟韧带（弹簧韧带）		跟骨载距突	舟骨跖面	支撑距骨头和内侧纵弓
	足底长韧带（跟骰长韧带）		跟骨结节前	骰骨跖面和跖骨底	最长的跗骨韧带；支撑足的外侧弓
附骨间关节	骰舟背侧韧带		骰骨背面	舟骨背面	保持骰骨和舟骨的背部稳定性
	骰舟足底韧带		骰骨的足底面	舟骨跖面	保持骰骨和舟骨的足底稳定性
	楔骰背侧韧带		外侧楔骨背面	骰骨背面	保持外侧楔骨和骰骨的背侧稳定性
	楔骰骨间韧带		骰骨中部	外侧楔骨远端	保持外侧楔骨和骰骨的稳定性
	楔骰足底韧带		楔骨外侧面	骰骨的足底面	保持骰骨和楔骨的足底稳定性
	足底楔骨间韧带		内侧、中间和外侧楔骨的足底面	内侧、中间和外侧楔骨的足底面	保持楔骨之间的足底稳定性
	楔舟背侧韧带		舟骨背面	内侧、中间和外侧楔骨的背面	保持舟骨和楔骨之间的背部稳定性
	楔舟足底韧带		舟骨的足底面	内侧、中间和外侧楔骨的足底面	保持舟骨和楔骨之间的足底稳定性
	楔骨间背侧韧带		内侧、中间和外侧楔骨的背面	内侧、中间和外侧楔骨的背面	保持楔骨之间的背部稳定性
	楔骨间骨间韧带		楔骨的关节内表面	楔骨的关节内表面	保持楔骨之间的稳定性
	足底楔骨间韧带		内侧、中间和外侧楔骨的足底面	内侧、中间和外侧楔骨的足底面	保持楔骨之间的足底稳定性
跖骨间关节	跖骨间背侧韧带		第二、第三和第四跖骨基底背面	第三、第四和第五跖骨基底背面	限制外侧4个跖骨间过度运动
	跖骨骨间韧带		跖骨基底互连	跖骨基底互连	
	跖骨间足底韧带		第二、第三和第四跖骨基底足底面	第三、第四和第五跖骨基底足底面	
	横跖骨韧带		跖骨头	跖骨头	连接跖骨的头部
跗跖关节	楔跖间韧带		内、外侧楔骨的外侧面，外侧楔骨外侧角	第二跖骨的邻角，第三跖骨基部的相邻侧	限制楔骨、骰骨与跖骨基底之间的运动
	跗跖背侧韧带		每个楔骨、骰骨的背侧	每个跖骨基底的背面	
	跗跖足底韧带		每个楔骨、骰骨的足底面	每个跖骨基底的足底面	

续表

关节/结构	韧带	近端附着点	远端附着点	功能和关节稳定性
跖趾关节	胫侧副韧带	跖骨头胫侧背部结节	近节趾骨基底部（内侧面）	防止胫侧跖趾关节过度打开
	腓侧副韧带	跖骨头腓侧背部结节	近节趾骨基底部（外侧面）	防止腓侧跖趾关节过度打开
	跖趾关节足底韧带	跖趾关节足底面，侧副韧带之间	近节趾骨基底部	韧带的深层形成跖骨头关节面的一部分，稳定跖趾关节并限制其伸展
近端趾间关节	胫侧副韧带	近节趾骨头（内侧面）	中节趾骨基底部（内侧面）	限制胫侧关节过度打开
	腓侧副韧带	近节趾骨头（外侧面）	中节趾骨基底部（外侧面）	限制腓侧关节过度打开
	足底（附属）韧带	近节趾骨头（足底面）	中节趾骨基底部（足底面）	限制关节过伸
远端趾间关节	胫骨侧副韧带	中节趾骨头（内侧面）	远节趾骨基底部（内侧面）	限制胫侧关节过度打开
	腓骨侧副韧带	中节趾骨头（外侧面）	远节趾骨基底部（外侧面）	限制腓侧关节过度打开
	足底（附属）韧带	中节趾骨头（足底面）	远节趾骨基底部（足底面）	限制关节过伸

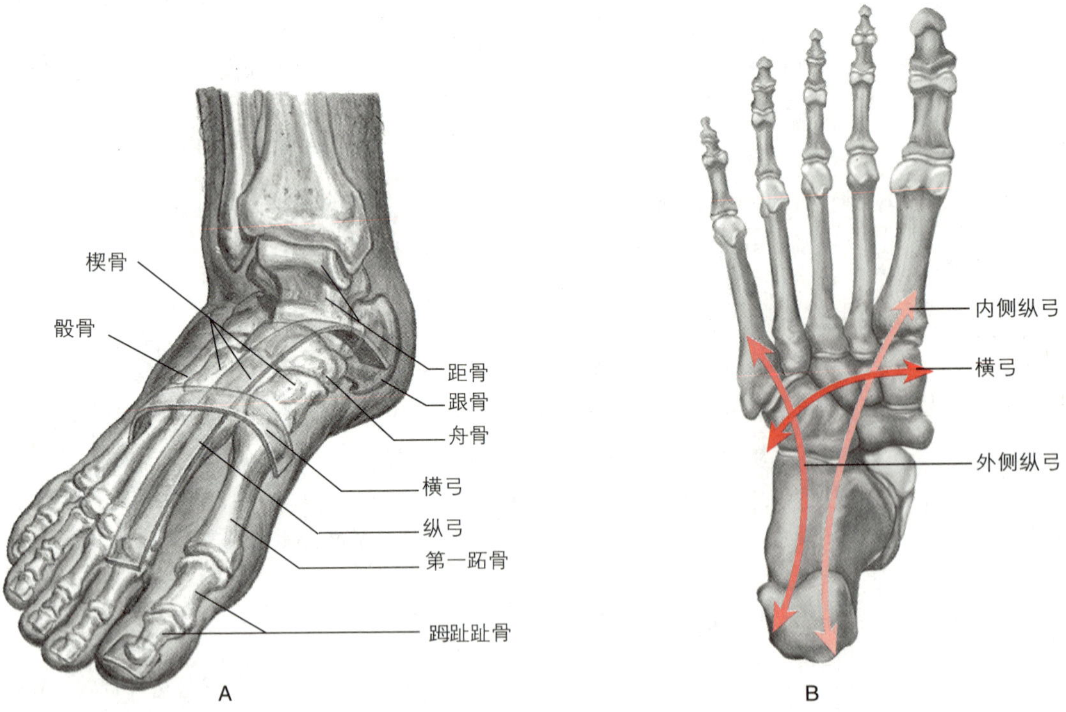

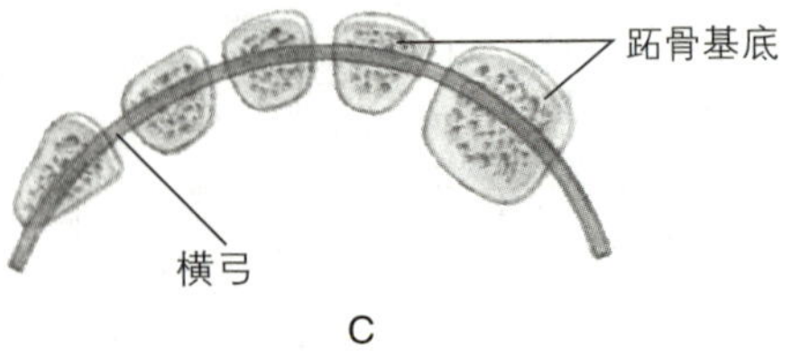

图10.6 纵弓和横弓。A.右脚内侧面观，显示两个足弓；B.下（足底）面观；C.穿过跖骨基底的横面观，显示一部分横弓

横弓（图10.6）从第一跖骨延伸至第五跖骨，有助于使足与地面相适应。远端横弓或跖骨弓，由足部的固有肌肉支撑，如蚓状肌、蹞内收肌和小趾屈肌，也是足部问题的常见来源。这些肌肉可以通过练习抓毛巾来加强，在这个练习中，跖趾关节弯曲以抓取毛巾。足底长韧带是所有跗骨韧带中最长的，起源于跟骨结节前的足底面，附着在骰骨的足底面，表面纤维继续向前延伸到第二、第三和第四跖骨的基底部（图10.4A、10.4B）。足底筋膜有时被称为足底腱膜，是一种广泛的结构，从跟骨结节内侧延伸到脚趾近节趾骨。它有助于稳定内侧纵弓，并在站姿阶段的后期推动身体向前。足底筋膜常见的疼痛情况被称为足底筋膜炎。

运动　图 10.7

背屈（屈曲）： 踝、足的顶部靠近胫骨前部的运动。

跖屈（伸展）： 踝、足的顶部远离胫骨前部的运动。

外翻： 向外转动踝、足；外展，远离中线；身体重量在足的内侧缘。

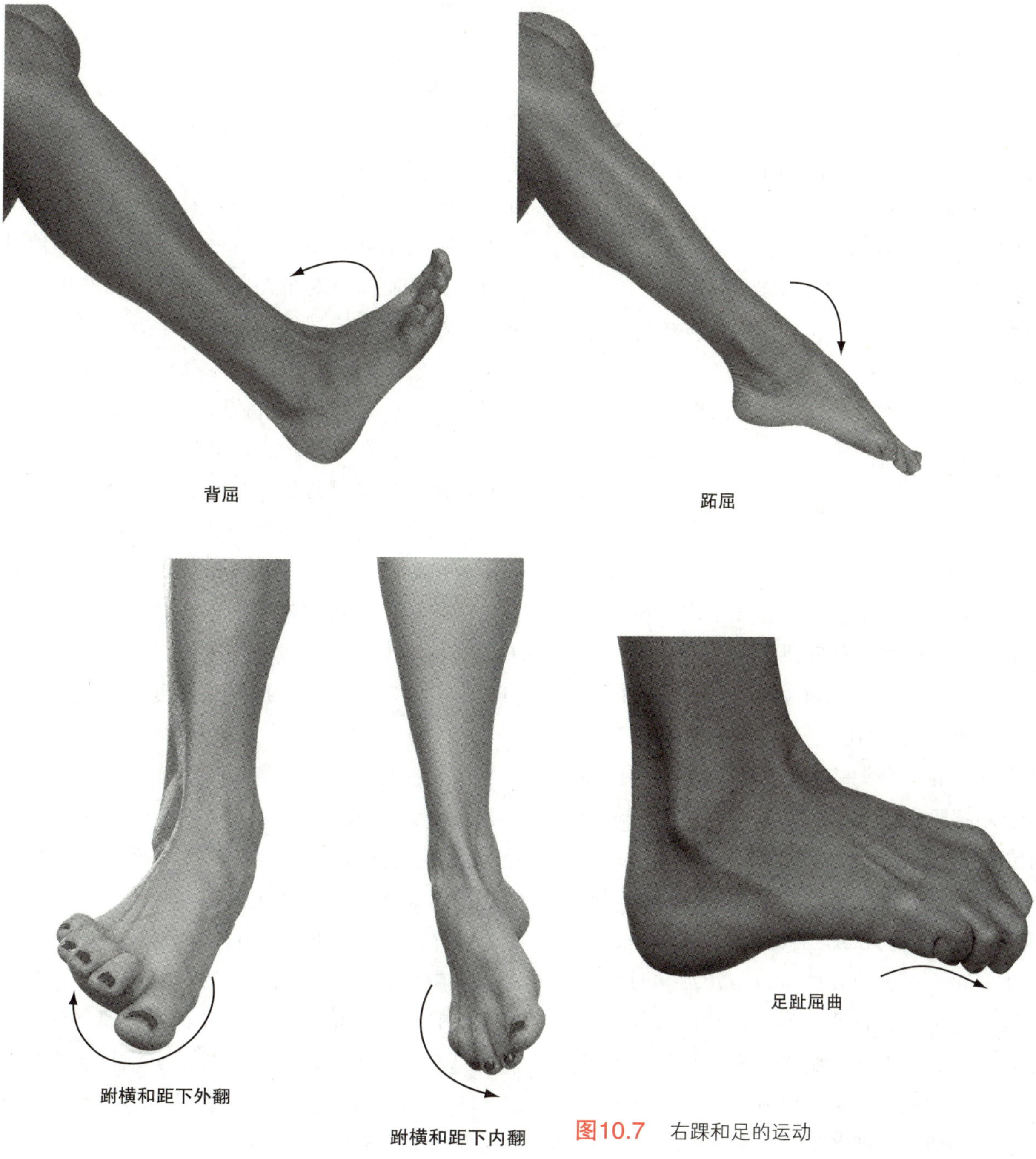

图10.7　右踝和足的运动

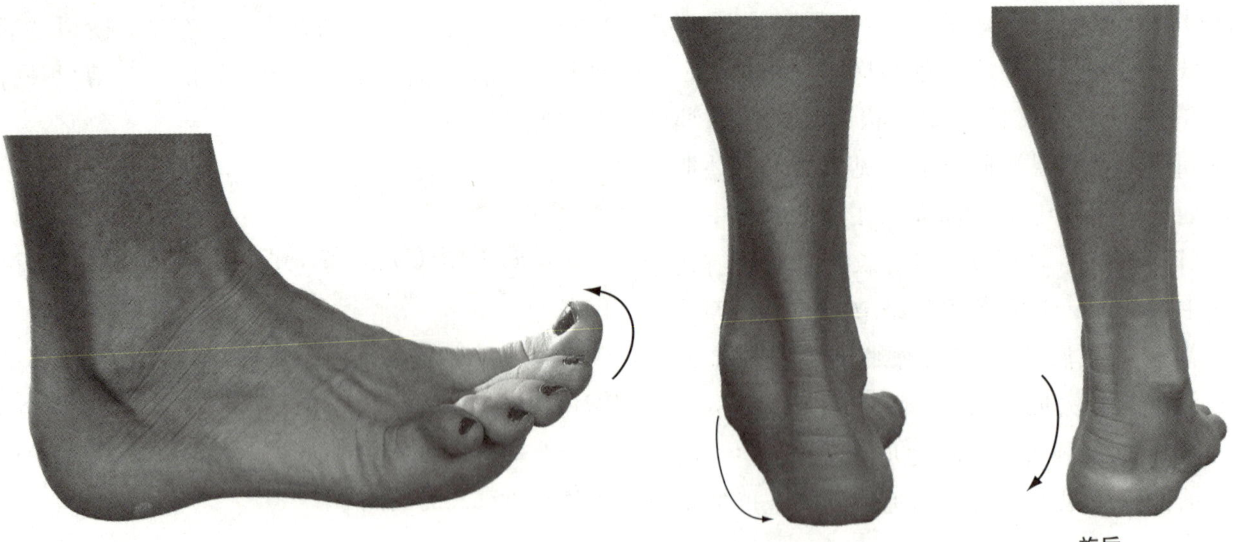

图10.7　（续）右踝和足的运动

内翻：向内转动踝、足；内收，朝向中线；身体重量在足的外侧缘。

足趾屈曲：足趾向足底面移动。

足趾伸展：足趾远离足底面移动。

旋前：踝关节背屈、距下关节外翻和前足外展（足趾向外）的组合。

旋后：踝关节跖屈、距下关节内翻和前足内收（足趾向内）的组合。

踝关节和足部肌肉　图 10.8、图 10.9

如果根据位置和功能分组，大量的踝关节和足部的肌肉可能更容易学习。一般来说，位于踝关节和足前部的肌肉是背伸肌群和（或）足趾伸肌群；后面的是跖屈肌群和（或）足趾屈肌群。具体地说，腓肠肌和比目鱼肌合称为小腿三头肌，因为它们的三个头一起连接在跟腱上。更多时候属于外翻肌的肌肉位于外侧，而属于内翻肌的肌肉位于内侧。

小腿分为四个间室，每个间室包含特定的肌肉（图10.9）。致密的筋膜紧紧将每一个间室包围和绑定在一起，促进静脉回流，防止运动时肌肉过度肿胀。前室包括背伸肌群，包括胫骨前肌、第三腓骨肌、趾长伸肌和姆长伸肌。侧室包括腓骨长肌和腓骨短肌——两个最强大的外翻肌。后室分为深室和浅室。腓肠肌、比目鱼肌和跖肌位于后室浅部，而后室深部由趾长屈肌、姆长屈肌、腘肌和胫骨后肌组成。后室浅部的所有肌肉主要是跖屈肌群。跖肌，有些人没有，是一种退化的双关节肌肉，对足跖屈和膝关节屈曲作用最小。它起于股骨远端外侧髁的后上方，正好位于腓肠肌外侧头内侧，然后深入其中，在比目鱼肌浅侧，附着在跟腱内侧跟骨后结节的中1/3处。后室深层肌除腘肌外，均为跖屈肌群，也起着内翻肌的作用。虽然最常见于前室，但这些间室的任何一个都会出现一种被称为间室综合征的情况。这种情况可能是急性的、慢性的，也可能是继发于损伤、创伤或过度使用的。症状包括剧烈疼痛（特别是增加主动或被动运动时）、肿胀，以及相应间室的肌无力。根据严重程度，可能需要紧急手术来释放筋膜压力，防止永久性组织损伤。

由于在大多数运动的跑步过程中对腿部肌肉组织的要求很高，所以急性和慢性损伤都很常见。“外胫夹”是一个常用的术语，用来描述腿部经常与跑步活动相关的疼痛情况。这种情况不是一个具体的诊断，而是归因于一些具体的肌肉、肌腱损伤。最常累及胫骨后肌、内侧比目鱼肌或胫骨前肌，但也可能累及趾长伸肌。外胫夹通常是因为活动没有达到适当的灵活性、力量和耐力等所致，部分情况可以通过拉伸足底屈肌和加强足背屈肌来预防。

此外，由腓肠肌和比目鱼肌的急性肌肉痉挛引起的疼痛性痉挛也较为常见，这种情况可以通过主动和被动背屈来缓解。另外，一个非常严重的致残性损伤是跟腱完全断裂。

踝关节和足部肌肉（按功能划分）

注意：一些踝关节和足部的肌肉能够帮助产生的动作不止一个。

跖屈肌群
腓肠肌
趾长屈肌
踇长屈肌
腓骨长肌
腓骨短肌
跖肌
比目鱼肌
胫骨后肌
足外翻肌
腓骨长肌
腓骨短肌
第三腓骨肌

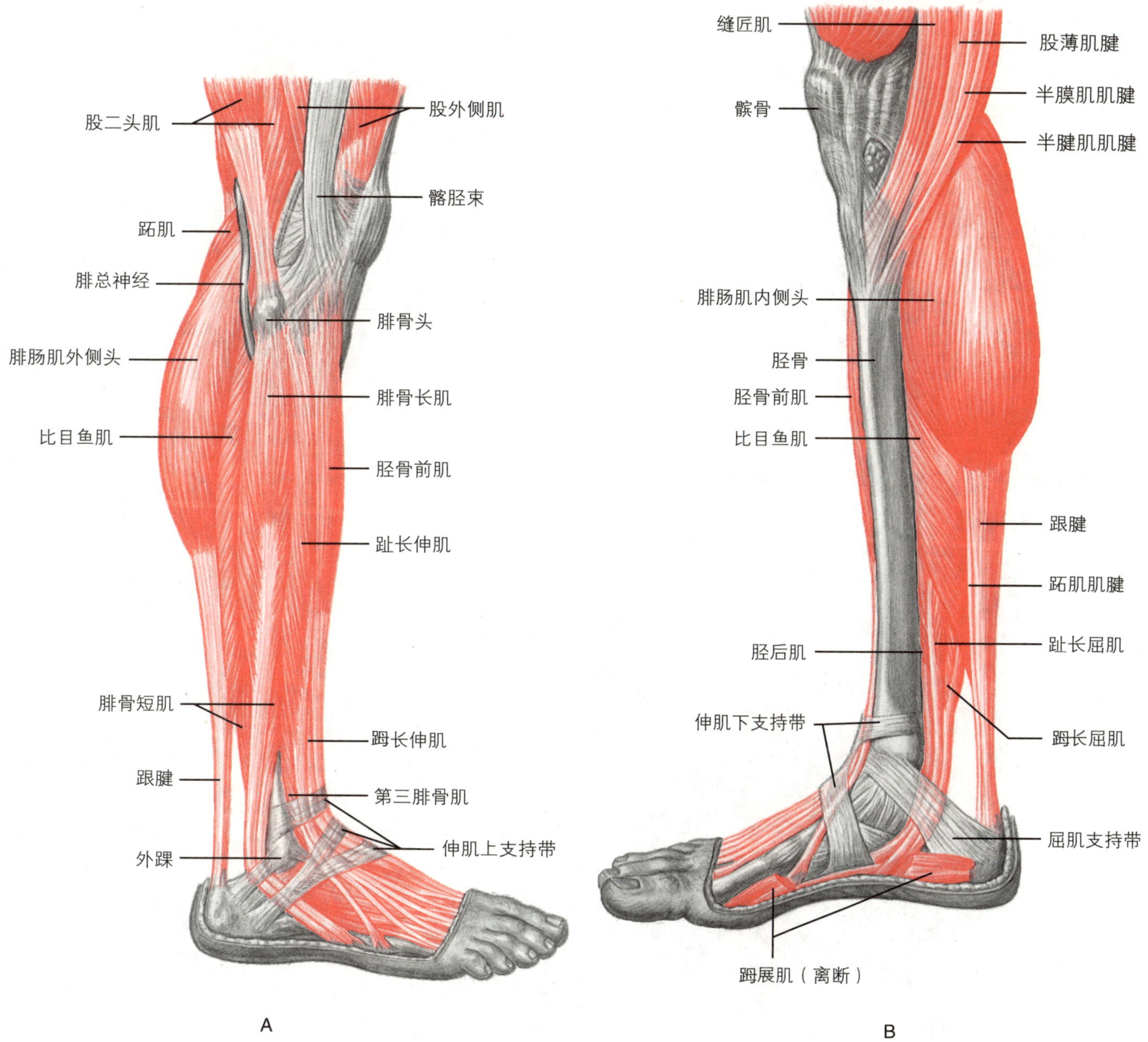

图10.8 右小腿、踝和足部肌肉。A. 外侧观；B. 内侧观

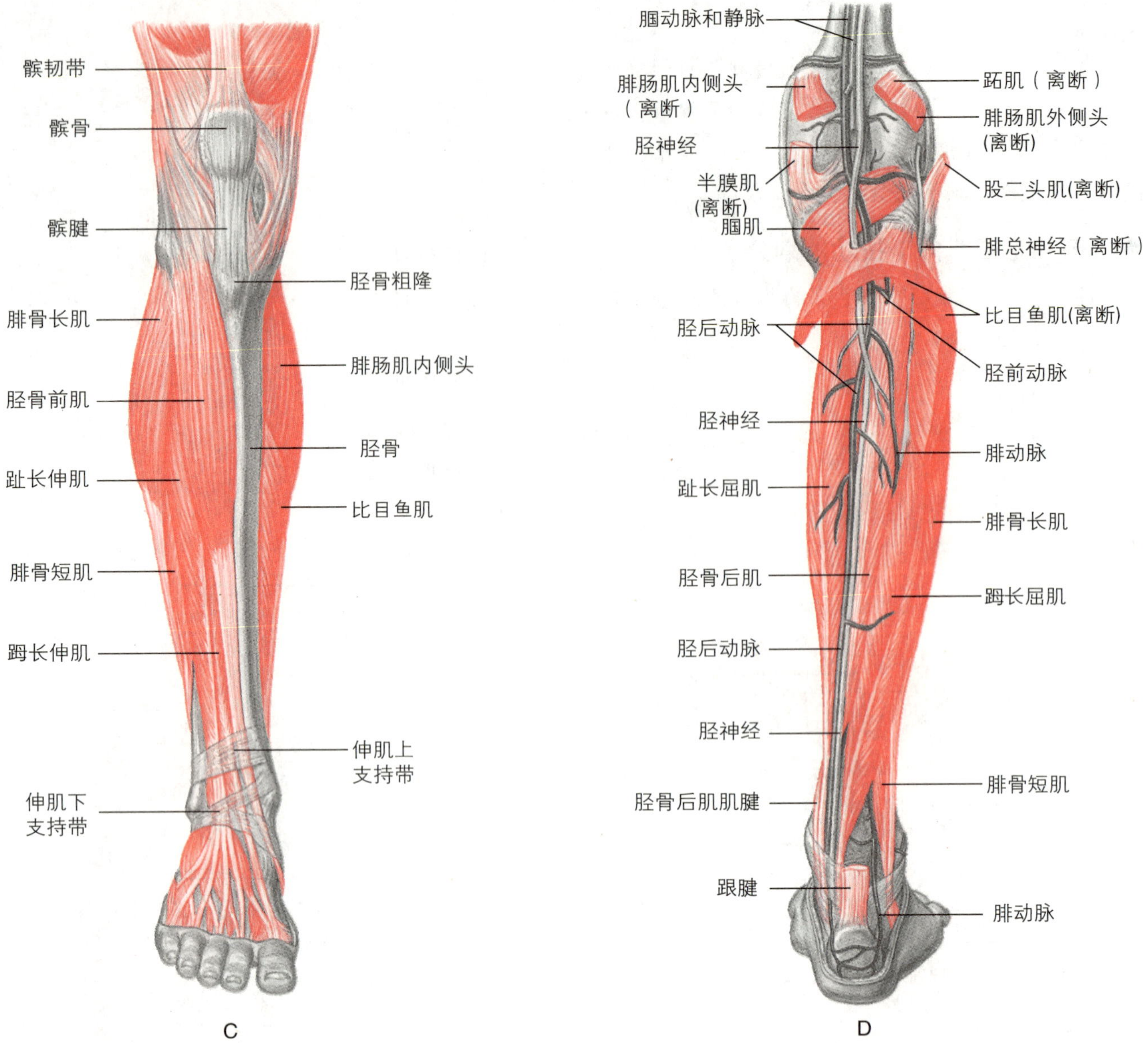

图10.8 （续）右小腿、踝和足部肌肉。C. 前面观；D. 后面观

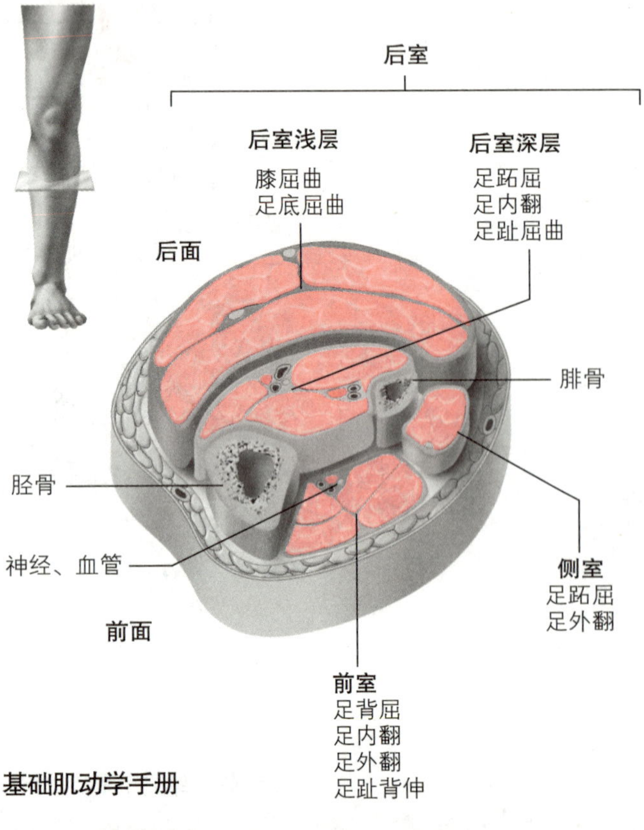

图10.9 左腿横截面。显示肌肉间室

趾长伸肌

背伸肌群
胫骨前肌
第三腓骨肌
趾长伸肌（小趾伸肌）
踇长伸肌（踇趾伸肌）

足内翻肌群
胫骨前肌
胫骨后肌
趾长屈肌（小趾屈肌）
踇长屈肌（踇趾屈肌）

踝关节和足部肌肉（按间室）

前室
胫骨前肌
踇长伸肌
趾长伸肌
第三腓骨肌

侧室
腓骨长肌
腓骨短肌

后室深层
踇长屈肌
趾长屈肌
胫骨后肌
腘肌

后室浅层
腓肠肌（内侧头）
腓肠肌（外侧头）
比目鱼肌
跖肌

图10.8、图10.9和表10.2可观察相应肌肉。

表 10.2 踝关节和足的主动肌

肌肉		起点	止点	作用	运动平面	触诊	神经支配
后室浅层	腓肠肌	内侧头：股骨内侧髁后面；外侧头：股骨外侧髁后面	跟骨后面（跟腱）	踝关节跖屈	矢状面	小腿后面的上半部分	胫神经（S1、S2）
				屈膝			
	比目鱼肌	腓骨近端后面和胫骨近端后面2/3	跟骨后面（跟腱）	踝关节跖屈	矢状面	位于小腿内侧和外侧腓肠肌后下方，尤其是在膝关节弯曲约90° 和主动踝跖屈的情况下	胫神经（S1、S2）
后室深层	胫骨后肌	骨间膜上半部分的后面及胫骨、腓骨的邻近面	舟骨、楔骨和骰骨的下面，以及第二、第三和第四跖骨的基底部	足内翻	冠状面	当足内翻、跖屈时，肌腱可在内踝近端和远端的后方触诊，如果足趾能够保持轻微的背伸，则与趾长屈肌和踇长屈肌能够更好区别	胫神经（L5、S1）
				踝关节跖屈	矢状面		
	趾长屈肌	胫骨后面的中1/3	第二至第五趾远节趾骨的基底部	屈曲第二至第五跖趾关节和趾间关节	矢状面	在小趾屈曲，同时保持踇趾背伸、踝关节背屈和足外翻时，肌腱可在内踝和胫骨后肌的后面，踇长屈肌的前面触及	胫神经（L5、S1）
				踝关节跖屈			
				足内翻	冠状面		

续表

肌肉		起点	止点	作用	运动平面	触诊	神经支配
后室深层	踇长屈肌	腓骨后面中间2/3	第一跖骨远端的基底部，足底面	屈曲第一跖趾关节和趾间关节	矢状面	在踇趾屈曲，同时保持其余四趾的背伸、踝关节背屈和足部外翻时，在内侧比目鱼肌和胫骨之间，紧接内踝后方的3条肌腱的最后部	胫神经（L5、S1、S2）
				踝关节跖屈			
				足内翻	冠状面		
侧室	腓骨长肌	腓骨头和腓骨外侧2/3	第一跖骨和中间楔骨底面	足外翻	冠状面	胫骨的上外侧刚好在腓骨头的远端，下至外踝的后端；主动外翻时在胫骨前肌和趾长伸肌的后外侧	腓浅神经（L4、L5、S1）
				踝关节跖屈	矢状面		
	腓骨短肌	腓骨外侧面的远端2/3	第五跖骨粗隆	足外翻	冠状面	第五跖骨近端肌腱，外踝的近端和后部，主动外翻时腓骨长肌的深面	腓浅神经（L4、L5、S1）
				踝关节跖屈	矢状面		
前室	第三腓骨肌	腓骨前面远端1/3	第五跖骨底背面	踝关节背屈	矢状面	腓骨远端内侧，足背屈外翻时足前外侧趾长伸肌腱外侧，下至第五跖骨基底内侧	腓深神经（L4、L5、S1）
				足外翻	冠状面		
	趾长伸肌	胫骨外侧髁，腓骨头，腓骨前表面上2/3	第二至第五趾中节和远节趾骨背面	伸展第二至第五跖趾关节和近节、远节趾骨间关节	矢状面	位于胫骨前缘外侧；位于胫骨前内侧和腓骨外侧之间的胫骨上外侧；趾主动背伸时，从踝关节前方向远端分为4个肌腱	腓深神经（L4、L5、S1）
				踝关节背屈			
				足外翻	冠状面		
	踇长伸肌	腓骨前部内侧面的中间2/3	踇趾远节趾骨基底	伸展第一跖趾关节和趾骨间关节	矢状面	从踇趾背侧到胫骨外侧，踝关节前方趾长伸肌内侧	腓深神经（L4、L5、S1）
				踝关节背伸			
				足内翻	冠状面		
	胫骨前肌	胫骨外侧上2/3	内侧楔骨的内侧面和第一跖骨基底部	踝关节背伸	矢状面	足踝完全主动背屈时，首先看到的胫骨前缘外侧的肌肉，特别明显，最突出的肌腱向前穿过踝关节前内侧	腓深神经（L4、L5、S1）
				足内翻	冠状面		

注意：跖肌不包括在内，因为它对膝关节屈曲和足跖屈的作用相对较小，但它与腓肠肌位于后室，且功能相同。

神经

如第八章所述，坐骨神经起源于骶神经丛，分支为胫神经和腓总神经。坐骨神经的胫骨分支（图8.22）继续向下延伸至小腿后部，支配腓肠肌、比目鱼肌、胫骨后肌、趾长屈肌和踇长屈肌。在到达脚踝之前，胫神经分支成为内侧和外侧足底神经，其支配足部的内在肌肉。足底内侧神经支配踇外展肌、踇短屈肌、第一蚓状肌和趾短屈肌。足底外侧神经支配踇内收肌、跖方肌、蚓状肌（2、3、4）、骨间背侧肌、骨间足底肌、小趾外展肌和小趾屈肌。

腓骨或腓总神经（图10.10）在腓骨头下方分成腓浅神经和腓深神经。腓浅神经分支支配腓骨长肌和腓骨短肌，而腓深神经支配胫骨前肌、趾长伸肌、踇长伸肌、第三腓骨肌和趾短伸肌。主要踝关节和足部肌肉的神经支配，见图10.11。

腓肠肌　图 10.12

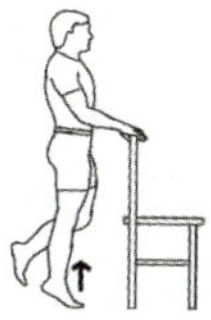

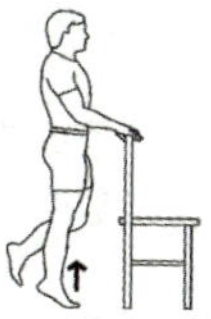

起点

内侧头：股骨内侧髁的后面。

外侧头：股骨外侧髁的后面。

止点

跟骨后面（跟腱）。

运动

踝跖屈，膝关节屈曲。

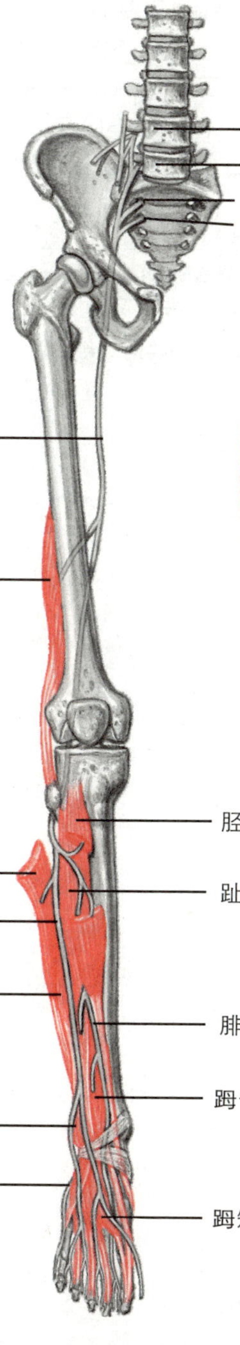

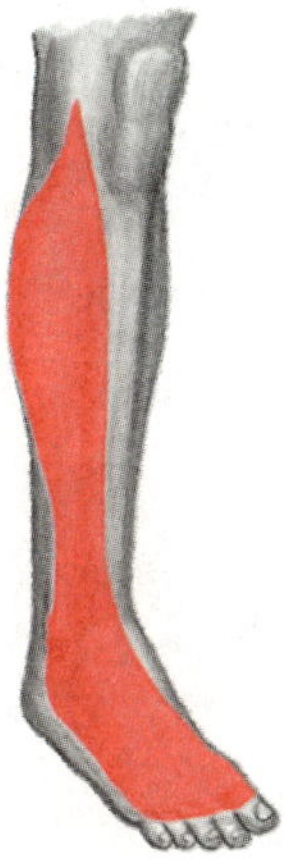

图10.10　腓总神经的肌肉和皮肤分布

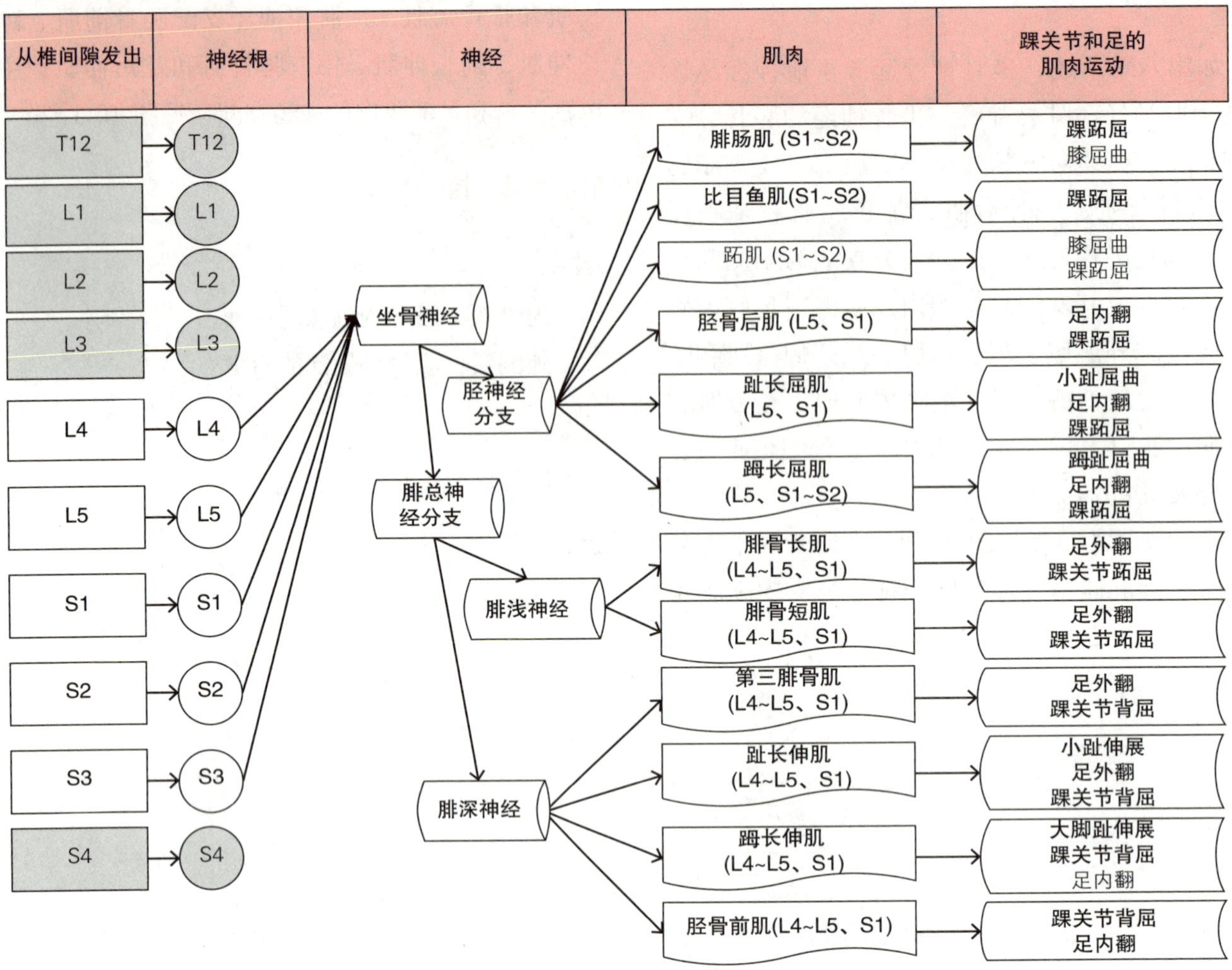

图10.11 踝关节和足关节肌肉及其运动的神经支配。与踝关节和足的主要运动相关的神经肌肉结构及其运动被加粗

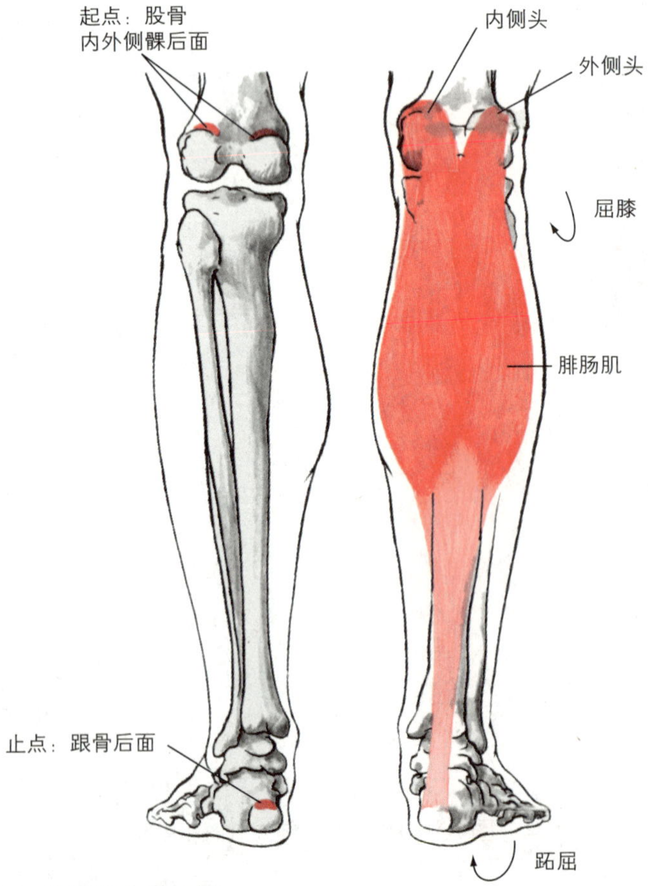

图10.12 腓肠肌。后面观

触诊

最容易在下肢肌肉触诊；小腿后方上半部分。

神经支配

胫神经（S1、S2）。

临床应用、强化和柔韧性练习

腓肠肌和比目鱼肌一起被称为小腿三头肌，小腿三头肌是指腓肠肌内侧头、外侧头、比目鱼肌。

因为腓肠肌是一种双关节肌，如果踝关节背屈，它作为膝关节屈肌更有效；如果膝关节伸展，则作为足跖屈肌更有效。驾驶汽车时，如果坐得离方向盘太近，会导致整个肌肉明显缩短，从而降低其有效性。当膝关节弯曲时，肌肉变成无效的足跖屈肌，更难踩下刹车。跑步、跳跃、单脚跳和跳绳运动很大程度上都依赖腓肠肌和比目鱼肌来向上和向前推动身体。膝完全伸直，足趾放在一块木头上的提踵练习是一种很好的方法，可以在整个运动范围内增强肌肉。练习时可以在肩膀上扛杠铃以增加阻力。有关本章中腓肠肌和其他肌肉的常用练习，请参阅附录2。

腓肠肌可以通过站立并将两个手掌放在约90 cm远的墙上并将身体靠近墙面来拉伸。脚应该指向正前方，脚跟应保持在地板上。在整个运动过程中，膝关节应保持完全伸直，以增强腓肠肌的拉伸。

比目鱼肌　图 10.13

起点

腓骨近端的后面和胫骨近端后面2/3。

止点

跟骨后面（跟腱）。

运动

踝关节跖屈。

触诊

屈膝约90°，踝主动跖屈时，容易于小腿内侧和外侧的腓肠肌后下方触及。

神经支配

胫神经（S1、S2）。

临床应用、强化和柔韧性练习

比目鱼肌是踝关节最重要的足跖屈肌之一。一些解剖学家认为它几乎和腓肠肌一样重要，尤其是膝关节屈曲的时候。如果一个人进行了大量的腿部锻炼，如跑步和走路，当他踮起脚尖时，就可以清楚地看到小腿外侧的比目鱼肌。

每当踝部跖屈时，就会使用到比目鱼肌。任何一个在膝关节弯曲或伸展的情况下的足部负重动作都会使其发挥作用。当膝关节稍微弯曲时，腓肠肌的作用减弱，而比目鱼肌作用更大。跑步、跳跃、单脚跳、跳绳和足尖舞都是严重依赖于比目鱼肌的运动。它可以通过任何对抗踝跖屈的运动来加强，尤其是在膝微屈曲，腓肠肌强度减弱的时候。提踵练习通常作为腓肠肌的训练，但当膝关节微微弯曲时除外，它是一种单独强化比目鱼肌的练习，练习时可以通过在肩膀上扛杠铃以增加阻力。

比目鱼肌的拉伸方式与腓肠肌类似，只是膝关节必须稍微弯曲，这样可以减少腓肠肌的伸展并将重点放在比目鱼肌上。同样重要的是，脚跟应保持在地板上。

腓骨长肌　图 10.14

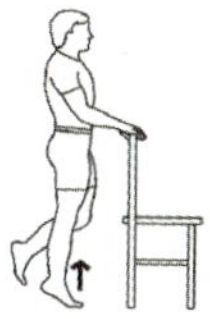

踝跖屈

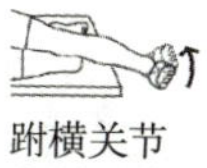

跗横关节和距下关节外翻

起点

腓骨头和腓骨外侧上2/3。

止点

内侧楔骨和第一跖骨的底面。

运动

足外翻。

踝关节跖屈。

触诊

胫骨的上外侧，刚好在腓骨头的远端，下至外踝的后端；主动外翻时在胫骨前肌和趾长伸肌的后外侧。

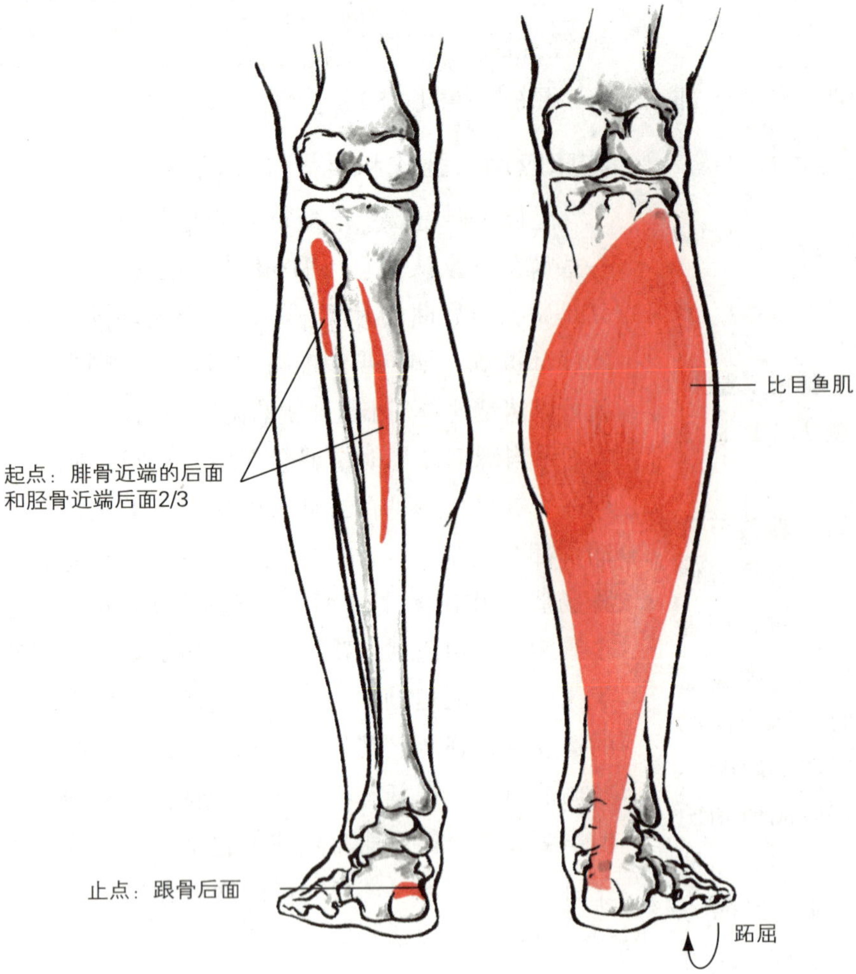

图10.13　比目鱼肌。后面观

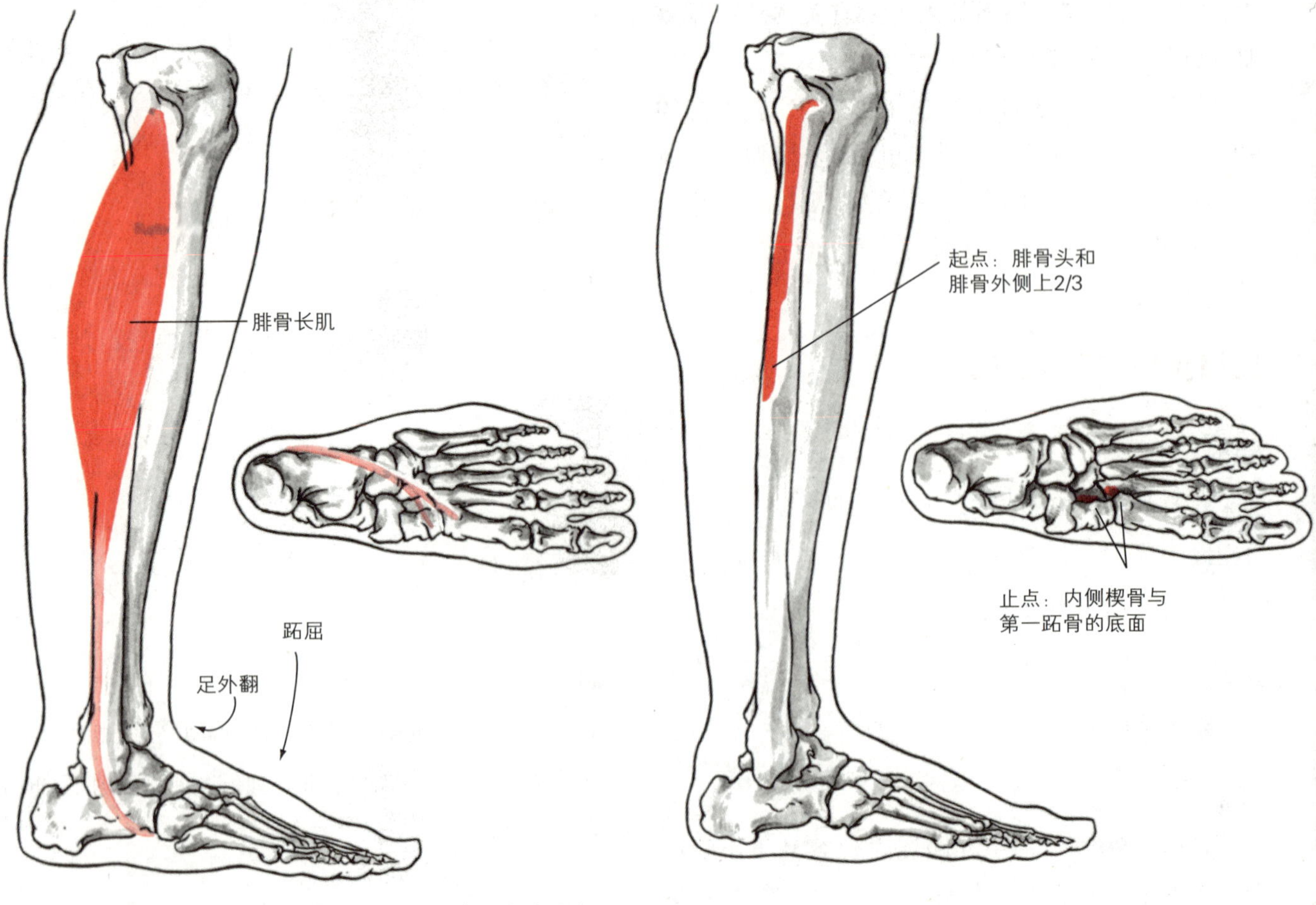

图10.14　腓骨长肌。外侧观和足底面观（右腿和右足）

神经支配

腓浅神经（L4、L5、S1）。

临床应用、强化和柔韧性练习

腓骨长肌从外踝的后方下行至足底，并由足底外侧行向内侧。由于它的牵拉，它是一个强大的外翻肌并有助于跖屈。

当腓骨长肌与其他踝关节屈肌一起有效使用时，它有助于约束横弓的收缩。如果没有其他足跖屈肌的协助，它会导致无力的外翻足。在跑步、跳跃、单脚跳和跳绳时，足的位置要指向前方，以保证肌肉的正常发展。赤脚或穿袜子时用足内侧走路（外翻位置），对腓骨长肌是一种很好的锻炼。

可以通过向相反方向施加阻力以对抗足底向外转动的外翻练习来增强肌肉。

当膝关节屈曲时，可以通过被动地将足部进行内翻和背屈，拉伸腓骨长肌。

腓骨短肌　图 10.15

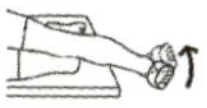

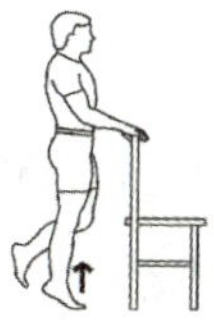

起点

腓骨外侧面的远端2/3。

止点

第五跖骨粗隆。

运动

足外翻。

踝关节跖屈。

触诊

第五跖骨近端肌腱，外踝的近端和后部，主动外翻时腓骨长肌的深面。

神经支配

腓浅神经（L4、L5、S1）。

临床应用、强化和柔韧性练习

腓骨短肌绕外踝后方止于第五跖骨底。它是足部的主要外翻肌，并有助于足跖屈。此外，它

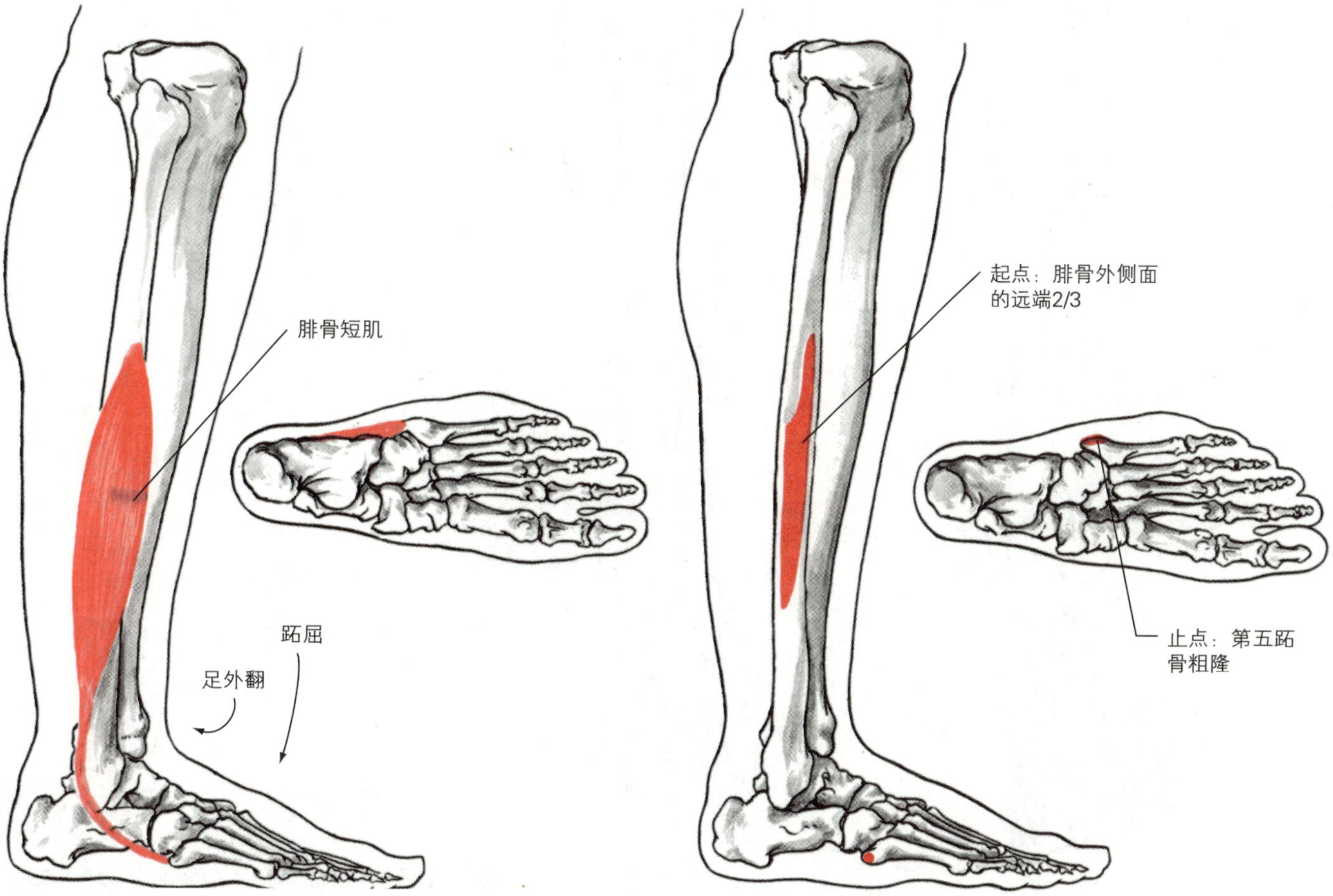

图10.15　腓骨短肌。外侧观和足底面观（右腿和右足）

有助于维持外侧纵弓，因为它可以降低足部压力。

在强有力的跑步、跳跃、单脚跳和跳绳时，腓骨短肌与其他足跖屈肌一起得到锻炼。它可以通过类似于腓骨长肌的外翻练习来加强，如将足底向外转动的抗阻运动。

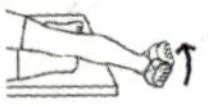

跗横关节和距下关节外翻

第三腓骨肌　图 10.16

起点

腓骨前面远端1/3。

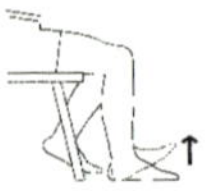

踝背屈

止点

第五跖骨底背面。

运动

踝关节背屈。

足外翻。

触诊

腓骨远端内侧，足背屈外翻时足前外侧趾长伸肌腱外侧，下至第五跖骨基底内侧。

神经支配

腓深神经（L4、L5、S1）。

临床应用、强化和柔韧性练习

第三腓骨肌在某些人身上不存在，它是一种帮助足背屈和外翻的小肌肉。一些专家称为趾长伸肌的第五根肌腱。它可以通过抗重力或抗阻力

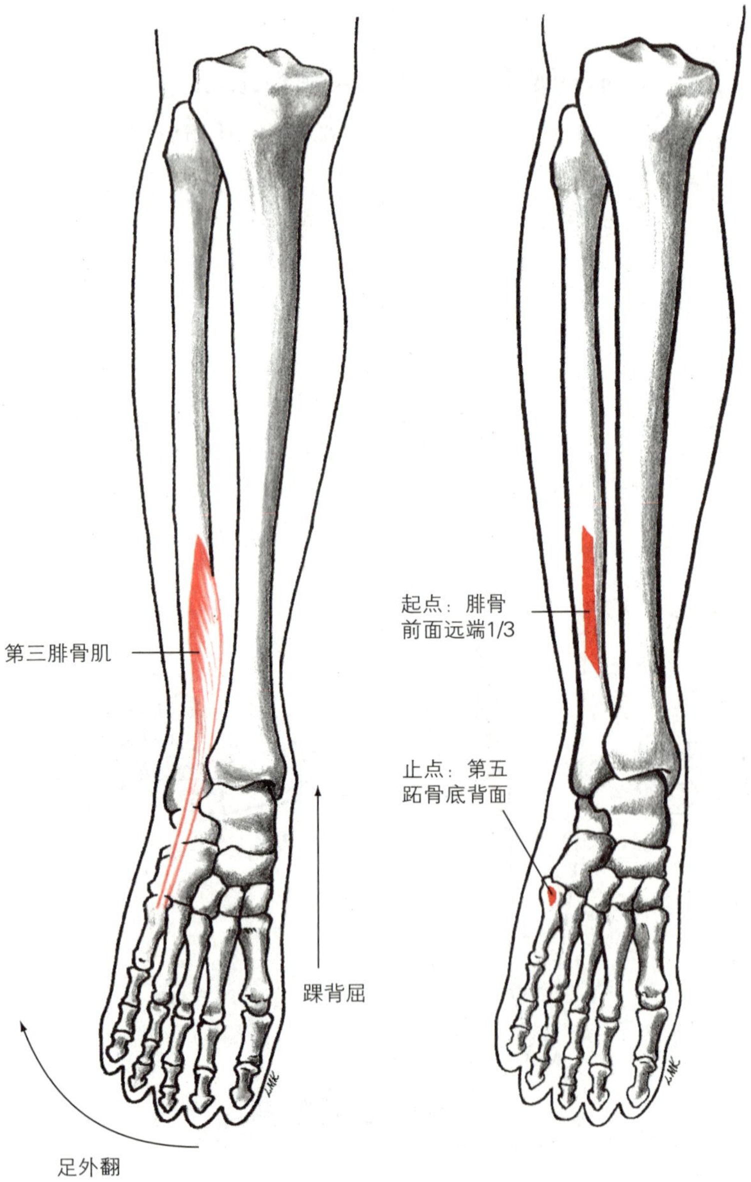

图10.16　第三腓骨肌。前面观（右腿和右足）

将足向上拉向胫骨来加强。抗阻足外翻，如负重外翻拖拽毛巾，也可用来增强其力量。

第三腓骨肌可以通过被动地将足置于极度内翻和跖屈位置进行拉伸。

趾长伸肌　图 10.17

起点

胫骨外侧髁，腓骨头，腓骨前表面上2/3。

止点

第二至第五趾中节和远节趾骨背面。

运动

伸展第二至第五跖趾关节和近节、远节趾间关节。

踝关节背屈。

足外翻。

触诊

位于胫骨前缘外侧；位于胫骨前内侧和腓骨外侧之间的胫骨上外侧；趾主动背伸时，从踝关节前方向远端分为4个肌腱。

神经支配

腓深神经（L4、L5、S1）。

临床应用、强化和柔韧性练习

趾长伸肌需要足够的强度以保持足底和背侧屈肌之间的平衡。

涉及踝关节背屈和趾背伸的抗阻动作，都可以加强趾长伸肌和踇长伸肌。抗阻动作可以通过试图背伸足趾时，在足趾上手动施加向下的力来实现。

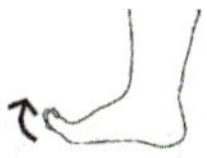

第二至五趾跖趾关节近节和远节趾间关节伸展

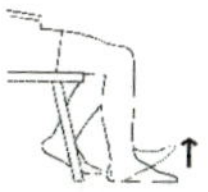

踝背屈

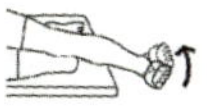

跗横关节和距下关节外翻

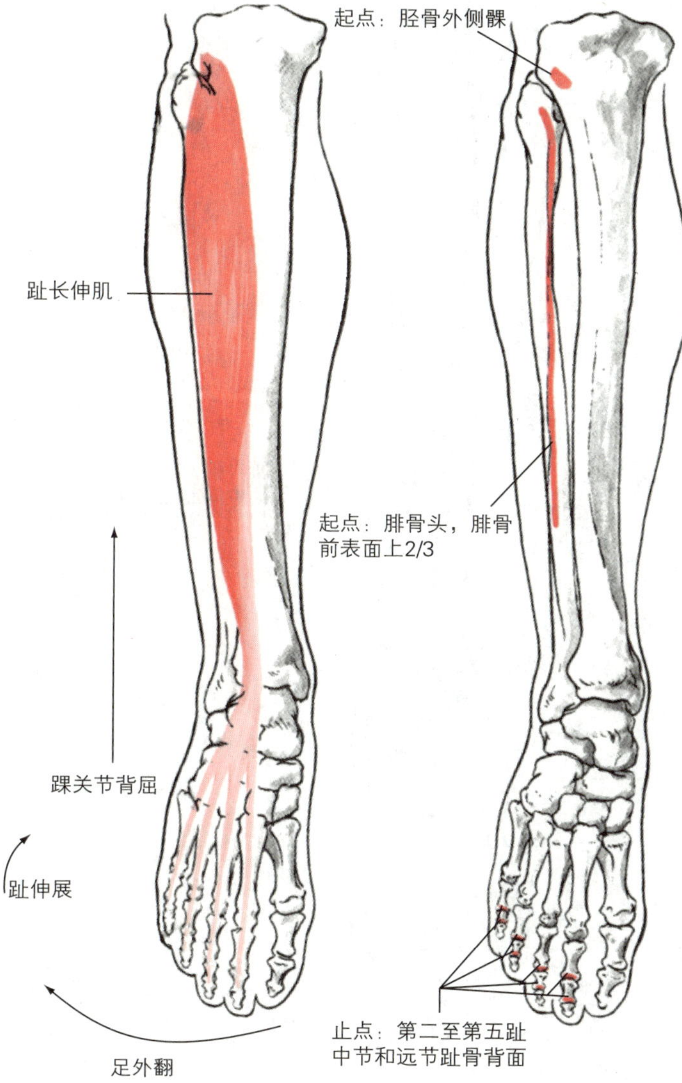

图10.17　趾长伸肌。前面观（右腿和右足）

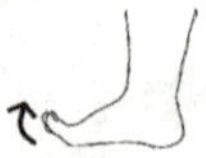

踇趾跖关节和趾间关节，伸展

足内翻、跖屈时，趾长伸肌可以通过被动地将除踇趾外的四趾完全弯曲来进行拉伸。

踇长伸肌　图 10.18

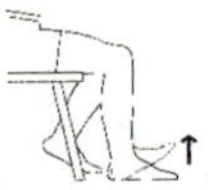

踝背屈

起点

腓骨前部内侧面的中间2/3。

止点

踇趾骨节远端基底。

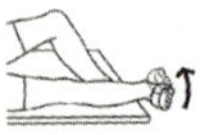

跗横关节和距下关节内翻

运动

伸展第一跖趾关节和趾间关节。

踝关节背伸。

足内翻。

触诊

从踇趾背侧到胫骨外侧，踝关节前方趾长伸肌内侧。

神经支配

腓深神经（L4、L5、S1）.

临床应用、强化和柔韧性练习

足的4块背屈肌——胫骨前肌、趾长伸肌、踇长伸肌和第三腓骨肌，可以通过在踝背伸、趾背伸的情况下，试图踩着脚跟行走来锻炼。第一趾及踝关节的抗阻背伸，可以强化这个肌肉。

足外翻和跖屈时，可以通过被动地将踇趾完

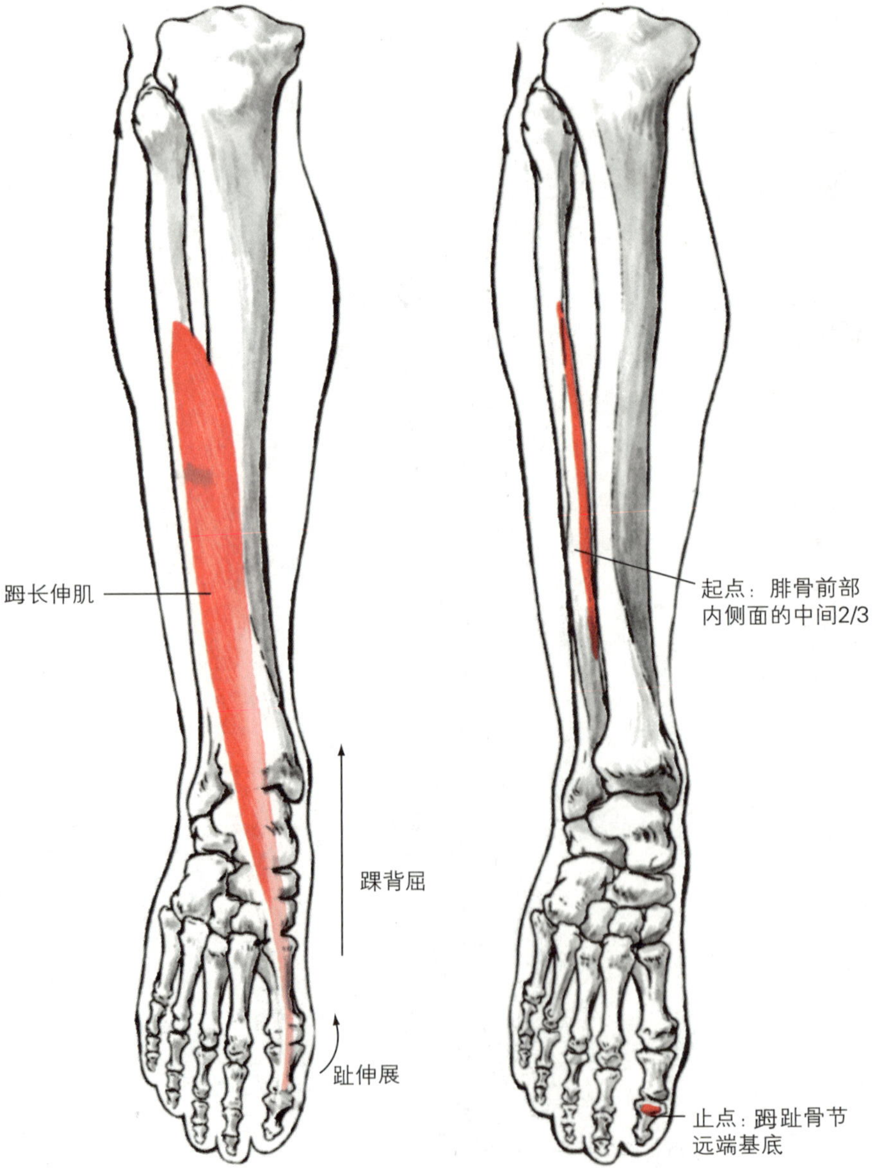

图10.18　踇长伸肌。前面观（右腿和右足）

全屈曲来对踇长伸肌进行拉伸。

胫骨前肌　图 10.19

起点

胫骨外侧上2/3。

止点

内侧楔骨的内侧面和第一跖骨基底部。

运动

踝关节背伸。

足内翻。

触诊

足踝完全主动背屈时，首先看到的是胫骨前缘外侧的肌肉，特别明显，最突出的肌腱向前穿过踝关节前内侧。

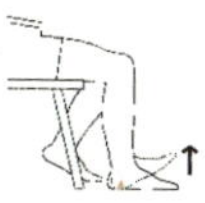
踝背屈

神经支配

腓深神经（L4、L5、S1）。

临床应用、强化和柔韧性练习

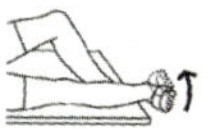
跗横关节和距下关节内翻

胫骨前肌通过附着点对足内侧缘提供良好的支撑。然而，当它向心收缩时，会使踝关节背伸，并被用作踝关节跖屈肌的拮抗肌。当一个人用足外侧溜冰或行走时，胫骨前肌会被迫强烈收缩。足内翻时它对内侧纵弓提供强大支撑。

将足底转向内侧以进行抗阻内翻练习是增强该肌肉的一种方法。抗阻踝背屈练习也可以增强

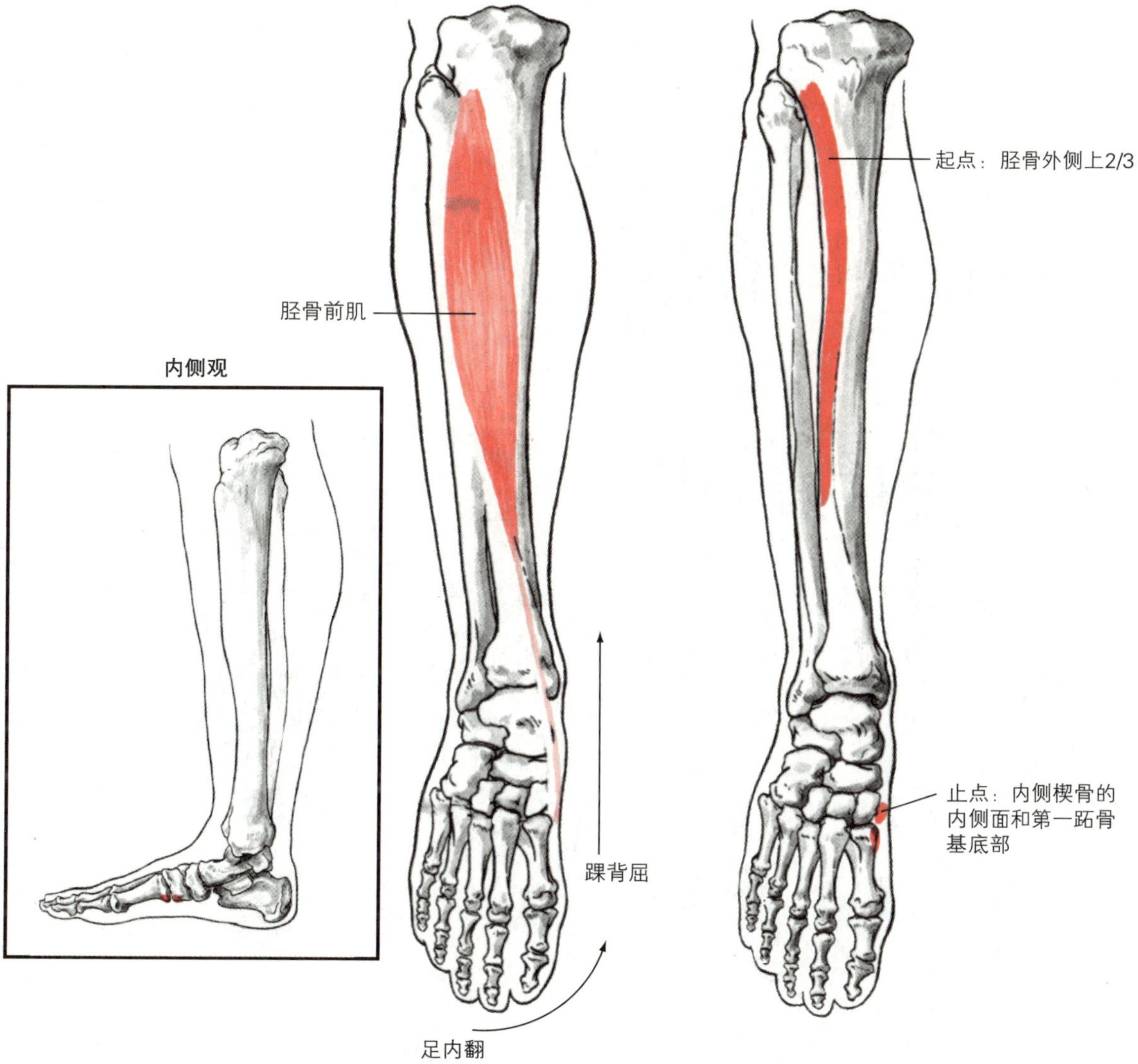

图10.19　胫骨前肌。前面观（右腿和右足）

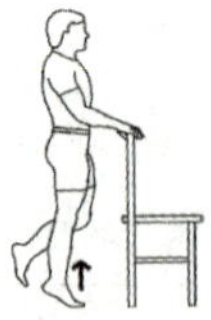

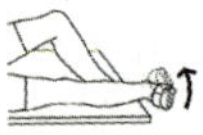

此肌肉。赤脚或穿袜子利用足外侧行走（内翻）对胫骨前肌是一种极好的锻炼。

胫骨前肌可以通过被动地将足极度外翻、跖屈来进行拉伸。

胫骨后肌 图 10.20

起点

骨间膜上半部分的后面及胫骨、腓骨的邻近面。

止点

舟骨、楔骨和骰骨的下面，以及第二、第三和第四跖骨的基底部。

运动

足内翻。

踝关节跖屈。

触诊

当足内翻、跖屈时，肌腱可在内踝近端和远端的后方触诊，如果足趾能够保持轻微的背伸，则能更好地与趾长屈肌和䟴长屈肌区别。

神经支配

胫神经（L5、S1）。

临床应用、强化和柔韧性练习

胫骨后肌沿小腿后方至内踝下方，然后向前延伸至舟状骨和内侧楔骨。当其向心收缩时，胫骨后肌下拉足内侧，从而使足内翻、跖屈。因此，它可以支撑内侧纵弓。外胫夹是一个俗称，它常用于描述胫骨后肌、胫骨前肌和趾长伸肌炎症的慢性疾病。这种炎症通常是这些结构中的一个或多个的肌腱炎，但也可能是应力性骨折、骨膜炎、胫骨应力综合征或间室综合征的结果。短跑和长跑是常见的原因，特别是在运动员腿部肌肉组织没有形成良好的力量、柔韧性和耐力时。

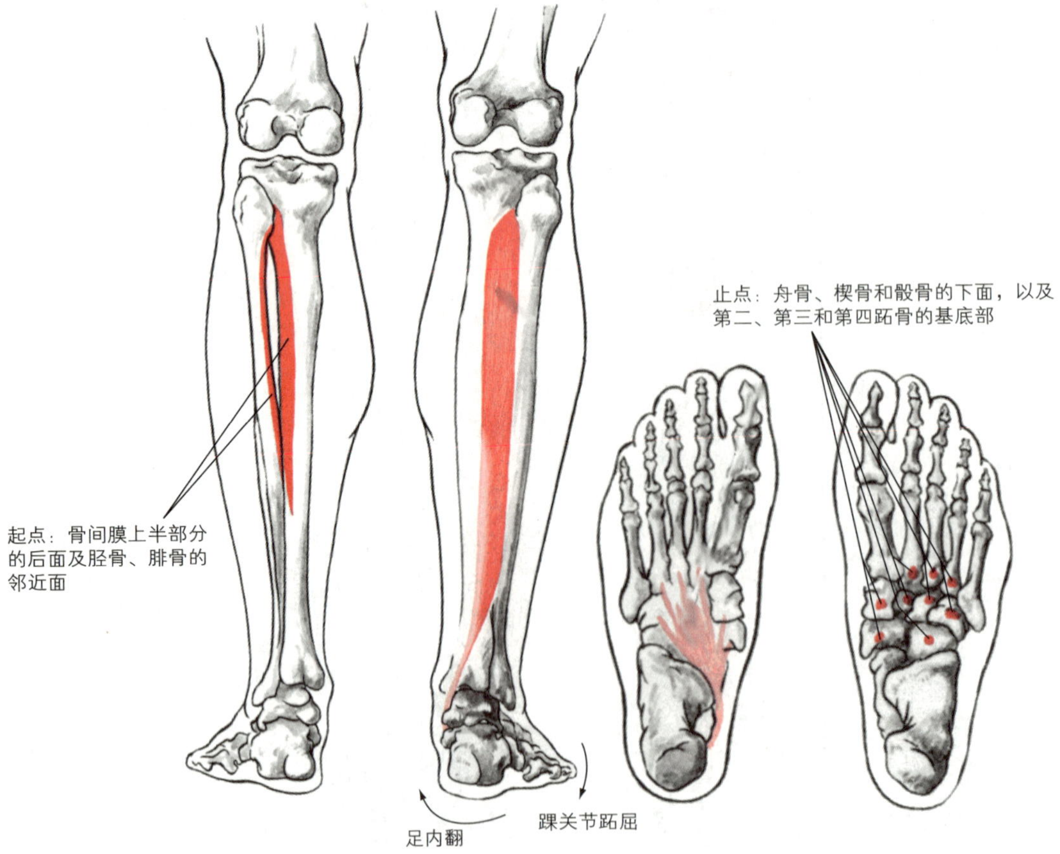

图10.20 胫骨后肌。后面观和足底面观

在足跖屈、内翻时，胫骨后肌为纵弓提供支撑。如同腓肠肌和比目鱼肌一样，这块肌肉可以通过提踵运动和抗阻内翻来加强。

在膝关节和足趾被动屈曲的情况下，胫骨后肌可以通过被动地将足极度外翻和背屈，进行拉伸。

趾长屈肌　图 10.21

起点

胫骨后面的中1/3。

止点

第二至第五趾远节趾骨的基底部。

运动

第二至第五跖趾关节和趾间关节屈曲。
踝关节跖屈。
足内翻。

触诊

在小趾屈曲，同时保持踇趾背伸、踝关节背屈和足外翻时，肌腱可在内踝和胫骨后肌的后面，踇长屈肌的前面触及。

神经支配

胫神经（L5、S1）。

临床应用、强化和柔韧性练习

沿小腿后部经过内踝下方，然后向前，将第二至第五趾向下拉向足跟，并使踝关节跖屈。它对于帮助其他足部肌肉维持纵弓非常重要。一些足、踝的乏力是由于使用趾长屈肌无效造成的。赤脚走路时，足趾向下朝足跟弯曲，足内翻，可以锻炼这块肌肉。可以通过足趾抗阻抓毛巾增强这些肌肉，具体是足跟放在地板上，同时足趾伸展抓取毛巾，然后屈曲足趾将毛巾拉至足下。可以通过在毛巾的另一端放上一个小砝码以增加阻力，来重复多次练习。

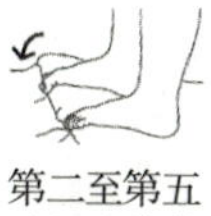
第二至第五趾跖趾关节近节和远节趾间关节屈曲

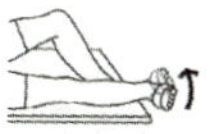
跗横关节和距下关节内翻

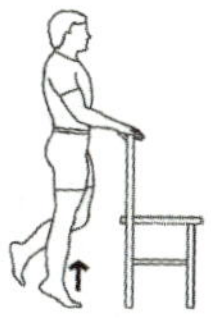
踝跖屈

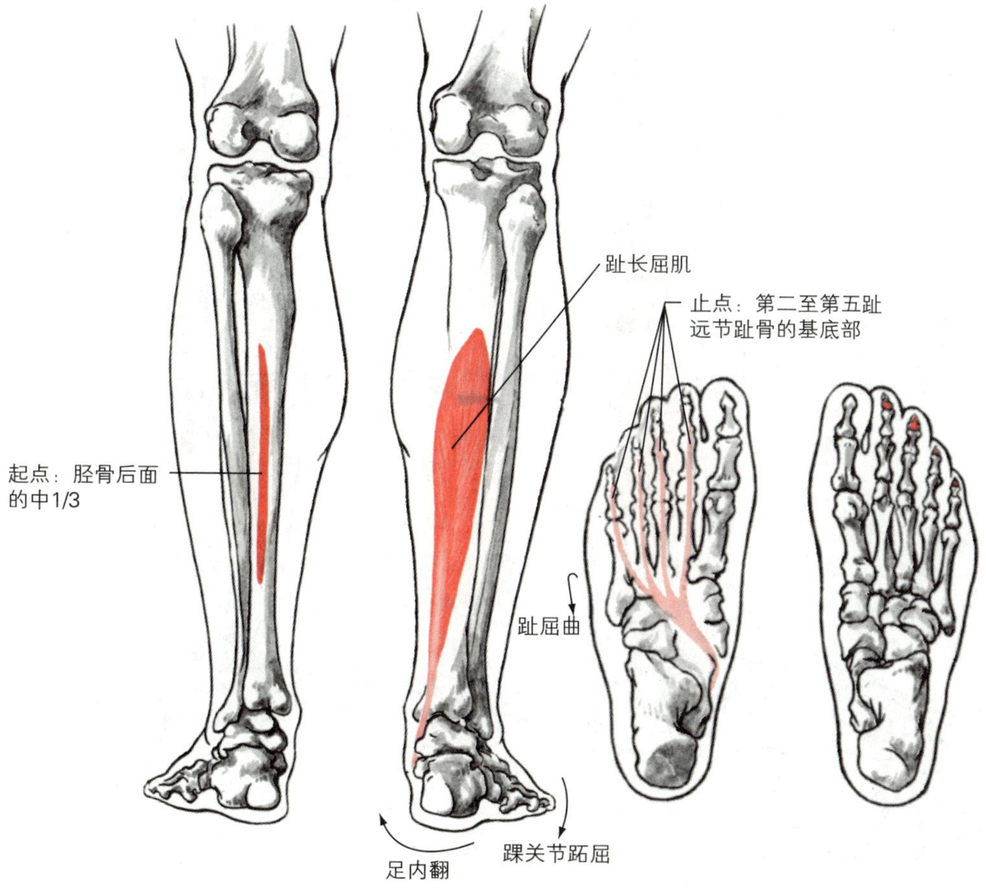

图10.21　趾长屈肌。后面观和足底面观

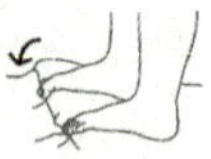

第一趾跖趾关节和趾间关节屈曲

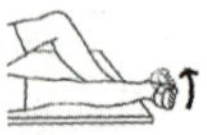

跗横关节和距下关节内翻

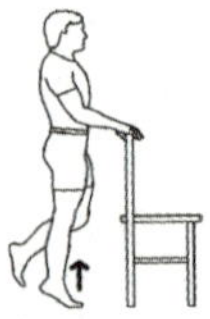

踝跖屈

足外翻、背屈时，趾长屈肌可以通过被动地将4个较小的足趾极度背伸来进行拉伸。

踇长屈肌　图 10.22

起点

腓骨后面中间2/3。

止点

第一趾骨远端的基底部，足底面。

运动

屈曲第一跖趾关节和趾间关节。

踝关节跖屈。

足内翻。

触诊

在第一趾屈曲，同时保持其余四趾背伸、踝关节背屈和足部外翻时，在内侧比目鱼肌和胫骨之间，紧接内踝后方的3条肌腱的最后部。

神经支配

胫神经（L5、S1、S2）。

临床应用、强化和柔韧性练习

踇长屈肌可以独立或与趾长屈肌一起，牵拉第一趾的下方。如果这两块肌肉发育不良，当它们被要求做不适应的活动时，会很容易抽筋。

如果在每一步的时候，足趾都用来保持平衡，那么这些肌肉在行走时就可以得到有效的使用。用“足趾”走路，而不是用“足趾头”走路，对它们来说是一个重要的动作。

当腓肠肌、比目鱼肌、胫骨后肌、腓骨长肌、腓骨短肌、趾长屈肌、趾短屈肌和踇长屈肌均有效用于行走时，踝关节的力量是明显的。

如果踝和足乏力，在大多数情况下是由于刚才提到的肌肉缺乏使用导致的。跑步、散步、跳

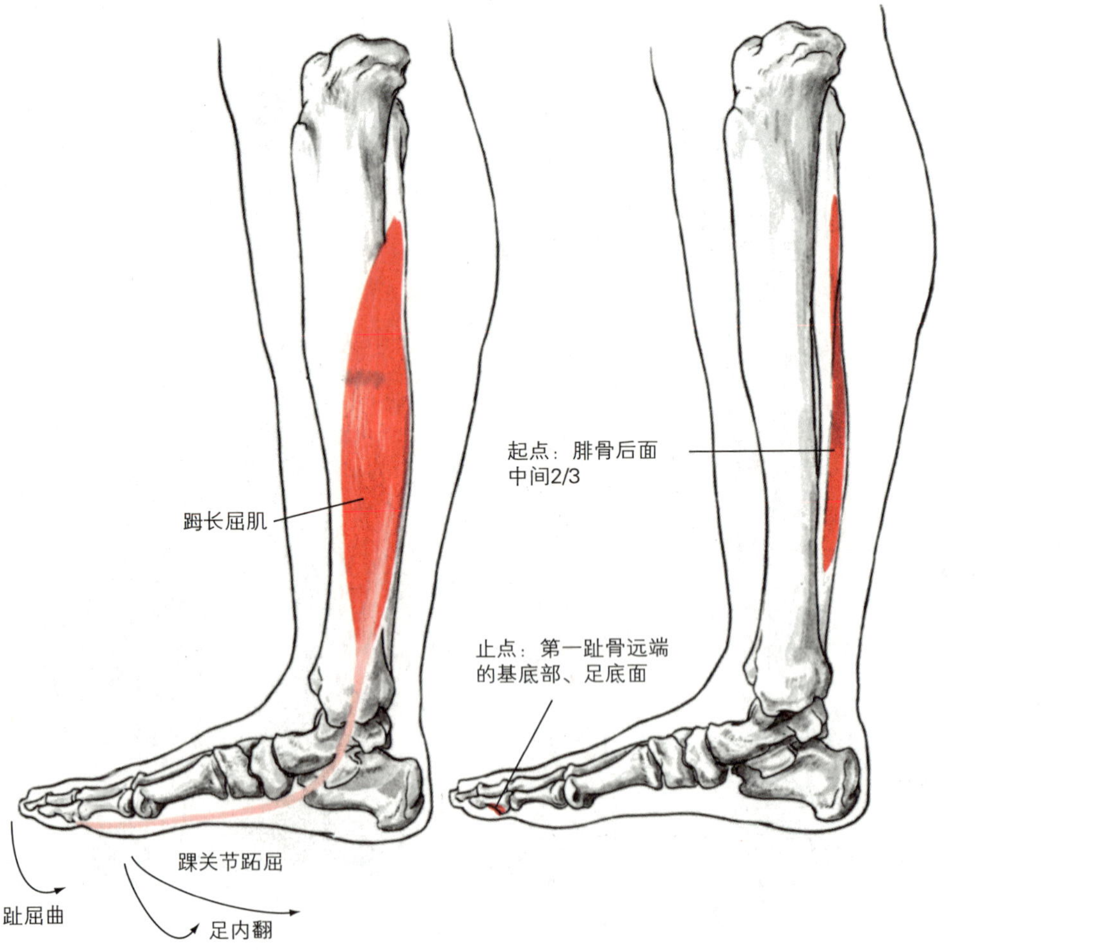

图10.22 踇长屈肌。内侧面观（右腿和右足）

跃、单足跳和跳绳可以练习这组肌肉。如同趾长屈肌所述一样，可以通过足趾抓毛巾来加强踇长屈肌。

屈膝状态下，当足外翻和背屈时，可以通过被动地将踇趾极度伸展来牵拉踇长屈肌。

足固有肌 图 10.23、10.24

足固有肌起止点均源于足内骨骼（图10.23、10.24）。其中一块肌肉，即趾短伸肌，位于足背部。该肌肉包括一条附着于第一趾骨近端基底部的肌腱，有时被称为踇短伸肌。其余的肌肉位于足底四层中的足底间隔内，如下所示。

第一（浅）层：踇趾展肌、趾短屈肌、小趾展肌。

第二层：跖方肌、蚓状肌（4块）。

第三层：踇短屈肌、踇收肌、小趾短屈肌。

第四（深）层：骨间背侧肌（4块）、骨间足底肌（3块）。

足固有肌可以根据它们的位置及作用进行分组。踇趾展肌、踇短屈肌、踇收肌均止于第一近节趾骨的内侧或外侧。踇趾展肌、踇短屈肌位于内侧，而踇收肌更集中在跖骨下方。

跖方肌、4块蚓状肌、4块骨间背侧肌、3块骨间足底肌、趾短屈肌、趾短伸肌均位于中部。除趾短伸肌外，其余都在足底，趾短伸肌是足部唯一位于背侧间隔的固有肌。尽管整个趾短伸肌起源于跟骨前部和外侧，但有些解剖学家将其第一个肌腱称为踇短伸肌，以便保持根据功能和位置来命名的一致性。

小趾展肌、小趾短屈肌位于足底外侧，均止于第五趾骨近节跖骨底外侧。由于这两块肌肉的止点和作用均在第五趾，所以有时使用“quinti”这个名称而不是“minimi”。

踇趾上有4块肌肉。踇趾展肌只负责踇趾的外展，但协助踇短屈肌在跖趾关节处屈曲踇趾。踇收肌是踇趾唯一的内收肌，而趾短伸肌是跖趾关节处唯一的踇趾固有伸肌。

这四块蚓状肌是第二、第三、第四、第五跖趾关节的屈肌，而足底方肌是指这些趾远端趾间关节的屈肌。3块骨间足底肌是第三、第四和第五趾近节趾骨的内收肌和屈肌，而4块骨间背侧肌是第二、第三和第四趾，跖趾关节处的外展肌和屈肌。趾短屈肌使第二、第三、第四和第五趾的中节趾骨屈曲。如前所述，趾短伸肌是踇趾的伸肌，但也在跖趾关节处伸展第二、第三和第四趾。

有2块肌肉只作用于第五趾。第五趾骨近节趾骨外展由小趾展肌完成，屈曲由小趾短屈肌来完成。

关于足固有肌的更多细节，见表10.3。

肌肉只有在使用时才会发展并保持其强度。导致足部乏力的一个主要因素是缺乏运动来发展这些肌肉。步行是锻炼支撑足弓的小肌肉的最佳活动之一。一些权威人士提倡不穿鞋走路，或者穿设计用于增强适当力学的鞋走路。此外，如前面描述的用于趾长屈肌和踇长屈肌的毛巾练习，也有助于加强足部的固有肌肉。

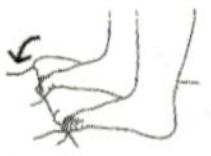

第一趾跖关节和趾间关节屈曲

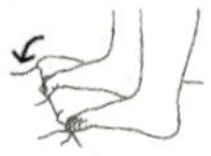

第二至第五趾跖趾关节和近节趾间关节及远节趾间关节屈曲

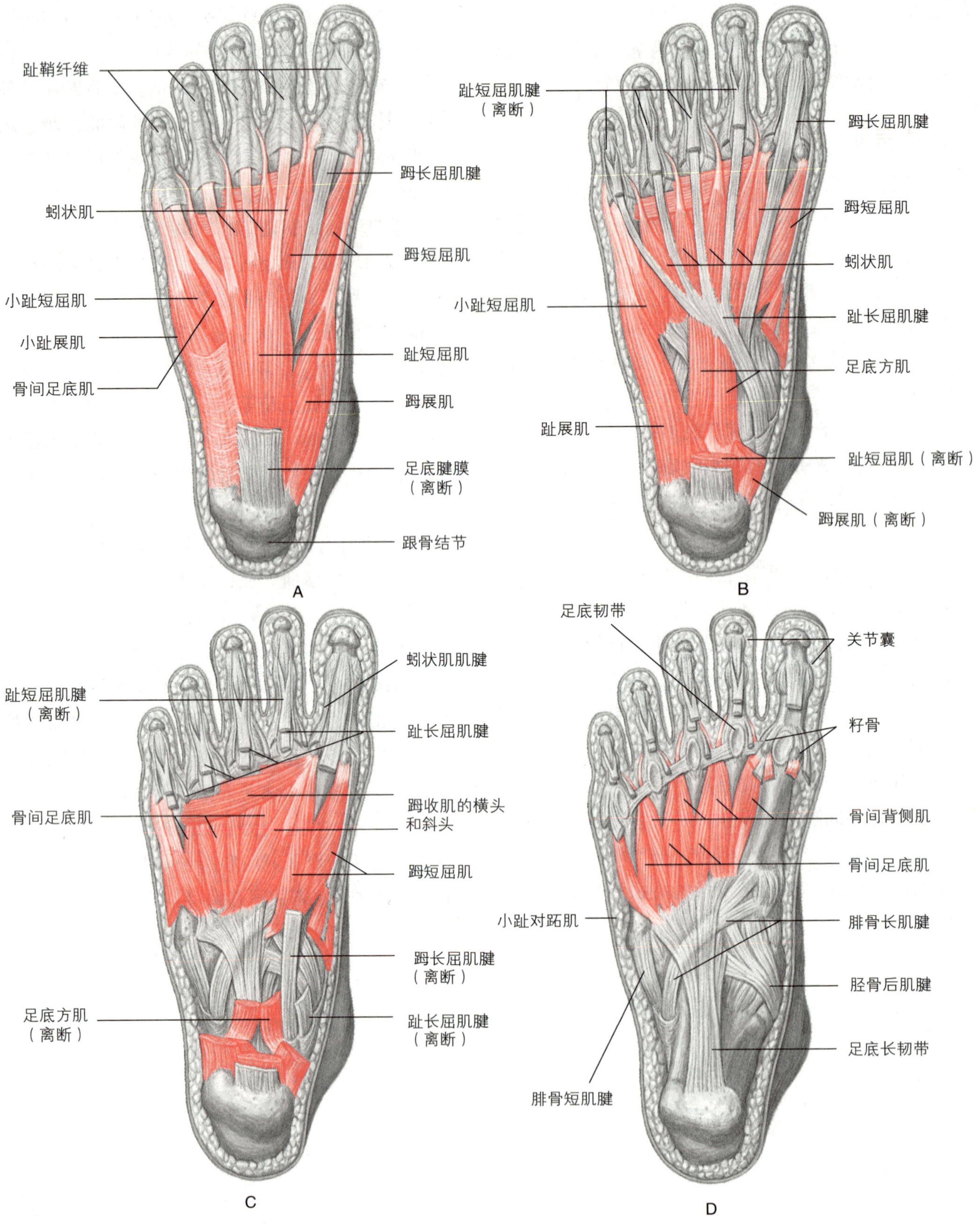

图10.23 右足足底侧面的四个肌腱层，详细描述了内在的肌肉。A.第一（浅）层；B.第二层；C.第三层；D.第四（深）层

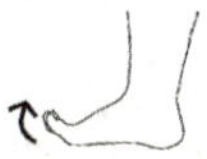

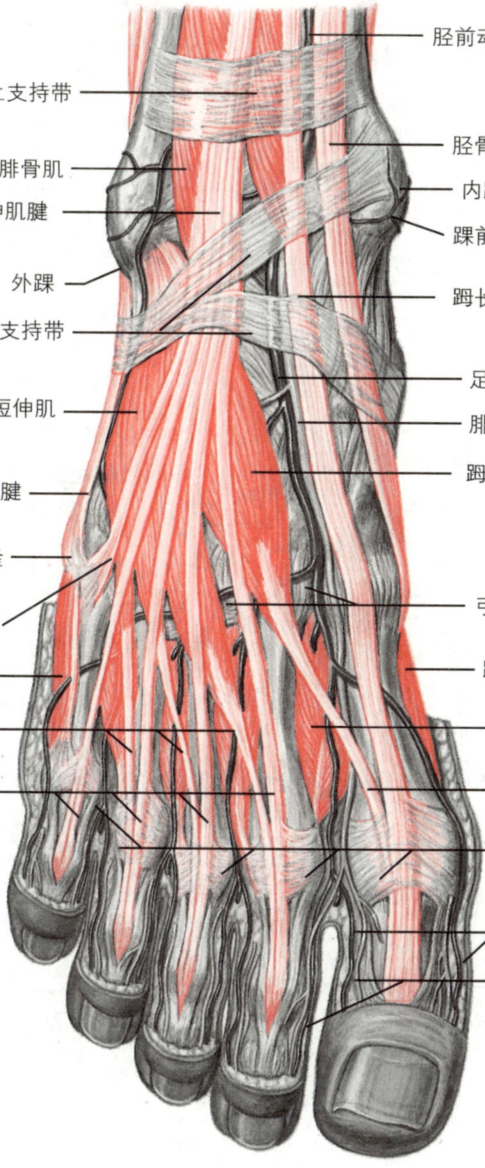

图10.24 右足背。前面观

表 10.3 足固有肌（踇趾展肌、趾短屈肌、小趾展肌）

肌肉		起点	止点	作用	触诊	神经支配
浅层	趾短屈肌	跟骨结节，足底腱膜	第二至第五趾中节趾骨的内侧和外侧	屈曲第二至第五趾的跖趾关节和近节趾骨间关节	无法触诊	足底内侧神经（L4、L5）
	小趾展肌	跟骨结节，足底腱膜	第五趾近节趾骨外侧面	外展第五趾的跖趾关节	无法触诊	足底外侧神经（S1、S2）
	踇趾展肌	跟骨结节、屈肌支持带、足底腱膜	踇趾近节趾骨基底的内侧	屈曲跖趾关节，踇趾外展	踇趾外展时，从跟骨结节内侧到踇趾近节趾骨内侧	足底内侧神经（L4、L5）

续表

层	肌肉	起点	止点	作用	触诊	神经支配
第二层	跖方肌	内侧头： 跟骨内侧面 外侧头： 跟骨下外侧缘	趾长屈肌肌腱外侧缘	屈曲第二至第五趾远端趾间关节	无法触诊	足底外侧神经（S1、S2）
	蚓状肌（4块）	趾长屈肌肌腱	第二至第五趾近节趾骨的背面	屈曲第二至第五趾的跖趾关节	无法触诊	第一蚓状肌：足底内侧神经（L4、L5） 第二至第四蚓状肌：足底外侧神经（S1、S2）
第三层	跗收肌	斜头：第二至第四跖骨和腓长肌腱鞘 横头：第三至第五趾骨跖趾韧带和横跖韧带	第一近节趾骨基底外侧	内收跗趾的跖趾关节	无法触诊	足底外侧神经（S1、S2）
	跗短屈肌	骰骨，外侧楔骨	内侧头：第一近节趾骨的内侧面 外侧头：第一近节趾骨的外侧面	屈曲跗趾的跖趾关节	无法触诊	足底内侧神经（L4、L5、S1）
	小趾短屈肌	第五跖骨基底，腓骨长肌腱鞘	第五近节趾骨基底外侧面	屈曲第五趾骨跖趾关节	无法触诊	足底外侧神经（S2、S3）
第四层	骨间足底肌（3块）	第三至第五跖骨底及其内侧	第三至第五远节趾骨基底部的内侧面	内收、屈曲第三至第五趾的跖趾关节	无法触诊	足底外侧神经（S1、S2）
	骨间背侧肌（4块）	相邻跖骨相对缘	第一骨间背侧肌：第二近节趾骨内侧 第二至第四骨间背侧肌：第二至第四近节趾骨外侧	外展、屈曲第二至第四趾的跖趾关节	无法触诊	足底外侧神经（S1、S2）
	趾短伸肌（包括跗短伸肌）	跟骨前外侧 距骨外侧韧带 下伸肌支持带	第一近节趾骨基底，第二至第四趾长伸肌腱外侧	协助伸展第一至第四趾的跖趾关节	足背外踝前方和稍下方的肌肉团	腓深神经（L5、S1）

复习题

1.列出下列每个运动发生的平面，以及每个平面中每个运动的旋转轴。

a.跖屈

b.背屈

c.内翻

d.外翻

e.足趾屈曲

f.足趾伸展

g.跖趾关节外展

h.跖趾关节内收

2.为什么“低足弓”和“扁平足”不是同义词?

3.探讨合适的鞋子在各种运动和活动中的价值。

4.什么是矫形器?它们如何发挥作用?

5.研究常见的足踝疾病，如扁平足、外踝扭伤、高踝扭伤、跗囊炎、足底筋膜炎和槌状趾。在课堂上报告你的发现。

6.研究与踝关节内翻和外翻扭伤发生率相关的解剖学因素，并在课堂上报告你的发现。

7.以口头汇报或杂志文章书写的方式，对跑鞋和步行鞋进行评价。

8.肌肉分析表——踝关节、跗横关节、距下关节和足趾

列出主要参与每个动作的肌肉。	
踝关节	
背屈	跖屈
跗横关节和距下关节	
外翻	内翻
足趾	
屈曲	背伸

9.拮抗肌动作——踝关节、跗横关节、距下关节和足趾

列出与左侧栏中肌肉对应起拮抗作用的肌肉。

主动肌	拮抗肌
腓肠肌	
比目鱼肌	
胫骨后肌	
趾长屈肌	
跗长屈肌	
腓骨长肌/腓骨短肌	
第三腓骨肌	
趾长伸肌	
跗长伸肌	

实践练习

1.在人体骨骼和受试者身上定位下列踝和足的骨骼标志。

a.外踝

b.内踝

c.跟骨

d.舟骨

e.3块楔骨

f.骰骨

g.跖骨

h.趾骨和单节趾骨

2.在人体上，如何及在何处可触摸到下列肌肉？

a.胫骨前肌

b.趾长伸肌

c.腓骨长肌

d.腓骨短肌

e.比目鱼肌

f.腓肠肌

g.跗长伸肌

h.趾长屈肌

i.跗长屈肌

j.胫骨后肌

3.演示并触诊以下动作。

a.踝关节跖屈

b.踝关节背屈

c.足内翻

d.足外翻

e.足趾屈曲

f.足趾伸展

4.让一个受试者在膝完全伸直下脚尖站立（足跟抬高），然后重复，膝屈曲约20° 下脚尖站立（足跟抬高）。哪种运动姿势在长时间内似乎更难保持？为什么？加强这些肌肉的意义是什么？如何拉伸这些肌肉？

5.运动分析表——足踝关节

分析表中的每个动作，将每个动作分成两个主要的运动阶段，如提升阶段和降低阶段。每一阶段，确定踝关节和足发生的运动，然后列出主要负责引起/控制这些运动或保持位置的踝关节和足的肌肉。在每一个动作的每一块肌肉旁边，按以下方式标出收缩的类型：I–等长收缩；C–向心收缩；E–离心收缩。

动作	初始运动（提升）阶段		二阶运动（降低）阶段	
	运动	主动肌（收缩类型）	运动	主动肌（收缩类型）
俯卧撑				
深蹲				
硬拉				
臀部雪橇				
弓步向前				
划船运动				
楼梯机				

6.运动技能分析表——足踝关节

分析表中的每一项技能，并列出该技能每个阶段的左右踝关节和足的运动。你可能更愿意列出踝关节和足处于站立阶段的初始位置。在每个动作中，列出主要负责引起/控制动作或保持姿势的踝关节和足关节肌肉。在每一个动作的每一块肌肉旁边，标出收缩的类型：I–等长收缩；C–向心收缩；E–离心收缩。可能需要预习第十二章中关于各个阶段的分析概念。假定以右手/右腿为主力手或主力腿来分析。

运动		站姿阶段	准备阶段	运动阶段	后续阶段
投掷棒球	右				
	左				
踢凌空长球	右				
	左				
行走	右				
	左				
垒球投球	右				
	左				
足球传球	右				
	左				
击球	右				
	左				
打保龄球	右				
	左				
篮球跳投	右				
	左				

参考文献

Astrom M, Arvidson T: Alignment and joint motion in the normal foot, *Journal of Orthopaedic and Sports Physical Therapy* 22:5, November 1995.

Booher JM, Thibodeau GA: *Athletic injury assessment,* ed 4, New York, 2000, McGraw-Hill.

Cleland JA, Koppenhaver S, Su J: *Netter's orthopaedic clinical examination: an evidence-based approach*, ed 3, Philadelphia, 2016, Elsevier.

Field D: *Anatomy: palpation and surface markings,* ed 3, Oxford, 2001, Butterworth-Heinemann.

Gench BE, Hinson MM, Harvey PT: *Anatomical kinesiology,* Dubuque, IA, 1995, Eddie Bowers.

Hamilton N, Weimer W, Luttgens K: *Kinesiology: scientific basis of human motion,* ed 12, New York, 2012, McGraw-Hill.

Hislop HJ, Montgomery J: *Daniels and Worthingham's muscle testing: techniques of manual examination,* ed 8, Philadelphia, 2007, Saunders.

Lindsay DT: *Functional human anatomy,* St. Louis, 1996, Mosby.

Magee DJ: *Orthopedic physical assessment,* ed 6, St. Louis, 2014, Elsevier Saunders.

Muscolino JE: *The muscular system manual: the skeletal muscles of the human body,* ed 3, St. Louis, 2010, Elsevier Mosby.

Norkus SA, Floyd RT: The anatomy and mechanisms of syndesmotic ankle sprains, *Journal of Athletic Training* 36(1): 68–73, January–March 2001.

Oatis CA: *Kinesiology: the mechanics and pathomechanics of human movement,* ed 2, Philadelphia, 2008, Lippincott Williams & Wilkins.

Prentice WE: *Principles of athletic training: a competency based approach,* ed 15, New York, 2014, McGraw-Hill.

Putz R, Pabst R: *Sobotta-Atlas of human anatomy one volume edition*, ed 14, Germany, 2008, Elsevier.

Rockar PA: The subtalar joint: anatomy and joint motion, *Journal of Orthopaedic and Sports Physical Therapy* 21:6, June 1995.

Saladin KS: *Anatomy & physiology: the unity of form and function,* ed 5, New York, 2010, McGraw-Hill.

Sammarco GJ: Foot and ankle injuries in sports, *American Journal of Sports Medicine* 14:6, November–December 1986.

Schünke M, Schulte E, Schumacher U: *Thieme atlas of anatomy: general anatomy and musculoskeletal system*, ed 2, New York, 2014, Thieme Medical.

Seeley RR, Stephens TD, Tate P: *Anatomy & physiology,* ed 8, New York, 2008, McGraw-Hill.

Sieg KW, Adams SP: *Illustrated essentials of musculoskeletal anatomy,* ed 4, Gainesville, FL, 2002, Megabooks.

Stone RJ, Stone JA: *Atlas of the skeletal muscles,* ed 6, New York, 2009, McGraw-Hill.

Thibodeau GA, Patton KT: *Anatomy & physiology,* ed 9, St. Louis, 1993, Mosby.

Van De Graaff KM: *Human anatomy,* ed 6, Dubuque, IA, 2002, McGraw-Hill.

实践练习表

可用于课堂作业、课外作业和测试，请撕下并使用这张表。

练习表1

使用蜡笔或彩色笔标记，在练习表上绘制并标出以下肌肉。分别用“O”和“I”标出每块肌肉的起点和止点，并在适用的情况下，在前面观或后面观上绘制起点和止点。

a.胫骨前肌
b.趾长伸肌
c.腓骨长肌
d.腓骨短肌
e.第三腓骨肌
f.比目鱼肌
g.腓肠肌
h.踇长伸肌
i.胫骨后肌
j.趾长屈肌
k.踇长屈肌

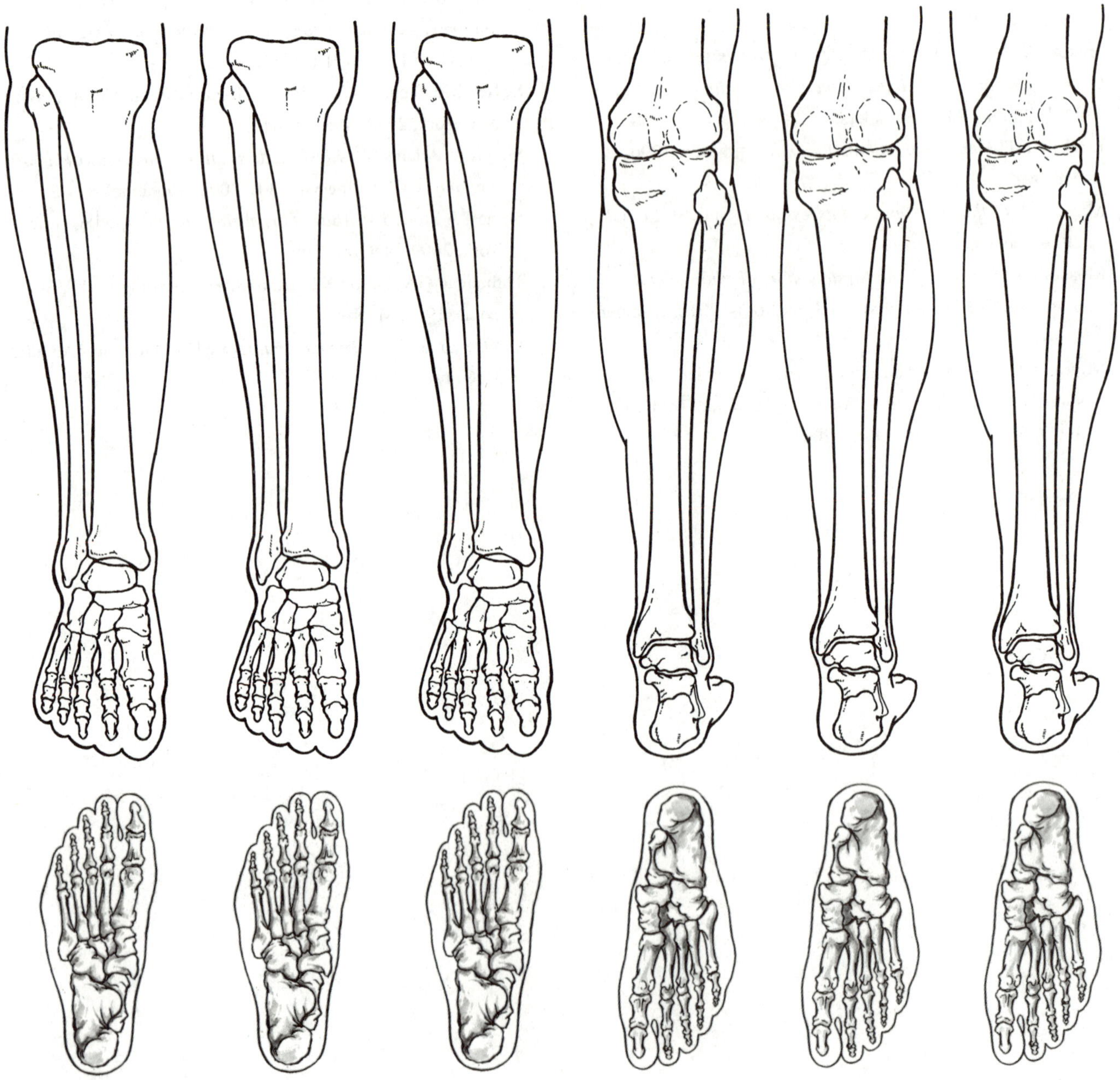

实践练习表

可用于课堂作业、课外作业和测试，请撕下并使用这张表。

练习表2

用箭头标出以下踝关节、跗横关节、距下关节的运动。对于每个动作，通过提供它发生的平面和旋转轴以及引起运动的肌肉来完成句子。

a.背屈发生在__________面__________________轴，通过________________________肌肉的向心收缩完成。

b.跖屈发生在__________面__________________轴，通过________________________肌肉的向心收缩完成。

c.外翻发生在__________面__________________轴，通过________________________肌肉的向心收缩完成。

d.内翻发生在__________面__________________轴，通过________________________肌肉的向心收缩完成。

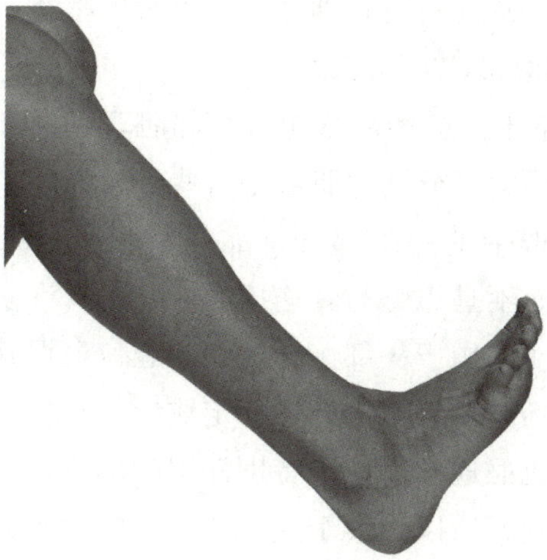

a

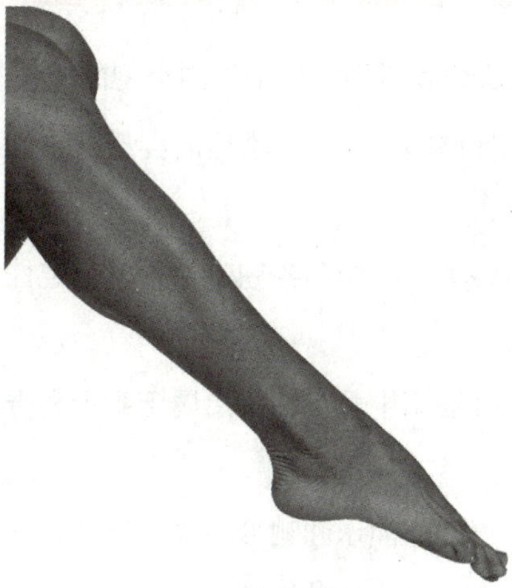

b

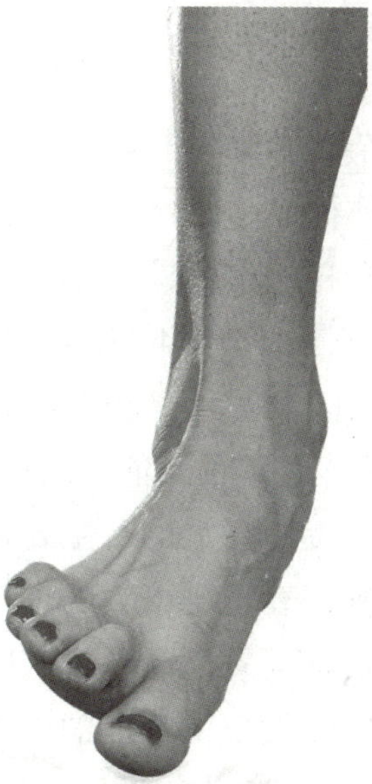

c

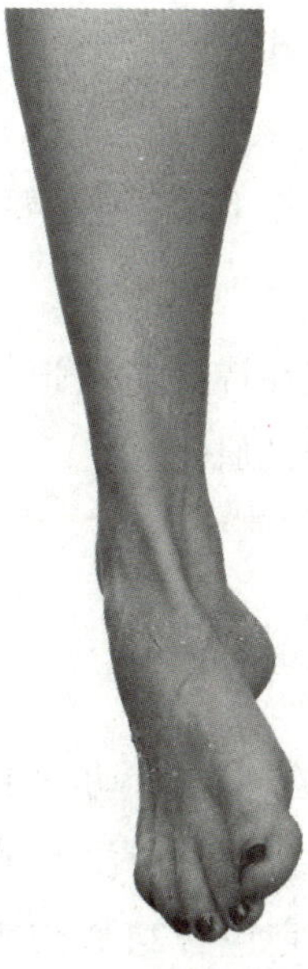

d

第十一章　躯干和脊柱

本章要求

- 能认识和辨别脊柱中不同类型的椎体
- 在骨骼图中能标出椎体的类型及它们的主要特征
- 理解关节结构和各韧带在脊柱稳定性中起到的作用
- 在骨骼图中画出和标出属于躯干和脊柱的大肌群
- 通过动作演示和触诊感受人体脊柱的活动，并列出相关的运动平面和旋转轴
- 在人体上对躯干和脊柱相关的大肌群进行触诊
- 列出为躯干和脊柱提供主要动力的肌群及它们的拮抗肌
- 学习并理解躯干和脊柱主要肌群的神经支配情况
- 分析并确定在特定技术和训练中，躯干和脊柱的运动及其所涉及的肌肉

躯干和脊柱在人体运动学中表现出的问题是在研究人体其他结构时所没有的。脊柱是一个相当复杂的结构，它包含24个构成可动关节的椎体外加9个不能活动的椎体。这些椎体结构中包含全部脊柱及其31对脊神经。大多数人都会认同脊柱是人体较复杂的部位之一。

躯干的前面部分包含腹部肌群，这部分肌群和人体大部分别的肌群是有些许差异的，因为腹部肌群中的一些部分是靠筋膜和肌腱束相连接的，而不是靠骨与骨连接的。并且有许多深层小肌群能作用于头部、脊柱和胸腔，根据其所处位置的不同，以协助脊柱稳定或参与呼吸运动。这部分肌群通常都位于特别深层的部位，所以很难触诊到，所以相较于这章会讲到的大肌群，我们不会花太大的篇幅讲述这部分肌群。

骨骼

脊柱

脊柱复杂的骨性结构由24个可动的椎体和9个融合的椎体构成（图11.1）。脊柱可分为7节颈椎、12节胸椎和5节腰椎。骶骨（下肢带骨后方部分）和尾骨分别由5节和4节融合的椎体组成。

脊柱不同区域的骨骼在大小和形态上都会有些许不同以实现相应的功能（图11.2）。从颈椎到腰椎，椎体是逐渐增大的，主要是因为相较于颈椎来说，腰椎需要承受更大的重量。最上段的两节颈椎分别被称为寰椎和枢椎，因为它们结构的特殊性，所以能做出大幅度的旋转动作及前后屈伸动作。第三颈椎至第五腰椎有着相似的结构，前侧都有一个称为椎体的骨块，有供脊髓穿过的

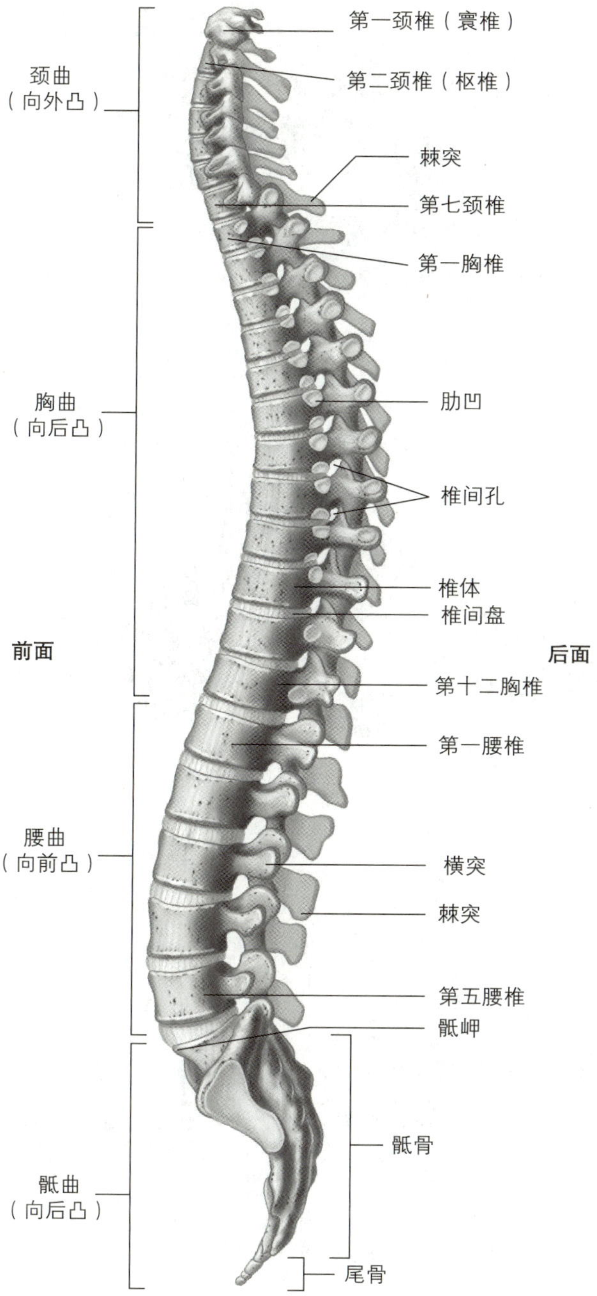

图11.1 完整脊柱。左侧观

椎孔，左右两侧各有一横突，后方有一个容易被触诊到的棘突。这些骨性突起是脊柱周围肌群十分重要的附着点。

正常的脊柱有三个生理弯曲。婴儿出生前及出生后一段时间内最主要也是最先发育的弯曲是脊柱后凸，也叫C形突。当我们的肌肉逐渐发育，活动开始增加，颈椎和腰椎开始出现前凸的弯曲。胸椎的弯曲是前凹后凸，颈椎和腰椎的弯曲是前凸后凹。最后，骶骨及尾骨的弯曲是前凹后凸。脊柱正常的生理曲度让它拥有缓冲震荡的能力。

异常曲度可能由多种原因产生，包括基因、病理状态和姿势。腰椎和颈椎后侧的凹陷过度增加被称为脊柱前弯症。胸椎前侧的凹陷过度增加被称为脊柱后弯症。腰椎可能有脊柱前凸减少的情况，这种情况也叫腰椎后弯症，进而导致平背。脊柱侧向的过度弯曲则被称为脊柱侧弯。

胸腔　图 11.3

胸腔的骨性基础是由12对肋骨呈现的。其中7对是真肋骨（形成胸肋关节的），这些肋骨各自通过肋骨软骨与胸骨相连。其余5对肋骨是假肋。假肋之中有3对（形成胸肋关节的）通过共有的肋骨软骨间接与胸骨相连，其余两对为浮肋，末端是游离的。胸骨的主体胸骨柄和胸骨剑突也是胸腔的骨骼。所有的肋骨都在后方和胸椎相连。

颈椎肌肉附着的骨性标志点包含颞骨乳突，颈椎横突、棘突，上四段胸椎的棘突，胸骨柄和中段锁骨。胸椎的横突和棘突，以及后方的肋骨是背部肌群的关键附着点。躯干前侧的肌肉与下8对肋骨、肋骨软骨、髂嵴和耻骨嵴相连。上四段腰椎的横突和第12肋骨下缘也为腰方肌提供附着点。

关节

中轴骨中的第一个关节是寰枕关节，由颅骨枕髁坐落于第一颈椎的关节窝构成。寰枕关节能为头部活动提供约20° 的屈曲，约10° 的伸展。寰枕关节也被称为颅椎关节，由左右两侧的髁状关节组成，也为头部活动提供5° 左右的侧屈功能。尽管颈椎之间都是相对独立的关节，但是颈椎的活动都是这些关节协同运动产生的。寰椎（C1）坐落枢椎（C2）形成寰枢关节（图11.4A）。除了寰枢关节外，其余的颈椎形成的关节都不具备大幅度活动的能力。但是，多节椎体同时参与运动使得颈椎有较大的活动度。颈部旋转活动主要发生在寰枢关节，寰枢关节属于滑车关节或枢轴关节。其余的颈椎关节被分为滑动关节，因为这些关节只能在关节面上进行小范围的滑动。这些滑膜关节也被称为椎骨关节突关节或

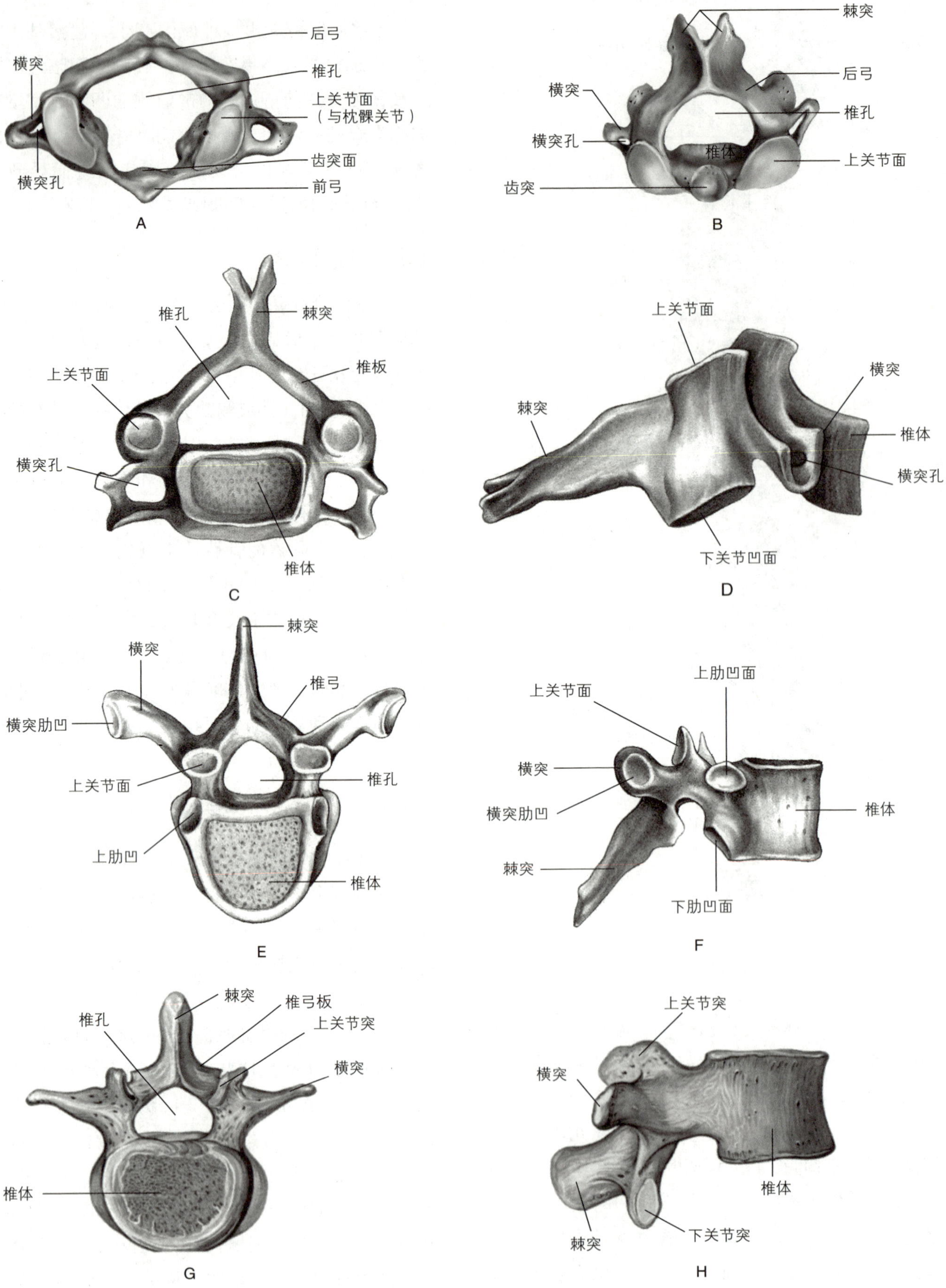

图11.2　脊柱。A.寰椎（第一颈椎），上面观；B.枢椎（第二颈椎），上面观；C.典型颈椎，上面观；D.典型颈椎，侧面观；E.典型胸椎，上面观；F.典型胸椎，侧面观；G.第三腰椎，上面观；H.第三腰椎，侧面观

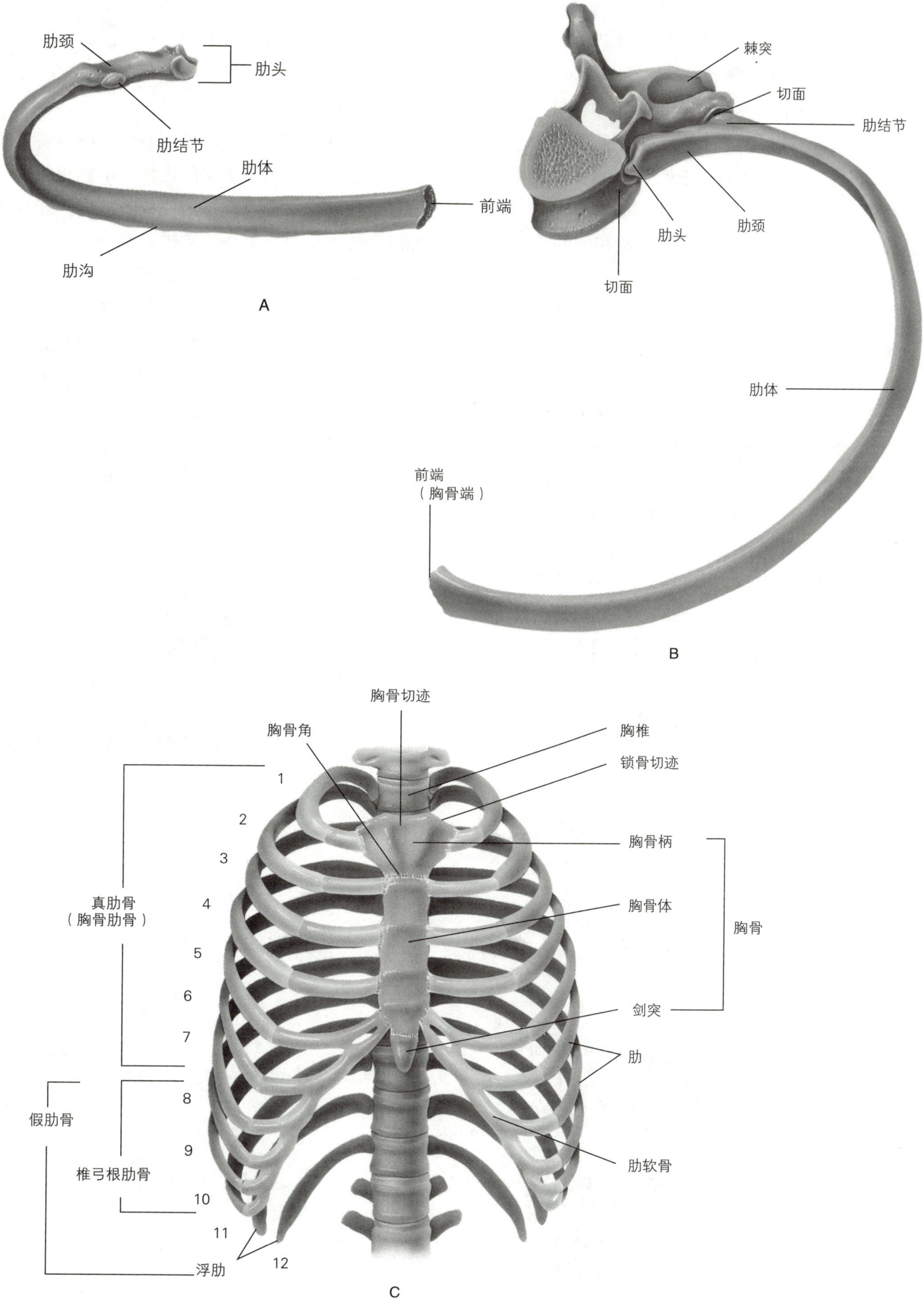

图11.3　胸廓。A.典型的左肋（后面观）；B.左肋与胸椎的关节（上面观）；C.胸廓，包括胸椎、胸骨、肋骨及肋骨与胸骨相连的肋软骨

骨突关节。颈2和骶1之间的椎间盘和椎体间也是有活动的，被分为微动联合关节。

如图11.4B和11.4D所示，前纵韧带贯穿整个脊柱，起于颅骨基底部，止于骶骨，附着于每个椎体的前侧。后纵韧带位于椎管内，附着于椎体的后侧，起于枢椎，止于骶骨。黄韧带将上下的椎弓板连接到一起。棘间韧带连接相邻的棘突，横突间韧带连接相邻的横突。项韧带从枕骨隆突到第七节颈椎，连接了颈椎间的棘突。棘上韧带连接了其余脊椎的棘突。

滑动发生在上下椎体的关节突关节，如图11.2、图11.4C和图11.4D所示。在椎体软骨之间的结构就是椎间盘。椎间盘由外侧致密的纤维软骨构成的纤维环和中间凝胶状的髓核构成（图11.4D）。这个富有弹性的结构具备在各个方向抵抗压力及扭转的能力。但随着年龄增长、损伤或不正确地使用脊柱，椎间盘的弹性会逐渐减小。随着椎间盘弹性减小，椎间盘受到挤压可能会导致髓核穿破纤维环，这种情况也被称为腰椎间盘突出。突出的髓核会压迫神经根，从而导致不同的症状，比如放射性的疼痛、刺痛、麻木、感觉退化和肌力减弱。

许多腰部的问题都是长期不正确使用腰背部肌肉导致的。这些不正确的机械力学机制通常会导致脊柱伸肌肌群急性拉伤或肌肉痉挛，并且这种慢性的力学改变会导致腰椎间盘突出。大部分的情况发生在我们搬重物时，腰背部的小肌群在腰椎处于屈曲位时发力，而不是在腰椎保持中立位时发力，因此更容易受伤。不像我们在做蹲起动作时腰椎处于中立位，而使用更大更有力的下肢肌群来完成动作。并且我们的生活习惯通常会使得我们的腰椎长期处于屈曲的状态，这种状态会慢慢使我们的腰椎失去正常前凸的形态。这种平背综合征会增加腰椎间盘的压力，并导致间歇性或慢性腰痛。

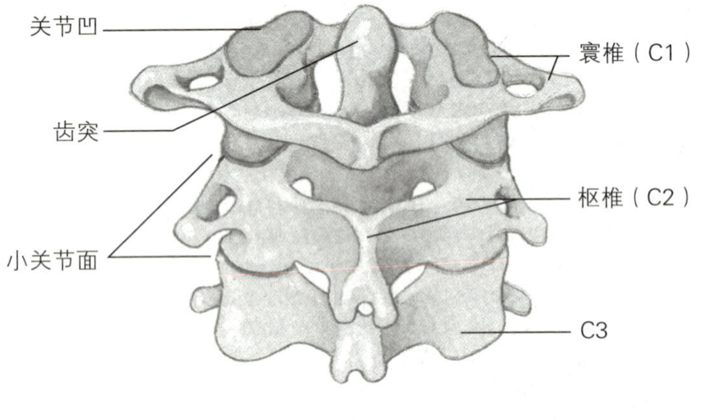

A

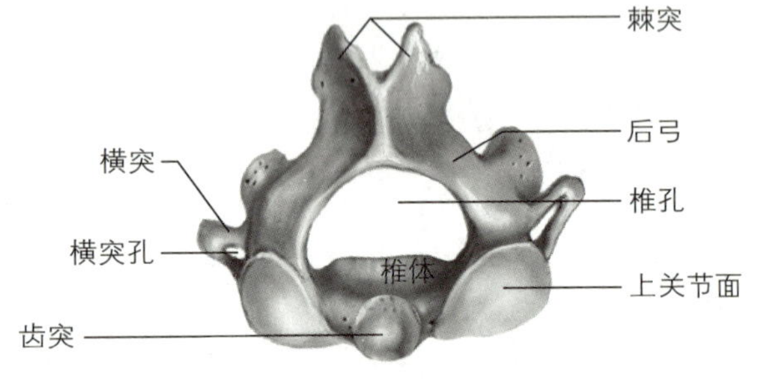

B

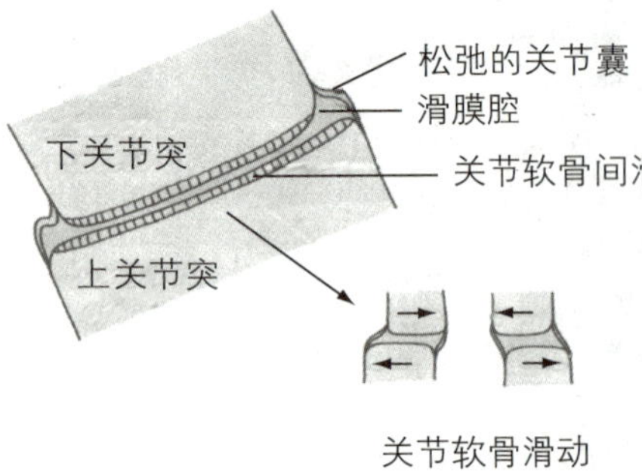

C

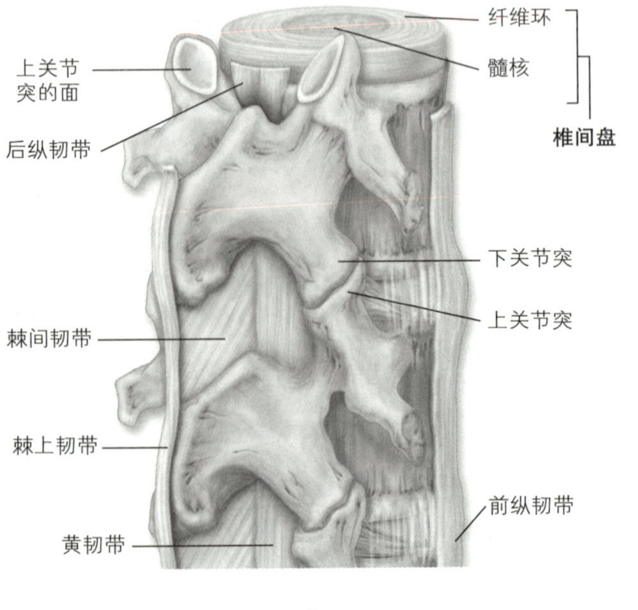

D

图11.4 椎骨关节面。A.上、下关节突的关节面在相邻的颈椎间关节（后面观）；B.韧带限制椎间运动，通过3个腰椎在矢状面显示；C.关节软骨前后滑动，关节囊松动时允许运动；D.椎间关节（右后外侧观），椎骨在它们的上关节突和下关节突上与相邻的椎骨关节连接。椎间盘将相邻椎骨体分开

表 11.1　躯干和脊柱的主要韧带

联合/结构	韧带	附着点	功能应用及关节稳定性
椎体间连结	前纵韧带	每个椎体的前表面和从枕骨到骶骨盆腔表面的环形纤维环	一种主要的脊柱稳定结构，贯穿整个脊柱，大约2.5 cm宽；限制脊柱过度伸展和椎间盘向前脱出
	后纵韧带	椎体后部和从枢椎到骶骨的纤维环	椎管内的主要脊柱稳定结构，约2.5 cm宽；限制脊柱过度前屈；防止椎间盘髓核后突
	棘上韧带（项韧带）	枕外隆突至C1后结节及各颈椎枕骨大孔后缘至C7棘突	形成一个隔，在中线上分隔颈部后部，为几块肌肉提供一个附着体，在弯曲时支撑头部和颈部；限制颈椎过度屈曲
	棘间韧带	椎体的棘突的末端，从C7到骶骨	有时被认为是颈椎颈部韧带的一部分；腰部比胸部更厚更宽；限制过度屈曲
椎弓间连结	黄韧带	连结于上下两个相邻的椎弓之间	最强的脊柱韧带主要由黄色弹性蛋白组织构成；保护脊髓和神经；位于关节突、关节囊的前方，从椎间孔向外侧至椎板间后棘韧带，从颅底至骨盆；它的弹性纤维有助于恢复正常曲率
	棘间韧带	从每个棘突的根部到顶端，连接黄韧带的前方和棘上韧带的后方	颈部最薄，被一些人认为是颈部棘韧带的一部分，胸部较窄，但腰区较宽较厚；连接棘突并在屈曲时绷紧
	横突间韧带	从横突的下侧面到相邻横突的上侧面	常与横突间肌协调功能；限制侧弯
肋椎关节	上肋横韧带	从肋骨颈到横突上方	为肋横突关节提供稳定性和限制关节滑动
	肋横突韧带	从横突尖端的后表面到相应肋骨结节的非关节部分	
	肋间横韧带	从肋骨颈部到相邻横突的前面	
	辐状韧带	肋骨的前侧到相邻两椎体的侧面	由三个扁平束(上、中、下)组成；稳定肋腰椎关节

并且，大部分伴随我们一生的颈椎问题都是从胸椎、腰椎的不良姿势开始的，这些不良姿势会导致头前移和颈椎的过度伸展。不合适的枕头高度，睡眠习惯，手机和电脑的使用都可能是影响因素。脊柱大部分的活动出现在颈椎和腰椎。相较于颈椎和腰椎，胸椎的活动要少。说到头的运动，必须要知道这个活动主要发生于枕骨和第一颈椎，其余的颈椎也都会参与。为了方便起见，本文头或颈的运动都统称为颈椎的运动。同上，讨论躯干活动时，腰椎运动这个术语会用来描述胸段和腰段区域的运动。关于两个相邻椎体运动的最新研究不在本文的讨论范围。

颈部（图11.6）能前屈45°，后伸45°，左右侧屈45°，左右旋转约60°。躯干运动中腰椎占了大部分的比例（图11.7），腰部能屈曲大约80°，伸展20°~30°，左右侧屈35°，左右旋转约45°。

运动　图 11.8

脊椎的运动通常按照运动发生的区域来命名。比如，在腰部发生的躯干弯曲被称作腰椎屈曲，颈部的伸展通常被称作颈椎伸展。尽管头部的运动都伴随颈椎的屈曲和伸展，但头或颈在寰枕关节的独立运动在学术上都被称作头的屈曲或伸展。此外，如在第八章讨论的内容，下肢带骨的旋转是伴随髋关节和腰椎运动同时进行的，可

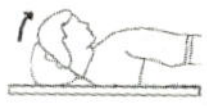
颈屈曲

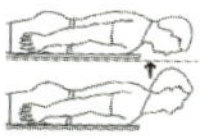
颈伸展

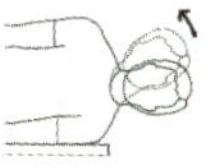
颈侧展

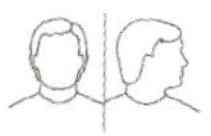
颈单向旋转

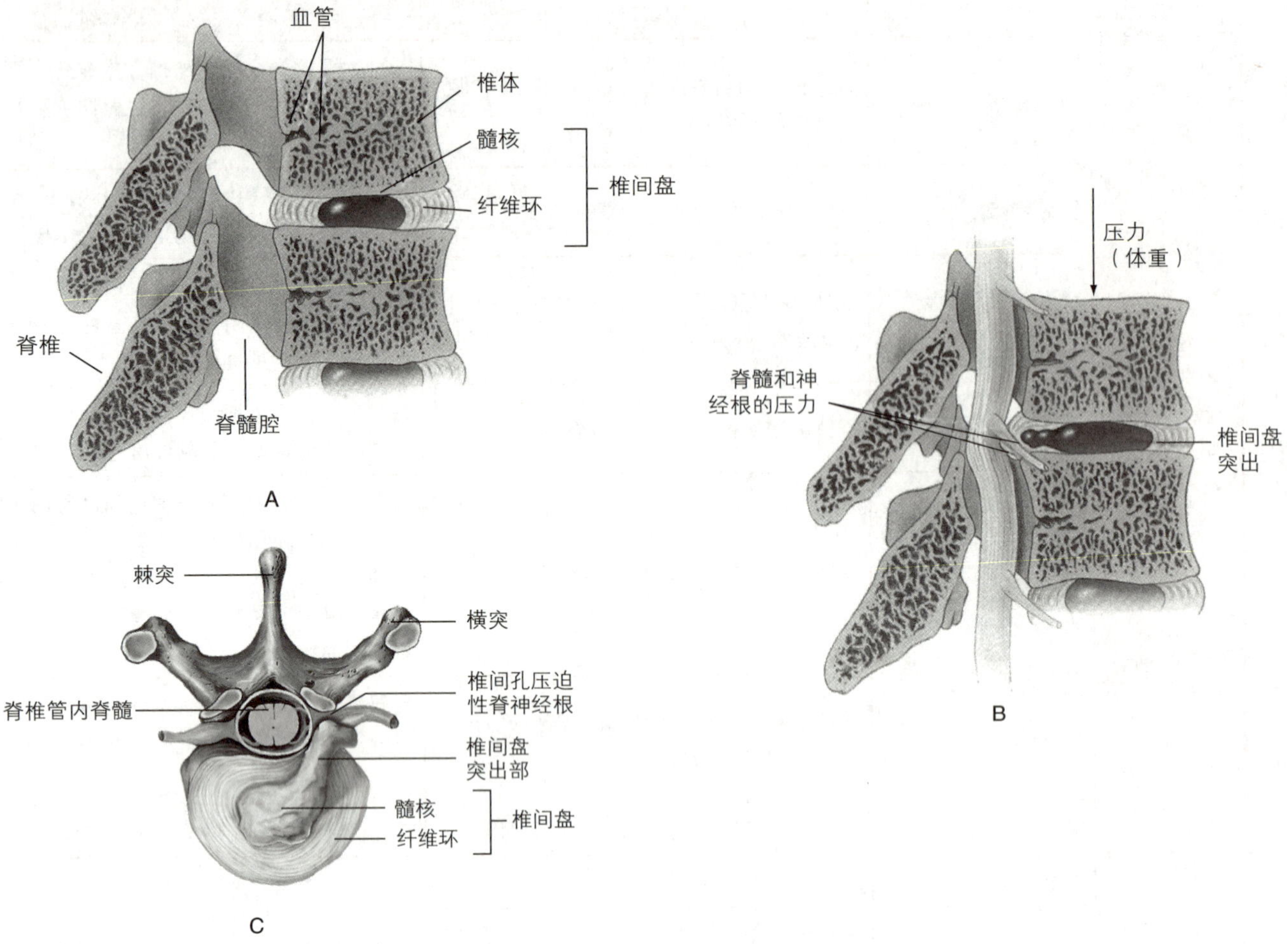

图11.5 椎间盘。A.正常椎间盘的矢状面；B.椎间盘突出的矢状面；C.椎间盘突出，上面观

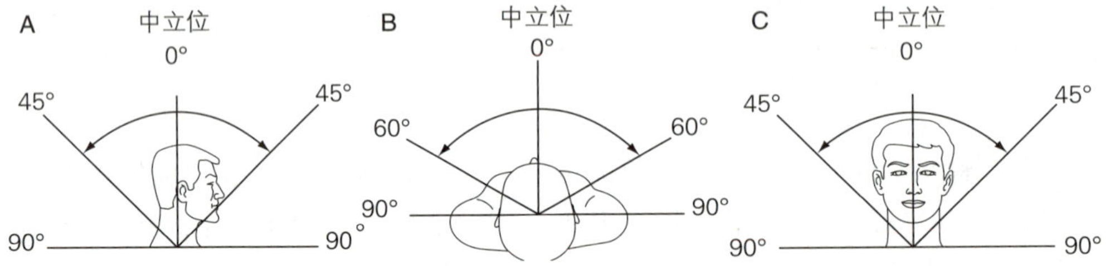

图11.6 颈椎主动活动度范围。A.屈伸可以用度数估算，也可以用下巴离胸部的距离来表示；B.旋转可以用度数或各方向运动的百分比来估算；C.侧向屈伸可以用度数估算，也可以用耳朵离肩部的距离来表示

参考表8.2。

脊柱前屈曲：在矢状面脊柱向前的运动；在颈区是头靠近胸腔的运动；在腰区是胸腔靠近骨盆的运动。

脊柱后伸展：从前屈曲位回到原位的动作；在矢状面脊柱向后的运动；在颈区是头离开胸腔的动作；在腰区是胸腔离开骨盆的动作；有时，脊柱伸展是指过伸的动作。

左右侧屈：有时也称为侧弯；头从侧面靠近肩膀，胸腔从侧面靠近骨盆；这两个动作都是在冠状面完成的。

左右旋转：在水平面脊柱的旋转动作；下巴从中立位转向肩膀，以及胸腔转向一侧髂嵴。

还原：在冠状面，从侧屈回到中立位。

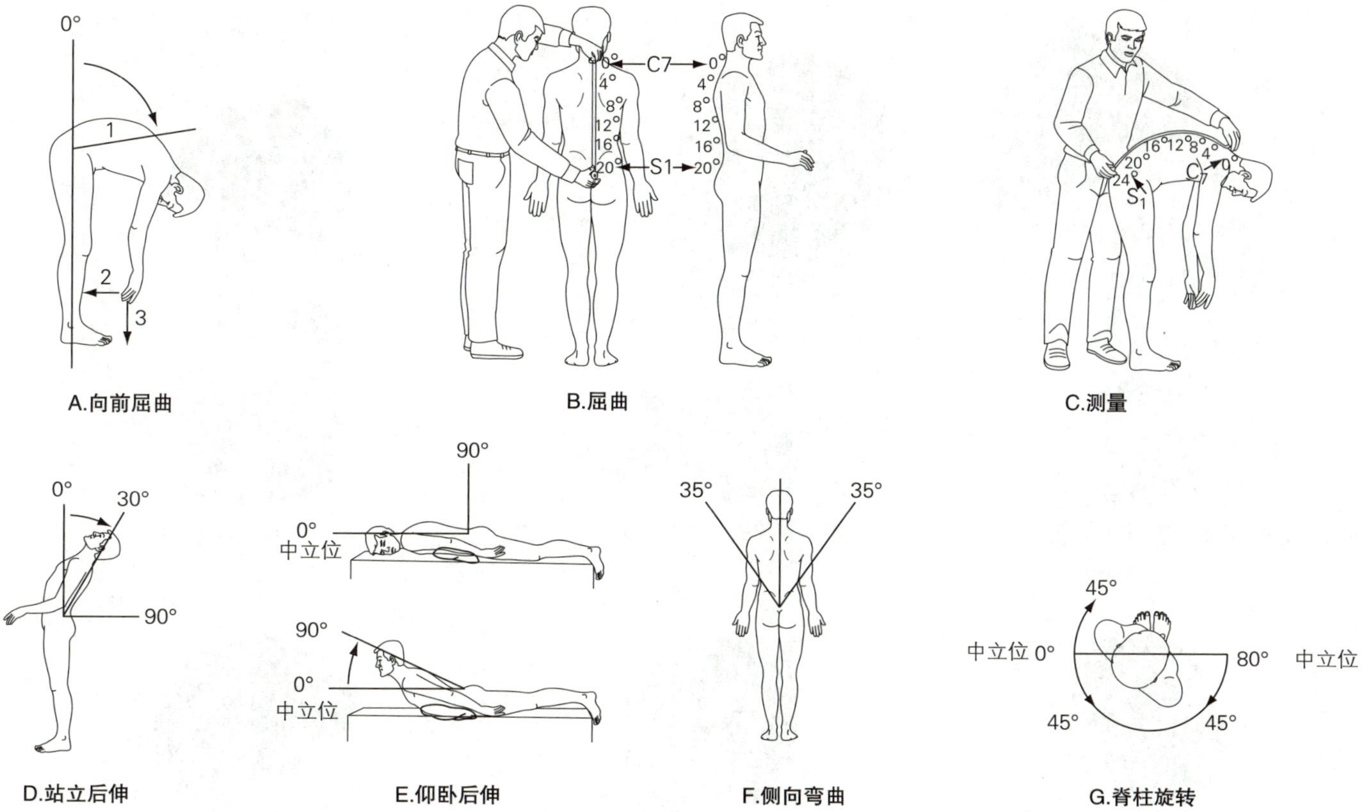

图11.7 胸椎和腰椎的主动活动度范围。A.向前屈曲，运动可以用度数来估算，也可以通过从指尖到腿或地板的测量来估算；B、C.用卷尺比较腰椎和胸椎从解剖位置到完全弯曲位置的长度增加（未显示，可以进行反向运动来评估伸展量）；D.受试者站立时的伸展（后伸）；E.受试者俯卧时的伸展（后伸）；F.侧向弯曲；G.脊柱旋转

躯干和脊柱肌肉

这个区域最大的肌群是竖脊肌（骶棘肌），这个肌群起于骨盆止于颅骨，具有伸展脊柱的作用。这个肌群分为三个部分：棘肌、最长肌和髂肋肌。从内侧到外侧，这个肌群连接了腰椎、胸椎、颈椎和头部区域。竖脊肌群实际分为9个节段，分别完成脊柱的伸展、侧屈和旋转。

棘肌偏内侧，最靠近脊椎，从下至上附着于胸椎、颈椎和头部。中间层是最长肌，附着于胸椎、颈椎和头部。最靠外的是髂肋肌，附着于腰椎、胸椎和颈椎。此外，胸锁乳突肌和夹肌都是与颈椎、头部运动相关的大肌群。腹部大肌群与腰椎的运动相关，其中包含腹直肌、腹外斜肌和腹内斜肌。腰方肌与脊柱的伸展和侧屈运动相关。可在表11.2中查看细节。在第八章也提到过腰大肌和腰小肌与身体侧屈及腰椎屈曲相关。

脊柱区域还有许多小肌群。大多数起源于一节脊椎并与相邻的脊椎相连。它们对于脊柱的功能起着重要的作用，但是关于这些肌肉的详细知识可能对本书的读者帮助不大。所以我们的重点是了解与躯干和脊柱运动相关的大肌群（表11.2），我们只对这些小肌群进行简短的描述。

这样我们能更好地去理解躯干和脊柱相关的肌肉，它们能根据位置和功能来进行分类。值得注意的是有些肌肉是分为很多节段的。所以一个特殊肌肉的节段会在某个区域完成运动，而其他节段会在相应的区域完成运动。许多完成脊柱运动功能的肌肉也会辅助呼吸。所有胸腔肌肉的主要作用都是完成呼吸。腹壁肌群和其他大部分肌肉不同，它们不是连接于骨与骨之间，而是连于骨和包裹腹直肌区域的腱膜（筋膜）。腹壁肌群包括腹外斜肌、腹内斜肌和腹横肌。

头部运动的相关肌群

前面：头前直肌、头长肌。

后面：头最长肌、头上斜肌、头下斜肌、头

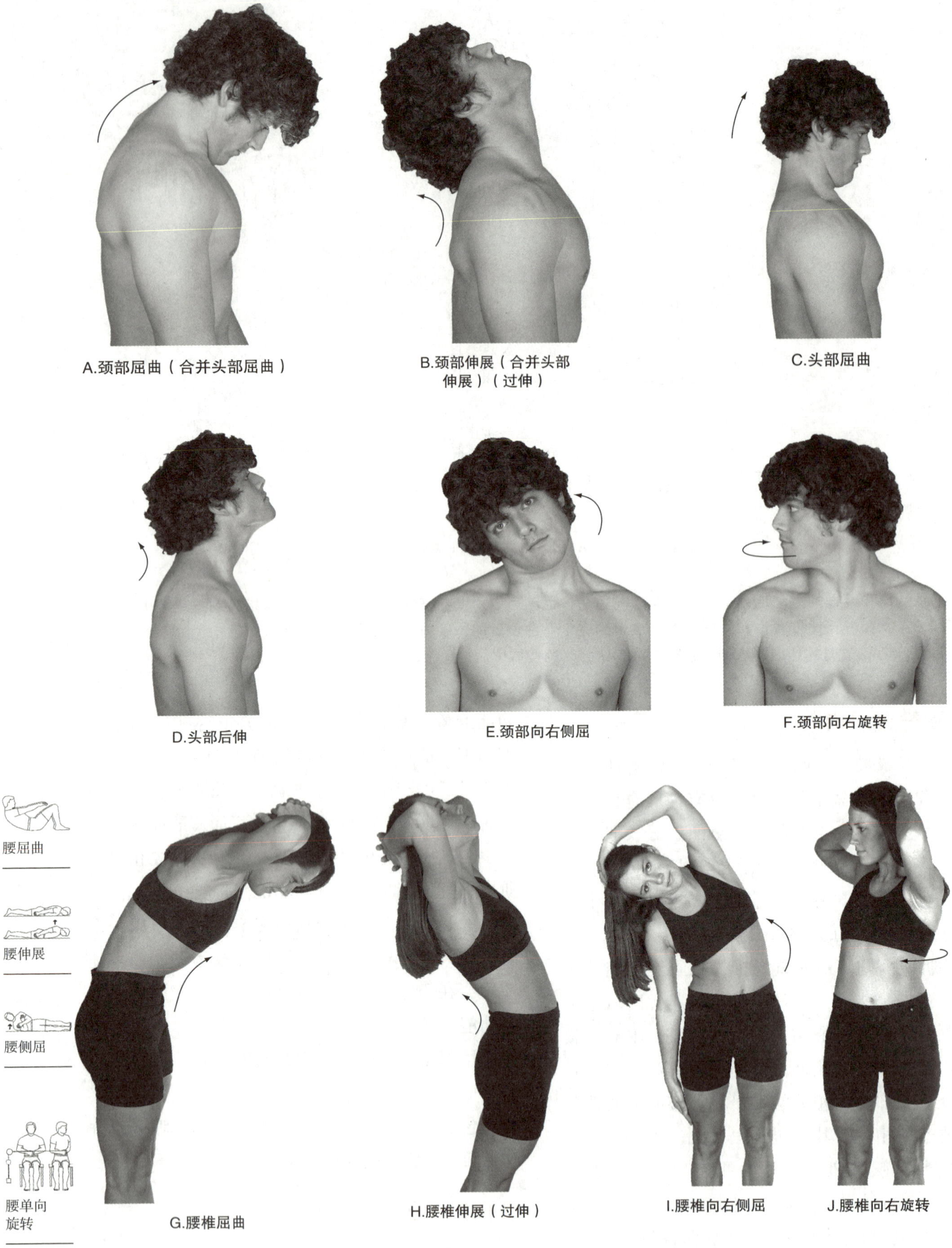
A.颈部屈曲（合并头部屈曲）
B.颈部伸展（合并头部伸展）（过伸）
C.头部屈曲
D.头部后伸
E.颈部向右侧屈
F.颈部向右旋转
腰屈曲
腰伸展
腰侧屈
腰单向旋转
G.腰椎屈曲
H.腰椎伸展（过伸）
I.腰椎向右侧屈
J.腰椎向右旋转

图11.8 脊柱的活动

表11.2　运动脊柱的肌肉

部位	肌肉	起点	止点	功能	运动平面	触诊	支配神经
颈前部	胸锁乳突肌（双侧）	胸骨柄，锁骨内侧前上表面	乳突	寰枕关节后伸	矢状面	前外侧颈部，位于起点和止点之间的对角线，特别是向对侧旋转时	脊柱副神经（Cr11、C2、C3）
				颈椎屈曲			
				单侧：旋转至对侧	水平面		
				单侧：侧屈至同侧	冠状面		
颈后部	颈夹肌	T3~T6棘突	C1~C3横突	两侧：颈后伸	矢状面	同侧旋转抗阻时，触诊在下颈椎后方，靠近肩胛提肌内侧	颈神经后外侧支（C4~C8）
				单侧：旋转至同侧	水平面		
				单侧：侧屈至同侧	冠状面		
	头夹肌	项韧带的下半部分和第七颈椎的棘突，以及上三个或四个胸椎棘突	乳突与枕骨	两侧：头和颈后伸	矢状面	受试者坐姿，向同侧抗阻旋转，触诊位置在上斜方肌和胸锁乳突肌之间的颈后三角处	颈神经后外侧支（C4~C8）
				单侧：旋转至同侧	水平面		
				单侧：侧屈至同侧	矢状面		
脊柱后侧肌肉	竖脊肌：髂肋肌（颈、胸、腰）	髂骨内侧嵴，胸腰段骶骨腱膜，第3~12肋后部	第1~12肋后部，C4~C7横突	脊柱后伸	矢状面	在颈胸部肌肉深处且难以与其他肌肉区分；受试者俯卧时，脊柱后伸时可立即触诊腰椎棘突外侧	脊神经后支
				骨盆旋前			
				脊柱侧屈	冠状面		
				骨盆侧向旋转至对侧			
				脊柱和头部的同侧旋转	水平面		
	竖脊肌：最长肌（头、颈、胸）	髂骨内侧嵴、起自骶骨的胸腰筋膜、L1~L5横突、T1~T5横突、C5~C7关节突	C2~C6棘突，T1~T12横突，下九肋，乳突	脊柱及头后伸	矢状面		脊神经后支
				骨盆旋前			
				脊柱及头侧屈	冠状面		
				骨盆侧向旋转至对侧			
				脊柱和头部的同侧旋转	水平面		
	竖脊肌：棘肌（头、颈、胸）	项韧带，第七颈椎棘突，T11和T12棘突，L1和L2棘突	第二颈椎棘突，T5~T12棘突，枕骨	脊柱后伸	矢状面		脊神经后支
				骨盆旋前			
				脊柱及头侧屈	冠状面		
				骨盆侧向旋			
				转至对侧 脊柱和头部的同侧旋转	水平面		
腰椎外侧	腰方肌	髂嵴内侧缘后方	第十二肋内下缘1/2处，L1~L4横突	将躯干侧屈至同侧	冠状面	受检者俯卧位，做等长侧屈时，触诊位于髂嵴上方，腰椎竖脊肌外侧	T12，L1~L4脊神经分支
				将骨盆转向对侧			
				脊柱后伸	矢状面		
				骨盆旋前			
				稳定骨盆和腰椎	所有平面		

续表

肌肉		起点	止点	功能	运动平面	触诊	支配神经
躯干前侧	腹直肌	耻骨嵴	第五、六、七肋软骨和剑突软骨	两侧：腰椎屈曲 两侧：骨盆后旋 单侧：对同侧轻微侧屈	矢状面 冠状面	受检者俯卧位，做等长侧屈时，触诊位于髂骨嵴上方，腰椎竖脊肌外侧	肋间神经（T7～T11），肋下神经（T12）
	腹外斜肌	胸腔旁下八段肋骨缘，与前锯肌相连	髂嵴前半段，腹股沟韧带，耻骨嵴，前下方的腹直肌筋膜	两侧：腰椎屈曲 两侧：骨盆后旋 单侧：腰椎向同侧侧屈 单侧：骨盆外侧旋至对侧 单侧：腰椎向对侧旋转	矢状面 冠状面	躯干做等长屈曲，触诊腹部的前内侧表面，胸腔和耻骨之间	肋间神经（T8~T11），肋下神经（T12），髂腹下神经（T12，L1），髂腹股沟神经（L1）
	腹内斜肌	腹股沟韧带上半部，髂嵴前2/3，腰部筋膜	第八、第九、第十肋软骨和腹白线	双侧：腰椎屈曲 双侧：骨盆后旋 单侧：腰椎向同侧侧屈 单侧：骨盆旋转至对侧 单侧：腰椎旋转至同侧	矢状面 冠状面	受试者仰卧，向同侧旋转时，触诊腹部前外侧，在髂嵴和下段肋骨之间	肋间神经（T8~T11），肋下神经（T12），髂腹下神经（T12，L1）和髂腹股沟神经（L1）
	腹横肌	腹股沟韧带外1/3，髂嵴内侧缘，下六段肋软骨内侧面，腰部筋膜	耻骨嵴和髂耻分界线 腹白线的腱膜	用力呼气，将腹壁向内拉	水平面	受试者仰卧，用力呼气时，触诊腹部前外侧，位于髂嵴和下段肋骨之间；很难与腹斜肌相区别	肋间神经（T8~T11），肋下神经（T12），髂腹下神经（T12）和髂腹股沟神经（L1）

后大直肌、头后小直肌、上斜方肌、头夹肌、头半棘肌。

侧面：头外侧直肌、胸锁乳突肌。

脊柱肌群

表层：竖脊肌（骶棘肌）、棘肌（头、颈、胸）、最长肌（头、颈、胸）、髂肋肌（颈、胸、腰）、颈夹肌、腰方肌。

深层：颈长肌（上斜束、下斜束和中间垂直束）、棘间肌（整个脊柱）、横突间肌（整个脊柱）、多裂肌（整个脊柱）、腰小肌、旋转肌（整个脊柱）、颈半棘肌、胸半棘肌、腰大肌和腰小肌（见第八章）。

胸廓肌群：膈肌，内、外肋间肌，肌提肋，肋下肌，斜角肌（前束、中束、后束），上、下后锯肌，胸横肌。

腹壁肌群：腹直肌、腹内斜肌、腹外斜肌、腹横肌。

核心训练

最近几年，针对腹部及其周围的核心肌群训练备受关注。在第四章和第五章中强调了肩胛骨周围肌群的重要性，这些肌群能为肩带提供动态稳定性以实现正常的上肢功能。腹部核心对全身的功能有着和肩胛骨周围肌群对上肢功能一样的重要性。人们训练时大多会把注意力放在大肌群上，比如进行卧推和深蹲，却不太关注连接身体上段和下段的腹部核心。要详细描述核心训练的话就超出这本书的范围了，但我们制订训练计划时一定要考虑核心训练以增加运动表现和预防损伤。

要想全面理解核心肌群，我们要给到内部核心肌群和外部核心一样多的关注。内部核心肌群由深层肌群组成，要稳定躯干和骨盆，第一步就该激活这些深层肌群。这些肌群由膈肌、腹横肌、腰椎多裂肌和盆底肌组成。激活这些肌群需要一定程度集中精神。外部核心肌群包括腹直肌、腹外斜肌、腹内斜肌和竖脊肌。这些肌群能通过许多方式进行训练，比如仰卧起坐、两头起坐、卷腹、俄罗斯转体、俯卧位伸展等。

神经

胸锁乳突肌由第11对脑神经、第2颈神经和第3颈神经支配。夹肌由第4颈神经后侧支至第8颈神经支配。整个竖脊肌群受所有脊神经后支支配，腹直肌由肋间神经的胸7至胸12节段支配。腹内斜肌和腹外斜肌由肋间神经的胸8至胸12节段，髂腹下神经（第12胸神经、第1腰神经）和髂腹股沟神经（第1腰神经）支配。除了肋间神经胸7节段外，腹横肌的神经分布和腹内外斜肌的神经分布是一样的。腰方肌受胸12和腰1的神经分支支配。可参考图2.6、图4.8、图4.9和图8.19。图11.9列出了主要的躯干脊柱肌群及相应的神经支配。

头部运动相关的肌肉　图 11.10、图 11.11

所有图中标出的肌肉都起于颈椎，止于颅骨。颈椎前面的肌肉主要有3块，即头长肌、头前直肌和头外侧直肌，它们都是头和颈椎上段的屈肌。头外侧直肌使头侧屈，并且协助头前直肌稳定寰枕关节。

头后大直肌、头后小直肌、头上斜肌、头下斜肌和头半棘肌都位于后方。除了头下斜肌是让寰椎旋转的肌肉外，其余肌肉都是头部的伸展肌。头上斜肌辅助头外侧直肌使头侧屈。头后大直肌除了使头部伸展外还能使头转向肌肉的同侧。头半棘肌能辅助头部的旋转，转向肌肉的对侧。头夹肌和胸锁乳突肌是强而有力的运动头部和颈椎的肌肉；在后面的内容里有详细的描述。作用于颈椎的肌肉会在介绍脊柱肌群的内容里面一起讲述。

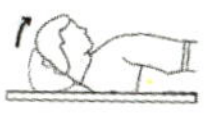
颈屈曲

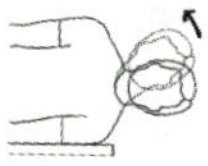
颈侧屈

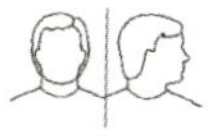
颈向对侧旋转

胸锁乳突肌　图 11.12

起点

胸骨柄，锁骨内侧前上表面。

止点

颞骨乳突。

运动

在寰枕关节处让头做伸展运动。

屈曲颈椎。

右侧：使头转向左侧，向右侧侧屈。

左侧：使头转向右侧，向左侧侧屈。

触诊

颈部的前外侧，在起点和止点斜对角线之间，向对侧旋转伴轻微的颈椎屈曲能更容易触诊到。

神经支配

副脊神经（第11对脑神经、第2颈神经、第3颈神经）。

临床应用、强化和柔韧性练习

胸锁乳突肌主要负责头和颈的屈曲及旋转。当我们把头转向一侧胸锁乳突肌的对侧，就能轻易看到和触诊到它。

当我们将手置于前额往后施力，头用力向前屈曲抵抗这个力时胸锁乳突肌就能轻松激活。也可以用手在目标胸锁乳突肌对侧下巴施加一个使头部旋转的力，此时目标胸锁乳突肌会向心收缩发力以对抗这个力。

保持头部屈曲的颈椎过伸，能够对两侧胸锁乳突肌都起到一些拉伸效果。可用单独拉伸一侧的方式来拉伸胸锁乳突肌。颈椎左侧屈，右旋伴随伸展能拉伸到右侧胸锁乳突肌。在伸展位下做相反的动作能拉伸到左侧胸锁乳突肌。

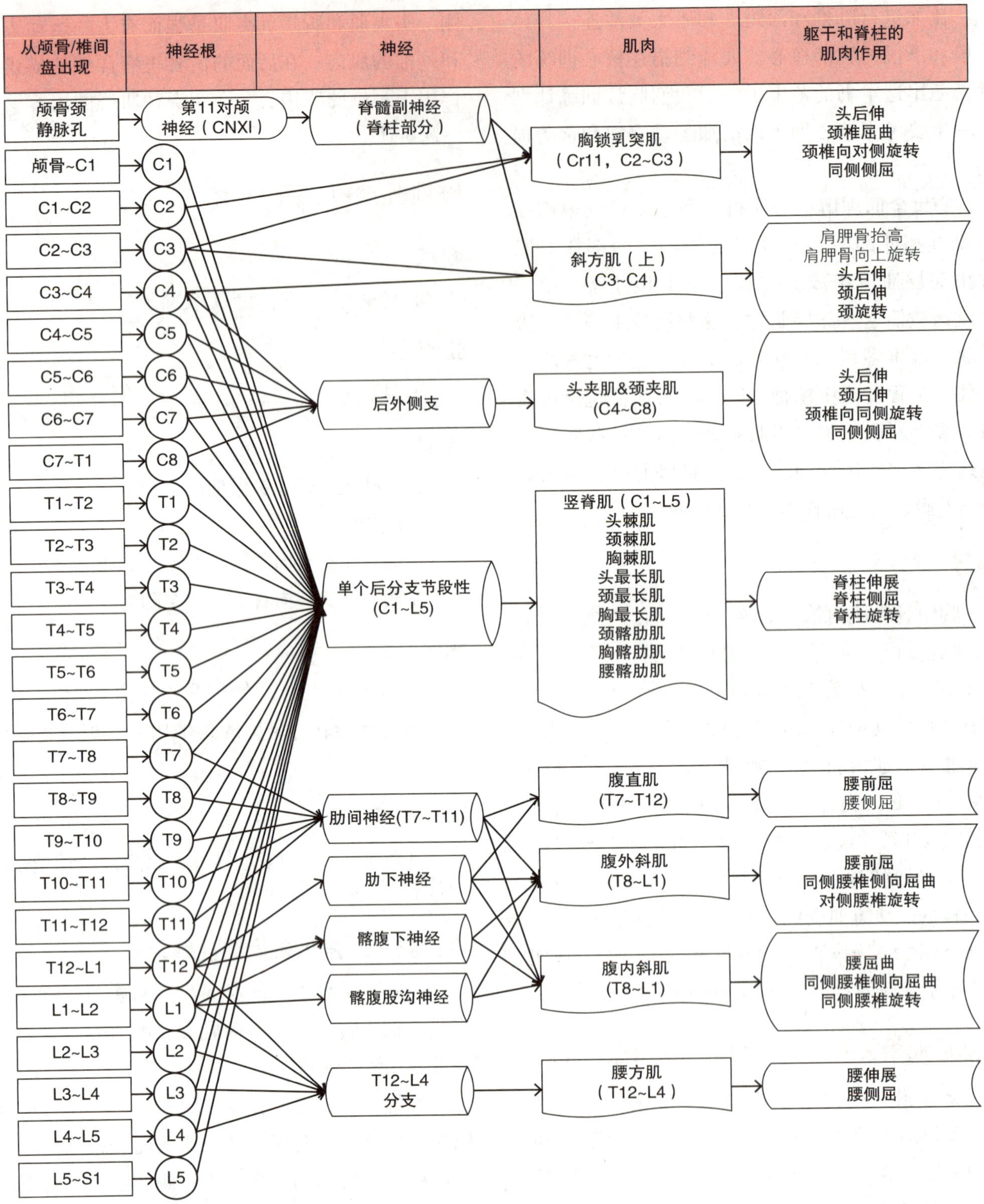

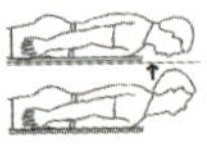
颈椎伸展

图11.9 躯干和脊柱肌肉及其活动的神经支配及作用。支配躯干和脊柱运动的神经、肌肉结构及其作用用粗体标注

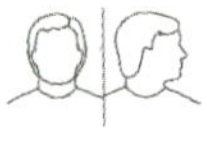
颈椎向一侧旋转

颈夹肌和头夹肌 图 11.13

起点

颈夹肌： T3~T6棘突。

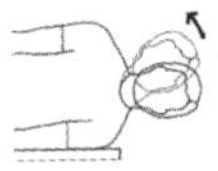
颈椎侧屈

头夹肌： 项韧带的下半部分，第七颈椎和上三或四个胸椎棘突。

止点

颈夹肌： 上三段颈椎横突。

头夹肌： 颞骨乳突和枕骨。

运动

两侧一起收缩：伸展头（头夹肌）和颈（颈

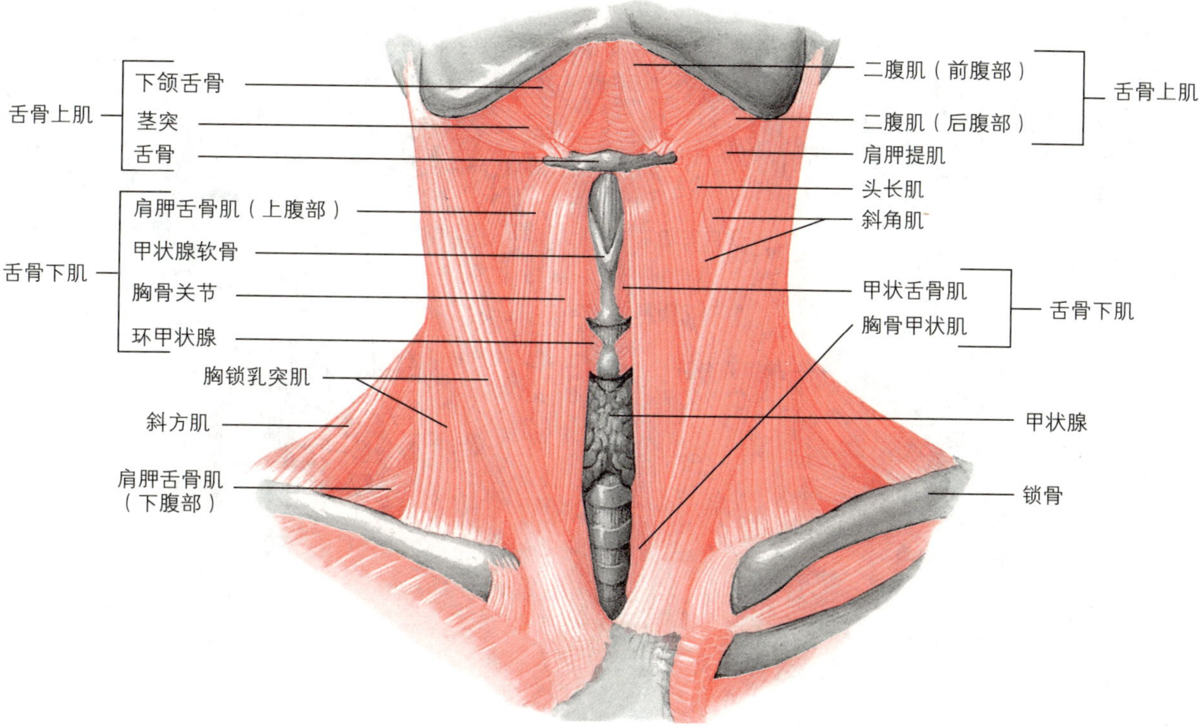

图11.10 颈前部肌肉

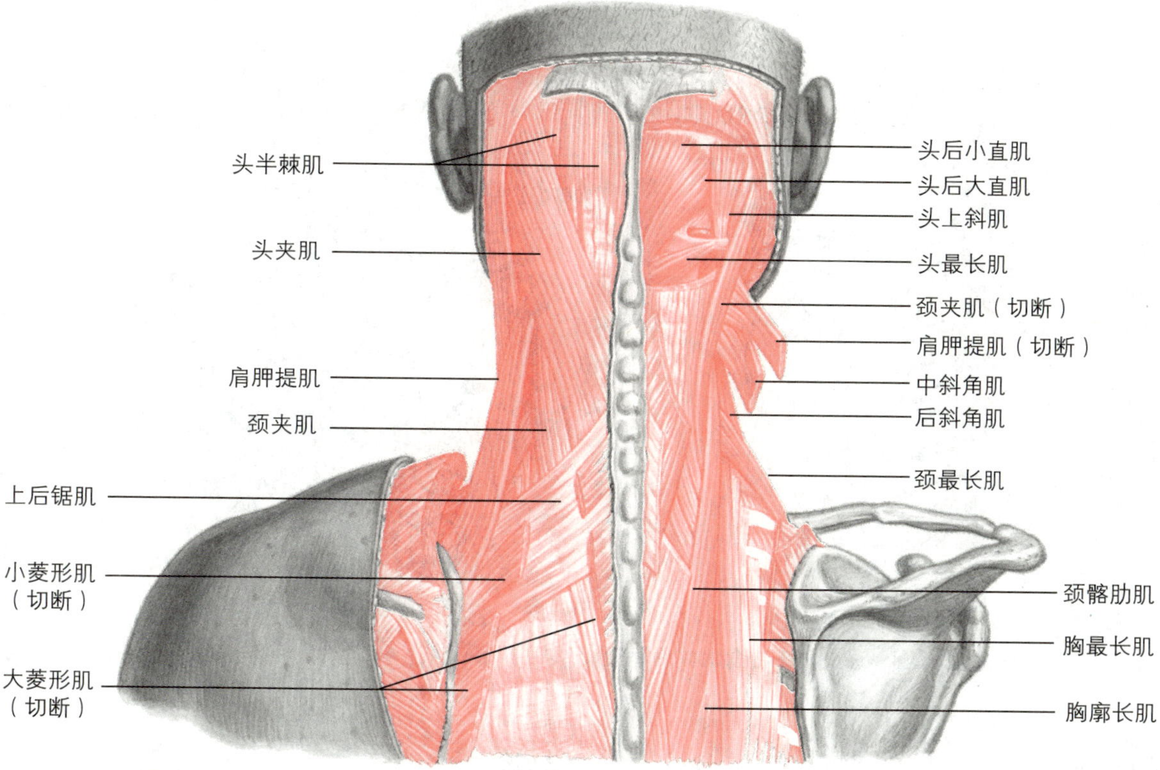

图11.11 颈后及背部深层肌群

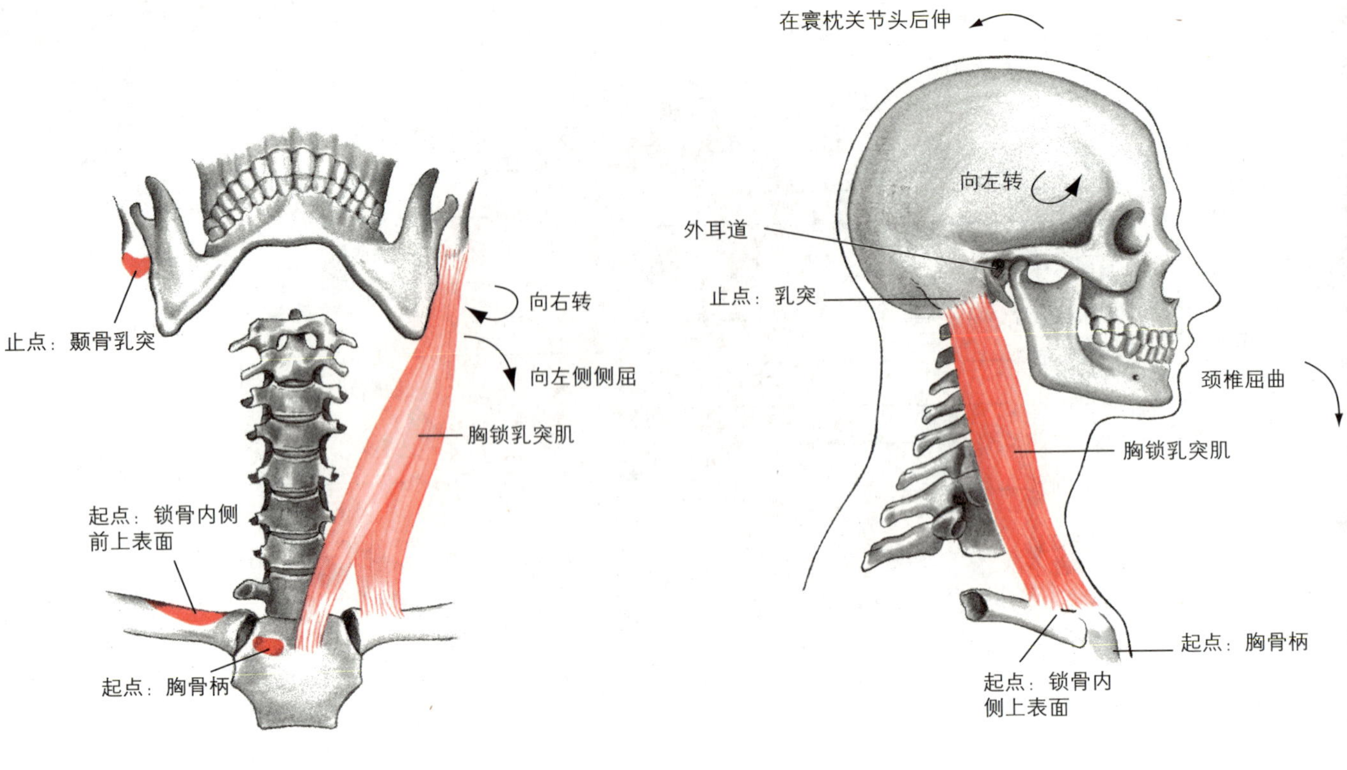

图11.12　胸锁乳突肌。A.前面观；B.侧面观

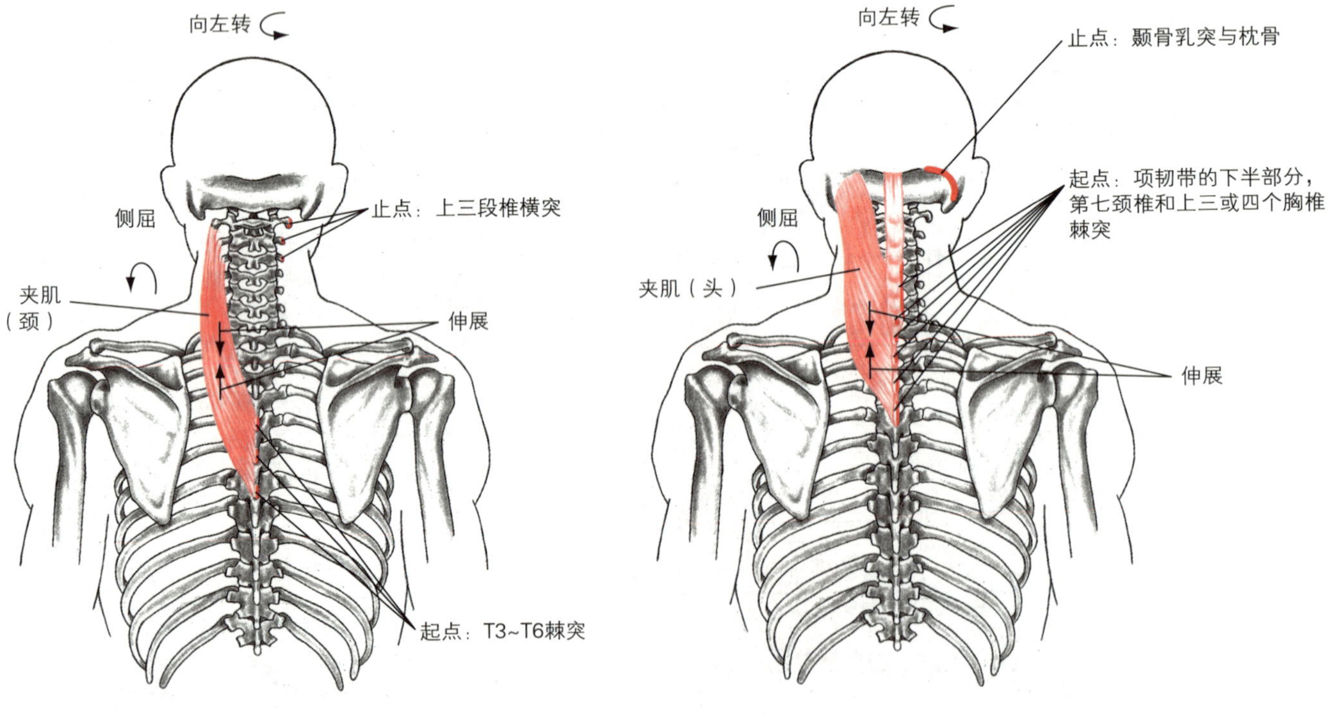

图11.13　夹肌（颈夹肌在左图，头夹肌在右图）。后面观

夹肌和头夹肌）。

右侧收缩：头旋转和侧屈到右侧。

左侧收缩：头旋转和侧屈到右侧。

触诊

颈夹肌：在下颈段，肩胛提肌的内侧，头部向触诊同侧抗阻旋转时容易触诊到。

表11.3　移动头部的肌肉

肌肉		起点	止点	功能	支配神经
前部	头长肌	C3~C6横突	枕骨的基底部	屈曲头部和颈椎	C1~C3
	头前直肌	寰椎侧块前表面	枕骨大孔前枕骨的基底部	屈曲头部与稳定枕大关节	C1~C3
	头外侧直肌	寰椎横突上表面	枕骨颈突	侧弯头部 稳定寰枕关节	C1~C3
后部	后直肌(大)	枢椎棘突	枕骨下鼻线的外侧部分	同侧伸展和旋转头部	C1后支
	后直肌(小)	寰椎后弓棘结节	枕骨下颈线的内侧部分	伸展头部	C1后支
	头上斜肌	寰椎横突	枕骨，在上、下颈线之间	伸展和侧弯头部	C1后支
	头下斜肌	枢椎棘突	寰椎横突	旋转寰椎	C1后支
	头半棘肌	C4~T7横突	枕骨，在上、下颈线之间	伸展和对侧旋转头部	后原发支C3~C5

头夹肌：在斜方肌和胸锁乳突肌的深层；头部向触诊同侧抗阻旋转，在上斜方肌和胸锁乳突肌之间的颈后三角容易触诊到。

神经支配

第4至第8颈神经后侧支。

临床应用、强化和柔韧性练习

任何与头和颈伸展相关的运动，尤其是伸展和旋转，会让夹肌同竖脊肌和上斜方肌一起激活。夹肌能让头和颈保持在合适的位置。

对夹肌而言最好的训练方法就是用手指置于头部后面，头颈部后面的肌肉缓慢收缩，从屈曲位往后仰直到完全伸展位。这个训练也可用毛巾辅助或同伴给予一个阻力。

头和颈椎处于最大屈曲时，整个夹肌就会被牵拉到。右侧夹肌能通过左旋、左侧屈和屈曲的复合动作被拉伸到。往右侧同样的动作能牵拉到左侧夹肌。

脊柱肌群

在颈区，颈长肌位于颈椎前侧，能屈曲颈椎和上段胸椎。后侧的竖脊肌、横突棘突肌群、横突棘突间肌群和夹肌都垂直与脊柱平行（图11.14和图11.15，表11.4）。它们的位置决定了它们能伸展脊柱，同时协助脊柱的旋转与侧屈。夹肌和竖脊肌在本章已经详细讲述了。横突棘突肌群包含半棘肌、多裂肌和旋转肌。这些肌肉都起于横突，止于上段脊椎的棘突。这些肌肉都是脊柱伸肌，同时能将脊柱转向肌肉对侧。棘突横突间肌群位于旋转肌的更深层，包含棘突间肌和横突间肌。作为一个肌群，它们能侧屈和伸展脊柱，但不能旋转脊柱。棘突间肌连接相邻两节脊椎的棘突，能伸展脊柱。横突间肌连接相邻两节脊椎的横突，能侧屈脊柱。

胸廓肌群

胸廓肌群几乎都和呼吸有关（图11.16）。当我们处于安静状态时，主要由膈肌完成呼吸运动。随着膈肌收缩变平，胸廓的体积增大，内部压力减小，空气进入肺部以平衡压力差，完成吸气动作。当我们需要更多的空气，比如在锻炼时，其他的胸廓肌群在呼吸运动中会发挥更大的作用。斜角肌将第一和第二肋升高，增大了胸廓体积。肋间外肌使胸腔进一步扩大。其余的呼吸肌还有肋提肌和后锯肌（图11.17）。用力呼气需要肋间内肌、胸横肌和肋下肌参与。所有这些肌肉的细节都在表11.5。

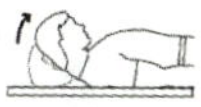
颈屈曲

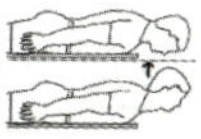
颈伸展

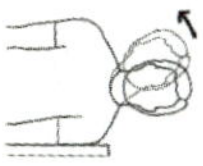
颈侧屈

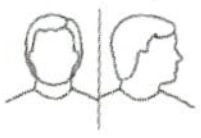
颈向一侧旋转

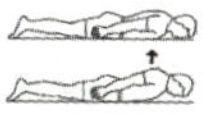
腰伸展

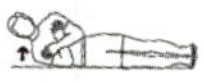
腰侧屈

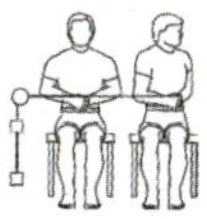
腰向一侧旋转

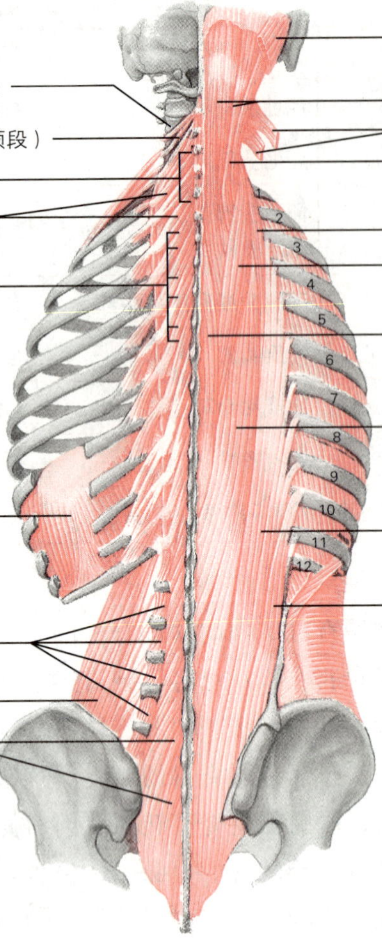

图11.14　背部深层和浅层肌肉。后面观，右侧，显示了竖脊肌群；左侧，这些肌肉已被移除，以露出背部较深的肌肉

表11.4　脊柱的肌肉

肌肉		起点	止点	功能	支配神经
前面	颈长肌（上斜肌）	C3~C5横突	寰椎前弓	颈椎屈曲	C2~C7
	颈长肌（下斜肌）	T1~T3	C5、C6横突	颈椎屈曲	C2~C7
	颈长肌（中间垂直）	C5~C7和T1~T3	C2~C4的前表面	颈椎屈曲	C2~C7
横向	横突间肌	各椎体横突结节	下一椎横突结节	脊柱侧弯	脊神经的前原支
后外侧	多裂肌	骶骨、髂棘、腰椎、胸椎和下颈椎的横突	起源于上的第二、第三或第四椎的棘突	脊柱伸展及对侧旋转	脊神经的后主支
	回旋肌	各椎体的横突	下一椎体棘突基部以上	脊柱伸展及对侧旋转	脊神经的后主支
	颈半棘肌	T1~T5或T6横突	C2~C5的棘突	脊柱伸展及对侧旋转	脊神经的后主支，所有分支
	胸半棘肌	T6~T10横突	C6、C7和T1~T4的棘突	脊柱伸展及对侧旋转	脊神经的后主支
后面	棘间肌	每节脊椎的棘突	下一椎体的棘突	脊柱伸展	脊神经的后主支

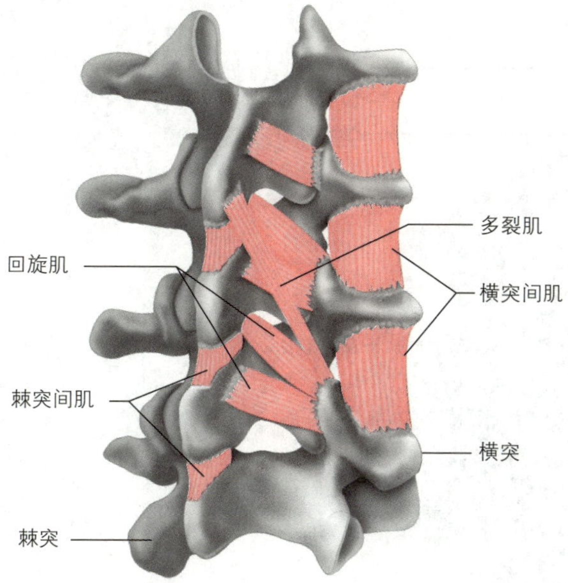

图11.15　从右侧看与椎骨后外侧相关的深层肌肉（右后外侧观）

竖脊肌（骶棘肌）　图 11.17~ 图 11.19

髂肋肌：位于外侧。

最长肌：位于中间。

棘肌：位于内侧。

起点

髂肋肌：髂嵴内侧，起于骶骨的胸腰筋膜，第3~12肋骨后方。

最长肌：髂嵴内侧，起于骶骨的胸腰筋膜，第1~5腰椎横突和第1~5胸椎横突，第5~7颈椎关节突。

棘肌：项韧带，第7颈椎棘突，第11和第12胸椎棘突，第1和2腰椎棘突。

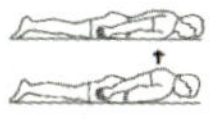

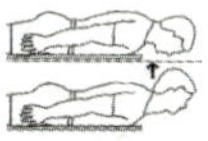

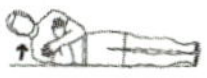

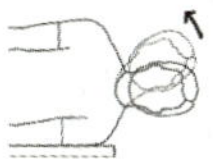

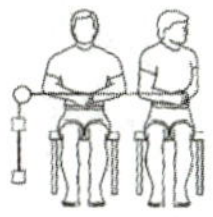

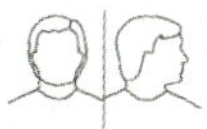

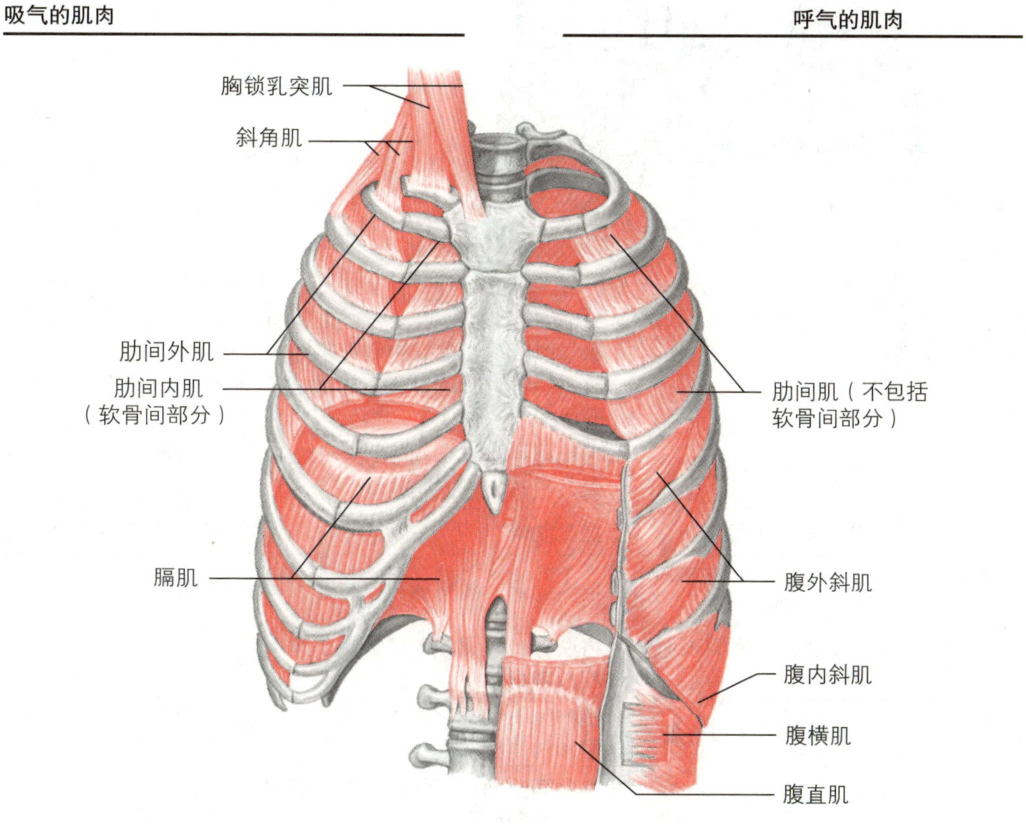

图11.16　呼吸肌肉。前面观

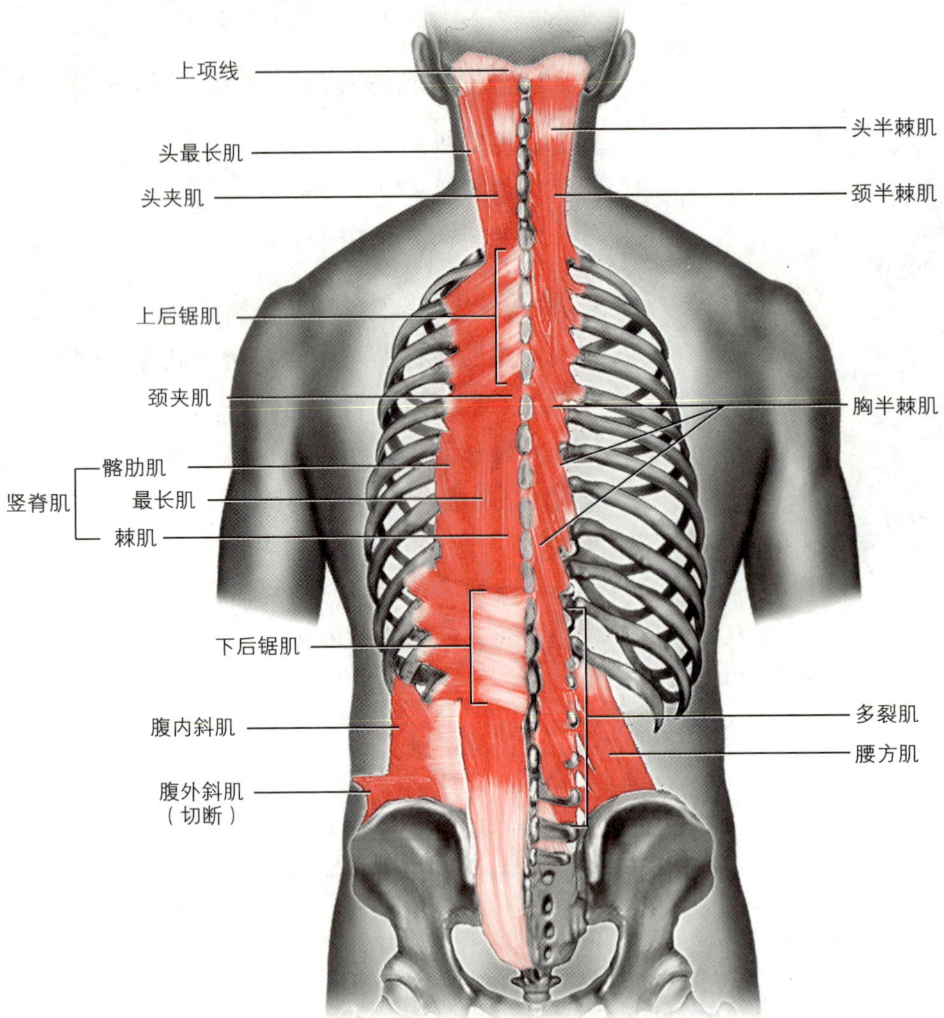

图11.17　作用于脊柱和胸腔的深层肌肉

表11.5　胸部肌肉

肌肉	起点	止点	功能	支配神经
膈膜	胸廓内侧一周，包括胸骨剑突，第6~12肋软骨和腰椎	膈中心腱	吸气时收缩和牵拉中心部肌腱，降低胸腔压力，增加腹腔压力	膈神经（C3~C5）
肋间内肌	肋骨和肋软骨内表面的下段	下位肋骨的上缘	吸气时抬高第1~4肋骨的肋软骨，呼气时降低肋软骨	T1~T11肋间神经的分支
肋间外肌	肋下缘	下位肋骨的上缘	提高肋骨	T1~T11肋间神经的分支
肋提肌	C7、T2~T12横突末端	位于起点下方，在下一肋骨的外侧角	抬高肋骨，胸椎侧屈	肋间神经
肋下肌	每根肋骨的内表面	下2~3肋骨的内侧表面中部	将肋骨的腹侧向下拉，减小胸腔的容积	肋间神经
前斜角肌	C3~C6横突	第1肋的内边缘和上表面	提升第一肋骨，颈椎屈曲、侧屈和对侧旋转	腹支C5、C6，有时C4
中斜角肌	C2~C7横突	第1肋的上表面	提升第一肋骨，颈椎屈曲、侧屈和对侧旋转	腹支C3~C8
后斜角肌	C5~C7横突	第2肋的外表面	提升第2肋骨，颈椎屈曲、侧屈和轻微的对侧旋转	腹支C3~C8
后锯肌（上部）	项韧带，C7、T1、T2或T3的棘突	在第2~5肋角的外侧上边缘	提升上肋骨	T1~T4前原支的分支
后锯肌（下部）	T10~T12和L1~L3的棘突	第9~12肋角外侧下边缘	通过将最后四个肋骨向外下拉，从而抵消膈肌向内的拉力	T9~T12前原支的分支
胸横肌	胸骨和剑突的内表面第3~6肋软骨的胸骨端	第3~6肋软骨内表面和下边界	降低肋骨	T3~T6肋间神经的分支

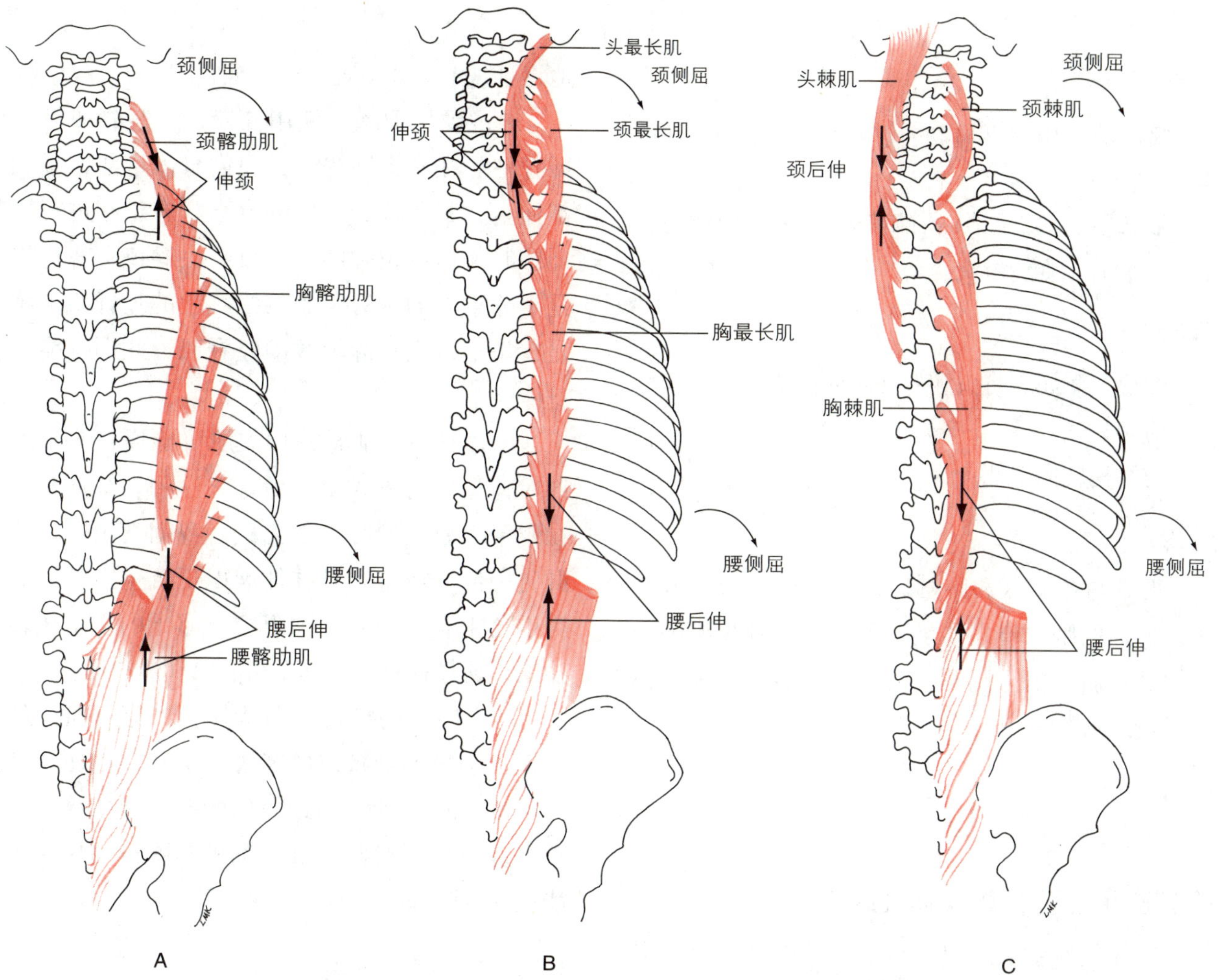

图11.18 竖脊肌（骶棘肌）。A.腰髂肋肌、胸髂肋肌、颈髂肋肌；B.胸最长肌、颈最长肌、头最长肌；C.胸棘肌、颈棘肌、头棘肌

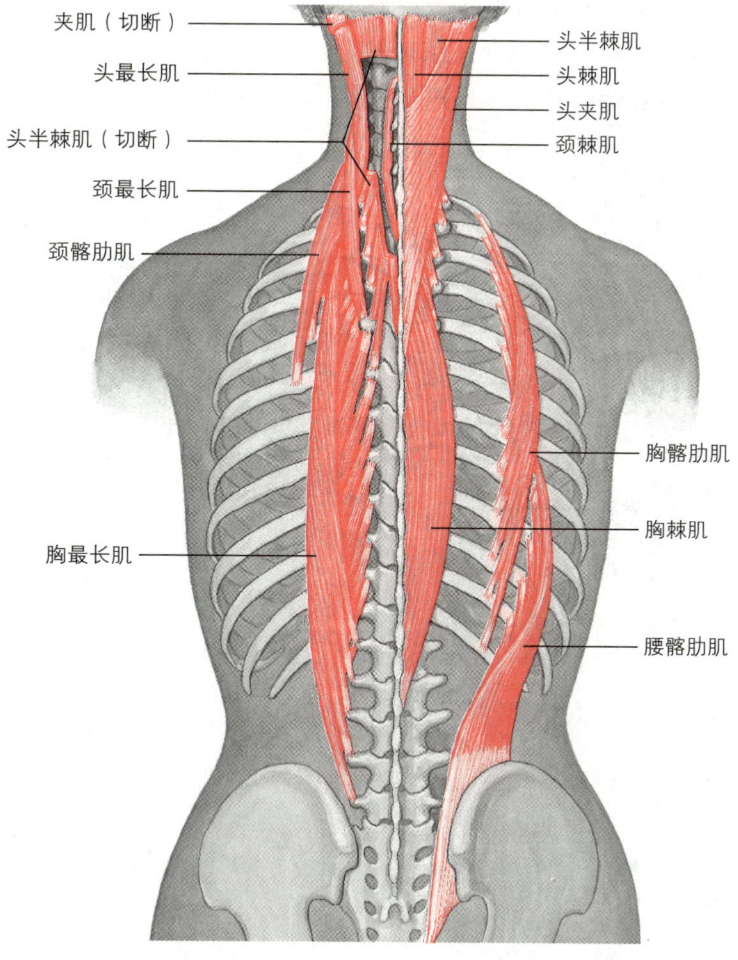

图11.19 背部和颈部的肌肉有助于移动头部（后面观）并保持躯干直立（左侧头夹肌和半棘肌已被切断来展示更深层的肌肉）

止点

髂肋肌：第1至第12肋骨后方，第4至第7颈椎横突。

最长肌：第2至第6颈椎棘突，T1~T12横突，第4~12肋骨，颞骨乳突。

运动

伸展、侧屈、将头和脊柱转向同侧。

前倾骨盆。

使脊柱转向对侧。

触诊

很难与颈椎区和胸椎区深层肌肉进行区分；触诊目标俯卧，脊柱伸展，即可触诊到腰椎棘突旁的竖脊肌，加上同侧抗阻旋转，能更好地触诊到同侧的肌肉。

神经支配

脊神经后支。

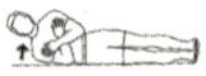

腰侧屈

临床应用、强化和柔韧性练习

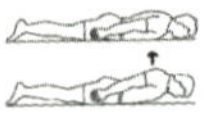

腰伸展

当骨盆处于后旋位时，竖脊肌的功能能得到最好的发挥。这降低了竖脊肌的起点，能充分使脊柱保持伸直。当脊柱保持伸直且肋骨上提时，能使胸腔保持在高位，进而使腹部肌群能更充分地将骨盆上提并使腹壁更好地收缩。

通过硬拉训练，使用杠铃，让竖脊肌发力伸展脊柱。在这个训练中，我们身体弯曲，手和腿都伸直，紧握杠铃，回到直立状态。在进行这类训练时，运用正确的动作技巧去避免腰背部损伤是十分重要的。另一个较为舒缓的竖脊肌训练则是在站立位主动静力收缩竖脊肌，此训练能改善身体姿态。

竖脊肌和其他脊柱伸展肌群能通过多种腰背部后伸运动的方式得到锻炼。这些训练通常都是在躯干微屈的俯卧位下完成。我们会用到这些肌群将一部分或整个脊柱伸展以抵抗重力，也可以用手负重至于头后增加阻力。躯干的抗阻扭转也能训练到竖脊肌，尤其是髂肋肌和最长肌。

最大限度的脊柱屈曲能拉伸到竖脊肌。特定的运动会拉伸到特定的节段。头和颈椎屈曲到最大限度能拉伸到头和颈段的肌群。屈曲伴随侧屈重点能拉伸到对侧肌群。胸椎和腰椎的屈曲重点能拉伸到胸和腰段肌群。

腰方肌　图 11.20

起点

髂嵴内侧缘后方。

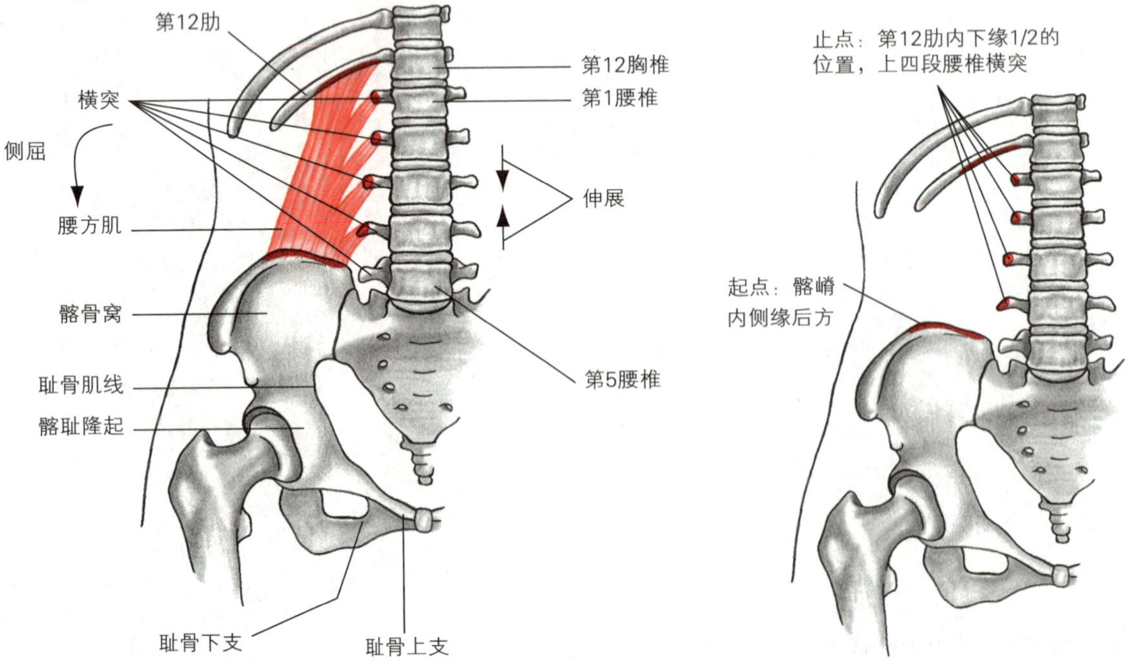

图11.20　腰方肌

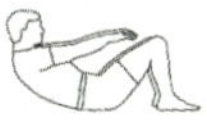

腰屈曲

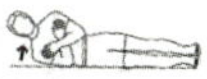

腰侧屈

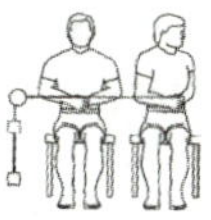

腰向一侧旋转

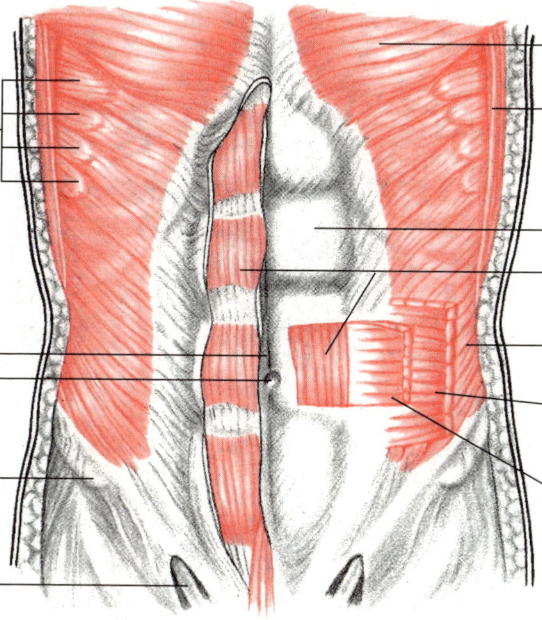

图11.21 腹部肌肉，腹外斜肌和腹直肌（右侧直肠周围的纤维鞘已经被切除，以显示里面的肌肉）

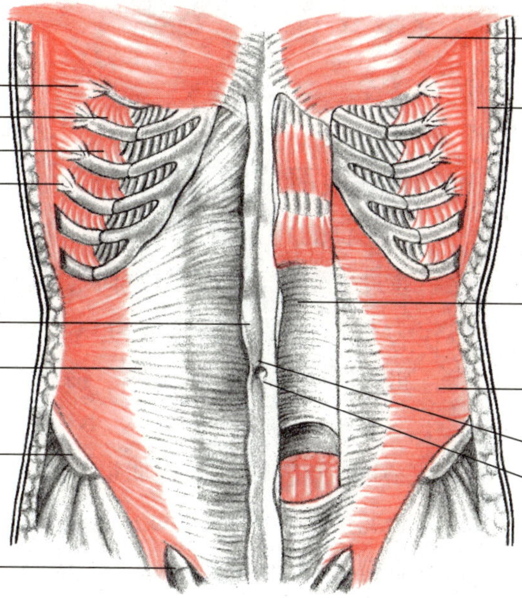

图11.22 腹部肌肉（图左侧切断了腹外斜肌，以露出腹内斜肌；图右侧切断了腹内、腹外斜肌以露出腹横肌；腹直肌被切开，露出腹直肌鞘后壁）

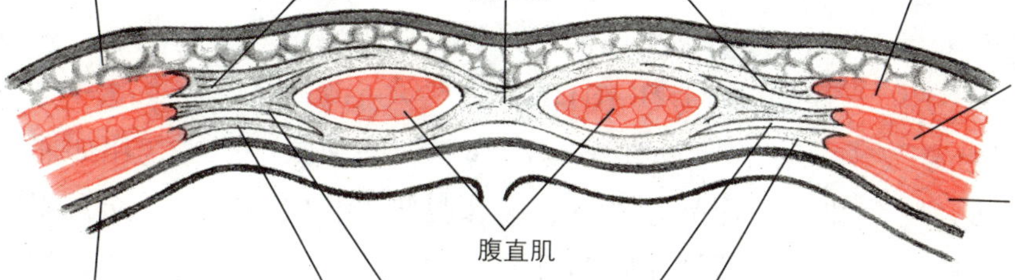

图11.23 脐以上的腹壁，图中展示4块腹部肌肉的独特排列及其附着在腹直肌内和周围的筋膜。由于没有骨骼作为附着物，这些肌肉可以通过锻炼得到充分的维持

止点

第12肋内下缘1/2的位置，上四段腰椎横突。

运动

将躯干侧屈至同侧。

稳定骨盆和腰椎。

伸展脊柱。

骨盆旋前。

将骨盆转向对侧。

触诊

受试者俯卧，等长侧屈，在髂嵴上方，竖脊肌旁能触诊到腰方肌。

临床应用、强化和柔韧性练习

腰方肌是十分重要的腰椎侧屈肌，在我们站立时，它能将骨盆维持在同一高度。躯干的抗阻旋转和侧屈运动是一个很好的训练腰方肌的方法。在训练腰方肌和其他躯干和腹部肌肉时，通过改变身体与重力的角度和位置能够增加训练阻力。腰椎处于屈曲位时，左侧腰椎侧屈能拉伸到右侧腰方肌，反之亦然。

腹直肌　图 11.24

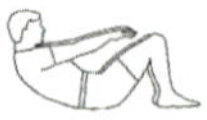

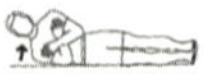

起点

耻骨嵴。

止点

第5、6、7肋软骨和剑突。

运动

骨盆后旋。

两侧一起发力：腰椎屈曲。

右侧发力：向右轻微侧屈。

左侧发力：向左轻微侧屈。

触诊

躯干静力屈曲，腹部的前内侧表面，胸腔和耻骨之间可以触及腹直肌。

神经支配

肋间神经（T7~T12）。

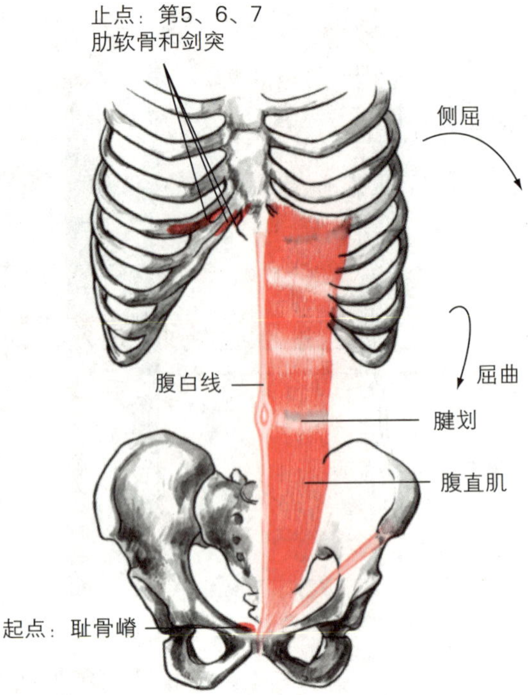

图11.24　腹直肌。前面观

临床应用、强化和柔韧性练习

腹直肌能控制骨盆的倾斜和下段脊柱的曲度。通过使骨盆后旋，腹直肌能让腰部变平，使得作为脊柱伸肌的竖脊肌得以更好地发挥其功能，屈髋肌（尤其是髂腰肌）能更好地做抬腿的动作。

一个体脂较低、腹部肌群正常发育的人，其腹部能观察到3条清晰的线或纹路。每一条都代表其是肌腱结缔组织的区域，替代骨性结构为腹部肌群提供附着点，支撑腹部。从剑突垂直向下穿过肚脐到达耻骨的是腹白线。它是腹直肌的分割线，也是两侧腹直肌的内侧缘。在两侧腹直肌外侧的是半月线。半月线同时也是腹外斜肌和腹内斜肌的内侧缘。腱划将腹直肌横向分为3个或更多的部分，让我们的腹直肌呈现出不同节段。参考图11.21~图11.23。

有很多运动都能训练到腹部肌群，比如屈膝仰卧起坐、卷腹和腹肌等长收缩。双臂交叉于胸前做屈膝仰卧起坐被认为是安全又高效的训练。卷腹被认为是高效的单独训练腹部肌群的训练。这两个训练都会使得髂腰肌和其他屈髋肌缩短，这会减少屈髋肌的发力，以更加针对腹部肌群。

躯干的左右旋转能更多训练到腹内外斜肌。以上训练中，都需要正确的动作和发力，腰椎屈曲时发力要缓慢，直到屈曲到最大限度，然后再缓慢回到起始位。不要通过惯性来完成这些练习。当腰椎屈曲到最大限度后再进一步屈曲的话就会训练到屈髋肌，这通常不是我们的目标。即使这些训练对增强我们腹部肌肉力量都有帮助，我们也要分析这些训练会不会对我们造成损伤或腰背部的问题。

我们伸展腰椎和胸椎时能拉伸到腹直肌。髋关节的伸展使骨盆前旋能帮助我们进一步拉伸到腹直肌。

腹外斜肌　图 11.25

起点

胸腔旁下八段肋骨缘，与前锯肌相连。

止点

髂嵴前半段、腹股沟韧带、耻骨嵴及前下方的腹直肌筋膜。

运动

骨盆后旋。

两侧一起收缩：腰椎屈曲。

右侧收缩：腰椎右侧屈，左旋，骨盆右旋。

左侧收缩：腰椎左侧屈，右旋，骨盆左旋。

触诊

受试者仰卧，触诊腹部前外侧，在髂嵴和下段肋骨之间，向对侧旋转。

神经支配

肋间神经（T8~T12），髂腹下神经（T12、L1），髂腹股沟神经（L1）。

临床应用、强化和柔韧性练习

当练习单侧腹外斜肌时，一侧腹外斜肌单独收缩时协助躯干旋转。一起收缩时能协助腹直肌完成运动。做仰卧起坐时，躯干向右侧旋转，用左侧肘关节去触碰右膝，左侧的腹外斜肌会强烈收缩。反之亦然。

腹外斜肌只能拉伸到单侧。右侧腹外斜肌通过在伸展位下极度左侧屈和右旋能被拉伸到。伸展位下方向相反的动作能拉伸到左侧腹外斜肌。

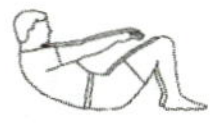
腰屈曲

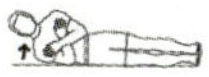
腰侧屈

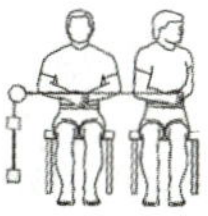
腰向对侧旋转

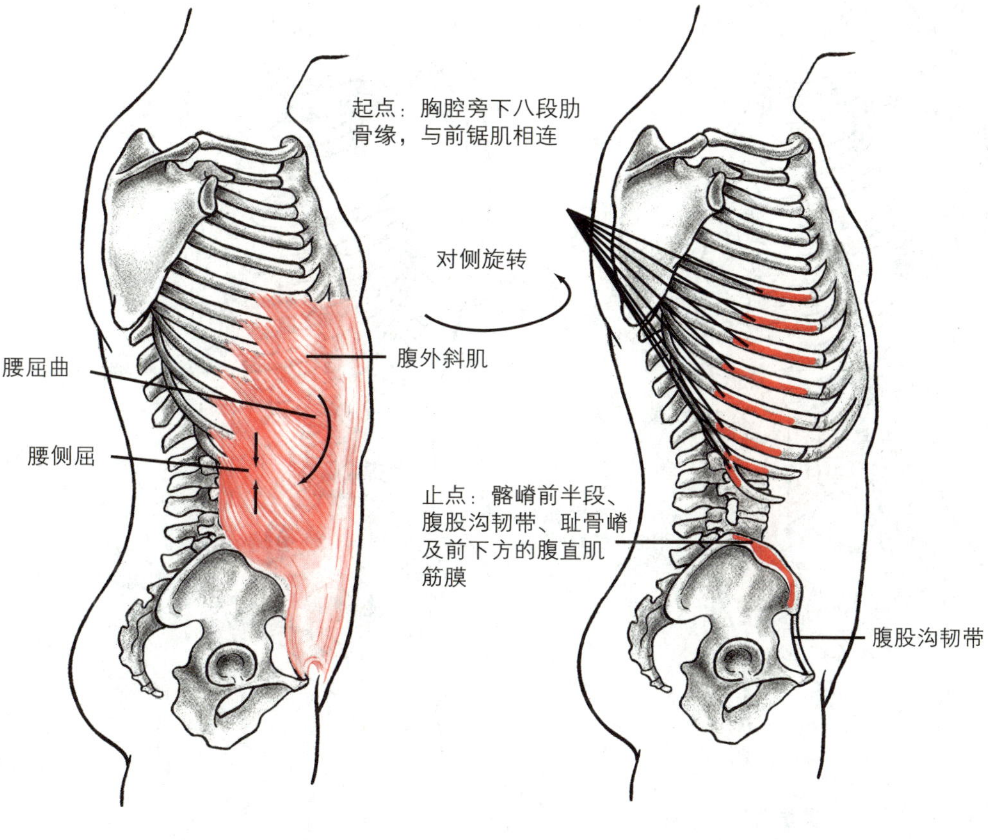

图11.25　腹外斜肌。侧面观

腹内斜肌 图 11.26

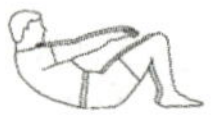
腰屈曲

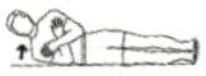
腰侧屈

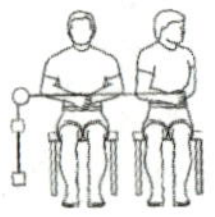
腰向一侧旋转

起点

腹股沟韧带上半部、髂嵴前2/3、腰部筋膜。

止点

第8、9、10肋软骨和腹白线。

运动

骨盆后旋。

两侧一起发力：腰椎屈曲。

右侧发力：脊柱右侧屈，右旋，骨盆左旋。

左侧发力：脊柱左侧屈，左旋，骨盆右旋。

触诊

受试者仰卧，触诊腹部前外侧，在髂嵴和下段肋骨之间，向同侧旋转。

神经支配

肋间神经（T8~T12），髂腹下神经（T12、L1），髂腹股沟神经（L1）。

临床应用、强化和柔韧性练习

腹内斜肌和腹外斜肌呈反方向的对角线走行。左侧腹内斜肌让躯干左旋，右侧腹内斜肌让躯干右旋。

在卷腹运动中左侧肘关节去触碰右膝时，左侧的腹外斜肌和右侧的腹内斜肌同时收缩，以辅助腹直肌屈曲躯干来完成这个动作。在旋转运动中，腹内斜肌和对侧的腹外斜肌同时工作。

和腹外斜肌一样，腹内斜肌只能拉伸到单侧。右侧腹内斜肌在伸展位下极度左侧屈和左旋能被拉伸到。伸展位下方向相反的动作能拉伸到左侧腹内斜肌。

腹横肌 图 11.27

起点

腹股沟韧带外侧1/3、髂嵴内侧缘、下六段肋软骨内侧面、腰部筋膜。

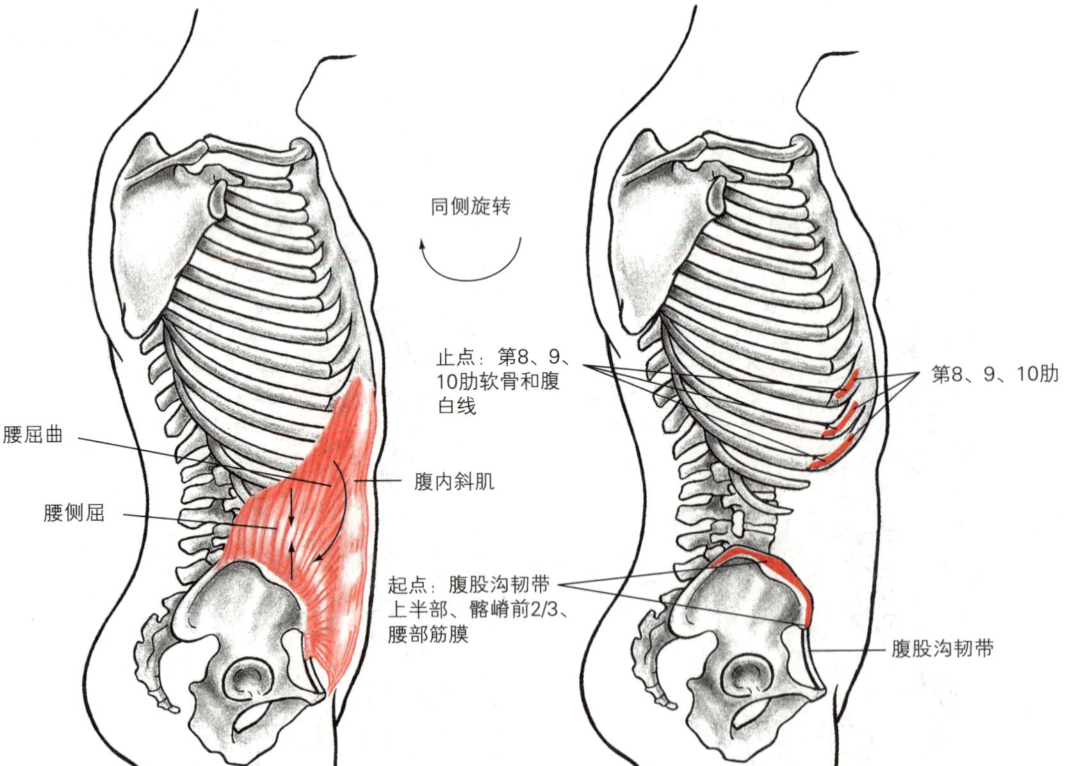

图11.26 腹内斜肌。侧面观

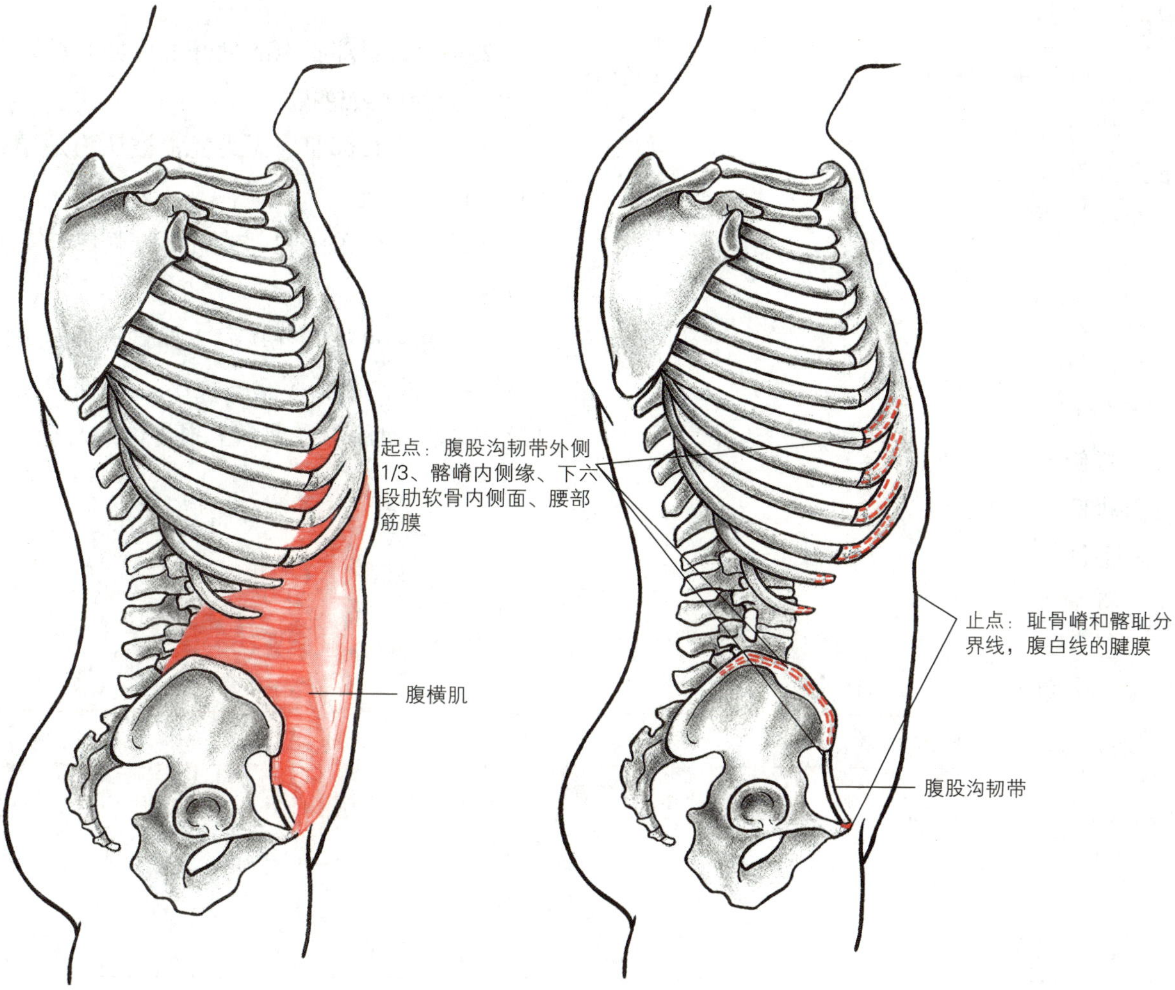

图11.27 腹横肌。侧面观

止点

耻骨嵴和髂耻分界线。

腹白线的腱膜。

运动

大力呼气时把腹壁往内侧拉动。

触诊

受试者仰卧，用力呼气时，触诊腹部前外侧，位于髂嵴和下段肋骨之间；很难与腹斜肌相区别。

神经支配

肋间神经（T7~T12），髂腹下神经（T12、L1），髂腹股沟神经（L1）。

临床应用、强化及柔韧性练习

腹横肌是主要的呼气肌，随腹直肌及腹内、外斜肌一起发力，维持腹部收紧。它和其他腹部肌群一起被视为提供和维持核心稳定的关键。增加腹内压是腹横肌的唯一运动。

当我们试图增加腹内压时，就能训练到腹横肌。我们可以在仰卧或站立时完成腹横肌静力收缩。大口吸气能让腹横肌被牵拉。

复习题

1.列出以下每一个动作发生的平面，以及每个平面中每个运动的旋转轴。

a.颈椎前屈

b.颈椎后伸

c.颈椎旋转

d.颈椎侧屈

e.腰椎屈曲

f.腰椎伸展

g.腰椎旋转

h.腰椎侧屈

i.头屈曲

j.头伸展

2.为什么腹部肌肉的良好发展如此重要？为什么这部分经常被忽视?

3.为什么腹部肌肉无力经常被认为是导致腰痛的原因?

4.准备一份关于腹部或背部损伤的口头或书面文献报告。

5.研究常见的脊柱疾病，如臂丛神经失用、颈椎神经根病、腰骶部髓核突出、坐骨神经痛、腰椎峡部裂和滑脱。在课堂上报告你的发现。

6.肌肉分析表——颈椎和腰椎

列出每个动作主要涉及的肌肉。	
颈椎	
屈曲	伸展
右侧屈曲	右转
左侧屈曲	左转
腰椎	
屈曲	伸展
右侧屈曲	右转
左侧屈曲	左转

7.拮抗肌动作表——颈椎和腰椎

根据左栏中列出的肌肉分析其拮抗作用。	
主动肌	拮抗肌
头夹肌	
颈夹肌	
胸锁乳突肌	
竖脊肌	
腹直肌	
腹外斜肌	
腹内斜肌	
腰方肌	

实践练习

1.在人体骨骼和人体上定位脊柱的以下部分。

a.颈椎

b.胸椎

c.腰椎

d.棘突

f.骶骨

g.胸骨柄

h.胸骨剑突

i.胸骨

j.胸腔（各肋骨）

2.在人体中，下列肌肉如何及在何处可被触诊？

a.腹直肌

b.腹外斜肌

c.腹内斜肌

d.竖脊肌

e.胸锁乳突肌

f.颈夹肌

g.头夹肌

h.腰方肌

3.屈膝仰卧起坐、V型仰卧起坐、直腿仰卧起坐时，当有一个同伴来扶着你的脚，是否会影响你做屈膝和直腿仰卧起坐的能力？如果会，为什么？

4.让一个同伴站着，摆出良好的站立姿势。重力在脊柱的每个区域倾向于产生什么运动？哪些肌肉负责抵消这些重力的影响？

5.比较一个坐姿并保持脊柱直立的同伴的脊柱曲线和一个懒散地坐在椅子上的同伴的脊柱曲线。哪些肌肉负责保持良好的坐姿？

6.哪种运动对腹部肌肉的发育更好——是抬腿还是仰卧起坐？分析运动中参与活动的每一块腹部肌肉。

7.运动分析表——躯干和脊柱

在分析完表中的每一项运动后，将每一项运动分成两个主要的运动阶段，如上升阶段和下降阶段。对于每个阶段，确定发生了什么躯干和脊柱运动，然后列出躯干和脊柱肌肉中主要负责引起/控制这些运动或保持位置的肌肉。在每一个动作的每一块肌肉旁边标出以下收缩类型：I–等长收缩；C–向心收缩；E–离心收缩。

动作	起始运动时期		二次运动时期	
	运动	主动肌（收缩类型）	运动	主动肌（收缩类型）
俯卧撑				
蹲				
硬拉				
仰卧起坐				
俯卧伸展				
划船运动				
仰卧举腿				
爬楼机				

8.运动技能分析表——躯干和脊柱

分析表中的每一项技能，列出该技能每个阶段的躯干和脊柱的运动及主要负责引起/控制运动或保持姿势的躯干和脊柱肌肉。在每一个动作的每一块肌肉旁边，标出收缩的类型：I–等长收缩；C–向心收缩；E–离心收缩。可能需要预习第十二章中关于各个阶段的分析步骤。假设以右手/右腿为主。在适当的情况下，用圆圈圈出右或左表示练习的主要肢体。

运动		站立阶段	准备阶段	运动阶段	后续阶段
棒球投掷	右				
	左				
踢足球	右				
	左				
步行	右				
	左				
垒球投球	右				
	左				

续表

运动		站立阶段	准备阶段	运动阶段	后续阶段
足球传球	右				
	左				
击球	右				
	左				
篮球跳投	右				
	左				
保龄球	右				
	左				

参考文献

Clarkson HM, Gilewich GB: *Musculoskeletal assessment: joint range of motion and manual muscle strength,* ed 2, Baltimore, 1999, Lippincott Williams & Wilkins.

Cleland JA, Koppenhaver S, Su J: *Netter's orthopaedic clinical examination: an evidence-based approach*, ed 3, Philadelphia, 2016, Elsevier.

Day AL: Observation on the treatment of lumbar disc disease in college football players, *American Journal of Sports Medicine* 15:275, January–February 1987.

Field D: *Anatomy: palpation and surface markings,* ed 3, Oxford, 2001, Butterworth-Heinemann.

Gench BE, Hinson MM, Harvey PT: *Anatomical kinesiology,* Dubuque, IA, 1995, Eddie Bowers.

Hamilton N, Weimer W, Luttgens K: *Kinesiology: scientific basis of human motion,* ed 12, New York, 2012, McGraw-Hill.

Hislop HJ, Montgomery J: *Daniels and Worthingham's muscle testing: techniques of manual examination,* ed 8, Philadelphia, 2007, Saunders.

Lindsay DT: *Functional human anatomy,* St. Louis, 1996, Mosby.

Magee DJ: *Orthopedic physical assessment,* ed 6, St. Louis, 2014, Elsevier Saunders.

Martens MA, et al: Adductor tendonitis and muscular abdominis tendopathy, *American Journal of Sports Medicine* 15:353, July–August 1987.

Marymont JV: Exercise-related stress reaction of the sacroiliac joint, an unusual cause of low back pain in athletes, *American Journal of Sports Medicine* 14:320, July–August 1986.

Muscolino JE: *The muscular system manual: the skeletal muscles of the human body,* ed 3, St. Louis, 2010, Elsevier Mosby.

National Strength and Conditioning Association; Baechle TR, Earle.

RW: *Essentials of strength training and conditioning,* ed 2, Champaign, IL, ed 3, 2008, Human Kinetics.

Oatis CA: *Kinesiology: the mechanics and pathomechanics of human movement,* ed 2, Philadelphia, 2008, Lippincott Williams & Wilkins.

Perry JF, Rohe DA, Garcia AO: *The kinesiology workbook,* Philadelphia, 1992, Davis.

Prentice WE: *Principles of athletic training: a competency-based approach,* ed 15, New York, 2014, McGraw-Hill.

Putz R, Pabst R: *Sobotta - Atlas of human anatomy one volume edition*, ed 14, Germany, 2008, Elsevier.

Rasch PJ: *Kinesiology and applied anatomy,* ed 7, Philadelphia, 1989, Lea & Febiger.

Saladin KS: *Anatomy & physiology: the unity of form and function,* ed 5, New York, 2010, McGraw-Hill.

Schünke M, Schulte E, Schumacher U: *Thieme atlas of anatomy: general anatomy and musculoskeletal system*, ed 2, New York, 2014, Thieme Medical.

Seeley RR, Stephens TD, Tate P: *Anatomy & physiology,* ed 8, New York, 2008, McGraw-Hill.

Sieg KW, Adams SP: *Illustrated essentials of musculoskeletal anatomy,* ed 4, Gainesville, FL, 2002, Megabooks.

Stone RJ, Stone JA: *Atlas of the skeletal muscles,* ed 6, New York, 2009, McGraw-Hill.

Thibodeau GA, Patton KT: *Anatomy & physiology,* ed 9, St. Louis, 1993, Mosby.

Van De Graaff KM: *Human anatomy,* ed 6, Dubuque, IA, 2002, McGraw-Hill.

实践练习表

可用于课堂作业、课外作业和测试，请撕下并使用这张表。

练习表1

使用蜡笔或彩色笔，在练习表上绘制并标出以下肌肉。分别用“O”和“I”表示每块肌肉的起点和止点，并在前侧图上画出起点和止点。

a.腹直肌

b.腹外斜肌

c.腹内斜肌

d.胸锁乳突肌

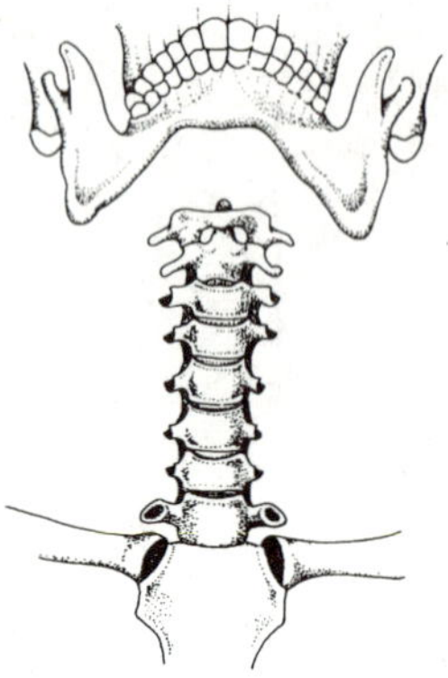

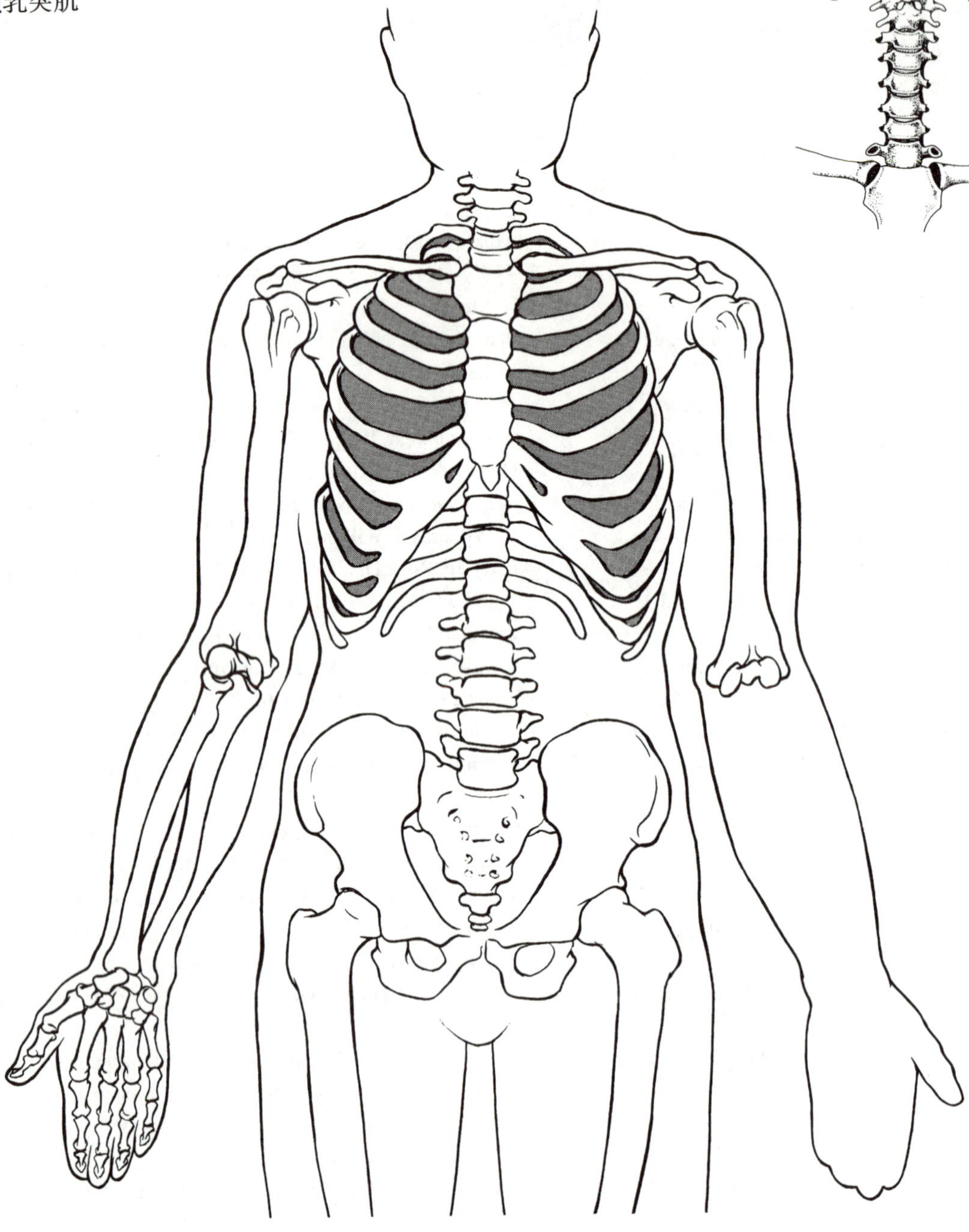

实践练习表

可用于课堂作业、课外作业和测试，请撕下并使用这张表。

练习表2

使用蜡笔或彩色笔，在练习表上绘制并标出以下肌肉。分别用“O”和“I”表示出每块肌肉的起始点和止点，并在后侧图上画出起点和止点。

a.竖脊肌

b.腰方肌

c.腹内斜肌

d.颈夹肌

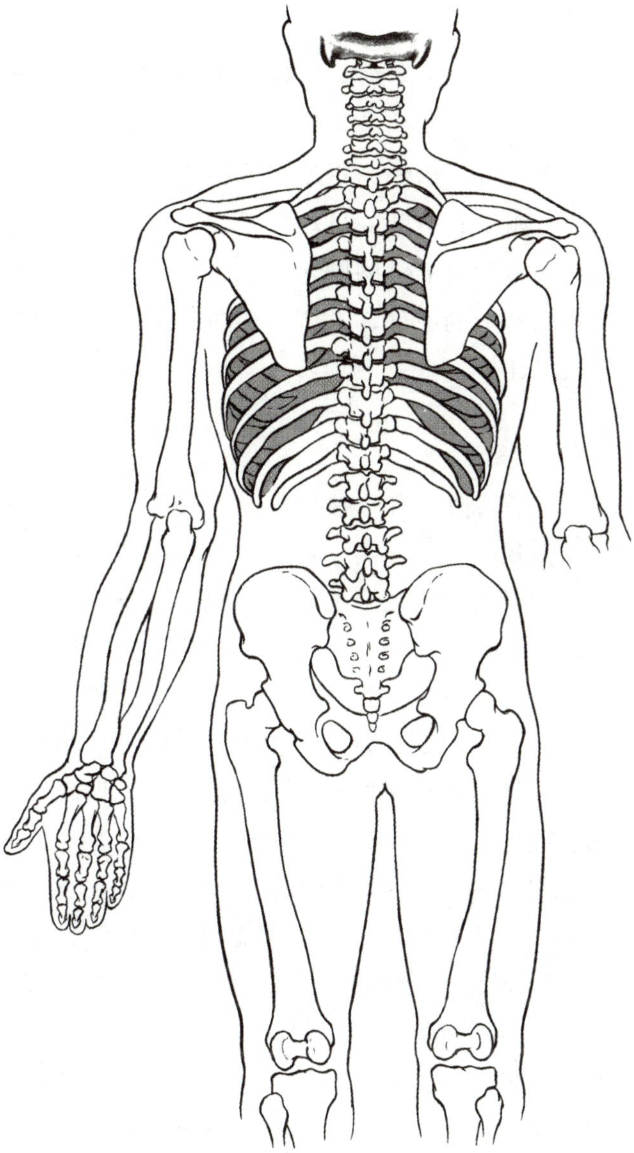

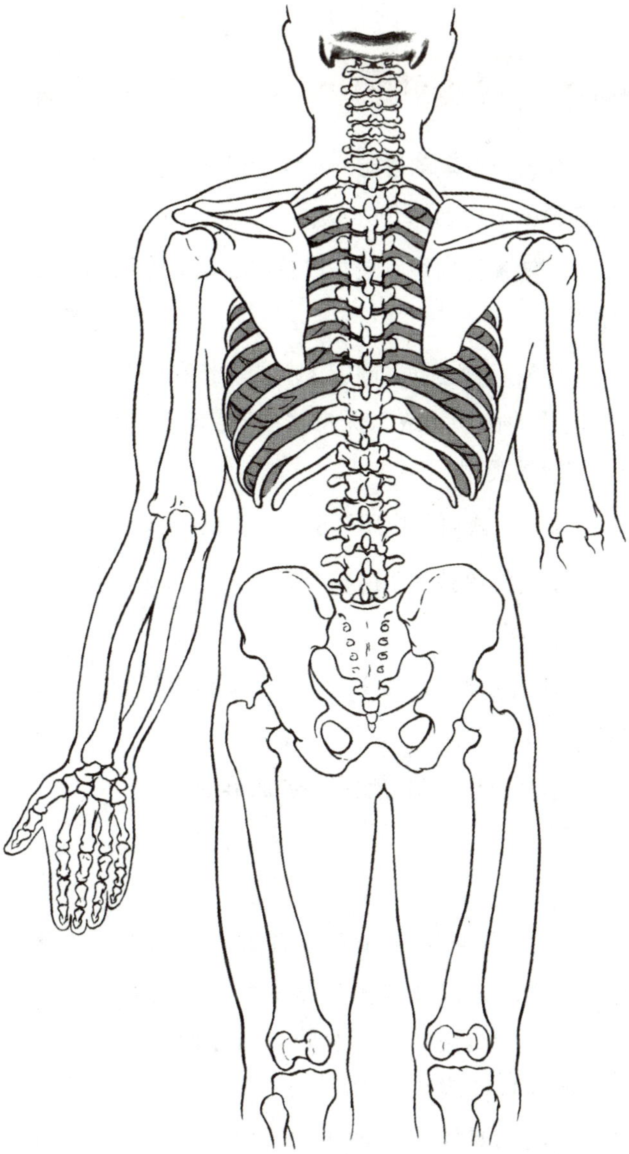

第十二章　部分动作的肌肉分析和相关概念

本章要求

- 开始分析运动技能的不同阶段和在这些阶段发生的各种关节运动
- 了解各种训练原则，以及在增强主要肌群方面的应用
- 分析一种运动，确定关节的动作和位置，具体完成这些动作和（或）保持这些姿势时所涉及的肌肉及其收缩类型
- 学习、理解并应用开链与闭链的概念
- 学会将单独的肌肉整合为启动，控制和阻止特定关节运动的单元
- 开始考虑（思考）增强单个肌群力量和耐力的训练
- 学会分析和制定加强主要肌群的运动

上肢和下肢及躯干和脊柱的正常功能对大多数体育活动，以及许多日常生活活动都是至关重要的。人体肌肉的力量和耐力对于改善形体和姿势及提高技能表现的效率也是至关重要的。为了适应不同的身体部位，我们应该先通过熟知其相关的肌肉，再明智地选择特定的锻炼和活动。

一些简单的训练可以开始用来教大家如何对产生关节运动的肌肉进行分组，本章包含了一些简单的入门练习。

为了更好地理解在各种各样的训练中肌肉和肌群对关节运动的重要性，学习结构运动学对于我们早期进行运动分析具有重要意义。本章包括上肢、躯干和下肢的运动分析。可能与许多刚接触结构运动机能学的同学所想的相反，只要我们搞明白基本的原理，人体活动的肌肉分析并没有那么困难。

上肢活动

孩子们似乎有一种与生俱来的欲望，喜欢攀爬、荡秋千、悬吊类的运动。这些运动会使用到手、腕、肘和肩关节的肌肉。但是，在现代文化中，我们从事这类活动的机会是有限的。除非在小学里，体育老师把体育课的重点放在这些部位的训练上，否则这就是男生和女生们身体肌肉的薄弱区域。在许多常见的娱乐活动中，如高尔夫球、网球、垒球和壁球，上肢的薄弱会影响技能的发展和表现。躯干和下肢也是如此。随着年龄的增长，肌肉体积和关节功能趋于下降，主要是由于活动的减少导致的。为避免这种情况的发生而进行专门训练，可以防止功能丧失和与其相关的疾病发展，如骨关节炎。人们享受他们能够做好的事情，而且可以学会去享受那些能使身体增加力量和耐力的活动。这些和其他类似的活动可以在整个成年生活中去享受；因此，建立在适当的肌肉力量和耐力基础上的技能发展对娱乐和损伤预防是至关重要的。

我们经常在健身房里做典型的力量训练，如卧推、头顶推和肱二头肌弯举。这些都是很好的锻炼，但它们主要集中在上肢前部的肌肉上。这可能导致这些肌肉相对于后部的肌肉过度发展。因此会让前侧变得强壮和紧张，而后侧较弱和松弛。正因为如此，我们必须能够分析具体的强化训练，并确定所涉及的肌肉，以便通过合适的运动方案来解决整体肌肉平衡问题。

越来越多的医学和健康相关方面的专家强调通过抗阻训练和循环训练的活动来发展肌群。不管是运动员还是非运动员，无论男女，都需要全面的肌肉发展。即使那些并不需要大量肌肉的人也被建议通过抗阻训练来发展和保持肌肉。随着年龄的增长，通常我们的肌肉质量会趋于降低，因此我们的新陈代谢会下降。在这种情况下，加上不适当的饮食习惯，会导致不健康的脂肪积累和体重过度增加。通过增加肌肉质量，可以燃烧更多的热量并且降低脂肪堆积的可能性。

参加体育运动并不能确保肌群的充分发展。同时，机械运动学在体育教学和运动技能教学中也越来越受到重视。这是值得提倡的，因为它可以帮助技能表现得到提高。然而需要重点记住的是，如果肌肉系统没有足够的力量和耐力，机械原理对执行者来说就没有什么价值。肌肉系统是通过有计划的锻炼和活动发展起来的。在最近几十年的健身和健康革命中，人们为了提高身体素质、力量、耐力和灵活性，更加重视锻炼和活动。

概念分析

在活动分析时，我们要知道肌肉分组是依据进行向心收缩的主动肌和与其相对的拮抗肌来进行的。例如，肘关节屈肌共同作用时，可以看到这种聚集肌群执行给定关节的动作。在这个例子中，肘关节屈肌（肱二头肌、肱肌和肱桡肌）作为一个主动肌群集中收缩以获得屈曲动作。当屈曲肘部时，每一块肌肉都对这项任务起着重要的作用。它们的拮抗肌肱三头肌和肘肌，与之作用相反。肱三头肌和肘肌作为一个肌群共同作用使肘关节伸展，但在这个例子中，伸肌群的延长是协助屈肌完成任务。在这种协同延长中，肱三头肌和肱肌可能处于主动张力下，也可能不处于主动张力下。如果没有张力，则延长是被动的，完全由肘关节屈曲引起。如果存在主动收缩，则肘伸肌离心收缩，以控制伸长量和伸长速度。

令人困惑的是，根据活动的不同，这些肌群可以通过离心收缩来控制完全相反的动作。就如同屈肘动作中，肱三头肌和肘肌可以降低肱二头肌力量一样，伸肘时肱二头肌也可以降低肱三头肌的力量（表12.3、表12.4）。运动专业人士应该能够对一项活动进行观察，不仅能确定哪些肌肉在进行活动，还能知道发生了什么类型的对抗，以及哪种运动适合肌肉的发展。第二章分析了肌肉是如何通过分组工作，来对关节运动发挥作用。

动作分析

在分析各种练习和运动技巧时，把所有的动作分成几个阶段是很重要的。阶段的数量，通常是3~5个，会随着技能的不同而变化。实际上，所有的运动技能都至少有一个准备阶段、一个动作阶段和一个跟进阶段。许多运动还会以始发阶段开始，以恢复阶段结束。各个阶段的命名会因技能的不同而有所不同，以适应各种运动中使用的术语，它们也可能因涉及的身体部位而有所不同。在某些情况下，这些主要阶段可能被进一步划分，就像棒球一样，投球臂的准备阶段被分为早击发和晚击发。

始发阶段允许运动员采取一个舒适和适当平衡的身体姿势来启动运动技能。重点是将各种关节设置在正确的位置，使其相互之间和运动平面相对。一般来说，相对于随后的阶段，始发阶段涉及相当短的运动范围，是一个相对静止的阶段。由于在这一阶段的活动量很小，大部分的关节位置的维持，将通过等长收缩来完成。

准备阶段，通常被称为击发或旋转发力阶段，是用来适当地延长肌肉，使它们在下一个阶段肌肉集中收缩时在适当的位置产生更多的力量和动力。它是实现运动预期结果的最关键阶段，并且当需要爆发力的增加时提供更多的动力。一般来说，为了延长下一阶段所需的肌肉，对应的拮抗肌在这一阶段向心收缩。

运动阶段，有时称为加速、行动、移动或接触阶段，是技能的动作部分。一般是直接对球、运动物体或对手产生力的总和的阶段，由所涉及的肌肉中近乎最大的向心活动所形成。

跟进阶段在运动阶段达到高峰后立即开始，以利于相关的肢体或躯体减速。这个阶段被称为减速阶段，通常超过一个大范围的运动，身体的速度会逐渐下降。这种减速是由于拮抗肌在运动阶段的高离心活动产生的。一般来说，运动阶段的加速度越大，跟进阶段的时长和重要性就越大。有时，一些运动员可能会过早地开始跟进阶段，从而缩短了运动阶段，导致运动结果不够理想。

恢复阶段是在跟进阶段之后，以恢复平衡和定位，为下一个运动需求做准备。在一定程度上，在跟进阶段离心收缩以减速身体或人体环节的肌肉，将在恢复期中被集中利用，以使肢体恢复到最初的功能位置。

技能分析可以从图12.1中的棒球场例子中看出。球员在接到接球手发出的信号之前，将球放在手套里，开始摆姿势。投手在预备阶段开始时向后伸展投臂，并将躯干向右旋转，同时左髋屈曲。右上肢带骨完全缩回，同时外展和最大限度地外旋盂肱关节来完成这个阶段。紧接着，运动阶段开始于手臂向前运动，直到球被释放为止。在球释放时，手臂继续沿着运动阶段建立的同一方向运动，直到速度降低到手臂可以安全地改变运动方向的程度时，跟进阶段就开始了。身体的这种减速，特别是手臂，是由大量的高水平离心运动完成的。紧接着，开始进入恢复阶段，使球员能够重新定位到击球的位置。本例子中，主要参考了投掷臂，但是其他过肩投掷运动技巧也有很多相似之处，如网球发球、标枪和排球发球。在实际操作中，人体各关节的运动应根据各个阶段进行分析。

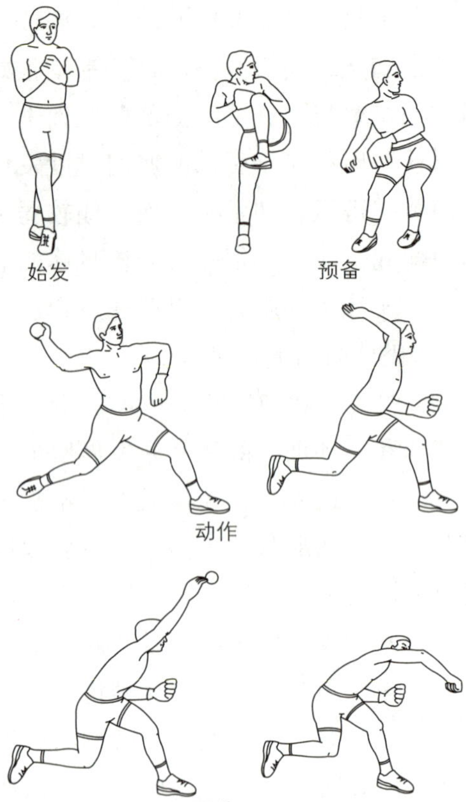

图12.1 技能分析阶段——棒球场。始发阶段主要是通过等长收缩来完成的。动作准备阶段主要通过向心收缩来完成。运动阶段包括明显的向心运动。在跟进阶段是高水平的离心运动

动力链的概念

正如你所了解的，我们的四肢由一系列由关节连接的骨性节段组成。这些骨性节段及其关节连接系统可比作一根链子。就像链条一样，如果链条的一端是开放的或没有连接在另一端，那么末端的任何一个节段都可以单独移动，而不会对其他环节产生显著影响。然而，如果链条是牢固地附着在某处或是闭合的，任何一个环节的实质性移动都无法在不对其他相邻环节产生实质性影响的情况下发生。

在人体中，如果肢体的远端没有固定在相对稳定的表面上，则肢体可被视为一个开链运动。开链运动允许肢体的任何一个关节单独移动或起作用，而不需要其他关节产生运动。这并不表示开链运动必须只涉及一个关节，而是一个关节的运动不需要这条运动链上其他关节的运动。例如，上肢单个关节的运动包括耸肩、三角肌举起（肩外展）、肱二头肌屈曲（图12.2）。下肢的例子包括坐位屈髋、膝关节伸展和踝关节背屈运动（图12.2 C）。在所有这些例子中，身体的核心和近端部分是稳定的，而远端部分是通过单个平

面自由活动的。这些类型的运动被称为单关节运动，有助于特定的关节独立，使其作用在特定的肌群。然而，它不适用于大多数身体活动，特别是下肢，需要多个关节活动，涉及多个肌群同时进行。此外，由于关节的近端稳定，远端受力，剪切力作用于关节处，可能产生负面影响。

如果肢体的远端是固定的，如在引体向上、俯卧撑、双杠臂屈伸、下蹲或硬拉，则代表这是一个闭链运动。如图12.2B和图12.2D。在这个闭链系统中，一个关节的运动将会引起其他关节的可预测的运动。闭链运动具有很强的功能性，涉及身体相对于固定的远端节段的运动。多关节运动的优点是涉及多个关节，许多肌群必须参与引起和控制多平面运动，而多平面运动与大多数身体活动密切相关。此外，因为承重形成的压力使关节更加稳定。

另一种说法是，开链运动涉及远端游离的肢体被移动靠近或远离稳定的躯体，而闭链运动涉及身体远离或朝向相对固定的肢体移动。表12.1给出了开链运动和闭链运动之间的变量比较，图12.2给出了每个变量的示例。

并不是所有的运动或活动都可以完全归类为开链或闭链运动。例如，走路和跑步在它们的摆动阶段和站立阶段分别属于开链和闭链运动。另

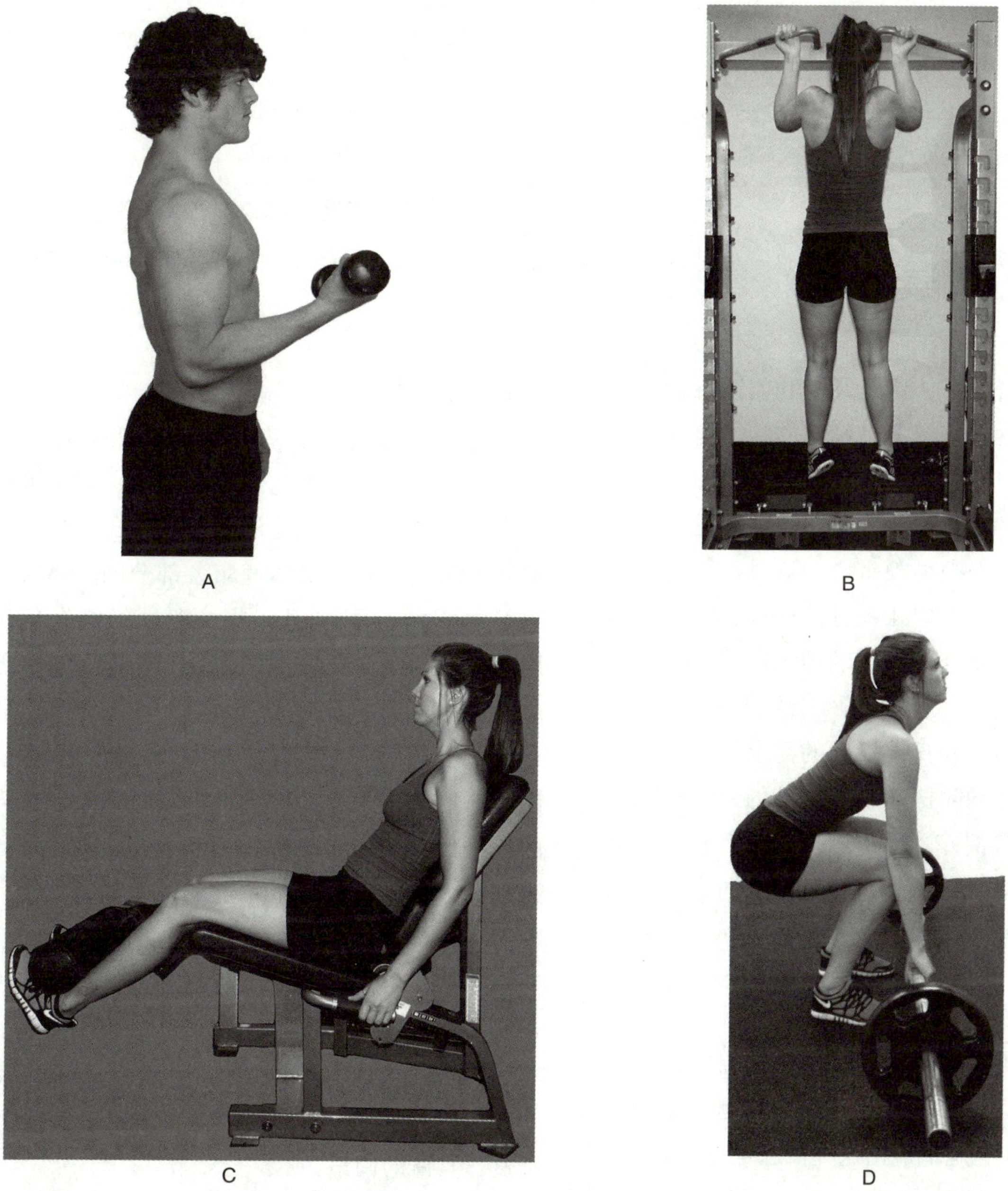

图12.2 开链和闭链运动。A.上肢开链运动；B.上肢闭链运动；C.下肢开链运动；D.下肢闭链运动

表 12.1　开链运动和闭链运动的区别

可变因素	开链运动	闭链运动
肢体远端	在空间中随意运动，不固定	固定于某物
动作模式	以关节内旋转应力为特点（通常是非功能性的）	以关节内线性应力为特点（功能性的）
关节运动	单独产生	多个关节同时产生
肌肉募集	单块肌肉募集（尽可能少的肌肉参与共同收缩）	多块肌肉募集（大面积肌肉参与共同收缩）
关节轴线	在动作模式中较为稳定	主要是横向轴线
运动平面	通常是单平面的	多个平面（三维平面）
关节近端	稳定	运动
关节远端	运动	运动，除了最远端外
动作产生	瞬时旋转轴远端	瞬时旋转轴的近端和远端
功能性	通常是非功能性的，尤其是下肢	功能性的
关节受力	剪切力	压缩力
关节稳定性	因为剪切力和分散力而稳定性减弱	因为压缩力而稳定性增加
稳定性	人为的	实在的，功能性的
负荷	人为的	生理的，提供正常的本体感觉和运动反馈

引自：Ellenbecker TS, Davies GJ: Closed kinetic chain exercise: a comprehensive guide to multiple-joint exercise，Champaign，IL，2001，Human Kinetics.

一种情况是骑自行车，这是开链和闭链混合在一起的运动，骨盆在座位上是稳定的，但脚在踏板上是移动的。

在分析体育活动时，考虑开链与闭链运动对确定肌肉及其收缩类型很重要。通过对熟练动作进行详细分析，认识到相关骨骼肌肉系统的不同要求，对于确定最合适的运动训练以提高运动表现是至关重要的。一般来说，闭链运动更具有功能性，更适合体育和身体活动的需求。大多数运动同时涉及下肢的闭链运动和上肢的开链运动。然而，也有很多例外，闭链运动可能有利于四肢主要参与开放链体育活动，开链运动适合特殊肌群在单个关节的发展。

调节因素

彻底地解决制约原则不是本书的目的，但是一个简短的概述可作为一个普遍的参考和提醒，发展主要肌群时正确地应用这些概念是重要的。

超负荷原则

运动锻炼的一个基本生理原理是超负荷原理。它指出，在适当的参数范围内，肌肉或肌群的力量增加与它所承受的负荷成正比。虽然完全解释超负荷原则在身体健康各部分的具体应用超出了本文的范围，但一些一般性的概念仍然适用。为了提高主要肌肉的力量和功能，这一原则应适用于身体的每一大块肌群，在各个年龄阶段逐年逐步适用。在实际应用中，由于多种因素，超负荷原则有很大的差异。例如，一个未经训练的人开始一个力量训练计划，通常会使他或她在运动计划的前几周所能举起的重量显著增加。这种能力的提高主要是由于神经肌肉功能的改善，而不是肌肉组织力量的实际增加。同样的，一个训练有素的人在较长时间内可以举起的重量将仅有相对较小的改善。因此，渐进性超负荷的数量和速率的变化是较大的，必须根据个人的运动目标进行具体的调整。

超负荷可以通过改变任何一种或三种运动变量（频率、强度和持续时间）的组合来实现。频率通常指每周的次数；强度通常是最大运动量的百分比；持续时间通常指每次运动的时间。增加运动的速度、重复的次数、负重和运动的次数都是修改这些变量和应用超负荷原理的方法。这些因素在决定总运动量时都很重要。

超负荷并不总是逐步增加的。在一定的调整期，为了提高整个计划的整体效果，应该规范地减少或增加负荷。在训练计划中，这种有意识的规律时间间隔的变化称为周期化，其目的是最好地提高身体表现。使运动员在赛季中竞技水平要求最高的时期达到其巅峰水平是制定周期化训练的依据之一。为了实现这一点，许多变量可操纵，包括每个动作重复的组数或每组重复的次数，锻炼的类型，每个训练动作的数量，组与组之间和动作与动作之间的休息时间，每组的阻力大小，肌肉收缩的类型，每周和每天的训练量。

SAID原则

SAID原则 (Specific Adaptations to Imposed Demands)应在生理条件和训练的所有方面加以考虑。这一原则指出，随着时间的推移，身体将逐渐地适应它所承受的各种压力和负荷，它适用于各种形式的肌肉训练及身体的其他系统。举个例子，如果一个人在有限的活动范围内针对某个特定的关节，进行几周的体能训练，特定的肌肉将会因为长期进行力量训练而增加其抗阻能力。在大多数情况下，在训练中所使用的运动范围之外，力量的增加是微乎其微的。此外，身体素质的其他组成部分，如柔韧性、心肺耐力和肌肉耐力，如果有的话，也会得到最小限度的增强。换句话说，为了获得特定的效果，运动项目必须根据适应性要求进行专门设计。

应该认识到，这种适应可能是积极的，也可能是消极的，这取决于在调整方案的设计和管理中是否使用和强调了正确的技术。在太短的时间内对身体提出不适当或过多的要求会导致伤害的发生。如果训练要求太少，或者在太长时间内管理得太不频繁，那么改进的效果就会低于预期。应该对训练计划和调整方案进行分析，以确定它们是否以正确的方式来使用特定的肌肉。

特异性

运动的特殊性与上述原则的讨论密切相关。体能的组成部分——如肌肉力量、肌肉耐力和灵活性，与身体的每个区域和肌群相关。因此，在设计训练计划时必须考虑到个人的具体需求。通常情况下，为个人制订运动计划时，有必要对个人的运动和技巧进行分析，以满足他或她的具体要求。对训练项目中的潜在练习进行分析，以确定它们是否适合个人的特定要求。运动计划目标的设定应该根据身体的特定区域达到身体峰值的最佳运动时间，以及体能的要求，如力量、肌肉耐力、能量、敏捷性、平衡、协调、灵活性、心肺耐力和身体成分来确定。确定目标之后，制订一个结合超负荷变量的方案，包括对整个身体或特定区域的运动频率、强度和持续时间的规定，从而去改善首选的体能成分。定期观察和跟踪运动分析是必要的，以确保其能够坚持正确的运动技术。

肌肉的发展

多年来，人们认为通过参加体育活动可以发展出足够的肌肉力量、耐力和灵活性。现在则认为，一个人需要足够的肌肉力量、耐力和灵活性，才能够安全有效地参加体育活动。

正确运用运动原则，可使整个身体都有足够的肌肉力量、耐力和柔韧性。负责这部分锻炼的人，需要制定适当的练习来满足这些目标。

肌肉发展应该从小开始，并贯穿人的一生。健康测试（如仰卧起坐、立定跳远和一英里跑）的结果表明，美国儿童在这方面需要相当大的改善。充足的肌肉力量和耐力发展对成年后的日常生活活动，以及相关的工作和娱乐都是很重要的。许多背部问题和其他身体疾病可以通过肌肉骨骼系统的适当保护来避免。如有需要，请参阅第四章至第七章。

特定运动分析

接下来的几页简要分析了几种常见的练习，

以帮助分析特定运动的肌肉。当这些技术得到广泛的实践和掌握，我们就可以分析和制定在体育活动和健康生活中所需要的肌肉力量和耐力。分析所列出的所有肌肉都进行向心收缩，除非特别指出是离心收缩或等长收缩。注意，这些分析只针对运动中涉及的主要关节，而全面的分析本质上应该包括身体所有部位的活动。举个例子来说明整个身体的重要性，棒球投手的脚趾和指尖之间的任何部位的功能缺陷都会严重影响他/她的能力发挥。

为了进一步分析涉及运动的主要肌肉，使用本章末尾的练习表格中的技能分析表来确定不同阶段所涉及的肌肉。这些表格提供了多达六个不同阶段的分析。

注：在许多情况下，在本章所提供的分析中只列出了对特定关节活动起到主要作用的肌肉，其余肌肉的作用明显较小。

瓦尔萨尔瓦

许多人在试图举起重物时，会无意识地屏住呼吸来承受压力，称为瓦尔萨尔瓦（Valsalva），通过对闭合会厌（舌后的软骨瓣）呼气来完成，很多人认为这是为了增强上举能力。这里提到它是为了提醒人们不要使用它，因为它会导致血压急剧升高，随后急剧下降。使用瓦尔萨尔瓦练习会导致头晕和昏厥，并可能诱发心脏病患者发病。举重时不要使用瓦尔萨尔瓦运动，应该始终保持有节奏和均匀的呼吸。通常建议在上举或收缩阶段呼气，在下降或恢复阶段吸气。

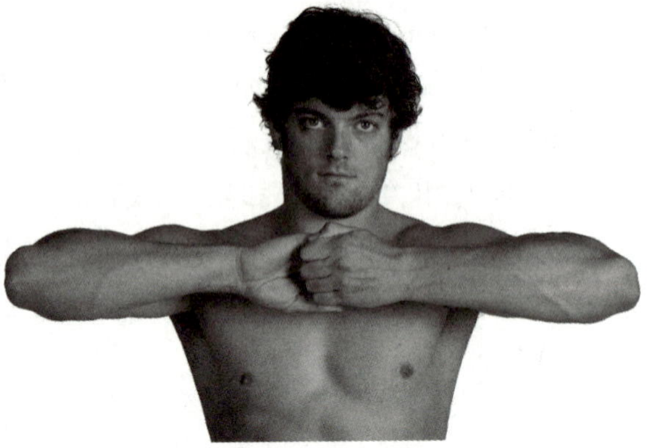

图12.3　肩对拉

肩对拉

描述

站着或坐着时，受试者将手指交叉锁在胸前，然后试图将手指分开（图12.3）。保持这种牵伸姿势5~20秒。

分析

在这种运动中，收缩的肌肉几乎没有运动。在某些等长运动中，拮抗肌和主动肌的收缩一样强。收缩产生运动的肌群被称为主动肌。在肩对拉练习中，右上肢的主动肌与左上肢的主动肌是相互拮抗的，反之亦然（表12.2）。这种运动导致腕、手、肘、肩关节和肩带肌肉的等长收缩。收缩的强度取决于拉力的角度和所涉及关节的杠杆作用。因此，在每一点上都是不一样的。

等长运动在小肌肉收缩的数量上是不同的，这取决于运动的类型和尝试运动的关节。拉肩运动可使四组关节的主动肌收缩，参见表4.2、表5.3、表6.2和表7.2。

手臂弯举

描述

受试者站立，手握哑铃，手掌朝前。举起哑铃，直到肘部完全屈曲（图12.4）。然后返回到起始位置。

分析

该开链运动分为两个阶段进行分析：①上升至屈曲位置；②下降至伸展位置（表12.3）。注：假设肩关节和上肢带骨没有运动，尽管肩部和上肢带骨的许多肌肉在等长收缩时都起稳定作用。

表12.2　肩对拉

关节	整个动作设计的目的是所有的收缩都是等长的			
	动作	主动肌	动作	主动肌
手和腕部	屈曲	手和腕部的屈肌抗阻 主动肌：腕部、腕掌关节、指间关节屈肌	屈曲	手和腕部的屈肌抗阻 主动肌：腕部和腕掌关节、指间关节屈肌
肘关节	伸展	屈肘肌抗阻 主动肌：肱三头肌、肘肌 拮抗肌：肱二头肌、肱肌、肱桡肌	屈曲	伸肘肌抗阻 主动肌：肱二头肌、肱肌、肱桡肌 拮抗肌：肱三头肌、肘肌
肩关节	水平外展	双侧肩关节水平外展肌群抗阻 主动肌：三角肌、肩胛下肌、小圆肌、背阔肌 拮抗肌：对侧三角肌、肩胛下肌、小圆肌、背阔肌	水平外展	双侧肩关节水平外展肌群抗阻 主动肌：三角肌、肩胛下肌、小圆肌、背阔肌 拮抗肌：对侧三角肌、肩胛下肌、小圆肌、背阔肌
上肢带骨	内收	对侧肩带内收肌群抗阻 主动肌：菱形肌和斜方肌 拮抗肌：对侧菱形肌和斜方肌	内收	对侧肩带内收肌群抗阻 主动肌：菱形肌和斜方肌 拮抗肌：对侧菱形肌和斜方肌

表12.3　手臂弯举

关节	举起至屈曲位阶段		放下至伸展位阶段	
	动作	主动肌	动作	主动肌
手和腕部	屈曲*	腕部、腕掌关节、指间关节屈肌（等长收缩） 桡侧腕屈肌 尺侧腕屈肌 掌长肌 指深屈肌 指浅屈肌 拇长屈肌	屈曲*	腕部、腕掌关节指间关节屈肌（等长收缩） 桡侧腕屈肌 尺侧腕屈肌 掌长肌 指深屈肌 指浅屈肌 拇长屈肌
肘部	屈曲	屈肘肌群 肱二头肌 肱肌 肱桡肌	伸展	屈肘肌群（离心收缩） 肱二头肌 肱肌 肱桡肌

*腕关节通过腕伸肌（尺骨伸肌、长桡伸肌和短桡伸肌）的等长收缩保持轻微伸展的位置，以促进手指在握哑铃时更有效地屈曲（在整个练习过程中，屈肌始终保持着等长收缩，以支撑哑铃）。

颈后臂屈伸

描述

锻炼者可以用另一只手来帮助保持手臂在肩部屈曲的位置。然后，握住哑铃，从肘部完全屈曲开始，受试者伸展肘部，直到手臂和前臂伸直。肩关节和肩带由另一只手稳定。因此，假定这些区域没有发生移动（图12.5）。

分析

该开链运动分为两个阶段进行分析：①上升至伸展位置；②下降至屈曲位置（表12.4）。注意：假设肩关节和肩带没有发生任何运动，但重要的是，许多肩关节和肩带肌肉以等长收缩来稳定这个区域，以便正确地进行锻炼。复习表4.2、表5.3、表6.2和表7.2。

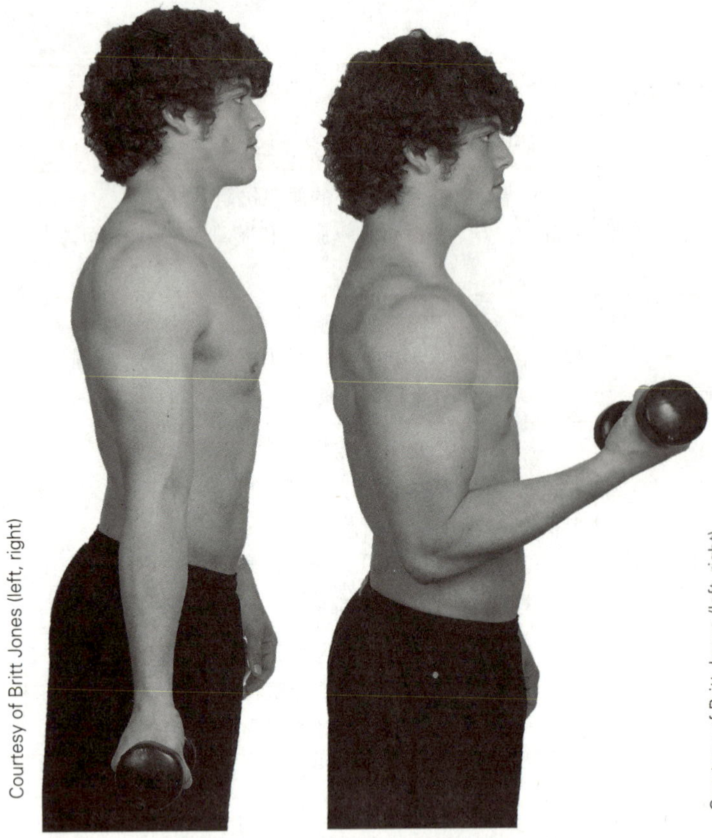

A　　B

图12.4　手臂弯举。A.起始位置；B.弯曲位置

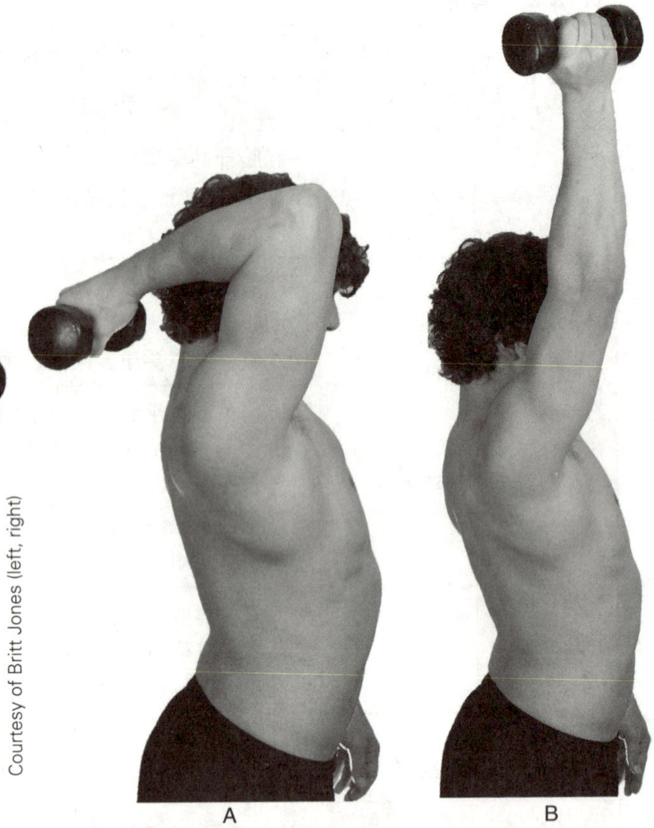

A　　B

图12.5　颈后臂屈伸。A.起始位置；B.伸展位置

表 12.4　颈后臂屈伸

关节	上举阶段		下降阶段	
	动作	主动肌	动作	主动肌
腕和手	屈曲*	腕部、腕掌关节、指间关节屈肌(等长收缩) 桡侧腕屈肌 尺侧腕屈肌 掌长肌 指深屈肌 指浅屈肌 拇长屈肌	屈曲*	腕部、腕掌关节、指间关节屈肌(等长收缩) 桡侧腕屈肌 尺侧腕屈肌 掌长肌 指深屈肌 指浅屈肌 拇长屈肌
肘关节	伸展	肘伸肌 肱三头肌 肘肌	屈曲	肘伸肌 肱三头肌 肘肌

杠铃推举

描述

这种开链运动有时也被称为过顶或肩部推举。杠铃保持在胸前的位置，手掌朝前，双脚舒展，背部和腿伸直（图12.6 A）。从这个位置开始，将杠铃向上推，直到完全举过头顶（图12.6 B），然后再回到起始位置。

分析

该开链运动分为两个阶段进行分析：①上升至最高点位置；②下降至起始位置（表12.5）。

表12.5　杠铃推举

关节	举起至完全过头顶阶段		放下至起始位阶段	
	运动	主动肌	运动	主动肌
手及腕部	屈曲*	腕部、腕掌关节、指间关节屈肌（等长收缩）桡侧腕屈肌 尺侧腕屈肌 掌长肌 指深屈肌 指浅屈肌 拇长屈肌	屈曲*	腕部、腕掌关节、指间关节屈肌（等长收缩） 桡侧腕屈肌 尺侧腕屈肌 掌长肌 指深屈肌 指浅屈肌 拇长屈肌
肘关节	伸展	伸肘肌群 肱三头肌 肱肌	屈曲	伸肘肌群（离心收缩） 肱三头肌 肱肌
肩关节	屈曲	肩关节屈曲肌群 胸大肌(锁骨头或上束纤维) 三角肌前束喙肱肌 肱二头肌	伸展	肩关节屈曲肌群（离心收缩） 胸大肌(锁骨头或上束纤维) 三角肌前束 喙肱肌 肱二头肌
肩带	上旋及上提	肩带上旋及上提肌 斜方肌 肩胛提肌 前锯肌	下旋及下沉	肩带上旋及上提肌（离心收缩） 斜方肌 肩胛提肌 前锯肌

*腕关节通过腕关节伸肌（尺骨伸肌、桡骨伸肌和短腕伸肌）的等长收缩保持轻微伸展的位置，以促进握持哑铃时手指的主动屈曲（屈肌在整个练习过程中保持等长收缩，以固定哑铃）。

胸推（仰卧推举）

描述

受试者仰躺在运动凳上，抓住杠铃，通过手臂和肩的整个运动向上推杠铃（图12.7）。然后将杠铃降低到起始位置。请参阅表4.2、表5.3、表6.2和表7.2。

分析

该开链运动可分为两个阶段进行分析：①上升至最高点位置；②下降至起始位置（表12.6）。

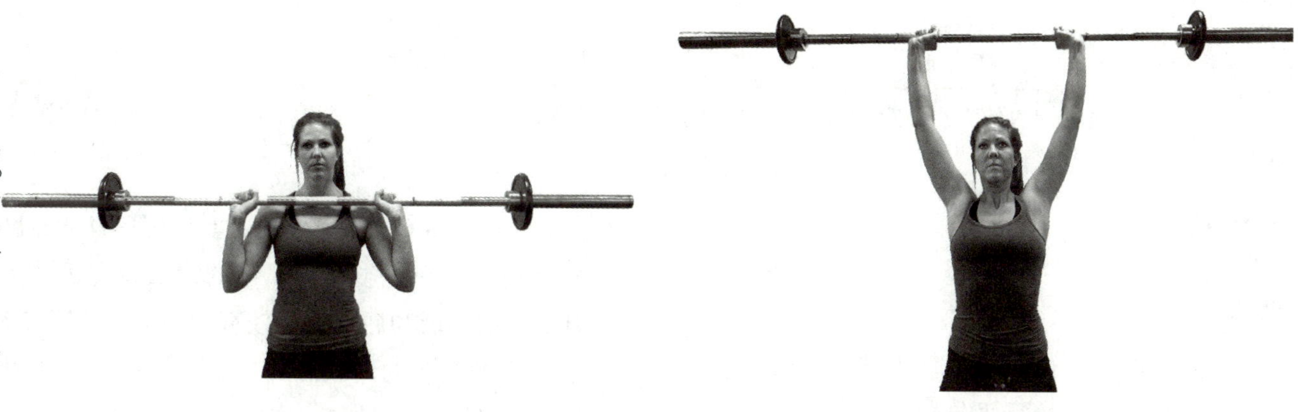

Courtesy of R.T. Floyd (left, right)

A　　B

图12.6　杠铃推举。A.起始位置；B.举起位置

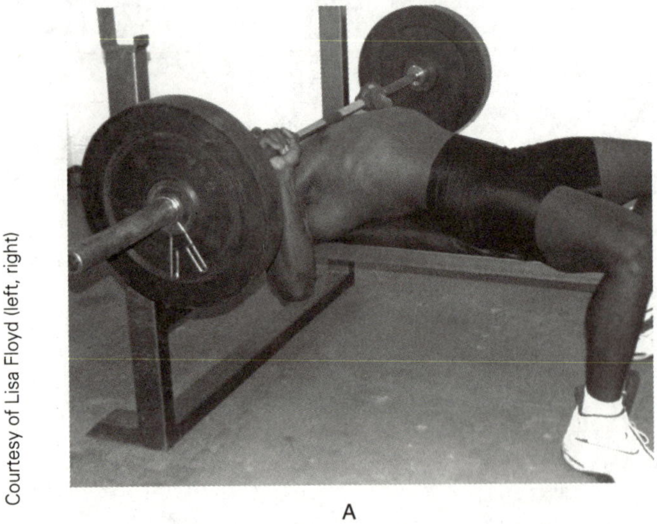

A

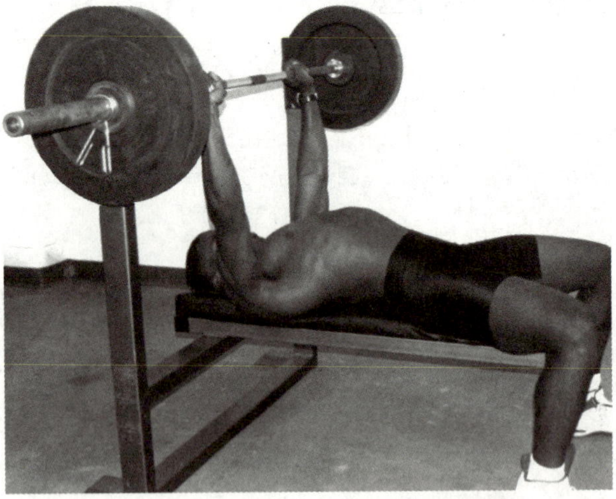

B

图12.7　胸推（仰卧推举）。A.起始位置；B.举起位置

表12.6 胸推（仰卧推举）

关节	举起向上阶段		放下至起始位阶段	
	动作	主动肌	运动	主动肌
手及腕部	屈曲*	腕部、腕掌关节、指间关节屈肌(等长收缩) 桡侧腕屈肌 尺侧腕屈肌 掌长肌 指深屈肌 指浅屈肌 拇长屈肌	屈曲*	腕部、腕掌关节、指间关节屈肌(等长收缩) 桡侧腕屈肌 尺侧腕屈肌 掌长肌 指深屈肌 指浅屈肌 拇长屈肌
肘关节	伸展	伸肘肌群 肱三头肌 肱肌	屈曲	伸肘肌群（离心收缩） 肱三头肌 肱肌
肩关节	屈曲及水平内收	肩部屈曲及水平内收肌群 胸大肌 三角肌前束 喙肱肌 肱二头肌	伸展及水平外展	肩部屈曲及水平内收肌群（离心收缩） 胸大肌 三角肌前束 喙肱肌 肱二头肌
肩带	外展	肩带外展肌群 前锯肌 胸小肌	内收	肩带外展肌群（离心收缩） 前锯肌 胸小肌

*腕关节通过腕伸肌（尺骨伸肌、长桡伸肌和短桡伸肌）的等长收缩保持轻微伸展的位置，以促进手指在抓握杆时更有效地屈曲。

引体向上（上拉）

描述

受试者抓住单杠或梯子，手掌远离脸部（图12.8）。从单杆上的悬垂位置开始，受试者向上拉，直到下巴超过单杠（图12.8 B），然后回到起始位置（图12.8 C）。引体向上时抓握单杠的宽度对肩部动作有一定影响。较窄的握法允许盂肱关节有更多的伸展和屈曲，而较宽的握法，如图12.8所示，需要更多的内收和外展。关于引体向上涉及的肌肉详情，见表4.2、表5.3、表6.2和表7.2。

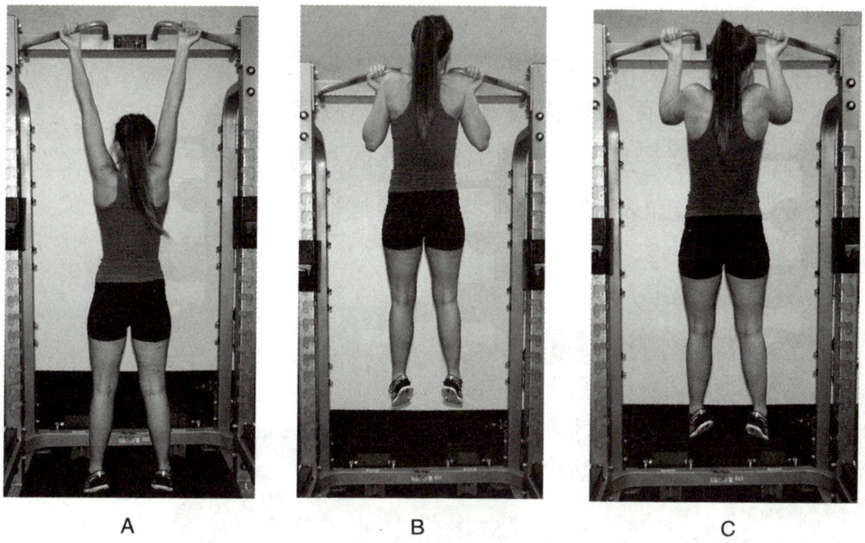

Courtesy of R.T. Floyd (all)

图12.8 引体向上。A.手臂悬挂；B.下巴位于把手上方；C.屈曲的手臂向上或向下悬挂

分析

将这个闭链运动分为两个阶段进行分析：①上拉到下巴的位置；②下降到起始位置（表12.7）。

背部下拉（颈前下拉）

描述

受试者从坐姿开始，向上抬起并抓住单杠（图12.9 A），将单杠向下拉至下巴下方（图12.9 B），

表 12.7 引体向上（上拉）

关节	上拉至下巴阶段		放下至起始位阶段	
	运动	主动肌	运动	主动肌
手及腕部	屈曲*	腕部、腕掌关节、指间关节屈肌（等长收缩） 桡侧腕屈肌 尺侧腕屈肌 掌长肌 指深屈肌 指浅屈肌 拇长屈肌	屈曲	腕部、腕掌关节、指间关节屈肌（等长收缩） 桡侧腕屈肌 尺侧腕屈肌 掌长肌 指深屈肌 指浅屈肌 拇长屈肌
肘关节	屈曲	屈肘肌群 肱二头肌 肱肌 肱桡肌	伸展	屈肘肌群（离心收缩） 肱二头肌 肱肌 肱桡肌
肩关节	内收	肩部内收肌群 胸大肌 三角肌后束 背阔肌 大圆肌 肩胛下肌	外展	肩部内收肌群（离心收缩） 胸大肌 三角肌后束 背阔肌 大圆肌 肩胛下肌
肩带	内收、下沉及下旋	肩带内收、下沉及下旋肌群 斜方肌（下束和中束） 胸小肌 菱形肌	上抬、外展及上旋	肩带内收、下沉及下旋肌群（离心收缩） 斜方肌（下束和中束） 胸小肌 菱形肌

*腕关节通过腕伸肌(尺骨伸肌、长桡伸肌和短桡伸肌)的等长收缩来保持轻微的伸展，以促进手指在抓握杆时更活跃地弯曲。

然后慢慢回到起始位置。抓握单杠的宽度在一定程度上影响肩膀的动作。较窄的握法可以使盂肱关节更多伸展和屈曲，然而较宽的握法比较常见，如图12.9所示，需要更多的内收和外展。表4.2、表5.3、表6.2和表7.2详细列出了这项运动中用到的肌肉。

分析

该开链运动分为两个阶段进行分析：①下拉到下巴位置；②返回到起始位置（表12.8）。

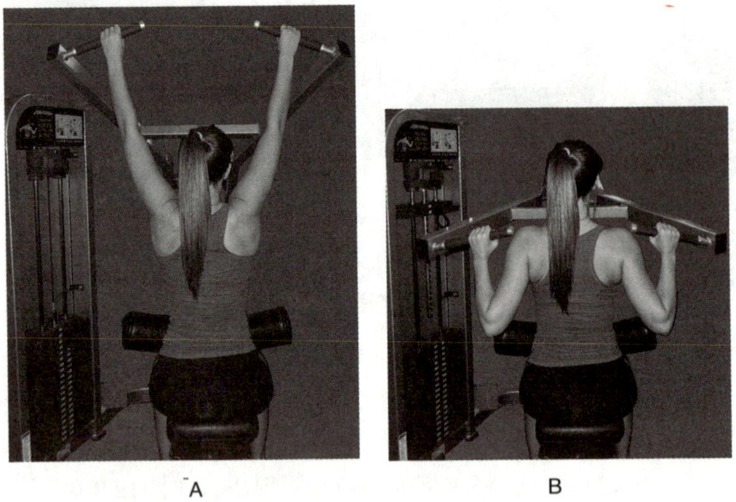

图12.9 背部下拉（颈前下拉），A.起始位置；B.下拉位置

表12.8 背部下拉（颈前下拉）

关节	下拉至下巴下方阶段		返回至起始位阶段	
	运动	主动肌	运动	主动肌
手及腕部	屈曲*	腕部、腕掌关节、指间关节屈肌（等长收缩） 桡侧腕屈肌 尺侧腕屈肌 掌长肌 指深屈肌 指浅屈肌 拇长屈肌	屈曲	腕部、腕掌关节、指间关节屈肌（等长收缩） 桡侧腕屈肌 尺侧腕屈肌 掌长肌 指深屈肌 指浅屈肌 拇长屈肌
肘部	屈曲	屈肘肌群 肱二头肌 肱肌 肱桡肌	伸展	屈肘肌群（离心收缩） 肱二头肌 肱肌 肱桡肌
肩部	内收	肩部内收肌群 胸大肌 背阔肌 大圆肌 肩胛下肌	外展	肩部内收肌群（离心收缩） 胸大肌 背阔肌 大圆肌 肩胛下肌
肩带	内收、下沉及下旋	肩带内收、下沉及下旋肌群 斜方肌（下束和中束） 胸小肌 菱形肌	上抬、外展及上旋	肩带内收、下沉及下旋肌群（离心收缩） 斜方肌（下束和中束） 胸小肌 菱形肌

*腕关节通过腕伸肌(尺骨伸肌、长桡伸肌和短桡伸肌)的等长收缩来保持轻微的伸展，以促进手指在抓握杆时更有效地屈曲。

俯卧撑

描述

受试者俯卧在地板上，双腿并拢，手掌触地，双手向前伸出，自然落在肩下方（图12.10 A）。保持背部和腿部在一条直线上，受试者将身体撑起，然后返回到起始位置（图12.10 B）。

俯卧撑是一种全面的身体锻炼，因为颈椎、腰椎、髋部、膝关节、脚踝和足部的肌肉在等长收缩，以稳定各自的区域。表12.9分析中只包括上肢肌肉。表4.2、表5.3、表6.2和表7.2提供了与俯卧撑相关的其他上肢肌肉。

分析

将这个闭链运动分为两个阶段进行分析：①推起至最高点；②下降至起始位置（表12.9）。

仰卧起坐和俯卧撑是肩部复合体、肩带、肩关节、肘关节、腕和手的极佳运动。使用自由举重、器械和其他体能训练有助于增强这部分身体的力量和耐力。

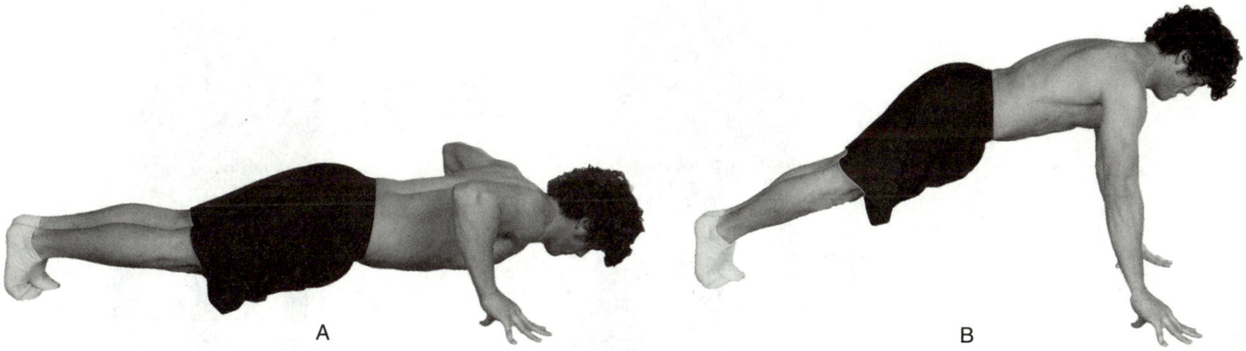

图12.10　俯卧撑。A.开始位置；B.上升位置

表12.9　俯卧撑

关节	向上推起阶段		下降至起始位阶段	
	运动	主动肌	运动	主动肌
手及腕部	屈曲	腕部、腕掌关节、指间关节屈肌（等长收缩） 桡侧腕屈肌 尺侧腕屈肌 掌长肌 指深屈肌 指浅屈肌 拇长屈肌	屈曲	腕部、腕掌关节、指间关节屈肌（等长收缩） 桡侧腕屈肌 尺侧腕屈肌 掌长肌 指深屈肌 指浅屈肌 拇长屈肌
肘部	伸展	伸肘肌群 肱三头肌 肱肌	屈曲	伸肘肌群（离心收缩） 肱三头肌 肱肌
肩部	水平内收	肩部水平内收肌群 胸大肌 三角肌前束 肱二头肌 喙肱肌	水平外展	肩部水平内收肌群（离心收缩） 胸大肌 三角肌前束 肱二头肌 喙肱肌
肩带	外展	肩带外展肌群 前锯肌 小圆肌	内收	肩带外展肌群（离心收缩） 前锯肌 小圆肌

俯身哑铃划船

描述

这种开链运动也可以在俯卧位进行，因此有时被称为俯卧哑铃划船。受试者跪在长凳上或趴在桌子上，使所涉及的手臂不接触地面（图12.11 A）。跪姿时，受试者用对侧手臂支撑身体。哑铃握在手里，手臂和肩膀保持与地板垂直。受试者从这个位置上肢带骨内收，肩关节水平外展（图12.11 B），然后将哑铃缓慢降低到起始位置。表4.2、表5.3、表6.2和表7.2提供了更多关于此练习中使用的肌肉的详细信息。

分析

这个练习分为两个阶段进行分析：①上拉到水平外展位置；②下降到起始位置（表12.10）。

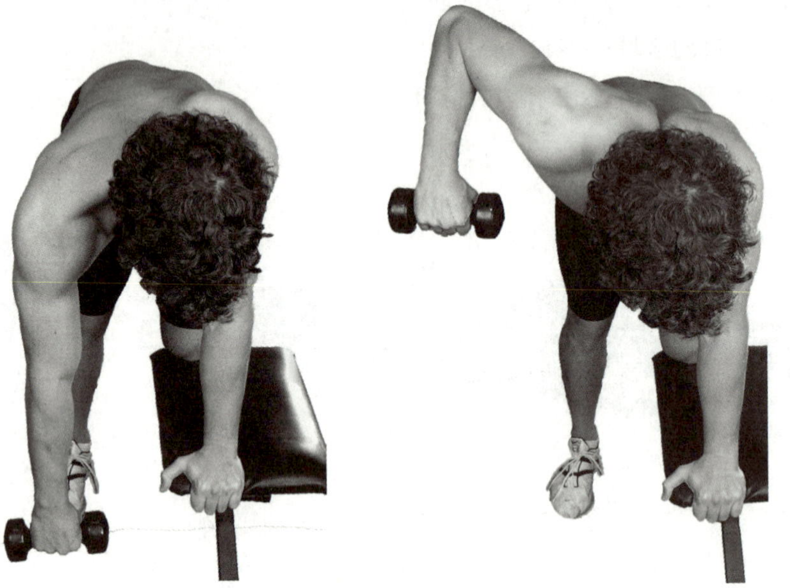

图12.11　俯身哑铃划船。A.起始位置；B.上拉位置

表12.10　俯身哑铃划船

关节	向上拉起至水平外展位阶段		放下至起始位阶段	
	运动	主动肌	运动	主动肌
手部	屈曲*	腕掌关节、指间关节屈曲肌群（等长收缩） 指深屈肌 指浅屈肌 拇长屈肌	屈曲	腕掌关节、指间关节屈曲肌群（等长收缩） 指深屈肌 指浅屈肌 拇长屈肌
肘部	屈曲	当上臂与地平行时受重力影响而被动屈曲	伸展	当手臂与地垂直时受重力影响而被动伸展
肩部	水平外展	肩关节水平外展肌群 三角肌后束 肩胛下肌 小圆肌 背阔肌	水平内收	肩关节水平外展肌群（离心收缩） 三角肌后束 肩胛下肌 小圆肌 背阔肌
肩带	内收	肩带内收肌群 斜方肌(下束及中束) 菱形肌	外展	肩带内收肌群（离心收缩） 斜方肌(下束及中束) 菱形肌

*腕关节通过腕关节伸肌(尺骨伸肌、长桡伸肌和短桡伸肌)的等长收缩来保持轻微的伸展，以便在握紧哑铃时更有效地屈曲手指。

卷腹

描述

受试者仰卧，前臂交叉在胸前，膝关节屈曲约90°，双脚分开与髋同宽。髋和膝以这种方式来减少髋屈肌的长度，从而减少它们对卷腹动作的作用。

受试者将躯干屈曲至卷曲位，将躯干向右旋转，并将左肘指向右骨盆（髂前上棘），然后回到起始位置。在下一次重复时，受试者应该向左旋转，而不是向右旋转，以达到肌肉的平衡发展（图12.12）。

分析

这一开链运动分为四个阶段进行分析：①躯干屈曲到卷曲的位置；②左右旋转的阶段；③返回到卷曲位置；④返回到起始点位置（表12.11）。

交替俯卧伸展

描述

受试者俯卧，脸朝下，肩膀完全屈曲，放松

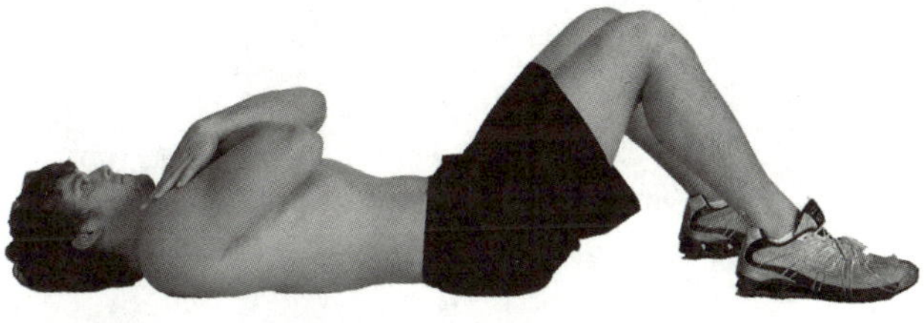

A

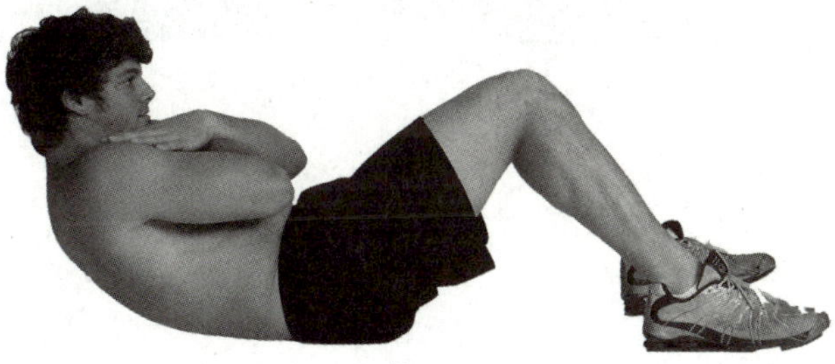

B

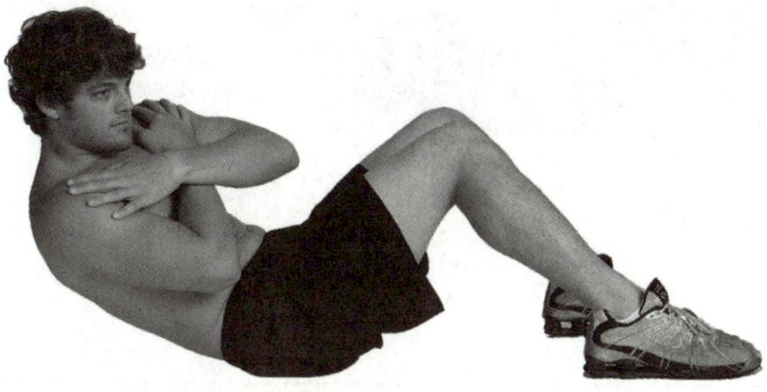

C

图12.12　卷腹。A.开始放松位置；B.躯干弯曲到卷曲位置；C.躯干弯曲和右旋转卷曲位置

表12.11　卷腹

关节	躯干屈曲向上阶段		旋转至左/右侧阶段		回到卷曲阶段		回到起始位置	
	运动	主动肌	运动	主动肌	运动	主动肌	运动	主动肌
颈椎	屈曲	颈椎屈曲肌 胸锁乳突肌	保持颈椎屈曲	颈椎屈曲肌（等长收缩） 胸锁乳突肌	保持颈椎屈曲	颈椎屈曲肌（等长收缩） 胸锁乳突肌	伸展	颈椎屈曲肌（离心收缩） 胸锁乳突肌
躯干	屈曲	躯干屈曲肌群 腹直肌 腹外斜肌 腹内斜肌	腰部右旋	腰部右旋肌群 （右侧）腹直肌 （左侧）腹外斜肌 （右侧）腹内斜肌 （右侧）竖脊肌	腰部左旋至中立位	腰部右旋肌群（离心收缩） （右侧）腹直肌 （左侧）腹外斜肌 （右侧）腹内斜肌 （右侧）竖脊肌	伸展	躯干屈曲肌群（离心收缩） 腹直肌 腹外斜肌 腹内斜肌
髋关节	屈曲	屈髋肌群 髂腰肌 股直肌 耻骨肌	保持髋部屈曲	屈髋肌群（等长收缩） 髂腰肌 股直肌 耻骨肌	保持髋部屈曲	屈髋肌群（等长收缩） 髂腰肌 股直肌 耻骨肌	伸展	屈髋肌群（离心收缩） 髂腰肌 股直肌 耻骨肌

地置于身体前面。头部、上躯干、右上肢和左下肢从地板上抬起。膝保持完全伸展。然后返回到起始位置。在下一次重复时，头部、上躯干、左上肢和右下肢从地板上抬起（图12.13）。

分析

该开链运动分为两个阶段进行分析：①提升阶段，将右上肢和左下肢抬离地面；②降低阶段回到起始位置（表12.12）。

深蹲

描述

受试者将杠铃放在颈后的肩上，用手掌向前的姿势抓住杠铃。受试者蹲下来，屈曲髋部，同时保持脊柱正直，直到大腿与地面平行才可停止。然后返回到起始位置。膝关节超过脚尖的练习是不正确的，这大大增加了受伤的风险。在这

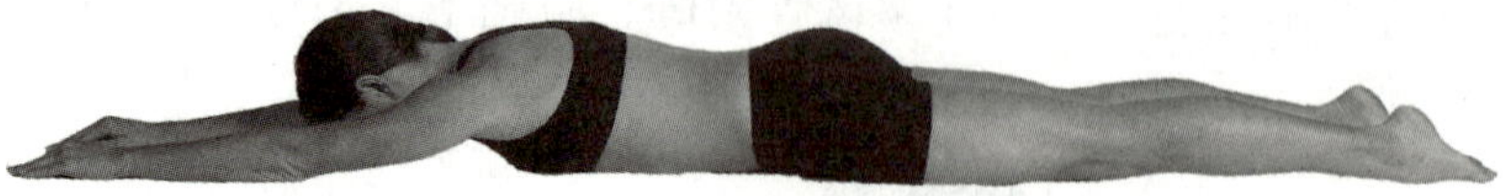

A

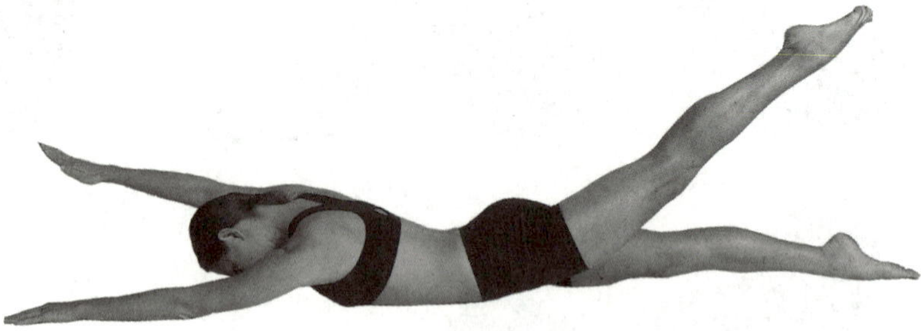

B

图12.13 交替俯卧伸展。A.放松位置；B.上升位置

表12.12 交替俯卧伸展

关节	上肢和下肢抬离地面阶段		放下至放松阶段	
	动作	主动肌	动作	主动肌
肩部	屈曲	肩关节屈曲肌群 胸大肌(锁骨头或上束) 三角肌 喙肱肌 肱二头肌	伸展	肩关节屈曲肌群（离心收缩） 胸大肌(锁骨头或上束) 三角肌 喙肱肌 肱二头肌
肩部带	内收	肩带内收肌群 斜方肌 菱形肌	外展	肩带内收肌群（离心收缩） 斜方肌 菱形肌
躯干	伸展	躯干伸展肌群 竖脊肌 夹肌 腰方肌	屈曲（回到中立位）	躯干及颈椎伸展肌群（离心收缩） 竖脊肌 夹肌 腰方肌
髋	伸展	伸髋肌群 臀大肌 半腱肌 半膜肌 股二头肌	屈曲（回到中立位)	伸髋肌群（离心收缩） 臀大肌 半腱肌 半膜肌 股二头肌

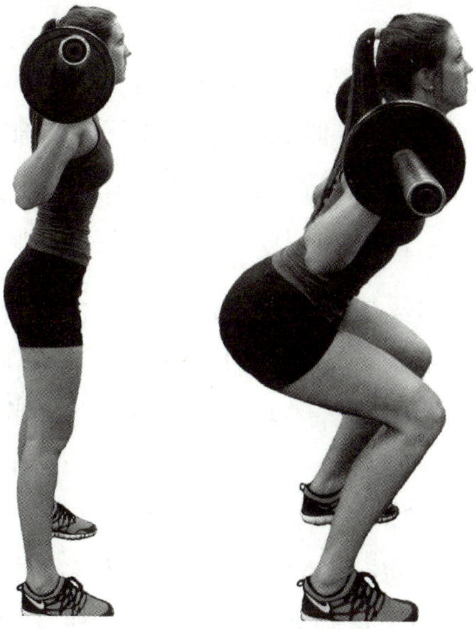

图12.14　深蹲。A.开始位置；B.下蹲位置

个练习过程中要注意确保小腿尽可能保持垂直于地面。

双脚平行，下肢轻微外旋。膝应朝向足尖方向，而不是在脚的垂直平面的前面、中间或外面。运动时腰椎屈曲，这可能会导致腰背问题。在这项运动中，伸肌更多地用作下背部的等长稳定肌，以保持前屈位，而髋关节、膝关节伸肌及踝跖屈肌执行起身的作用（图12.14）。

分析

将这一闭链运动分为两个阶段进行分析：①下降到蹲位阶段；②上升到起始位置阶段（表12.13）。注意：假设肩关节、肩带、手腕、手、背部或足部不会发生任何运动，尽管这些部位需要等长肌肉活动来保持适当的位置。

硬拉

描述

受试者以髋部、膝关节弯曲和脚踝背屈的姿势开始，保持手臂、腿和背部伸直，并抓住地板上的杠铃。然后通过伸展髋部来达到站立的姿势。这种运动如果做得不正确则会导致腰椎屈曲，可能会导致腰背问题。与深蹲类似，在这项练习中，腰伸肌更多地被作为下背部的等长稳定肌，而髋伸肌则承担了大部分的动力（图12.15）。

表12.13　深蹲

关节	下蹲阶段		起身回原位阶段	
	动作	主动肌	动作	主动肌
躯干	保持伸展	躯干伸展肌群（等长收缩） 竖脊肌（骶棘肌） 腰方肌	保持伸展	躯干伸展肌群 (等长收缩) 竖脊肌 (骶棘肌) 腰方肌
髋	屈曲	伸髋肌群（离心收缩） 臀大肌 半膜肌 半腱肌 股二头肌	伸展	伸髋肌群 臀大肌 半膜肌 半腱肌 股二头肌
膝	屈曲	伸膝肌群（离心收缩） 股直肌 股内侧肌 股中间肌 股外侧肌	伸展	伸膝肌群 股直肌 股内侧肌 股中间肌 股外侧肌
踝	背屈	跖屈肌群（离心收缩） 腓肠肌 比目鱼肌	跖屈	跖屈肌群 腓肠肌 比目鱼肌

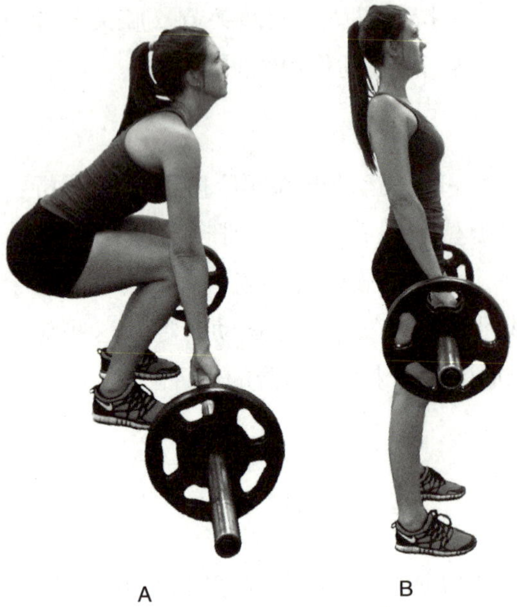

图12.15　硬拉。A.开始时屈髋屈膝位置；B.结束时伸髋伸膝位置

分析

这一闭链运动分为两个阶段进行分析：①上升到髋关节、膝关节伸展位置；②下降到髋关节、膝关节屈曲起始位置（表12.14）。

等长收缩练习（静力训练）

等长收缩训练是一种肌肉活动，在这种运动中，肌群的收缩很少或没有肌肉缩短。虽然在整体力量增益方面不如等张收缩有效，但等长收缩是在有限的运动范围内建立和保持肌肉力量的有效方法。

尽管等长收缩有不同的方法，但大多数权威人士都同意，为了达到训练效果，等长收缩应该保持7~10秒。

表12.14　硬拉

关节	举起至伸髋伸膝位阶段		放下至屈髋屈膝位阶段	
	动作	主动肌	动作	主动肌
手及腕部	屈曲*	腕部、腕掌关节、指间关节屈肌（等长收缩） 桡侧腕屈肌 尺侧腕屈肌 掌长肌 指深屈肌 指浅屈肌 拇长屈肌	屈曲	腕部、腕掌关节、指间关节屈肌（等长收缩） 桡侧腕屈肌 尺侧腕屈肌 掌长肌 指深屈肌 指浅屈肌 拇长屈肌
躯干	保持伸展	躯干伸展肌群 (等长收缩) 竖脊肌 (骶棘肌) 腰方肌	保持伸展	躯干伸展肌群 (等长收缩) 竖脊肌 (骶棘肌) 腰方肌
髋	伸展	伸髋肌群 臀大肌 半膜肌 半腱肌 股二头肌	屈曲	伸髋肌群(离心收缩) 臀大肌 半膜肌 半腱肌 股二头肌
膝	伸展	伸膝肌群(股四头肌) 股直肌 股内侧肌 股中间肌 股外侧肌	屈曲	伸膝肌群(股四头肌) (离心收缩) 股直肌 股内侧肌 股中间肌 股外侧肌
踝	跖屈	跖屈肌群 腓肠肌 比目鱼肌	背屈	跖屈肌群 (离心收缩) 腓肠肌 比目鱼肌

注意：肩关节和肩带的轻微运动没有被分析。*腕关节伸肌（尺骨伸肌、长桡伸肌和短桡伸肌）的等长收缩，使腕部处于轻微伸展的位置，以便手指更有效地抓握杠铃。

腹肌收缩

描述

受试者在没有躯干或臀部运动的情况下，尽可能强烈地收缩腹前区域的肌肉。这种练习可以在坐姿、站立或仰卧位进行（图12.16）。在某种程度上，收缩时间越长（以秒为单位），锻炼的价值就越大。

分析

腹肌（包括腹直肌、腹外斜肌、腹内斜肌、腹横肌）收缩。

划船运动

描述

受试坐在一个可移动的座位上，膝部和髋部屈曲，靠近胸部。手臂向前伸，抓住一根单杠。当手臂被拉向胸部时，双腿用力伸展。然后腿和手臂回到起始位置（图12.17）。

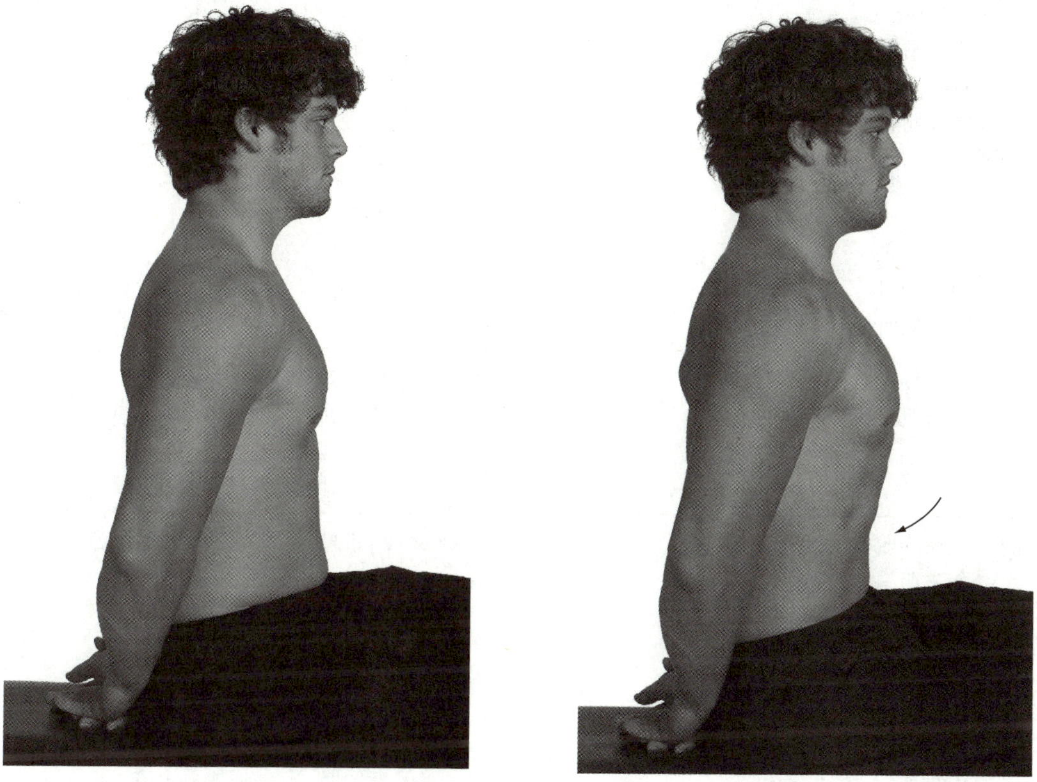

A　B

图12.16　腹肌收缩。A.开始位置；B.收缩位置

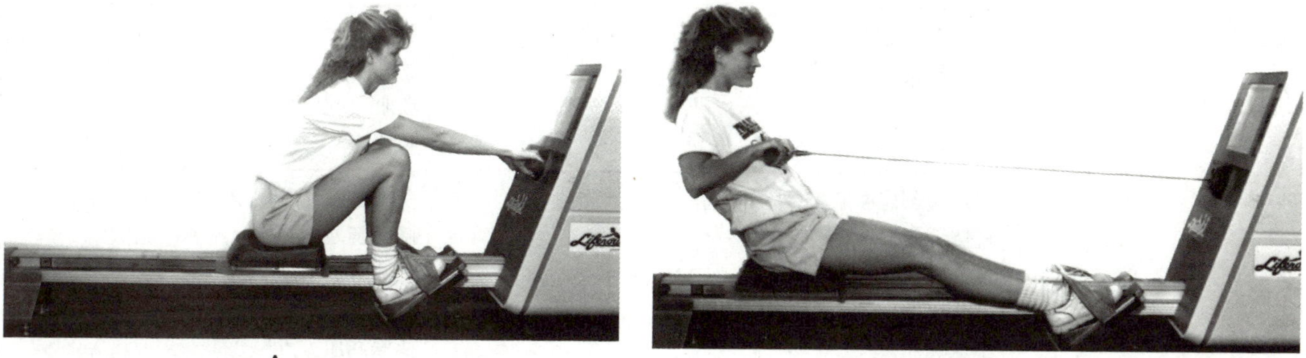

A　B

图12.17　划船运动。A.开始位置； B.运动

分析

这种闭链运动分为两种动作进行分析：①手臂拉向胸、腿，同时膝和髋部伸展阶段；②回到起始位置阶段（表12.15）。

表12.15　划船运动

关节	手臂拉/双腿蹬阶段		回到起始位阶段	
	动作	主动肌	动作	主动肌
脚及踝部	跖屈	踝跖屈肌群 腓肠肌 比目鱼肌	背屈	踝背屈肌群 胫骨前肌 踇长伸肌 趾长伸肌 第三腓骨肌
膝	伸展	股四头肌（伸膝肌群） 股直肌 股内侧肌 股中间肌 股外侧肌	屈曲	屈膝肌群（腘绳肌） 股二头肌 半腱肌 半膜肌
髋	伸展	股四头肌（伸膝肌群） 股直肌 股内侧肌 股中间肌 股外侧肌	屈曲	屈髋肌群 髂腰肌 股直肌 耻骨肌
躯干	伸展	躯干伸展肌群 竖脊肌	屈曲	躯干屈曲肌群 腹直肌 腹内斜肌 腹外斜肌
肩带	内收、下旋及下沉	肩带内收、下旋及下沉肌群 斜方肌（下束） 菱形肌 胸小肌	外展、上旋及上抬	肩带外展、上旋及上抬肌群（离心收缩） 斜方肌（下束） 菱形肌 胸小肌
肩关节	伸展	肩关节伸展肌群 背阔肌 大圆肌 三角肌后束 小圆肌 肩胛下肌	屈曲	肩部关节伸展肌群（离心收缩） 背阔肌 大圆肌 三角肌后束 小圆肌 肩胛下肌
肘关节	屈曲	肘关节屈曲肌群 肱二头肌 肱肌 肱桡肌	伸展	肘关节屈曲肌群（离心收缩） 肱二头肌 肱肌 肱桡肌
手及腕部	屈曲	手及腕部屈曲肌群(等长收缩) 桡侧腕屈肌 尺侧腕屈肌 掌长肌 指深屈肌 指浅屈肌 拇长屈肌	屈曲	手及腕部屈曲肌群（等长收缩） 桡侧腕屈肌 尺侧腕屈肌 掌长肌 指深屈肌 指浅屈肌 拇长屈肌

复习题

1.选择、描述并全面分析任意五种运动。

2.收集、分析和评估报纸、杂志、互联网上或电视上出现的练习。

3.准备一套运动，以确保身体所有大肌群都能得到训练。

4.从练习题本中选择练习题进行分析。

5.选择一种典型的运动，在课堂上和同学们分析。

6.分析你的体育老师、教练和运动指导所教的体能训练。

7.选择一项运动（篮球或其他任何运动），运用超负荷原则进行锻炼，写出该项运动中用到的所有大型肌群。

8.讨论你将如何教和训练那些不会做仰卧起坐的男孩和女孩来学习做仰卧起坐和俯卧撑。

9.男孩和女孩是否应该尝试做仰卧起坐和俯卧撑，他们的肩部是否有足够的力量？

10.与双手平放在地板上的俯卧撑相比，做指尖俯卧撑有什么好处？

11.准备一份在本章中没有列出的动作来锻炼上肢、下肢和脊柱肌肉。把动作分为开链和闭链运动。

12.考虑身体在不同的位置，做相同的动作时产生的肌肉变化。例如，站立、仰卧和俯卧时的腰椎伸展。

实践练习

1.观察使用游乐场设备的儿童。对他们正在参与活动的肌肉进行分析。

2.参观校园内的设施，那里有各种健身器材。分析每台机器可以做的练习，并对每项运动进行肌肉分析。

3.做仰卧起坐和俯卧撑来确定你肩部的力量和肌肉耐力。

4.站在离墙稍远一点的地方，双臂放在身体两侧，双手朝前，与肩同高。在进行下一个动作之前，先完成下面的每一个动作。完成后，你应该将手掌放在肩膀正前方，试图与墙壁接触。肘关节完全伸展，肩关节屈曲90°，盂肱关节屈曲至90°，肘关节完全伸展，手腕伸展到70°，肩胛骨充分前伸。

分析肩胛骨、盂肱关节、肘部和手腕的运动和肌肉，包括每种肌肉每次运动的收缩类型。

5.面对墙，站在离墙15 cm的地方。双手放在与肩同高的墙上，鼻子和胸部靠墙。保持你的手掌在墙上的姿势，像俯卧撑一样慢慢地把你的身体从墙上推开，直到你的胸部离墙尽可能远，而不要把手掌从墙上移开。分析肩胛骨、盂肱关节、肘关节和手腕，包括每种肌肉每次运动的收缩类型。

6.问题4和问题5中的两个练习有什么不同？你能像在问题4中那样一步一步地完成问题5中的动作吗？

7.仰卧在桌子上，膝关节弯曲，髋关节屈曲90°，脚踝保持90°（中立位）。将每个关节伸直，直到膝完全伸直，髋关节屈曲10°，踝关节跖屈10°，依次做以下动作：全膝关节伸展，髋关节伸展至中立位10°以内，足底弯曲至10°。

分析髋部、膝关节和脚踝的运动和肌肉。

8.背部和臀部靠在光滑的墙壁上，双脚与肩同宽，脚跟与墙壁之间约30 cm。保持双脚适当位置，髋部和膝关节屈曲约90°，使大腿与地面平行。双脚保持在适当的位置，慢慢地把你的背部和臀部在墙上向上滑动，直到你的臀部尽可能地远离地面而不移动你的脚。分析臀部、膝关节和脚踝的运动和肌肉。

9.问题7和问题8中的两个练习有什么不同？你能像在问题7中做的那样一步一步地完成问题8中的动作吗？

10.运动分析表

分析表中的每一项练习。填写练习过程中主动活动的每个关节。不用填写没有活动的关节。					
运动	阶段	产生动作的关节	产生动作的力（肌肉或重力）	阻止动作的力（肌肉或重力）	功能性肌群，收缩类型
杠铃推举(过头或硬推)	举起阶段				
	放下阶段				
胸部推举(仰卧推举)	举起阶段				
	放下阶段				
引体向上	拉起阶段				
	放下阶段				
背部下拉（颈前下拉）	下拉阶段				
	返回阶段				

续表

运动	阶段	产生动作的关节	产生动作的力（肌肉或重力）	阻止动作的力（肌肉或重力）	功能性肌群，收缩类型
俯卧撑	推起阶段				
	下降阶段				
俯身哑铃划船（俯卧划船）	拉起阶段				
	放下阶段				
卷腹	躯干屈曲至卷起阶段				
	旋转至右侧阶段				
	返回至卷起阶段				
	返回至起始位阶段				

续表

运动	阶段	产生动作的关节	产生动作的力（肌肉或重力）	阻止动作的力（肌肉或重力）	功能性肌群，收缩类型
交替俯卧伸展	举起阶段				
	放下阶段				
深蹲	放下阶段				
	举起阶段				
硬拉	举起阶段				
	放下阶段				

续表

运动	阶段	产生动作的关节	产生动作的力（肌肉或重力）	阻止动作的力（肌肉或重力）	功能性肌群，收缩类型
划船动作	手臂拉/双腿推阶段				
	回到起始位阶段				

参考文献

Adrian M: Isokinetic exercise, *Training and Conditioning* 1:1, June 1991.

Altug Z, Hoffman JL, Martin JL: *Manual of clinical exercise testing, prescription and rehabilitation*, Norwalk, CT, 1993, Appleton & Lange.

Andrews JR, Zarins B, Wilk KE: *Injuries in baseball*, Philadelphia, 1998, Lippincott-Raven.

Andrews JR, Wilk KE, Harrelson GL: *Physical rehabilitation of the injured athlete*, ed 3, Philadelphia, 2004, Saunders.

Booher JM, Thibodeau GA: *Athletic injury assessment*, ed 4, Dubuque, IA, 2000, McGraw-Hill.

Ellenbecker TS, Davies GJ: *Closed kinetic chain exercise: a comprehensive guide to multiple-joint exercise*, Champaign, IL, 2001, Human Kinetics.

Fahey TD: *Athletic training: principles and practices*, Mountain View, CA, 1986, Mayfield.

Fleck SJ: Periodized strength training: a critical review, *Journal of Strength and Conditioning Research*, 13(1):82–89, 1999.

Geisler P: Kinesiology of the full golf swing—implications for intervention and rehabilitation, *Sports Medicine Update* 11(2):9, 1996.

Hamilton N, Weimer W, Luttgens K: *Kinesiology: scientific basis of human motion*, ed 12, New York, 2012, McGraw-Hill.

Houglum PA, Bertoti DB: *Brunstom's clinical kinesiology*, ed 6, Philadelphia, 2012, FA Davis.

Logan GA, McKinney WC: *Anatomic kinesiology*, ed 3, New York, 1982, McGraw-Hill.

Matheson O, et al.: Stress fractures in athletes, *American Journal of Sports Medicine* 15:46, January–February 1987.

National Strength and Conditioning Association; Baechle TR, Earle RW: *Essentials of strength training and conditioning*, ed 3, Champaign, IL, 2008, Human Kinetics.

Northrip JW, Logan GA, McKinney WC: *Analysis of sport motion: anatomic and biomechanic perspectives*, ed 3, New York, 1983, McGraw-Hill.

Powers SK, Howley ET: *Exercise physiology: theory and application of fitness and performance*, ed 9, New York, 2015, McGraw-Hill.

Prentice WE: *Rehabilitation techniques in sports medicine*, ed 5, New York, 2011, McGraw-Hill.

Steindler A: *Kinesiology of the human body*, Springfield, IL, 1970, Charles C Thomas.

Torg JS, Vegso JJ, Torg E: *Rehabilitation of athletic injuries: an atlas of therapeutic exercise*, Chicago, 1987, Year Book.

Wilk KE, Reinold MM, Andrews JR, eds: *The athlete's shoulder*, ed 2, Philadelphia, 2009, Churchill Livingstone Elsevier.

Wirhed R: *Athletic ability and the anatomy of motion*, ed 3, St. Louis, 2006, Mosby Elsevier.

实践练习表

可用于课堂作业、课外作业和测试，请撕下并使用这张表。

练习表1

列出每个关节的动作，当受试者在做垂直划船时举起重物，然后放下重物。对于每个关节的运动，列出主要负责的肌肉，并分别用“C”“E”或“I”表示它们是向心收缩、离心收缩，还是等长收缩。

举起阶段		
关节	动作	肌肉
手		
腕部		
肘部		
肩关节		
肩带		
放下阶段		
腕部		
肘部		
肩关节		
肩带		

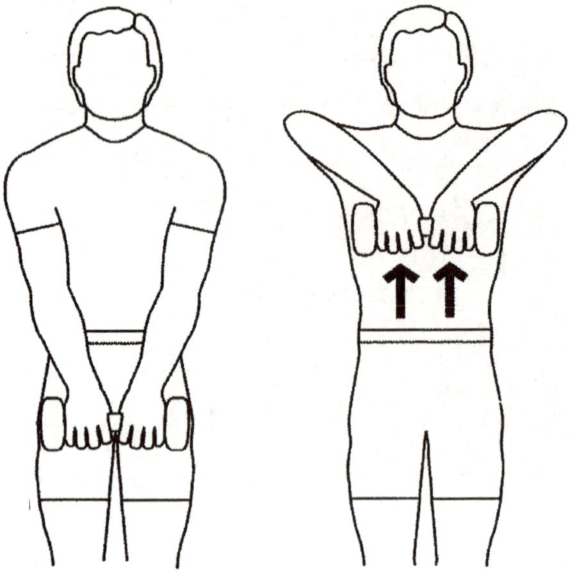

练习表2

列出受试者在做双杠撑时身体每个关节发生的动作。对于每个关节的运动，列出主要负责的肌肉，并分别用“C”“E”或“I”表示它们是向心收缩、离心收缩，还是等长收缩。

身体上升阶段		
关节	动作	肌肉
手		
腕部		
肘部		
肩关节		
肩带		
身体落下阶段		
腕部		
肘部		
肩关节		
肩带		

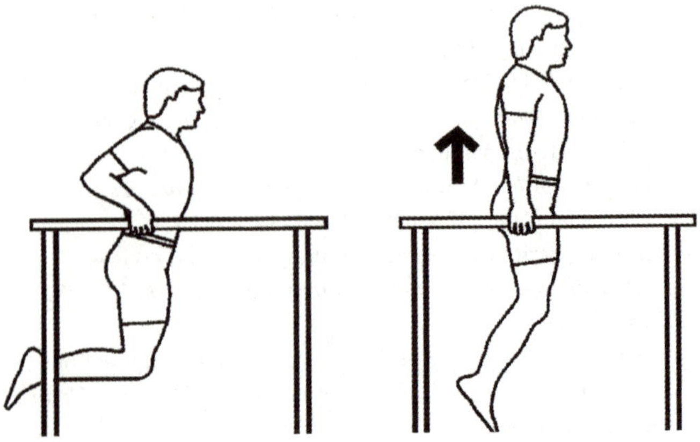

实践练习表

可用于课堂作业、课外作业和测试，请撕下并使用这张表。

运动技能分析表1

在下面的左栏中选择要分析的技能，并将其圈起来。列出每个关节在每个阶段的动作。你可能更愿意列出在站立阶段关节的初始位置。每次运动后，列出主要负责引起/控制这些运动或保持姿势的肌肉。在每个动作的每一块肌肉旁边标出以下收缩类型：I-等长收缩；C-向心收缩；E-离心收缩。

技能		关节	站立阶段	准备阶段	动作阶段	跟进阶段
棒球投掷		颈椎				
排球发球		腰椎				
网球发球		上肢带骨				
		肩关节				
垒球投掷		肘				
网球反手		桡腕关节				
击打	右	腕				
保龄球		手指				
		髋				
篮球罚球		膝				
踢足球		踝				
短距离冲刺		跗横关节/距下关节				
		脚趾				

实践练习表

可用于课堂作业、课外作业和测试，请撕下并使用这张表。

运动技能分析表2

在下面的左栏中选择要分析的技能，并将其圈起来。列出每个关节在每个阶段的动作。你可能更愿意列出在站立阶段关节的初始位置。每次运动后，列出主要负责引起/控制这些运动或保持姿势的肌肉。在每个动作的每一块肌肉旁边标出以下收缩类型：I–等长收缩；C–向心收缩；E–离心收缩。

<table>
<tr><th colspan="2">技能</th><th>关节</th><th>站立阶段</th><th>准备阶段</th><th>动作阶段</th><th>跟进阶段</th></tr>
<tr><td>棒球投掷</td><td rowspan="13">左</td><td>颈椎</td><td></td><td></td><td></td><td></td></tr>
<tr><td rowspan="2">排球发球</td><td>腰椎</td><td></td><td></td><td></td><td></td></tr>
<tr><td>上肢带骨</td><td></td><td></td><td></td><td></td></tr>
<tr><td>网球发球</td><td>肩关节</td><td></td><td></td><td></td><td></td></tr>
<tr><td>垒球投掷</td><td>肘</td><td></td><td></td><td></td><td></td></tr>
<tr><td>网球反手</td><td>桡腕关节</td><td></td><td></td><td></td><td></td></tr>
<tr><td>击打</td><td>腕部</td><td></td><td></td><td></td><td></td></tr>
<tr><td rowspan="2">保龄球</td><td>手指</td><td></td><td></td><td></td><td></td></tr>
<tr><td>髋</td><td></td><td></td><td></td><td></td></tr>
<tr><td>篮球罚球</td><td>膝</td><td></td><td></td><td></td><td></td></tr>
<tr><td>踢足球</td><td>踝</td><td></td><td></td><td></td><td></td></tr>
<tr><td rowspan="2">短距离冲刺</td><td>跗横关节/距下关节</td><td></td><td></td><td></td><td></td></tr>
<tr><td>脚趾</td><td></td><td></td><td></td><td></td></tr>
</table>

实践练习表

可用于课堂作业、课外作业和测试，请撕下并使用这张表。

技能分析表

运用本章和第八章所教的技巧，分析在某一特定运动或身体活动中，在每个运动阶段所使用的关节和肌肉。对于每个阶段，列出关节位置的起点和止点，以及发生在运动过程中某一角度时的关节运动。在相应栏目中列出使用的肌肉是向心收缩引起运动，还是离心收缩控制运动，还是等长收缩防止运动或保持姿势。对于可能出现的被动动作，在所有三种收缩类型上都加一个破折号。

运动技能分析表（虽然表中给出了六个阶段，但有些分析可能只需要两个或三个阶段。删除你不需要的单元格）				
介绍性段落和技能概述				
I.阶段名称，一般说明	在此栏描述关节的位置（角度）和活动。描述关节与上一阶段相比其位置和角度的变化		列出主动参与的肌肉（如有），并且标出是向心收缩（C）、离心收缩（E），还是等长收缩（I）。对于被动活动，用（P）标出	
	右侧	左侧	右侧	左侧
脚趾（跖趾关节、趾间关节、远端趾间关节）				
跗横关节/距下关节				
踝关节				
膝关节				
髋关节				
腰椎				
颈椎				
肩带				
盂肱关节				
肘关节				
桡尺关节				
腕部				
手指（掌指关节、指间关节、远端指间关节）				

II.阶段名称，一般说明	在此栏描述关节的位置（角度）和活动。描述关节与上一阶段相比其位置和角度的变化		列出主动参与的肌肉（如有），并且标出是向心收缩（C）、离心收缩（E），还是等长收缩（I）。对于被动活动，用（P）标出	
	右侧	左侧	右侧	左侧
脚趾（跖趾关节、趾间关节、远端趾间关节）				
跗横关节/距下关节				
踝关节				
膝关节				
髋关节				
腰椎				
颈椎				
肩带				
盂肱关节				
肘关节				
桡尺关节				
腕部				
手指（掌指关节、指间关节、远端指间关节）				
III. 阶段名称，一般说明	在此栏描述关节的位置（角度）和活动。描述关节与上一阶段相比其位置和角度的变化		列出主动参与的肌肉（如有），并且标出是向心收缩（C）、离心收缩（E），还是等长收缩（I）。对于被动活动，用（P）标出	
	右侧	左侧	右侧	左侧
脚趾（跖趾关节、趾间关节、远端趾间关节）				
跗横关节/距下关节				
踝关节				
膝关节				
髋关节				
腰椎				
颈椎				
肩带				
盂肱关节				
肘关节				
桡尺关节				
腕关节				
手指（掌指关节、指间关节、远端指间关节）				

续表

IV. 阶段名称，一般说明	在此栏描述关节的位置（角度）和活动。描述关节与上一阶段相比其位置和角度的变化		列出主动参与的肌肉（如有），并且标出是向心收缩（C）、离心收缩（E），还是等长收缩（I）。对于被动活动，用（P）标出	
	右侧	左侧	右侧	左侧
脚趾（跖趾关节、趾间关节、远端趾间关节）				
跗横关节/距下关节				
踝关节				
膝关节				
髋关节				
腰椎				
颈椎				
肩带				
盂肱关节				
肘关节				
桡尺关节				
腕关节				
手指（掌指关节、指间关节、远端指间关节）				
V. 阶段名称，一般说明	在此栏描述关节的位置（角度）和活动。描述关节与上一阶段相比其位置和角度的变化		列出主动参与的肌肉（如有），并且标出是向心收缩（C）、离心收缩（E），还是等长收缩（I）。对于被动活动，用（P）标出	
	右侧	左侧	右侧	左侧
脚趾（跖趾关节、趾间关节、远端趾间关节）				
跗横关节/距下关节				
踝关节				
膝关节				
髋关节				
腰椎				
颈椎				
肩带				
盂肱关节				
肘关节				
桡尺关节				
腕关节				
手指（掌指关节、指间关节、远端指间关节）				

VI. 阶段名称，一般说明	在此栏描述关节的位置（角度）和活动。描述关节与上一阶段相比其位置和角度的变化		列出主动参与的肌肉（如有），并且标出是向心收缩（C）、离心收缩（E），还是等长收缩（I）。对于被动活动，用（P）标出	
	右侧	左侧	右侧	左侧
脚趾（跖趾关节、趾间关节、远端趾间关节）				
跗横关节/距下关节				
踝关节				
膝关节				
髋关节				
腰椎				
颈椎				
肩带				
盂肱关节				
肘关节				
桡尺关节				
腕关节				
手指（掌指关节、指间关节、远端指间关节）				

附录1　全身关节的运动范围

关节	类型	运动	范围
胸锁关节	平面关节	前伸	15°
		后缩	15°
		上抬	45°
		下沉	5°
		上旋	45°
		下旋	5°
肩锁关节	鞍状关节	前伸、后缩	20° ~30° 旋转和滑动
		上抬、下沉	20° ~30° 旋转和滑动
		上旋、下旋	20° ~30° 旋转和滑动
肩胛胸壁关节	不是一个真正的解剖学概念上的关节，所有运动都依赖于肩锁关节和胸锁关节	外展、内收	25° 全范围
		上旋、下旋	60° 全范围
		上抬、下沉	55° 全范围
盂肱关节	球窝关节	屈曲	90° ~100°
		后伸	40° ~60°
		外展	90° ~95°
		内收	0° （躯干阻挡），75° （在身体前部朝向躯干前屈）
		内旋	70° ~90°
		外旋	70° ~90°
		水平外展	45°
		水平内收	135°
肘关节（肱桡关节）	屈戌关节	后伸	0°
		屈曲	145° ~150°
桡尺关节	滑车关节	旋后	80° ~90°
		旋前	70° ~90°
腕关节（主要是桡腕关节）	椭圆关节	屈曲	70° ~90°
		后伸	65° ~85°
		外展	15° ~25°
		内收	25° ~40°

续表

关节	类型	运动	范围
拇指腕掌关节	鞍状关节	屈曲	15° ~45°
		后伸	0° ~20°
		内收	0°
		外展	50° ~70°
拇指掌指关节	屈戌关节	屈曲	0°
		后伸	40° ~90°
拇指指间关节	屈戌关节	屈曲	80° ~90°
		后伸	0°
第二、第三、第四和第五掌指关节	椭圆关节	屈曲	0° ~40°
		后伸	85° ~100°
		外展	10° ~40°
		内收	10° ~40°
第二、第三、第四和第五近端指间关节	屈戌关节	后伸	90° ~120°
		屈曲	0°
第二、第三、第四和第五远端指间关节	屈戌关节	后伸	80° ~90°
		屈曲	0°
寰枕关节	椭圆关节	后伸	20°
		屈曲	10°
		侧屈	5°
寰枢关节	滑车（枢轴）关节	后伸	5°
		屈曲	10°
		环转	40°
C2~C7	滑动关节	后伸	45°
		屈曲	45°
		侧屈	45°
胸椎	滑动关节	后伸	30° ~35°
		屈曲	20° ~25°
		侧屈	25° ~30°
		环转	30° ~35°
腰椎	滑动关节	后伸	80°
		屈曲	20° ~30°
		侧屈	35°
		环转	45°

续表

关节	类型	运动	范围
髋（髋臼关节）	杵臼关节	后伸	130°
		屈曲	30°
		外展	35°
		内收	0° ~30°
		外旋	50°
		内旋	45°
膝（胫股关节） 要进行内/外旋运动，膝关节须屈曲20° 或更多	屈戌关节	屈曲	0°
		后伸	140°
		内旋	30°
		外旋	45°
踝（距小腿关节）	屈戌关节	跖屈	50°
		背伸	15° ~20°
跗横关节（距骨和骰骨） 距下关节（距骨）	滑动关节	内翻	20° ~30°
		外翻	5° ~15°
跖趾关节	椭圆关节	后伸	45°
		屈曲	70°
		外展	5° ~25°
		内收	5° ~25°
趾间关节	屈戌关节	后伸	90°
		屈曲	0°
第二、第三、第四和第五跖趾关节	椭圆关节	后伸	40°
		屈曲	40°
		外展	5° ~25°
		内收	5° ~25°
第二、第三、第四和第五近端趾骨间关节	屈戌关节	后伸	35°
		外展	0°
第二、第三、第四和第五远端趾骨间关节	屈戌关节	后伸	60°
		外展	30°

附录2 选择性强化训练的常用运动

有些训练方式可能或多或少是针对特定的肌肉所设计的。而某些运动在特定情况下可以用来强化目标部位的肌肉。还有些运动则可以在原来基础上稍加修改，以进一步强化或减弱目标肌肉或部分肌肉。除了列出的肌肉外，关节周围或身体其他部位的许多肌肉也可能通过等长收缩来参与，以保持身体处于适当位置，利于所列出的肌肉进行运动。这些稳定肌适当的力量和耐力对于身体处在正确的位置并能执行列出的练习是必不可少的。最后，这些练习在不同的参考资料中以不同的名称记录下来，而这些练习的技巧和适应证的详细说明不在本书范围内。请参考一些与力量训练相关的资料，以了解更多的细节。

上肢		
肌群	肌肉	运动
肩胛骨外展肌群	前锯肌 胸小肌	直立前推 仰卧飞鸟 哑铃肩上推举 卧推 窄握哑铃卧推 斜式推胸 俯卧撑 上斜哑铃卧推 坐式夹胸 绳索夹胸飞鸟
肩胛骨内收肌群	菱形肌 斜方肌下部肌束 斜方肌中部肌束	俯身侧举 坐姿肩后束飞鸟 坐姿绳索划船 俯身上拉 划船 硬拉 相扑硬拉
肩胛骨上旋肌群	前锯肌 斜方肌下部肌束，斜方肌中部肌束	哑铃卧推 仰卧飞鸟 单臂哑铃卧推 侧平举 直立划船
肩胛骨下旋肌群	胸小肌 菱形肌	双杠屈臂 仰卧屈臂上提哑铃 仰卧屈臂上提杠铃 引体向上 反手引体向上 下拉 背部高位下拉 窄握下拉 直臂下拉 单臂哑铃划船
肩胛骨上抬肌群	菱形肌 肩胛提肌 斜方肌上部肌束 斜方肌中部肌束	直立划船 杠铃耸肩 哑铃耸肩 器械耸肩 硬拉
肩胛骨下沉肌群	胸小肌 斜方肌下部肌束	双杠两臂屈伸 身体倾斜

续表

上肢		
肌群	肌肉	运动
肩屈曲肌群	三角肌前束 三角肌中束 胸大肌锁骨纤维 喙肱肌	屈臂 三头肌撑体 单臂哑铃卧推 哑铃前平举 拉力器前平举 单哑铃直立前平举 杠铃前举
肩后伸肌群	背阔肌 大圆肌 肱三头肌长头 胸大肌胸骨纤维 三角肌后束 冈下肌 小圆肌	仰卧屈臂上提哑铃 仰卧屈臂上提杠铃 反手引体向上 窄握下拉 支臂下拉 单臂哑铃划船
肩外展肌群	三角肌前束 三角肌后束 三角肌中束 胸大肌胸骨纤维 冈上肌	后推 前推 哑铃卧推 单臂哑铃卧推 侧平举 侧躺侧平举 拉力器横平举 直立划船 Nautilus侧举 直立划船
肩内收肌群	胸大肌 背阔肌 大圆肌 肩胛下肌 喙肱肌	三头肌撑体 双杠屈臂 引体向上 下拉 背部高位下拉
肩内旋肌群	胸大肌 背阔肌 大圆肌 肩胛下肌	三头肌撑体 侧卧哑铃内旋 站立位上肢90° 外展并内旋
肩外旋肌群	冈下肌 小圆肌	侧卧哑铃外旋 站立位上肢90° 外展并外旋
肩水平外展肌群	背阔肌 冈下肌 小圆肌 三角肌中束 三角肌后束	俯身侧平举 拉力器俯身侧平举 坐姿肩后飞鸟 俯身上拉 划船

续表

上肢		
肌群	肌肉	运动
肩水平内收肌群	胸大肌 喙肱肌	仰卧飞鸟 三头肌撑体 哑铃卧推 杠铃卧推 窄握杠铃卧推 斜推 角度推练习 俯卧撑 上斜哑铃卧推 斜板哑铃飞鸟 坐姿夹胸飞鸟 绳索夹胸训练 坐姿绳索划船
屈肘肌	肱二头肌 肱肌 肱桡肌	手臂集中弯举 锤式哑铃交替臂弯举 拉力器弯举 高处拉力器弯举 杠铃弯举 器械弯举 托臂弯举 反向杠铃弯举 引体向上 反手引体向上 下拉 背身下拉 窄握下拉 坐姿绳索划船 单臂哑铃划船 俯身上拉 划船 直立划船
伸肘肌	肱三头肌 肱三头肌外侧头 肱三头肌长头 肱三头肌内侧头 肘肌	仰卧屈臂上提杠铃 杠铃卧推 窄握杠铃卧推 角度推练习 哑铃卧推 仰卧屈臂上提哑铃 哑铃式三头肌伸展 直立前推 上斜哑铃卧推 斜式推胸 单臂哑铃式三头肌伸展 单臂反向下压 双杠推起 下压 俯卧撑 反向下压 坐式哑铃三头肌伸展 坐式三头肌伸展 三头肌撑体 三头肌伸展 哑铃单手后屈伸

续表

上肢		
肌群	肌肉	运动
屈腕肌	桡侧腕屈肌 掌长肌 尺侧腕屈肌 指浅屈肌 指深屈肌	手腕屈曲运动
伸腕肌	桡侧腕长伸肌 腕短伸肌 尺侧腕伸肌	倒卷杠铃 反握弯举 反向下压
屈指肌	手固有肌 指深屈肌 指浅屈肌 拇长伸肌	压球 腻子挤压 抓斗 手腕屈曲运动 硬拉
伸指肌	指伸肌 小指伸肌 示指伸肌	倒卷杠铃 反握弯举 拉伸橡皮筋

下肢		
肌群	肌肉	运动
屈腕肌	桡侧腕屈肌 掌长肌 尺侧腕屈肌 指浅屈肌 指深屈肌	卷腹 仰卧起坐 健身梯仰卧起坐 小腿放置凳外仰卧起坐 斜面仰卧起坐 特殊凳上的仰卧起坐 器械卷腹 上斜仰卧抬腿 抬腿 吊杠提腿
伸髋肌	臀大肌 股二头肌长头 半腱肌 半膜肌	直腿硬举 硬举 背部伸展 哑铃蹲 深蹲 前深蹲 负重蹲 斜腿推举 弓步 后踢腿 髋关节伸展器 坐位臀部伸展 平板支撑 俯卧撑
髋内收肌群	大收肌 长收肌 短收肌 股薄肌	相扑硬拉 负重深蹲 绳索内收 器械内收

续表

下肢		
肌群	肌肉	运动
髋外旋肌群	臀小肌 梨状肌 上孖肌 下孖肌 闭孔外肌 闭孔内肌 股方肌	蛙式（髋）转体运动
伸膝肌	股内侧肌 股中间肌 股直肌 股外侧肌	腿部伸展 硬拉 相扑硬拉 哑铃蹲 深蹲 前深蹲 斜腿推举 负重深蹲 哈克深蹲 弓步
屈膝肌	半腱肌 股二头肌长头 股二头肌短头 半膜肌 腓肠肌外侧头 腓肠肌内侧头	站姿单腿屈伸 坐姿单腿屈伸 俯卧位屈小腿
踝趾屈肌群	胫骨前肌 踇长伸肌 趾长伸肌 第三腓骨肌	毛巾引体向上 弹力带拉伸
踝背伸肌群	腓肠肌外侧头 比目鱼肌 腓肠肌内侧头	站立提踵 单足抬高 驴式提踵 坐姿提踵 坐姿杠铃提踵
跗横关节内翻肌群	胫骨前肌 胫骨后肌 趾长屈肌 踇长屈肌	毛巾抗阻 内翻抗阻（弹力带）
跗横关节外翻肌群	趾长伸肌 腓骨长肌 腓骨短肌 第三腓骨肌	毛巾抗阻 外翻抗阻（弹力带）
伸趾肌	踇长伸肌 趾长伸肌	毛巾引体向上 弹力带拉伸
屈趾肌	趾长屈肌 踇长屈肌 足内在肌	毛巾卷 抓珠子 夹铅笔
颈伸肌	颈夹肌 头夹肌 斜方肌上部肌束	硬拉 颈部伸展

续表

颈椎和躯干		
肌群	肌肉	运动
颈屈肌	胸锁乳突肌	颈部前屈 仰卧起坐
颈椎旋转肌群	胸锁乳突肌 颈夹肌 头夹肌	器械颈部旋转
躯干伸肌	竖脊肌	背部伸展 交替俯卧伸展 俯卧撑
躯干屈肌	腹直肌 腹外斜肌 腹内斜肌	硬拉 卷腹 俄罗斯转体 仰卧起坐 V型仰卧起坐 健身梯仰卧起坐 小腿置于凳外仰卧起坐 斜面仰卧起坐 特殊姿势的仰卧起坐 高滑轮卷腹 器械卷腹 上斜仰卧抬腿 抬腿 吊杠提腿
躯干旋转肌群	腹外斜肌 腹内斜肌	卷腹 俄罗斯转体 仰卧卷腹 V型仰卧起坐 健身梯仰卧起坐 小腿置于凳外仰卧起坐 斜面仰卧起坐 特殊姿势的仰卧起坐 高滑轮卷腹 器械卷腹 上斜仰卧抬腿 抬腿 吊杠提腿 绕杆扭转 躯体机械旋转
躯干侧屈肌群	腹外斜肌 腹内斜肌 腰方肌 腹直肌	卷腹 俄罗斯转体 仰卧起坐 V型仰卧起坐 健身梯仰卧起坐 小腿置于凳外仰卧起坐 斜面仰卧起坐 特殊姿势的仰卧起坐 高滑轮卷腹 器械卷腹 上斜仰卧抬腿 抬腿 吊杠提腿 绕杆扭转 哑铃侧弯 罗马椅侧弯